U0494472

中国临床案例·康复医学案例精选丛书
总主编 潘 钰 周谋望

吞咽康复案例精选

唐志明　乔鸿飞　主　编

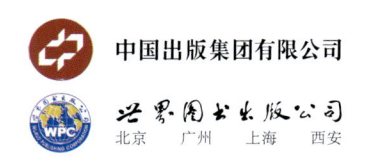

中国出版集团有限公司

世界图书出版公司
北京　广州　上海　西安

图书在版编目（CIP）数据

吞咽康复案例精选 / 唐志明, 乔鸿飞主编. -- 北京：世界图书出版有限公司北京分公司, 2025 3. -- ISBN 978-7-5232-1991-1

Ⅰ. R745.109

中国国家版本馆 CIP 数据核字第 2025CG8829 号

书　　名	吞咽康复案例精选 TUNYAN KANGFU ANLI JINGXUAN
主　　编	唐志明　乔鸿飞
总 策 划	吴　迪
责任编辑	张绪瑞
特约编辑	马美聪
出版发行	世界图书出版有限公司北京分公司
地　　址	北京市东城区朝内大街 137 号
邮　　编	100010
电　　话	010-64033507（总编室）　0431-80787855　13894825720（售后）
网　　址	http://www.wpcbj.com.cn
邮　　箱	wpcbjst@vip.163.com
销　　售	新华书店及各大平台
印　　刷	长春市印尚印务有限公司
开　　本	787 mm×1092 mm　1/16
印　　张	25.75
字　　数	453 千字
版　　次	2025 年 3 月第 1 版
印　　次	2025 年 3 月第 1 次印刷
国际书号	ISBN 978-7-5232-1991-1
定　　价	298.00 元

版权所有　翻印必究

（如发现印装质量问题或侵权线索，请与所购图书销售部门联系或调换）

《吞咽康复案例精选》
编委会

总主编
潘　钰　北京清华长庚医院
周谋望　北京大学第三医院

主　审
窦祖林　中山大学附属第三医院
张巧俊　西安交通大学第二附属医院

主　编
唐志明　佛山市第一人民医院
乔鸿飞　西安交通大学第二附属医院

副主编
张耀文　中山大学附属第三医院
孟萍萍　青岛大学附属医院
吴亚岑　湖南省人民医院
　　　（湖南师范大学附属第一医院）
王志勇　福建医科大学附属第一医院

编　委
（按姓氏笔画排序）
万桂芳　中山大学附属第三医院

卫小梅　中山大学附属第三医院
王　双　华中科技大学同济医学院附属协和医院
王　泳　首都医科大学附属复兴医院
王红艳　四川省八一康复中心（四川省康复医院）
王志勇　福建医科大学附属第一医院
代　欣　首都医科大学附属北京康复医院
朱伟新　金华市中心医院
朱美红　嘉兴大学附属第二医院
朱晓成　桂林医学院附属医院
乔鸿飞　西安交通大学第二附属医院
刘　剑　宁夏医科大学总医院
刘　洁　重庆医科大学附属永川医院
刘爱玲　山西医科大学第一医院
李坤彬　郑州大学附属郑州中心医院
吴　霜　贵州医科大学附属医院
吴亚岑　湖南省人民医院（湖南师范大学附属第一医院）
宋凤杰　昆明医科大学附属延安医院
张　洪　绵阳市第三人民医院（四川省精神卫生中心）
张园园　南京市江宁医院
张晓凌　甘肃中医药大学附属医院
张梦菲　中山大学附属第三医院粤东医院
张耀文　中山大学附属第三医院
陈晓锋　广西中医药大学附属瑞康医院
招少枫　中山大学附属第八医院

金海鹏　厦门市中医院
周凤华　中国医科大学附属盛京医院
周惠嫦　佛山市第一人民医院
孟萍萍　青岛大学附属医院
项　洁　徐州医科大学附属医院
胡瑞萍　复旦大学附属华山医院
郜　儒　中南大学湘雅三医院
施红伶　云南省第三人民医院
顾梦笔　宁波市康复医院
徐　婷　湖北省中西医结合医院
唐　敏　宁波市康复医院
唐志明　佛山市第一人民医院
龚秋文　中国人民解放军陆军军医大学第一附属医院
惠艳娉　西安交通大学第二附属医院
温红梅　中山大学附属第三医院
廖春华　中国人民解放军空军军医大学第二附属医院
樊小农　天津中医药大学第一附属医院
魏继鸿　绵阳市中心医院

学术秘书

张梦菲　中山大学附属第三医院粤东医院
顾梦笔　宁波市康复医院

第一主编简介

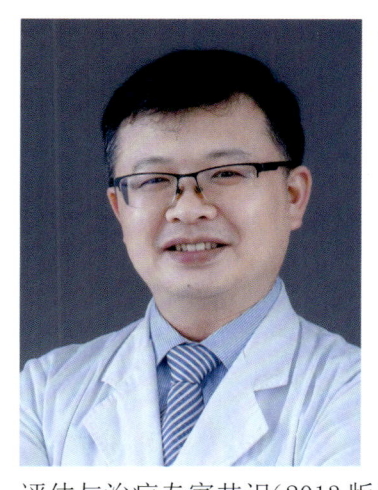

唐志明，医学博士，副主任医师，硕士生导师，岭南名医，南粤好医生，佛山市第一人民医院康复医学科学科带头人。2007—2013年留学日本6年，获得日本东北大学康复医学博士学位。现任中国康复医学会吞咽障碍康复专业委员会委员兼秘书长，全国吞咽障碍康复病例大赛负责人，中国残疾人康复协会呼吸康复分会委员，广东省医学会物理医学与康复分会委员。曾担任《中国吞咽障碍康复管理指南（2023版）》撰写组组长，《中国吞咽障碍康复评估与治疗专家共识(2013版)》《中国吞咽障碍康复评估与治疗专家共识(2017版)》《吞咽障碍膳食营养管理中国专家共识（2019版）》专家组成员兼执笔秘书。

主要研究领域为神经康复，在卒中后吞咽困难、营养管理、气管切开临床康复方面经验丰富。曾荣获2019年度中国康复医学会优秀青年康复医师奖，2020年度、2021年度康复服务行先进个人奖。

主持国家自然科学基金项目和广东省自然科学基金项目各1项，广东省医学科研基金项目3项，广东省适宜技术推广项目1项，作为主要成员荣获2021年广东省科学技术二等奖1项，近5年来以第一作者或通讯作者身份发表SCI论文10篇，以第一发明人授权吞咽相关的专利8项。

第二主编简介

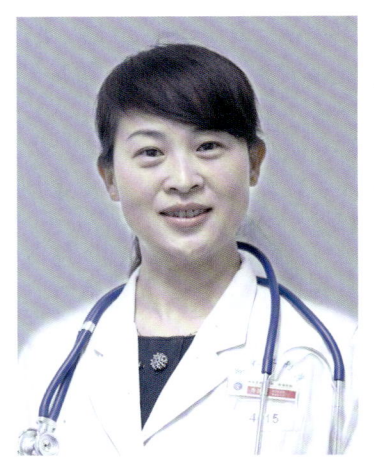

乔鸿飞，医学博士，主任医师，硕士生导师，西安交通大学第二附属医院康复医学科主任、西安交通大学医疗联盟康复中心副主任，美国 University of North Texas Health Science Center 访问学者，《中国吞咽障碍康复管理指南（2023版）》推荐意见共识专家组成员、证据评价组成员。兼任中国康复医学会吞咽障碍康复专业委员会常务委员，中国康复医学会康复机构管理专业委员会常务委员，中国康复医学会意识障碍专业委员会常务委员，中华医学会物理与康复医学分会言语语言康复学组委员，陕西省康复医学会常务理事，陕西省康复医学会副秘书长，陕西省康复医学会治疗专业委员会副主任委员，陕西省康复医学会神经疾病专业委员会副主任委员，陕西省体医融合专业委员会副主任委员，陕西省医师协会康复医师分会副会长，陕西省医学会物理医学与康复医学分会常务委员兼秘书。

曾荣获 2018 年度中国康复医学会优秀康复医师奖，主要研究领域为神经康复，在脑损伤后吞咽困难康复诊治方面经验丰富。获国家实用新型发明专利多项。参编著作多部，获中国康复医学会科技成果一等奖，陕西省政府科技成果二等奖、高等学校科学技术研究成果一等奖等。参与国家自然科学基金项目 3 项，主持省级课题 2 项，参与省级课题多项，主持校级、院级科研课题 5 项。发表论文 30 余篇，其中 SCI 收录 8 篇。

序

2017年10月"中国康复医学会吞咽障碍康复专业委员会"在北京宣告成立,这意味着在中国从事吞咽障碍康复评估与治疗的专业人员从此有了自己的组织。如何在中国普及推广吞咽障碍的知识与技术,结束吞咽障碍患者单纯靠鼻胃管进食的历史与现状,我们决定每年"中国康复医学会吞咽障碍康复专业委员会"全国年会之前,开展全国性的省级大区选拔赛,经各大区域赛选择出来的前三甲和承办单位代表队汇聚年会举办地一决高下。通过这种形式的比赛活动,达到了我们的初衷,吞咽障碍知识与技能得到了普及与推广。通过线上直播,观众达上万人次,全国每年几百家单位参与这种自下而上的选择比赛,也积累了大量丰富的案例。

如何把这些宝贵的"财富"提供给同道们分享、学习与借鉴?精选病例以书作为载体则是一种很好的展现形式。作为国内首部吞咽障碍康复相关的精选案例集,不仅记录了各种疾病导致的各种奇奇怪怪的吞咽障碍表现,同时也客观地反映了提供这些疑难杂症病例的各团队同道们如何发现问题、分析问题、解决问题的能力,是一部更加鲜活的教科书。他山之石,可以攻玉,我相信有幸阅读这本吞咽障碍病例集的读者们一定会获益良多,受益匪浅,用书中的方法与技术举一反三,解决您在实际工作中遇到的难题。

书中两位主编唐志明医师、乔鸿飞医师以及4位副主编都是我们"中国康复医学会吞咽障碍康复专业委员会"的核心骨干,他们伴随着"中国康复医学会吞咽障碍康复专业委员会"的发展而茁壮成长,不断进步,经过他们和编委们的辛勤劳动,不负众望。在不到半年的时间内,从历届全国吞咽康复病例大赛获奖的优秀作品中,再次精选35个具有代表性的病例,优中选优,将比赛的PPT转化为本书图文、视频的形式奉献给广大读者,这凝聚了他们的智慧与心血,《吞咽康复案例精选》名副其实,我欣然为本书作序。

民以食为天,吞咽是我们生活的基本之需,在物质生活与饮食文化十分丰富的现代化社会,如何让吞咽障碍患者享受"食之愉悦",如何让我们的专业水平与国际接轨,任重而道远。我们尚需不断努力,提供更多优秀病例精解分享食之。

序言专家简介

窦祖林，一级主任医师，二级教授，博士生导师。现任中山大学附属第三医院康复医学科学科带头人，亚洲吞咽障碍康复学会副主席，中国康复医学会副会长，广东省康复医学会会长，中国康复医学会吞咽障碍康复专业委员会名誉主任委员，中国康复医学会科技管理与评审专业委员会副主任委员，中国神经科学学会神经毒素分会副主任委员，《中华物理医学与康复杂志》副总编辑。30余年来一直从事临床医疗、教学与科研工作。

前 言

进食和吞咽是人生存的本能和味觉美感的享受。吞咽障碍的出现，不仅会损害健康，甚至可导致吸入性肺炎或因大食团窒息致死等严重后果。吞咽障碍在临床各科室中非常常见，在老年人和特殊人群中发病率也很高。我国的调查数据显示，约有近半数的中枢神经损伤患者，包括脑卒中、脑外伤和神经退行性变患者，约有超过20%的老年人存在吞咽功能障碍。

近年来，吞咽障碍的康复越来越受到关注，国内在窦祖林教授为首的专家们推动下，吞咽障碍的康复知识与技术迅速发展和普及，吞咽障碍由一个临床关注的症状逐步形成一个学科。特别是2017年中国康复医学吞咽障碍康复专业委员会成立以来，在首任主任委员窦祖林教授、第二届主任委员张巧俊教授的带领下，通过积极举办年会、专项技术培训班、康复服务行、适宜技术培训，专科治疗师、专科护士培训班、全国吞咽障碍康复病例大赛，组织专家撰写《吞咽障碍康复指南》《中国吞咽障碍评估与治疗专家共识》《中国吞咽障碍康复管理指南（2023版）》《吞咽障碍膳食营养管理中国专家共识（2019版）》等大批专著和康复诊疗标准，为吞咽障碍的康复提供重要的参考资料。

为进一步普及和推广吞咽障碍康复在全国的发展，自2018年起，由中国康复医学会吞咽障碍康复专业委员会主办，每年在全国范围内举办吞咽障碍康复病例大赛，至今已经完成六届。病例大赛包括省赛、七大片区区域赛、全国总决赛三个层次，逐级选拔晋级，每年参赛单位高达400余家。参赛队伍由医－护－技团队三人同台PPT展示，体现了全面的吞咽康复和团队的合作。经过几年时间，积累大量的优秀病例，为广大从业者提供了良好的示范作用。

本书从近三年来进入全国病例大赛总决赛的优秀病例中选择了35例具有代表性的病例，是国内首部吞咽障碍康复相关的精选病例集专著。具有以下特点：①病例代表着国内一流水平：病例入选是经过参赛单位集体精心准备、反复打磨、层层选拔的精品，是从全国的参赛单位中选拔出来的优秀病例；②病例覆盖面广：内容涵盖了经典的病例，如延髓梗死、皮层和皮层下出血梗死病例，头颈部肿瘤手术或放化疗后病例，也纳入了疑难复杂重症病例，如气管切开、重症加强护理病房（intensive care unit, ICU）的患者、颅底凹陷综合征等；③覆盖全生命周期的病例：入选了从婴幼儿、青少年、中年、老年以及高龄患者；④病例体现了团队紧密协作：所有病例书写体现了医生、治疗师和护士如何围绕着吞咽障碍康复为核心进行分工协作；⑤注重病例的分析，逻辑性强：本书在编写过程中强调对问题的层层分析，体现了评估与治疗的康复诊疗思维，不仅讲述做了什么，更重要的是说明了为什么这么做；⑥病例资料的呈现方式丰富：本书在文字描述的基础上，提供了大量的图片和视频资料，包括吞咽喉镜检查、吞咽造影检查以及其他相关评估与治疗方法，给读者非常感性的认识，提供了大量可借鉴的学习范本。

　　作为国内首部吞咽障碍康复领域的病例精解，本书旨在为大家提供具体的、鲜活的病例，帮助大家在实际工作中遇到类似的患者如何具体处理，提供了很好的参考模版。本书编写过程得到了病例入选单位老师们的大力支持和积极配合，也得到了中国康复医学会吞咽障碍康复专业委员会各位专家的帮助，特别是窦祖林教授、张巧俊教授给予了全程的指导和把关，在此表示感谢。也感谢张耀文、孟萍萍、吴亚岑和王志勇四位副主编，以及张梦菲、顾梦笔两位学术秘书为本次书稿的收集、编纂工作付出的辛勤努力。由于编写时间紧张、知识和能力水平有限，难免有错误和疏漏，请读者不吝指正！

2024 年 6 月

目 录

第一章 脑血管意外吞咽障碍康复病例··001
第一节 脑干梗死吞咽障碍康复病例···001
病例1 精准治疗，拒绝环扰——基于患者需求为导向的吞咽障碍康复病例
分享···001
病例2 "寻忆"吞咽——延髓背外侧患者的中西医结合康复·······················012

第二节 脑卒中吞咽障碍康复病例···023
病例3 有口难"咽"出障碍，精准康复治"岛盖"
——岛盖综合征致口颜面失用及吞咽失用症状患者的康复···············023
病例4 十年冰喉，一朝破！——吞咽障碍患者重获新生的故事···················031
病例5 吞咽与呼吸——"孰先孰后"？脑桥出血并气管切开患者的康复·······042

第三节 脑外伤吞咽障碍康复病例···052
病例6 善言喜咽，健康无忧——脑外伤后吞咽障碍伴声音嘶哑患者的综合
康复···052

第二章 颅内肿瘤吞咽障碍康复病例··064
第一节 颈静脉孔区肿瘤吞咽障碍康复病例·····································064
病例7 协调启闭舒锁，助力顺畅吞咽
——难治性咽缩肌无力患者的康复实践与思考···································064
病例8 颈静脉孔占位术后吞咽障碍的精准康复···078
病例9 共筑康复之桥，重拾吞咽自信
——颈静脉孔区神经鞘瘤致吞咽障碍患者的康复思考·······················085

第二节 延髓肿瘤吞咽障碍康复病例···098
病例10 吞咽未动，呼吸先行——延髓肿瘤术后患者的康复之路···················098
病例11 圆美丽女孩的吃货之梦——脑肿瘤术后吞咽障碍患者的康复之路·······108

第三节 听神经瘤吞咽障碍康复病例···116
病例12 听神经瘤术后伴小脑出血合并吞咽障碍患者的康复治疗个案报道·······116

第三章　气管切开合并吞咽障碍康复病例······128

第一节　脑出血后气管切开合并吞咽障碍康复病例······128
病例 13　重症脑出血术后、气管切开、吞咽障碍患者的康复之路······128
病例 14　食之愉悦、呼之畅快 —— 小脑出血合并吞咽障碍患者的康复分享······143

第二节　脑干出血后气管切开合并吞咽障碍康复病例······157
病例 15　精准施治，方能"进膳"尽美
　　　　 ——"如鲠在喉"患者吞咽康复的全程管理······157
病例 16　敢拔感咽 —— 脑干出血吞咽障碍合并气管切开患者的经验分享······172

第三节　脑干梗死后气管切开合并吞咽障碍康复病例······182
病例 17　吞之有道，肌笑咽开 —— 脑干梗死气管切开患者的康复······182
病例 18　独龙汉子历劫重生记
　　　　 —— 病程复杂的脑干梗死吞咽障碍伴气管切开患者的康复······194

第四节　脑外伤后气管切开合并吞咽障碍康复病例······205
病例 19　精准治疗，无缝衔接 —— 气管切开患者吞咽障碍的个体化康复······205

第五节　小脑肿瘤后气管切开合并吞咽障碍康复病例······214
病例 20　康复漫道真如铁，而今迈步从头"咽"—— 严重吞咽障碍合并气管切开······214

第四章　头颈部肿瘤术后吞咽障碍康复病例······224

第一节　鼻咽癌术后吞咽障碍康复病例······224
病例 21　鼻咽癌合并多次脑梗死吞咽障碍患者的精准评估与治疗······224
病例 22　基于 ICF 框架下鼻咽癌放化疗术后患者的康复之路······236

第二节　喉癌术后吞咽障碍康复病例······243
病例 23　喉癌术后吞咽功能障碍个体化康复治疗······243

第五章　婴幼儿吞咽障碍康复病例······254

第一节　幼儿吞咽障碍康复病例······254
病例 24　口咽期合并食管期吞咽障碍患儿的康复治疗
　　　　 —— 疑难罕见病的康复之路······254
病例 25　背着氧气筒生活的喂养障碍孩子 —— 如何稳步摆脱"双管"······264

第二节　早产儿吞咽障碍康复病例 ··· 279
　　病例 26　团队超早期接力干预，小小宝如期获得功能 —— 超产儿康复 ········· 279

第六章　特殊类型吞咽障碍康复病例 ··· 289
第一节　ICU 经历综合征吞咽障碍康复病例 ··· 289
　　病例 27　殊途同治，万法归咽 —— 一名 ICU 经历综合征患者的吞咽康复之路 ···289
第二节　环舌骨会厌吻合术后吞咽障碍康复病例 ··· 298
　　病例 28　环舌骨会厌吻合术后吞咽障碍患者的病例分享 ································ 298
第三节　肌少症吞咽障碍康复病例 ·· 307
　　病例 29　兵马未动，粮草先行 —— 肌少性吞咽障碍患者康复之路 ················ 307
第四节　焦虑症吞咽障碍康复病例 ·· 317
　　病例 30　走出焦虑风暴，吞咽整个春天
　　　　　　—— 吞咽障碍合并焦虑状态患者的治疗历程引发的思考 ·················· 317
第五节　帕金森吞咽障碍康复病例 ·· 325
　　病例 31　帕金森病患者的吞咽康复 ·· 325
第六节　皮肌炎吞咽障碍康复病例 ·· 334
　　病例 32　皮肌炎吞咽障碍的康复 ·· 334
第七节　缺血缺氧性脑病吞咽障碍康复病例 ·· 351
　　病例 33　青春不沉睡，促智享美味 —— 缺血缺氧性脑病患者的吞咽障碍康复 ···351
第八节　视神经脊髓炎吞咽障碍康复病例 ·· 363
　　病例 34　视神经脊髓炎患者吞咽障碍康复之路 ·· 363
第九节　颅底凹陷综合征吞咽障碍康复病例 ·· 378
　　病例 35　颅底凹陷综合征并单侧杓状软骨切除术后严重误吸患者的康复之路 ······ 378

第一章　脑血管意外吞咽障碍康复病例

第一节　脑干梗死吞咽障碍康复病例

病例1　精准治疗，拒绝环扰——基于患者需求为导向的吞咽障碍康复病例分享

一、病历摘要

患者男性，52岁。

主　诉：声音嘶哑、吞咽困难、反复发热1个月余。

现病史：患者1个月余前无明显诱因出现声音嘶哑，当时未予重视，1天后声音嘶哑加重，并出现饮水呛咳，伴步态不稳、头晕、恶心、呕吐1次（为胃内容物），于当地医院就诊，具体诊治不详，随即患者出现发热（体温38.6℃）伴黄痰，当地医院建议转至我院就诊。遂就诊于我院急诊神经内科，完善颅脑磁共振成像（magnetic resonance imaging，MRI）检查，考虑脑梗死，给予患者鼻饲流质饮食保证营养及抗血小板聚集、调脂、降压、改善脑循环等药物治疗，患者住院期间出现反复发热，伴咳嗽、喘息，完善胸部计算机断层扫描（computed tomography，CT）提示肺部感染，予抗感染、止咳、化痰等治疗后患者病情平稳，于2022年3月7日转入我科。患者自发病以来，神志清，精神差，留置胃管，睡眠差，小便正常，大便干结，体重较前未见明显变化。

既往史：既往高血压12年余，血压最高达220/120 mmHg，未规律服药，血压控制较差。

体格检查：神志清楚，精神差，言语欠清晰，构音障碍，留置鼻胃管，高级认知功能粗测正常。右侧眼裂小，右侧瞳孔直径约2 mm，左侧瞳孔直径约3 mm，双眼可见水平眼震。双侧鼻唇沟对称，伸舌略偏右。腭垂左偏，右侧咽反射减退。四肢肌张力正常，左侧肢体肌力5级，右侧肢体肌力5-级。右侧指鼻试验欠稳准，跟膝胫试验见辨距不良及意向性震颤。左侧肢体浅感觉减退，右侧巴氏征可疑阳性。

辅助检查：

2022年1月19日胸部CT平扫：双肺散在多发炎症（病例1图1）。

2022年1月19日颅脑MRI：右侧延髓背外侧脑梗死，多发脑软化灶（双侧基底节-放射冠区、半卵圆中心），幕上血管源性白质脱髓鞘（Fazekas分级3级）（病例1图2）。

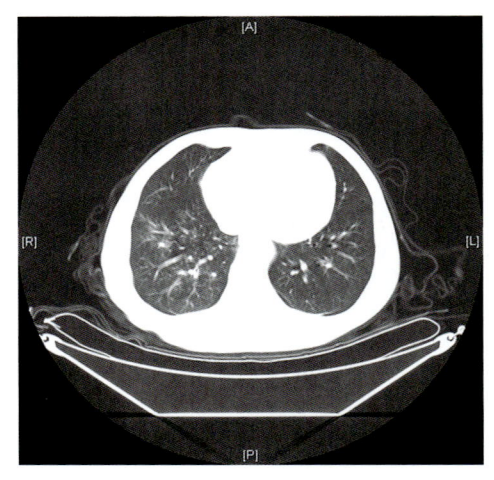

病例1图1　胸部CT平扫

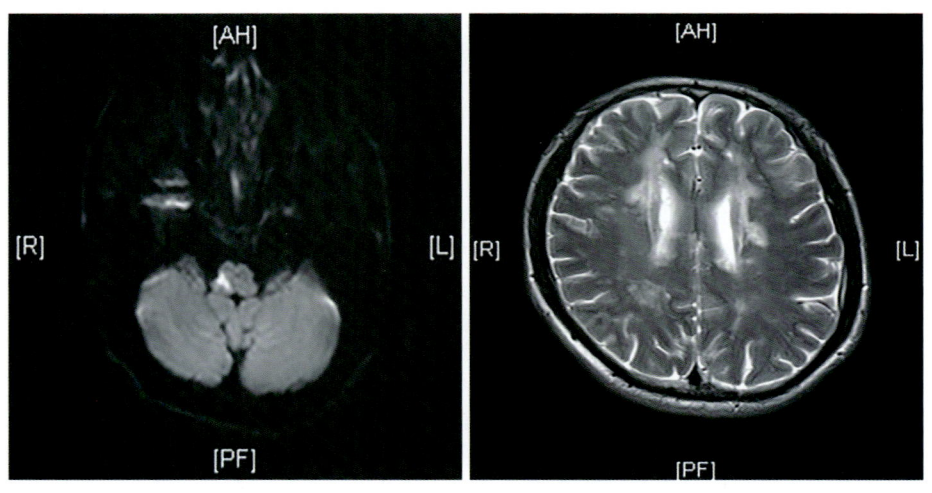

右侧延髓背外侧脑梗死　　　　　多发脑软化

病例1图2　颅脑MRI

临床诊断：①脑梗死；②高血压3级（很高危组）；③肺部感染。

功能诊断：①吞咽功能障碍；②运动功能障碍；③感觉障碍；④日常生活活动能力下降；⑤焦虑状态。

二、功能评估

1. 吞咽功能评估

（1）吞咽功能筛查：饮水试验结果判定为 5 级；反复唾液吞咽试验结果为 30 秒内吞咽 2 次；吞咽动作幅度＜2 cm；颈部听诊，可闻及湿性啰音。

（2）吞咽器官功能检查

1）基础状态评估：①颈部活动：前屈；②呼吸类型：胸腹式；③呼吸次数：22 次/分；④最长呼气时间：3″08。

2）口颜面功能评估：①牙齿：缺失一颗磨牙，牙齿松动、痰液黏附；②口角：右侧下垂；③张口幅度：4.5 cm；④缩唇鼓腮：运动稍差；⑤舌：伸舌偏右，上下运动受限；⑥其他：腭垂偏左，右侧软腭动度差，右侧咽后壁感觉减弱。

3）喉功能评估：①最长发声时间：13″58；②声音：嘶哑；③自主咳嗽：减弱。

4）吞咽相关反射功能：①吞咽反射：减弱；②呕吐反射：右侧减弱；③咳嗽反射：减弱。

（3）仪器评估

1）喉镜吞咽功能检查（2022 年 3 月 8 日）：患者存在自发吞咽，但会厌软骨动度差，双侧会厌谷及梨状隐窝大量分泌物残留，唾液在喉前庭持续聚集，少量渗漏误吸，Murray 分泌物严重程度分级为 3 级，声门开放、闭合可，右侧声带活动差，轻触右侧杓状软骨反射减弱（病例 1 视频 1），进食生理盐水＋增稠剂＋果绿配成中稠食物 3 mL，可见大量分泌物残留并渗漏误吸，Yale 分级 4 级，渗漏 - 误吸评分（penetration-aspiration scale，PAS）分级 7 级。

2）吞咽造影检查（2022 年 3 月 8 日）：进食泛影葡胺＋增稠剂混合中稠食物 3 mL 可见口腔期食物转运可，舌上抬及后缩不充分，吞咽启动慢，软腭关闭稍差，舌 - 喉复合体动度差，会厌翻转不充分，咽缩肌无力，双侧会厌谷及梨状隐窝分泌物显著残留伴渗漏误吸，吞咽时环咽肌未开放，向左、右转头均不能代偿，PAS 分级 7 级，功能性经口摄食量表（functional oral intake scale，FOIS）分级 1 级（病例 1 视频 2）。

病例1视频1　喉镜吞咽功能检查　　　　　病例1视频2　吞咽造影检查

2. 运动功能评估　布氏分期（Brunnstrom 分期）：右肩臂-右手-右下肢为6-6-6期；运动功能评分量表（Fugl-Meyer）评分：上肢34分，下肢32分；功能性步行功能评估量表分级4级；Berg 平衡功能评估量表评分42分；步速：0.9 m/s。

3. 日常生活活动能力评估　日常生活活动能力（activities of daily living, ADL）评分95分，轻度依赖。

4. 营养评估　营养风险筛查2002（nutritional risk screening, NRS-2002）评分1分；体重指数（body mass index, BMI）20.3；血清学检验结果：血红蛋白166 g/L、白蛋白39.7 g/L、前白蛋白236 mg/L。综上营养评估，提示患者无营养风险。

5. 心理评估　匹兹堡睡眠质量指数（pittsburgh sleep quality index, PSQI）评分18分，表明患者睡眠质量差；焦虑自评量表（self-rating anxiety sscale, SAS）评分61分，提示患者存在中度焦虑。

三、主要问题

通过与患者的交流，我们了解到该案例患者最迫切需要解决的问题为减少唾液呛咳及误吸、控制肺部感染、改善睡眠；最终目标为拔除鼻胃管、恢复经口进食。结合患者需求及功能评估结果，总结存在如下问题。

1. 唾液过多　即为流涎症。其导致患者出现频繁吐口水及呛咳，且平卧后呛咳明显加重，严重影响患者睡眠。

2. 吞咽困难　口腔期舌根后缩力弱，咽期舌-喉复合体动度差，会厌翻转不充分，咽缩肌无力，环咽肌不开放。

3. 肺部感染　唾液误吸导致吸入性肺炎。

4. 睡眠及心理问题　PSQI评分及SAS评分提示患者存在失眠及中度焦虑。

四、干预措施

1. 第一阶段（2022年3月8日—2022年6月1日）

（1）干预措施

1）护理团队对患者进行口腔卫生管理、呼吸道管理，并进行健康宣教，将患者进食方式改为间歇管饲。

2）治疗师为患者进行了冰刺激、振动刺激训练、气脉冲治疗、舌三明治训练、Masako舌制动吞咽法训练、吞咽神经肌肉电刺激及感应电刺激等口咽感觉运动功能训练；应用声门上吞咽法、超声门上吞咽法、缩唇呼吸、腹式呼吸训练、吞咽-呼吸协调性训练来改善患者的气道保护功能；门德尔松吞咽训练改善舌-喉复合体动度，并运用改良球囊扩张术及改良的等长/等张吞咽训练（Shaker训练）来改善环咽肌的开放程度。

3）医师为患者加用酒酸石唑吡坦片（10 mg，1次/晚）联合盐酸帕罗西汀片（20 mg，1次/日）改善睡眠及情绪。为减少患者唾液误吸，医师对患者进行超声引导下唾液腺A型肉毒毒素注射治疗，A型肉毒毒素剂量分配为两侧腮腺各30 U、两侧下颌下腺各20 U（病例1图3）。

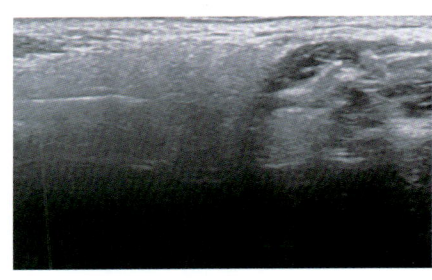

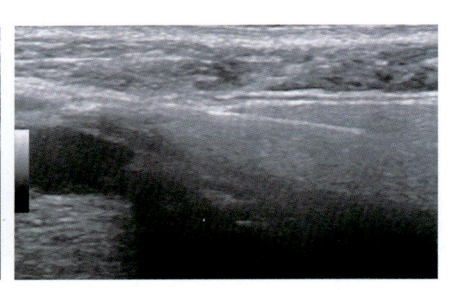

腮腺肉毒毒素注射　　　　　下颌下腺肉毒毒素注射

病例1图3　超声引导下唾液腺肉毒毒素注射

（2）治疗效果：2022年6月1日复查喉镜吞咽功能检查显示，患者口腔分泌物残留明显减少，Murray分泌物严重程度分级由治疗前的3级降至1级。吞咽造影检查显示患者吞咽中稠食物3 mL时，吞咽启动较前稍好转，但舌上抬及后缩、软腭关闭仍差，会厌翻转及舌-喉复合体动度较前改善，但仍未达到正常，会厌谷及梨状隐窝分泌物残留明显伴吞咽中误吸，PAS分级7级，吞咽时咽缩肌无力，环咽肌仍未开放，Yale分级仍为4级，FOIS分级仍为1级（病例1图4）。患者口水过多、睡眠障碍及焦虑状态得到解决，但拔除鼻饲胃管、经口进食的目标仍未实现。

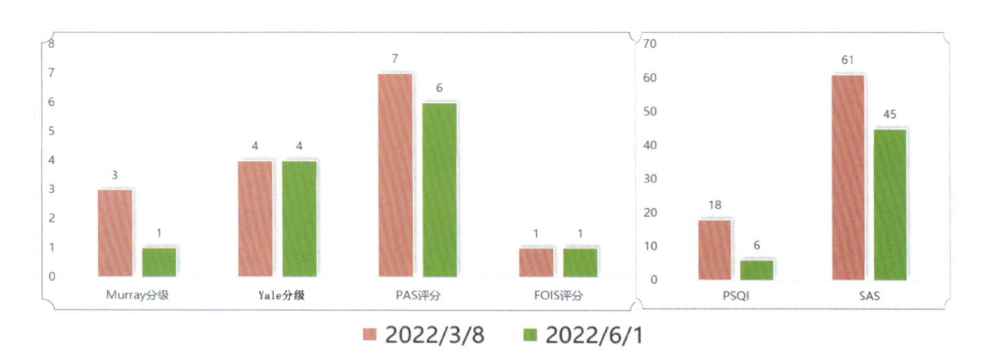

病例1图4　第一阶段治疗结果

为进一步明确环咽肌开放不全原因，我们通过舌位图评估舌的运动，可看到患者的舌后音"u"与图中橙色正常部分有差距（病例1图5），同时通过膈肌超声观察患者吸气末膈肌厚度为（1.30±0.10）mm，呼气末为（1.10±0.10）mm，膈肌增厚率为8.18%，移动度为（1.41±0.19）cm，较正常参考值均明显下降。

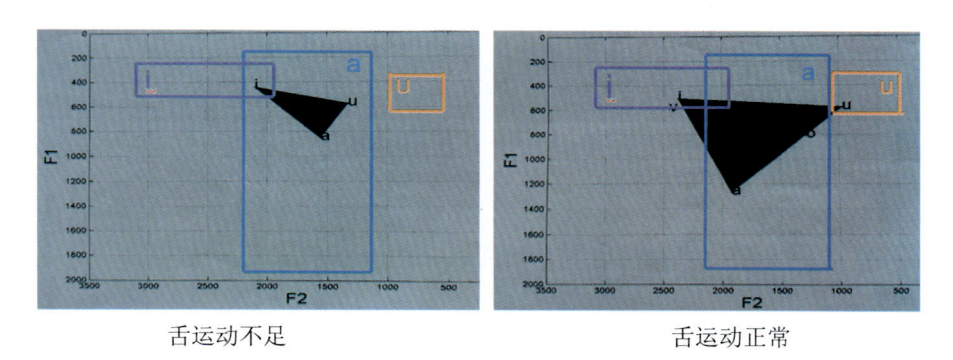

舌运动不足　　　　　　　　　　舌运动正常

病例1图5　舌位图检查（单韵母舌位图）

2. 第二阶段（2022年6月1日—2022年7月7日）

（1）干预措施：第二阶段在原有治疗的基础上，我们继续加强患者舌肌运动训练、舌-喉复合体动度训练，同时通过吸气肌/呼气肌抗阻训练及膈神经电刺激，提高患者气道保护。考虑到患者环咽肌失弛缓仍未解决，2022年6月2日在超声和球囊引导下对患者环咽肌进行了A型肉毒毒素注射。将100 U A型肉毒毒素用 0.9% 生理盐水稀释成 1 mL，超声引导下找到扩张的注水球囊及球囊上方的环咽肌，穿甲状腺，避开血管和神经，分别对左、右环咽肌各取 1 个点，50 U/ 点，共 100 U A 型肉毒毒素（病例 1 图 6）。

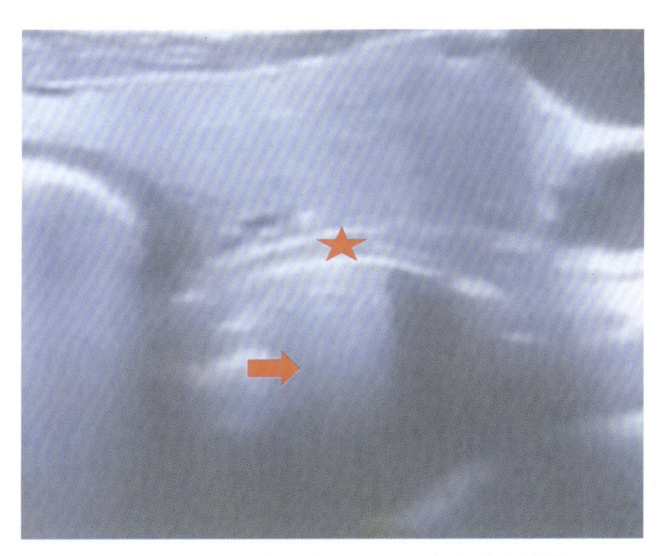

病例 1 图 6　超声引导下环咽肌肉毒毒素注射

五角星：环咽肌；箭头：球囊。

（2）治疗效果：2022 年 6 月 7 日患者复查吞咽造影检查提示进食浓糊食物 3 mL 向右转头可代偿，会厌谷少量残留，无渗漏及误吸，咳嗽清除能力改善。嘱患者进行治疗性进食训练，并继续进行主动球囊扩张术改善环咽肌开放程度。

五、治疗结局

出院前（2022 年 7 月 7 日）再次评估舌位图，患者舌的运动恢复至接近正常；膈肌超声显示膈肌的增厚率及膈肌移动度较前均有明显改善（病例 1 表 1）。出院时患者的吞咽功能得到了显著改善，口腔分泌物明显减少，会厌谷少量残留，Murray 分泌物严重程度分级 1 级，咳嗽清除能力较前改善，Yale 分级降至 2 级，PAS 分级降为 4 级，临床评估 FOIS 分级 3 级（病例 1 图 7），患者可经口进食单一质地的食物。出院后我们继续为患者进行食物进阶的指导，出院 1 周后，患者可经口进食足量食物，拔除鼻胃管，恢复经口进食（病例 1 视频 3）。

病例1表1　两阶段治疗后膈肌超声数据对比

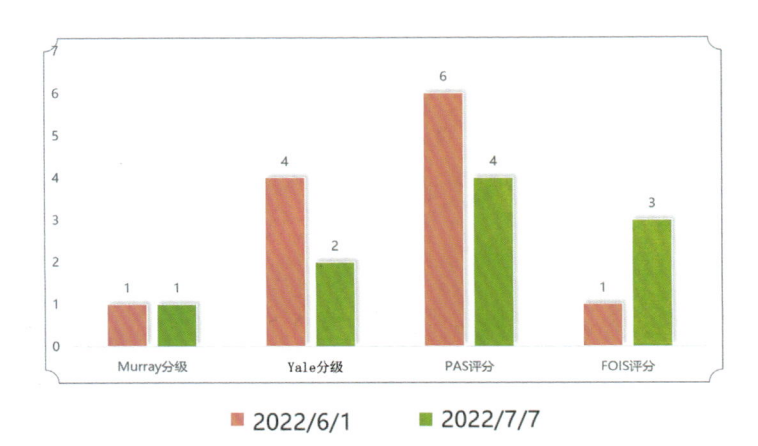

	吸气末	呼气末	膈肌增厚率	膈肌移动度
第一阶段	（1.30±0.10）mm	（1.10±0.10）mm	18.18%	（1.41±0.19）cm
第二阶段	（1.93±0.06）mm	（1.60±0.10）mm	20.83%	（2.12±0.16）cm

病例1图7　第二阶段治疗效果

病例1视频3　患者恢复经口进食

六、病例分析

回顾整个案例，我们发现该案例符合延髓背外侧综合征的临床表现，患者吞咽造影检查及喉镜吞咽功能检查结果均提示存在环咽肌失弛缓，同时，患者反复吐口水及呛咳，吞咽启动延迟，舌-喉复合体动度差，咳嗽反射减弱，咽缩肌力量下降，这虽不符合典型延髓背外侧综合征的表现，但在临床中并不少见。患者颅脑MRI提示，除延髓背外侧脑梗死灶外，还存在多发脑软化灶（双侧基底节-放射冠区、半卵圆中心），可见，患者同时还存在假性延髓性麻痹的情况，其责任病灶与临床表现相符合。结合该案例的特点、治疗经过及结局，我们发现此案例康复难点在于流涎症及环咽肌失弛缓的管理。

首先，综合该案例资料，患者流涎症的原因可能是由于：①神经损伤导致神经调控的唾液腺分泌增多；②面瘫：口腔肌肉运动不协调，口唇闭合不全；③留置鼻胃管刺激；④咳嗽能力差，无法有效清除唾液；⑤咽腔感觉差，无法快速启动吞咽；⑥环咽肌失弛缓等导致唾液吞咽困难；⑦认知及心理障碍也可导致患者吞咽启动延迟或不吞咽。分析原因后团队迅速为患者进行了超声引导下唾液腺A型肉毒毒素治疗，注射总剂量100 U，剂量分配为每侧腮腺30 U，每侧下颌下腺20 U，每个腺体1～2个注射点。此外，团队还为患者加强了间歇管饲训练、口颜面功能训练、口咽感觉运动训练、咳嗽训练、环咽肌开放训练及通过药物调整情绪治疗，针对流涎症的病因实施全方位康复管理。治疗5天后再次评估喉镜吞咽功能检查发现患者Murray分泌物严重程度分级由3级降为1级，分泌物量明显减少。同时，患者夜间呛咳明显减少，睡眠质量改善且未再发生吸入性肺炎。可见，此类患者行超声引导下唾液腺肉毒毒素注射靶点准确、起效快速，辅以针对流涎病因的综合康复训练，治疗效果确切，可作为早期治疗的重要手段。

其次，针对环咽肌失弛缓的问题。环咽肌失弛缓的发病机制有：①机械机制。舌-喉复合体上抬幅度下降，导致牵拉环咽肌开放的向前、向上的拉力不足；②压力机制。咽缩肌收缩力量下降或食团形状问题导致食团内张力下降、食团由咽部向食管内转运困难；③环咽肌自身机制。环咽肌自身不开放，食团通过阻力大。本案例通过吞咽造影检查及喉镜吞咽功能检查均发现，舌-喉复合体动度差，双侧会厌谷及梨状隐窝大量分泌物残留，食物未进入食管，提示环咽肌失弛缓。虽未进行咽腔测压评估，但案例通过评估患者的舌位图，观察到"a""i""u"3个音分别反映舌的前、下、后3个位置，舌后音"u"较正常差距较大，提示患者舌后缩无力，间接提示患者吞咽时咽腔压力不足。由此可见，导致环咽肌失弛缓的3个机制在本案例患者中均有体现。我们通过第一阶段的治疗（吞咽基础治疗＋球囊扩张术）未达到预期治疗目标，患者舌上抬及后缩、咽缩肌力量改善幅度小，球囊扩张容积始终未超过5 mL，且扩张效果不持久，环咽肌基本不开放。分析原因可能是以上治疗虽兼顾了环咽肌失弛缓的3个机制，但机械机制及压力机制的改善仍不能克服环咽肌本身张力高的因素。调整治疗方案后，我们通过超声＋球囊引导下对环咽肌进行A型肉毒毒素注射治疗。注射后患者的球囊扩张容积增加，舌－喉复合体的动度亦明显改善，配合改良食物性状治疗性进食，并在原有吞咽训练的基础上强化舌肌力量训练、膈神经电刺激、吸气肌/呼气肌抗阻训练，患者终于拔除鼻胃管，恢复经口进食。

回顾我们对这个患者的整体诊疗过程，既有欣慰又有反思，欣慰的是通过治疗患者的诉求得到满足，恢复经口进食，拔除鼻胃管；反思的是对阶段性治疗效果不佳的患者，应深入地分析原因，可能会启发我们调整下一步的治疗计划。针对环咽肌开放不全的患者仍需全面了解开放不全的原因，复杂原因的环咽肌失弛缓可能是由影响环咽肌开放的机械机制、压力机制及环咽肌自身机制共同导致，在常规治疗基础上，球囊扩张联合环咽肌肉毒毒素可能加速患者的康复进程。此外，舌－喉复合体和环咽肌的运动是相互协调的，舌－喉复合体的上抬可使环咽肌开放，同时环咽肌松弛也可改善舌－喉复合体的运动。以后再遇到类似的患者，我们在康复治疗上会更有把握。

七、病例点评

本病例为延髓病变合并多发脑软化灶导致的吞咽障碍的案例，患者既有真性延髓性麻痹的临床表现，又有假性延髓性麻痹的症状，因此吞咽造影检查观察到的环咽肌失弛缓的机制就包括了环咽肌本身张力（③环咽肌自身机制）高、咽腔压力（②压力机制）低、舌－喉复合体动度（①机械机制）差等三方面主因。在治疗时，如何改善这三方面主因？这三方面主因的干预次序如何？本案例给出了相关的逻辑分析，这个逻辑正如主动肌和拮抗肌的关系，处理了拮抗肌，主动肌的运动会更有力。本案例提供的治疗策略为处理此类吞咽障碍提供了思路，在临床中，应继续探讨咽腔压力、舌－喉复合体动度与环咽肌开放之间的相关性，如能定量，则更有价值。

（病例提供者：孟萍萍　潘晓娜　青岛大学附属医院）

（点评专家：温红梅　中山大学附属第三医院）

参考文献

[1] Isaacson SH, Ondo W, Jackson CE, et al. Safety and efficacy of rimabotulinumtoxinb for treatment of sialorrhea in adults: A randomized clinical trial[J]. JAMA Neurol, 2020, 77（4）: 461-469.

[2] Hyuna Yang, Youbin Yi, Han Y, et al. Characteristics of cricopharyngeal dysphagia after ischemic stroke[J]. Annals of Rehabilitation Medicine, 2018, 42（2）: 204-212.

[3] 温红梅, 万桂芳, 唐志明, 等. 超声、球囊联合肌电引导注射肉毒毒素治疗脑卒中后环咽肌失弛缓: 1例报告[J]. 中国康复医学杂志, 2019, 34（9）: 1088-1091.w

病例 2　"寻忆"吞咽——延髓背外侧患者的中西医结合康复

一、病历摘要

患者男性，65 岁。

主　诉：左侧肢体麻木、无力伴吞咽困难 9 天。

现病史：患者于 2023 年 5 月 14 日上午 5 时许，无明显诱因突然出现持续左侧肢体麻木，吞咽困难，头晕恶心，当时无头痛，无胸闷憋气、二便失禁等症状，就诊于天津市某医院，查颅脑 MRI 示延髓脑梗死（病例 2 图 1），经治疗病情稳定，遗留吞咽困难和肢体运动及感觉功能障碍，为求进一步康复治疗收入我院病区。

既往史：糖尿病 26 年，注射胰岛素控制良好。

体格检查：神清、精神可，语言欠利，持续左侧肢体及面部麻木，伴有无力、头晕，无自主吞咽感觉，频发唾液呛咳，痰多质黏，鼻饲饮食，注食 200 mL 则反流，大便多日未行。自发病至今，体重下降 10 kg。舌暗红，苔白，脉滑。

临床诊断：西医诊断：①脑干梗死；②2 型糖尿病。

　　　　　　中医诊断：中风病（喑痱）（风痰阻络证）。

功能诊断：①吞咽障碍；②ADL 中度依赖；③社会参与障碍。

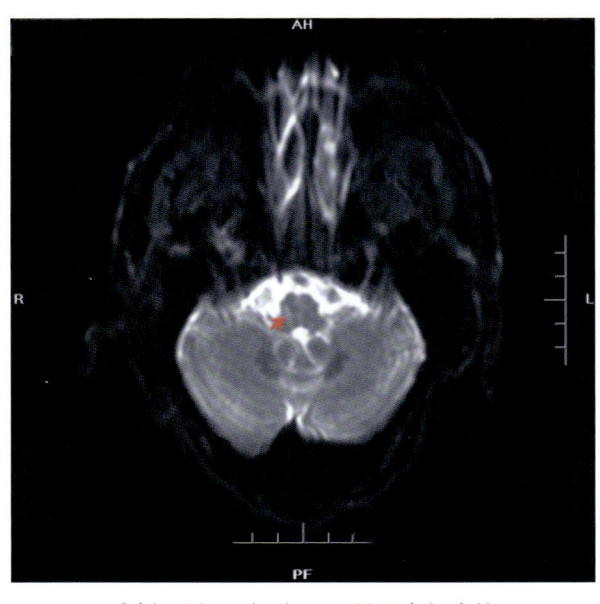

病例 2 图 1　颅脑 MRI 显示责任病灶

二、功能评估

1. 吞咽功能评估

（1）临床评估（2023年6月6日）：FOIS分级1级，曼恩吞咽能力评估量表（mann assessment of swallowing ability,MASA）评分167分，反复吞唾液试验1次/30秒。MASA评分详见病例2表1。

病例2表1 MASA评分（分）

意识状态	10/10	配合度	10/10	语义理解	10/10
呼吸系统	10/10	吞咽-呼吸节律	5/5	言语障碍	5/5
言语失用	5/5	构音障碍	5/5	唾液处理	4/5
唇闭合	4/5	舌运动	10/10	舌力量	5/10
舌协调性	10/10	食团准备	8/10	呕吐反射	1/5
上颚	10/10	食团清理	8/10	口腔推送	6/10
咳嗽反射	3/5	自主咳嗽	10/10	发声	8/10
气管切开	10/10	舌-喉复合体	5/10	咽期食团处理	5/10

提示：患者主要存在舌力量下降，随之伴发的食团清理和食团准备能力不足；吞咽相关的呕吐、咽反射和咳嗽反射能力均下降；咽期功能整体欠缺。

（2）纤维喉镜吞咽功能评估（2023年6月12日）（病例2视频1）：咽部存在分泌物中度残留，Murray分泌物严重程度分级1级；无自主吞咽动作，舌根后缩、咽壁活动减弱，左侧声带内收能力下降，但屏气功能良好，轻触双侧杓状软骨反应正常，进食后存在中度残留，Yale分级：会厌谷3级、梨状窦3级。提示：存在明显的咽期功能障碍，但气道保护功能良好。

病例2视频1 2023年6月12日喉镜评估

（3）吞咽造影检查（2023年6月9日）（病例2视频2）：PAS分级3级（中稠5 mL，造影中标号为2），标准化吞钡造影功能障碍评价量表（modified barium swallow impairment profile, MBSImP）评分见病例2表2。

病例2视频2　2023年6月9日吞咽造影

病例2表2　MBSImP评分表（分）

1-唇闭合	0/4	2-食团控制	0/3	3-食物咀嚼	-/3
4-食团运送	0/4	5-口腔残留	1/4	6-吞咽启动	3/4
7-软腭抬升	0/4	8-喉上抬	2/3	9-舌骨前移	1/2
10-会厌翻转	2/2	11-喉闭合	1/2	12-咽缩肌蠕动	1/2
13-咽提升	1/3	14-UES开放	3/3	15-舌根后缩	2/4
16-咽部残留	4/4	17-食管蠕动	2/4		

进食食物：低稠（造影标号为1）、中稠（造影标号为2）、高稠（造影标号为3）。

提示：患者口腔期功能受损主要存在咽期启动延迟、舌-喉复合体功能下降、压力梯度受损、环咽肌随机性不开放、食管蠕动减弱。UES：upper esophageal sphincter，食管上括约肌。

2. 呼吸功能评估（2023年6月6日）：呼吸频率13次/分，胸腹式呼吸，最长屏气时间13秒。

3. 消化功能评估（2023年6月6日）：频发胃食管反流，消化功能不良，便秘。

4. 营养评估（2023年6月6日）：NRS-2002评分5分。

5. 护理评估（2023年6月6日）：口腔清洁度评分18分，抑郁筛查量表评分13分，ADL评分65分。

6. 中医吞咽专科临床SOAP评估要点　S（主观）：纳呆，气少乏力，痰多黏腻，大便硬结而难下，3～5日一行；O（客观）：口中臭秽，腹按硬而不痛，舌暗红，苔白，脉滑；A（评估）：内虚外实，痰浊郁结，关窍不利；P（计划）：拟予针刺＋中药处理。

三、主要问题

1. 吞咽功能方面　功能受损主要集中在咽期，具体表现在启动延迟、舌－喉复合体功能下降、压力梯度受损、环咽肌随机性不开放4个方面，其中以环咽肌随机性不开放问题最为显著，导致患者患者进食后残留及不敢进食的焦虑情绪。

2. 消化营养方面　胃食管反流，消化不良，便秘。

3. 呼吸功能方面　屏气时间较短,不利于多次吞咽清除残留过程中的气道保护。

4. 护理相关问题　口腔清洁度受损。

四、干预措施

患者的环咽肌随机性不开放是功能受损的主要症结。依据环咽肌开放条件的"A（咽部推动力）＋B（外在牵引力）≥C（环咽肌松弛）"理念，分析认为A、B并非主导因素，C的调节支配功能下降是关键。理由是虽然患者的A和B均有不同程度受损，但假设如A或（和）B占主导因素，那么患者的环咽肌开放应表现为较为一致性的功能障碍，且会有一定的食团黏稠度及一口量规律可循，而这种推论却与事实相左。据此我们推测患者以环咽肌的神经功能支配受损即C环节占主导因素。但同时，通过转头配合低头代偿姿势的有效性，又提示着治疗中增强A和B环节是必要的。

综上，在治疗上我们制定了改善神经功能支配、强化气道保护、增加A和B环节的主体治疗策略（病例2图2）。另外，对继发于吞咽及影响吞咽障碍康复的口腔、消化、呼吸等问题也实施了干预，以提升机体整体状态，促进康复进程。要点如下：

1. 吞咽功能治疗　基于MBSImP评分靶向性基础治疗方案：①吞咽启动延迟。气脉冲刺激配合深层咽肌神经刺激（deep pharyngeal neuromuscular stimulation, DPNS）技术；②喉闭合、喉抬升和舌骨前移能力下降。Shaker训练配合门德尔松吞咽训练；③舌根后缩和咽缩肌力量。用力吞咽,高调和变调"依"的发声练习；④配合低头和右转头的姿势代偿；⑤环咽肌功能障碍导致的食物残留。运用纤维喉镜下的气道保护生物反馈训练，确保摄食训练的安全性；⑥依据麦克尼尔治疗技术（McNeill dysphagia therapy program, MDTP）训练食物等级划分推进摄食训练；⑦"通关利窍"针刺法整体改善吞咽功能。

2．呼吸功能治疗　屏气训练，延长屏气时间，咳嗽训练。

3．消化功能治疗　少食多餐，喂食5次/日，减少反流。

4．营养问题　制定了由原先的900 kcal逐步提升至1800 kcal的肠内营养计划。

5．特色中医元素　中药口腔护理改善口腔清洁问题；枳术丸改善消化不良；八段锦和推拿分别改善呼吸功能和消化功能。

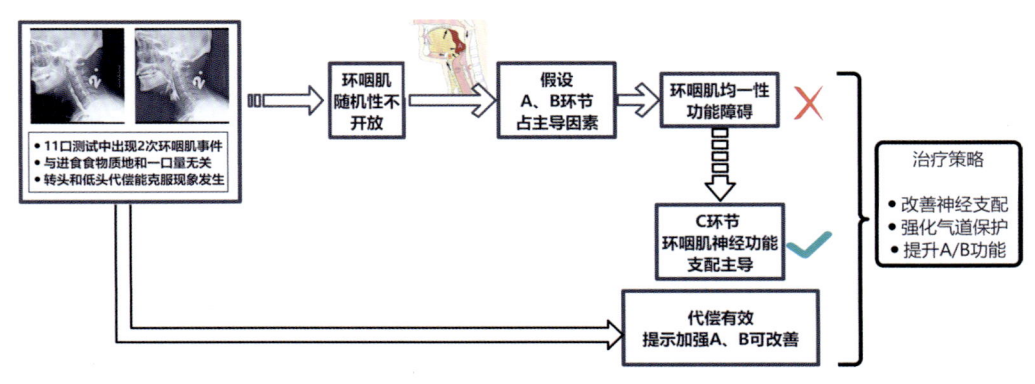

病例2图2　治疗思路分析示意图

五、治疗结局

经过24天的治疗，患者的FOIS分级由1级的不能经口进食的功能状态提升至6级完全经口进食不需要特殊的准备，但有特殊的食物限制。各类临床量表和仪器检查评估量表改善情况详见病例2表3至病例2表5，病例2视频3至病例2视频5。

病例2表3　各类临床量表改善情况一览表

项目	治疗前	治疗后	变化
ADL评分	65分	100分	35分↑
体重	65 kg	67 kg	2 kg↑
口腔清洁度评分	18分	13分	5分↓
MASA评分	167分	183分	16分↑
屏气时长	13秒	29秒	16秒↑
抑郁症量表	13分	0	13分↓

第一章　脑血管意外吞咽障碍康复病例

病例 2 表 4　纤维喉镜功能改善一览表

项目		治疗前	治疗后	变化
Murray 分泌物严重程度分级		1 级	0 级	1 级↓
Yale 分级	会厌谷	3 级	2 级	1 级↓
	梨状窦	3 级	1 级	2 级↓

病例 2 表 5　MBSImP 评分改善情况一览表

项目	治疗前（分）	治疗后（分）	变化（分）
C6- 咽期启动	3	0	3↓
C8- 喉上抬	2	0	2↓
C9- 舌骨前移	1	1	0↓
C10- 会厌翻转	2	0	2↓
C11- 喉闭合	1	0	1↓
C12- 咽缩肌蠕动	1	0	1↓
C13- 咽提升	1	0	1↓
C15- 舌根后缩	2	1	1↓
C16- 咽部残留	4	2	2↓
C14- 环咽肌开放	3	1	2↓
C17- 食管清除	2	2	0↓

病例 2 视频 3　2023 年 6 月 26 日喉镜下治疗前后分泌物同窗对比

病例 2 视频 4　2023 年 6 月 26 日喉镜下治疗前后残留同窗对比

病例 2 视频 5　2023 年 6 月 27 日吞咽造影

出院随访：出院 1 个月后随访，患者的吞咽生活质量量表评分由出院时的 157 分提升至 187 分。

六、病例分析

1. 病例特点　该例患者是典型的延髓背外侧综合征，吞咽功能受损集中在咽期，主要体现在 4 个方面：①启动延迟；②以舌 - 喉复合体为中心的舌骨前移、喉上抬及喉闭合功能均受损；③由舌根后缩和咽缩肌力量减弱导致的吞咽压力梯度下降；④环咽肌功能障碍。其中以环咽肌功能障碍最有特点，表现为随机性开放：与食团黏稠度及一口量无关，与此同时右转头配合低头代偿又能克服该现象发生。这种不可预测的随机性环咽肌功能障碍，患者主观描述为"忘记了"吞咽，并因此产生焦虑，阻碍着康复进展。

2. 治疗经验　精准评估分析指导下的针对性治疗是该案例良好疗效的基石，与此同时，作为国家中医针灸临床研究中心，"通关利窍"特色针法的运用和中医康复元素的有机融入是该案例成功的亮点，详述如下：

（1）喉镜造影优势互补，落实诊疗分析。在该案例中，通过吞咽造影的 MBSImP 评分我们分析认定吞咽启动延迟、舌 - 喉复合体功能下降、吞咽压力梯度受损及环咽肌随机性开放是患者的主要问题，其中又以环咽肌功能障碍最为突出。基于此我们制定了规范且有针对性的康复基础训练方案，做到了有的放矢；进一步针对患者突出的环咽肌功能障碍，我们又巧妙地运用喉镜行气道保护生物反馈训练（详见下述），确保了摄食训练的安全性，为使用 MDTP 训练法打下了坚实基础，实现喉镜与吞咽造影的优势互补融合。

（2）喉镜下行气道保护生物反馈训练，确保吞咽安全性（病例 2 视频 6）。加强气道保护，避免因环咽肌随机性不开放造成的误吸和焦虑情绪是治疗的关键。我们基于声门上和超声门上分别会引发声带闭合和杓状襞闭合的生理现象，挖掘喉镜可视化气道结构观察的优势，让患者能够直观看到在气道保护手法下气道闭合的状态，教会患者正确有效的气道保护，从而解除患者因不能咽下触发误吸的焦虑情绪，让患者敢吞敢咽，切实提升了吞咽的安全性。

病例 2 视频 6　喉镜下气道保护训练

（3）特色针法，助力吞咽功能改善。该案例在中医范畴内属于中风病引发的噎膈。运用针刺治疗该类病症，自古皆有，目前国内外指南也有着针刺治疗吞咽障碍的推荐。作为国家中医针灸临床研究中心，"通关利窍"针法是我们提出的针刺方案。该针法由国医大师、中国工程院院士石学敏教授创立，主穴为内关、人中、三阴交；辅穴为廉泉、翳风、完骨和风池。选穴上虽古今相同，但在取穴理念和操作上明显有别，体现在：

1）基于调神理念，调节脑网络连接支配。吞咽是一个多皮层脑区共同参与、相互协调的反射活动。"通关利窍"针法主穴的选取正契合了现代研究。针法主穴源自当代著名的"醒脑开窍"针刺法，其根本理念是中医的"调神"理念。虽然中西医观念相异，但中医关于"神"的认识与现代医学的脑神经功能却有着高度相似。研究表明，针刺内关、人中穴，可以激活大脑额叶、中央后回等多个脑区，这也是吞咽的关键脑区。同时在吞咽反射中，感觉的输入是触发咽部吞咽并调节肌肉顺序活动的关键，经"通关利窍"针法针刺后患者咽部会产生独具特色的喉部如鱼刺卡住般（如鲠在喉）的主观针感体验，该针感会诱发患者产生不自主的吞咽动作，从而起到改善吞咽神经功能支配的作用。有关于该针法的机制研究，也正在进行中。

2）颈项部穴位深刺，直达病所。针刺治疗吞咽障碍多选颈项部穴位，这与颈部腧穴深层分布有舌下神经、迷走神经、舌咽神经及其分支，针刺可兴奋外周神经运动纤维，促进舌咽部功能恢复有关。"通关利窍"针法的辅穴虽也是颈项部穴位，但在刺入方向上的规定是朝向喉结，刺入深度可达2.5～3寸（6～7 cm）。也正是在该深度和方向下能够产生上述的"如鲠在喉"针感。进一步的造影显示，该针刺深度可达咽缩肌和舌根附近，针刺后对比自然状态可见咽腔明显收窄（病例2图3），前期初步研究也表明该针法能够增加咽腔压力，从而改善吞咽压力梯度。这与上述案例病情分析中需要进一步加强患者的吞咽压力梯度正相吻合。

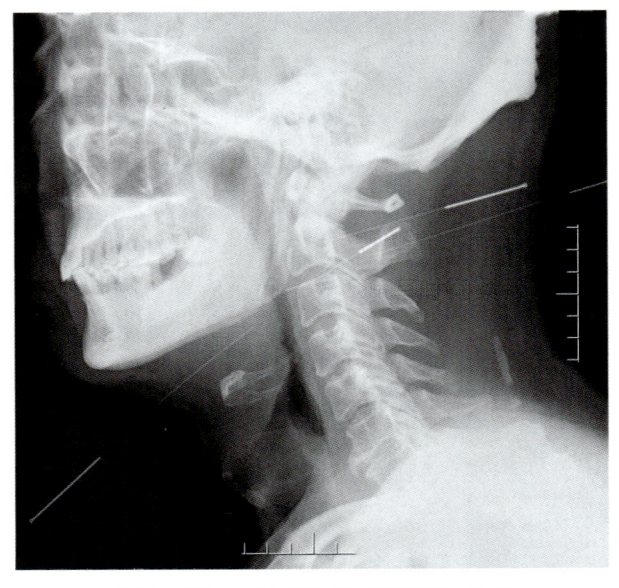

病例2图3 造影下"通关利窍"针刺

3）有严谨而规范的手法操作要求，即"手法量学"。手法量学是指研究确立针刺手法的最佳刺激剂量的一种定量方法。由国医大师、中国工程院院士石学敏教授首先提出。手法量学使得针刺疗法更具规范性、可重复性、可操作性，从而使针刺治疗由定性的补泻上升到定量的水平。"通关利窍"针法中所选穴位均有着严谨规范的手法量学要求：如主穴内关和人中的操作为先针双侧内关，进针0.5～1寸，施捻转提插复式泻法，施术1分钟；继刺人中，向鼻中隔方向斜刺

0.3～0.5寸，捻转360°，造成人为滞针，采用雀啄泻法，以眼球湿润为度等，是保证针刺疗效的基石。

（4）从评估到治疗，中医元素的有机融入。在以针刺为突出特色的基础上，我们于该案例的吞咽康复中进一步有机融入了更多的中医元素。首先，是借鉴现代康复医学中SOAP评估和病历记录模式，整合模块化中医"望、闻、问、切"获取资料，梳理专科的辨证论治，创立了我专科中医特色SOAP病历记录模式。与此同时，在治疗方面针对患者口腔清洁和消化不良问题与吞咽相关的症状，我们基于循证选择运用中药形成了特色口护和改善消化功能的汤药。然后是在日常训练和康复中运用八段锦、推拿等，最终形成了综合立体的中西结合吞咽康复模式。

综上，在"中西合璧"的共同努力下，该例患者获得了良好疗效，是我们成功的关键。

七、病例点评

针灸是中国传统医学的瑰宝，天津中医药大学第一附属医院作为国家中医针灸临床医学研究中心，为针刺治疗吞咽障碍提供了行而有效的方案——"通关利窍"针刺法。从该案例中可以看出该针法能够促进吞咽启动、改善喉上抬及咽部肌肉力量等，为吞咽障碍治疗贡献了中医智慧。与此同时，在该案例中运用纤维喉镜实行气道保护生物反馈训练，有效地避免了因环咽肌不开放出现残留而导致的误吸，为纤维喉镜吞咽障碍评估技术新的应用提供了范例。

（病例提供者：黄泓文　陈　超　白　双　樊小农　天津中医药大学第一附属医院）

（点评专家：周惠嫦　佛山市第一人民医院）

参考文献

[1] Imada M, Kagaya H, Ishiguro Y, et al. Effect of visual biofeedback to acquire supraglottic swallow in healthy individuals: a randomized-controlled trial[J]. Int J Rehabil Res, 2016, 39（2）: 181-184.

[2] Geeganage C, Beavan J, Ellender S, et al. Interventions for dysphagia and nutritional support in acute and subacute stroke[J]. Cochrane Database Syst Rev, 2012, 10（2）：CD000323.

[3] 中国康复医学会吞咽障碍康复专业委员会. 中国吞咽障碍康复管理指南（2023版）[J]. 中华物理医学与康复杂志, 2023, 45（12）：1057-1072.

[4] Babaei A, Ward BD, Siwiec RM, et al. Functional connectivity of the cortical swallowing network in humans[J]. Neuroimage, 2013, 76（1）：33-44.

[5] 徐彧, 陈正光, 袁小佳, 等. 针刺内关穴对静息态功能MRI脑区的激活似然分析[J]. 中国CT和MRI杂志, 2023, 21（09）：1-3.

[6] 徐茂盛, 杨文德, 张寿斌, 等. 针刺人中穴后效应的认知脑功能研究[J]. 现代中西医结合杂志, 2013, 22（11）：1141-1142.

[7] Steele CM, Miller AJ. Sensory input pathways and mechanisms in swallowing: a review[J]. Dysphagia, 2010, 25（4）：323-333.

[8] 姜泽飞, 贾宏彬, 岳广晴, 等. 针刺治疗假性延髓麻痹吞咽障碍的取穴规律研究[J]. 中国针灸, 2022, 42（04）：465-470.

[9] 石学敏. 针刺手法与临床效果的相关性研究——同一穴位针刺方向、深度、施术与对应症的关系[J]. 中医学报, 2012, 27（09）：1077-1079.

第二节　脑卒中吞咽障碍康复病例

病例 3　有口难"咽"出障碍，精准康复治"岛盖"——岛盖综合征致口颜面失用及吞咽失用症状患者的康复

一、病历摘要

患者男性，46 岁，经商。

主　诉：烟雾病术后吞咽困难、构音障碍 10 个月余。

现病史：患者 2020 年 5 月体检时行头颅 CT 检查提示：多发腔隙性脑梗死，头颅 CTA 示：左侧颈内动脉海绵窦段至眼段重度狭窄，双侧 MCA-M1 段纤细近闭塞，烟雾状改变可能，确诊烟雾病。遂于 2020 年 6 月行左侧烟雾病手术，术后病情平稳。后于 2020 年 12 月再次完善数字减影血管造影（digital subtraction angiography，DSA）复查，提示：烟雾病左侧搭桥术后，桥血管通畅，术后予抗感染、制动、扩容等支持处理。后于 2020 年 12 月 9 日全身麻醉下行颞浅动脉-大脑中动脉搭桥术、颞肌贴敷术，术顺，术后予止血扩容、预防癫痫、营养神经及对症支持治疗。术后出现左侧肢体无力、口齿不清及吞咽困难，头颅 MRI 示：双侧额颞顶枕叶多发缺血梗死灶伴局部软化灶形成。出院后外院行康复治疗有改善，但仍遗留口角流涎、口齿不清、吞咽困难、左手麻木等障碍，于 2021 年 9 月 22 日为行进一步康复治疗收入我科。

二、功能评估

1. 吞咽功能评估

（1）临床评估（2021 年 9 月 22 日）：颈部活动左、右侧屈轻度受限；左侧口角下垂；张口幅度 3 cm，轻度受限；下颌存在不随意运动，左侧咀嚼减弱；唇部存在不随意运动，左侧唇部运动减弱，进行交替动作时会出现下颌与舌的共同运动；舌体存在不随意运动，右侧舌肌及舌尖存在运动亢进，伸舌左偏，舌肌完成目标动作时会出现舌尖亢进与下颌运动代偿，导致舌肌上、下、左、右、前、后的目标运动均无法完成（病例 3 视频 1、病例 3 视频 2）。根据华东师范大学版口部运动评估量表，患者下颌运动正确率 38.89%、唇运动正确率 34.38%、舌运动正

确率 40.63%；采用 JMS 舌压测定器，由于患者口面器官共同运动且口面肌群存在不随意运动，无法咬住测定器的含嘴，故无法检查（病例 3 视频 3）；软腭上抬偏右；自主清嗓能力正常；咽反射减弱，呕吐反射和咳嗽反射正常；反复唾沫吞咽试验 0 次 /30 秒，吞咽启动困难；简易吞咽诱发试验阴性；饮水试验 5 级。

病例 3 视频 1　口面不随意运动

病例 3 视频 2　舌尖亢进与下颌运动代偿

病例 3 视频 3　舌压测定无法检查

（2）口颜面失用及吞咽失用评定（2021 年 9 月 22 日）：根据中国康复研究中心版口颜面失用评定，患者存在口颜面失用；根据 Daniels SK 对吞咽失用的定义（吞咽口腔期出现的一类非感觉障碍或运动无力引起的下颌、唇、舌运动失调，患者自主性吞咽明显受损，口腔期舌没有运动或运动范围明显减少而引起食团传递的启动延迟，无法模仿或按口头指令做出相应的吞咽动作，但是自动、无意识吞咽时的吞咽功能相对保留），考虑患者可能存在吞咽失用。

（3）喉镜吞咽功能检查（2021 年 9 月 23 日）：Murray 分泌物严重程度分级 1 级，双侧梨状窦处存在少量分泌物；腭咽闭合完全；双侧喉部感觉减弱；舌根后缩、咽壁活动、双侧声带内收及外展均正常，屏气时声门闭合完全；进食中稠食物 3mL，存在食团过早溢出、吞咽反射延迟和多次吞咽等情况，另外双侧梨状窦轻度残留，PAS 分级 3 级。提示存在口、咽期吞咽功能障碍，建议加强口面运动及吞咽动作训练。

2. 构音功能评估

（1）Frenchay 构音障碍评定（2021 年 9 月 22 日）：患者在反射、呼吸、唇、颌、软腭、喉、舌和言语功能等 28 项评级中，得到 a 级的共 7 项，属于重度构音障碍。

（2）构音语音能力评定（2021 年 9 月 22 日）：该评定内容由 50 个单音节词组成，词包含 21 个声母、13 个韵母和 4 个声调。患者在声母音位对比中的送气塞擦音/不送气塞擦音、塞擦音/擦音、舌尖前音/舌尖后音中均存在异常，在韵母音位对比中的前鼻韵母/后鼻韵母、三元音/双元音/单元音、圆唇音/非圆唇音中均存在异常，构音清晰度为 69.44%（25/36）。

（3）超声评定（2021 年 9 月 23 日）：在超声观察下对患者的构音器官运动进行评定，发现患者在发舌根塞音（如哥、咕、咔、嘎）时存在舌根后缩运动不足和软腭塞音发音不到位等问题；发复韵母（如喔、吆、呕）时存在舌肌滑动过快的问题，这可能是由于舌肌力量较弱导致发音动作不到位或无法保持稳定发音位置所导致的；另外，发零声母韵母（如"儿"）时存在无法卷舌及舌肌不随意运动的情况。

3. 营养功能评估（2021 年 9 月 22 日）　患者身高 178 cm，体重 56 kg，BMI 17.67，体重过轻。NRS-2002 评分 3 分，存在营养风险。

4. 睡眠质量评估（2021 年 9 月 22 日）　PSQI 评分 16 分，睡眠质量很差。

5. 焦虑情绪评估（2021 年 9 月 22 日）　SAS 评分 66.25 分，表明患者存在中度焦虑。

三、主要问题

1. 吞咽功能方面　患者有严重的口面器官不随意运动。左侧中枢性面瘫、左侧咀嚼肌力不足（右侧单侧咀嚼）、左侧唇肌收缩减弱、右侧舌肌运动亢进、舌尖运动亢进、口面器官共同运动、口颜面失用、口腔期分次吞咽、口腔期食团外溢（咀嚼时唇部未闭合，舌肌不随意运动推送食物外溢）（病例 3 视频 4）、吞咽失用、吞咽启动困难（病例 3 视频 5）、吞咽反射延迟、咽期多次吞咽、显性渗漏。

病例3视频4　进食中食物外溢　　　　　病例3视频5　吞咽启动困难

2．构音功能方面　重度构音障碍；舌根后缩运动减弱；舌肌滑动过快；卷舌不能；舌肌不随意运动。

3．营养问题　营养不良。

4．睡眠质量问题　睡眠质量很差。

5．情绪问题　中度焦虑情绪。

四、干预措施

1．治疗思路　缓解焦虑情绪，改善睡眠质量；改善口颜面失用；减少口颜面器官不随意运动；减少右侧舌肌及舌尖运动亢进；改善口腔期食团包裹能力；改善吞咽失用；增强吞咽启动能力；降低渗漏、误吸风险；医－技－护团队协同合作。

2．吞咽功能治疗　①口颜面感觉：应用神经肌肉电刺激、手持咽部及舌肌电刺激、冰刺激、振动刺激及肌内效贴技术改善左侧面部及口腔内感觉，改善左侧流涎情况。②口颜面运动：应用咀嚼棒置于患者左侧磨牙，增强左侧咀嚼肌力；应用面瘫体操及压舌板，增强患者左侧唇肌运动能力，改善左侧中枢性面瘫问题；应用镜子和吸舌器引导患者舌肌伸缩方向；应用吸舌器将舌肌向左外侧牵拉，引导舌肌向右后方缓慢后缩，减少右侧舌肌运动亢进情况；应用吸舌器将舌肌向前下方牵拉，引导舌肌向正后方缓慢后缩，减少舌尖运动亢进情况；采用口面器官分离运动训练，如下颌固定时舌肌左右前后运动、下颌固定时唇部收缩运动、唇固定时舌肌左右舔腮／舔上下齿龈运动等（病例3视频6），增强口颜面主动运动能力，减少口面器官共同运动，改善进食时因不随意运动导致食团外溢等情况；训练有所进展后，增加舌压抗阻反馈训练，增强患者舌肌肌力与耐力，改善食团推送能力；另外增加舌制动吞咽训练，增强咽缩肌收缩功能；此外增加舌尖运动训练器，改善舌尖各方向运动及协调能力。③口面失用：应用镜像神经元训练及手势引导改善患者口颜面失用情况。④吞咽失用：应用手持式咽部电刺激和表面肌电生物反馈训练,促进患者主动吞咽动作并观察相关肌肉的实时收缩情况,增强患者吞咽启动能力,改善吞咽失用情况。⑤气道保护训练:应用声门上吞咽法加强患者吞咽过程中的气道保护能力,减少吞咽过程中渗漏及误吸的发生。⑥神经调控:应用经颅磁对患者进行小脑间断爆发模式脉冲刺激(intermittent theta burst stimulation,iTBS),刺激强度为80% RMT,丛内频率50 Hz,丛内脉冲3个,丛间频率5 Hz,丛间脉冲10 Hz,重复次数20次,串间歇8秒,总脉冲数600个,用时3分20秒。每日1次,每周5天。

病例3视频6　口颜面器官分离运动训练

3. 构音功能治疗　构音器官功能训练与吞咽口颜面功能训练相近,主要目的是促进患者口颜面器官分离运动,提高构音运动准确度及构音清晰度。该患者主要应用口面体操训练、镜像神经元训练(口部运动组)、韵母构音训练(前鼻韵母/后鼻韵母、三元音/双元音/单元音、圆唇音/非圆唇音)、最小音位对构音训练(送气塞擦音/不送气塞擦音、塞擦音/擦音、舌尖前音/舌尖后音)等,帮助患者改善构音器官运动及协调能力,同时能帮助改善吞咽口腔期功能。

4. 营养问题　首先请营养科医生会诊,帮助患者调整饮食结构,改善营养补充;另外应用间歇性经口插管帮助患者摄取营养和水分,提高营养摄入量,改善营养不良问题。

5. 焦虑情绪问题　应用药物,如盐酸氟西汀、阿普唑仑等,帮助患者改善焦虑、抑郁情绪。

6. 治疗间相互作用　间歇性经口插管的使用,有效解决了患者营养不良的问题,并且吞咽导管的同时也在持续进行吞咽动作,对吞咽启动和协调性也有所帮助。构音功能训练对患者口腔期吞咽障碍的改善有一定帮助,也对患者口颜面器官不随意共同运动的改善有较大促进作用。另外,吞咽功能的进步减少了患者因口水误吸导致夜间频繁呛咳的问题,患者的睡眠质量和焦虑情绪都能得到一定改善,从而在一定程度上促进患者日常训练的耐受和积极性,进而更高效地达到阶段性治疗目标。

五、治疗结局

经过3个月的治疗，患者的双侧舌肌运动收缩均匀，无不随意扭动、单侧运动亢进、舌尖运动亢进等表现；可自主吞咽口水，流涎情况明显改善，反复唾沫吞咽试验由之前的0次/30秒增加至4次/30秒；口颜面器官运动协调，可较随意地控制下颌、唇、舌运动，Frenchay构音功能评定由6分（极重度障碍）增加至20分（轻度障碍）；口部运动评估中下颌运动正确率由38.89%上升至66.67%，唇运动正确率由34.38%上升至62.50%，舌运动正确率由40.63%上升至64.06%；口颜面失用正常率由16.67%上升至83.33%；咀嚼动作由左侧单侧咀嚼转变为舌肌转运下的双侧咀嚼，口腔期咀嚼及食团包裹能力得到大幅改善，进食食物外溢现象明显减少（病例3视频7），吞咽功能性摄食分级由2级上升为5级，喉镜吞咽功能检查评定下进食同一性状食物的PAS分级等级由3级上升为1级，进食安全性提高，患者对外出社交就餐活动的信心和积极性也明显提升。后经患者本人及家属意愿出院回家，定期电话或门诊随访。

病例3视频7 治疗后进食表现改善

六、病例分析

1. 病例特点　该患者总体病程长达一年半，最初因体检发现并确诊烟雾病，之后分别进行了烟雾病左右两侧搭桥术，在第二次搭桥术后，发生了双侧额、颞、顶、枕叶的梗死灶，导致患者出现明显的吞咽及构音障碍。经过一年多的康复治疗，患者成功地拔除鼻胃管，能够缓慢地、少量地经口进食，但这远远没有达到患者预期的康复目标。患者的社会职业为建筑公司领导，经常需要外出社交进餐，但他入院时存在流涎情况严重、进食频繁食物外溢、讲话和吞咽时无法控制舌肌和下颌的随意运动的情况，对患者的工作和社交活动造成了极大的心理压力，导致患者出现严重的焦虑、抑郁情绪，甚至就诊时频繁表达有轻生的想法。

2. 治疗的经验　岛盖是覆盖于岛叶、额叶下部，中央前、后回，缘上回，角回和颞上回的大脑皮质。岛盖综合征（foix-chavany-marie syndrome, FCMS），也被称为前盖综合征，是一种皮质型假性延髓性麻痹，其特征是面肌、咽肌、舌肌和咀嚼肌失去自主控制，而反射和自主功能得以保留，这种特征性表现称为"自主－随意运动分离"。岛盖区是由大脑中动脉外侧裂支供血，对缺血非常敏感。因此，烟雾病患者大脑中动脉远端狭窄或者闭塞会导致岛盖区缺血，从而产生FCMS，其临床症状包括发音困难、严重吞咽困难、咀嚼无力和（有或无）面瘫。

本病例患者的入院主诉为口角流涎、口齿不清、吞咽困难、口颜面肌群不随意运动，希望训练后能恢复到正常水平，由于病程较长且迟迟未能达到预期康复目标，患者入院时的焦虑、抑郁情绪已较为严重。所以入院后，首先需要对患者进行康复宣教，结合患者目前的功能情况分阶段制订具体的康复目标，让患者感受到每一阶段的功能进步情况，减轻自身的挫败感与心理压力，从而重新建立起对康复训练的积极性。

入院后，我们首先对患者进行了基于多学科协作诊治模式（multi-disciplinary treatment, MDT）下的吞咽康复团队讨论，对其吞咽功能、构音功能、营养情况和焦虑情绪等分别制定了干预方案。其中，吞咽功能的训练方案根据患者的主诉进行制订，口颜面不随意运动（促进分离运动，即被动固定颌、唇、舌其中一个器官，训练其他两个器官的主动运动）、进食时食物外溢（主要和舌肌不随意运动推送食物外溢有关，考虑用吸舌器帮助固定舌尖，随后通过调整吸舌器方向引导各个方向的舌运动，同时让患者面对镜子观察舌肌的肌肉收缩并实时调整用力情况）、口水难以下咽（主要与舌肌自主－随意运动分离、口腔内感觉减弱有关）。在患者每天积极主动的长时间训练口面分离运动后，控制能力得到大幅改善，在口角流涎、食物外溢和构音清晰度方面均有明显提升，这也是患者最后达到预期康复目标、顺利出院的重要因素。因此，制订治疗方案时，要对患者主诉的问题进行综合分析，思考引起该问题的原因和功能问题，并尽量采用简单易行的工具和方法让患者能够尽快地掌握并训练，从而达到高效的康复效果。

七、病例点评

吞咽失用在吞咽障碍病例报道中比较少见。本案例通过准确的影像学检查及详细的口颜面查体明确了患者口颜面失用合并吞咽失用，为读者提供了诊断类似吞咽障碍的思路，对于多发皮层病变导致的吞咽障碍应重视吞咽失用的鉴别诊断。

整个康复治疗过程体现了治疗技术的全面性与参与人员的多样性。首先，综合运用了外周刺激与中枢调控，外周进行口颜面部肌肉，尤其是舌肌的多重感觉刺激和肌力训练。针对失用采用了镜像疗法及肌电生物反馈，让患者能够在视觉反馈的加持下自主改善口颜面部肌肉失用的情况。同时，应用小脑iTBS对吞咽运动进行中枢调控，形成外周与中枢的闭环治疗，是难得的创新性举措。其次，在治疗的过程中注重患者的精神状态与营养状况，以及多学科介入讨论，这是保证患者能够配合治疗、坚持治疗的基石。间歇管饲的使用既保证了患者营养，减少了口水的产生，刺激了患者自主吞咽，又改善了患者的社会形象，一举多得，值得推广。本案例为诊断和治疗吞咽失用提供了很好的模板。

（病例提供者：胡瑞萍　复旦大学附属华山医院）

（点评专家：施红伶　云南省第三人民医院）

参考文献

[1] Daniels SK. Swallowing apraxia: a disorder of the Praxis system[J]? Dysphagia, 2000, 15（3）: 159-166.

[2] Desai SD, Patel D, Bharani S, et al. Opercular syndrome: A case report and review[J]. J Pediatr Neurosci, 2013, 8（2）: 12312-12315.

病例 4 十年冰喉，一朝破！—— 吞咽障碍患者重获新生的故事

一、病历摘要

患者女性，70 岁，退休。

主　诉：吞咽障碍伴言语含糊 10 余年。

现病史：2011 年 7 月 15 日患者出现吐字不清伴吞咽困难、饮水呛咳，于当地医院就诊，头颅 CT 示：右侧基底节区腔隙性梗死灶，右侧外囊区及左侧枕叶内软化灶。脑干平扫及三维重建未见确切异常。以"脑梗死"给予药物保守治疗，鼻饲饮食。先后辗转多家医院行针灸、理疗及相关手法等康复治疗 2 年，仍需鼻饲饮食。因经济等原因，患者自行出院。因更换鼻胃管不方便，出院后半年患者自行拔除胃管。后只能经口少量进食稠糊状食物，口周漏饭明显，每次进食时间较长，不与家人同桌吃饭。言语含糊，与家人通过手势、口形简单交流。体重逐渐减轻，夜寐差，情绪焦虑（病例 4 视频 1）。2023 年 1 月 28 日该患者为求改善吞咽功能问题入我科。

既往史：既往于 2006 年因脑出血行手术治疗，因颅内留有金属，发病后一直未行头颅 MRI 检查。

病例 4 视频 1　患者入院时

临床诊断：①脑梗死恢复期；②焦虑状态。
功能诊断：①吞咽功能障碍；②构音障碍；③日常生活活动能力障碍。

二、功能评估

1. 吞咽功能评估

（1）临床评估（2023 年 1 月 28 日）：患者左侧额纹、鼻唇沟变浅，张口下颌

右偏，鼓腮不能，咀嚼无力，唇闭合差，下唇更明显。舌运动受限，舌只能前伸至下齿内侧，且抬高运动、左右运动、交替运动能力显著下降。腭垂左偏。呕吐，咳嗽反射减弱，双侧咽反射消失。吞咽动作小于 2 cm。反复唾液试验，5 次 /30 秒，容积黏度测评显示 5 mL 中稠时可安全进食。进食评估问卷调查工具 -10（the eating assessment tool, EAT-10）评分 35 分，饮水试验 5 级。容积－黏度吞咽测试（volume-viscosity swallow test, V-VST）结果显示：患者进食 1 号食物 5 mL、2 号食物 10 mL 均存在明显安全性受损表现。

（2）吞咽造影检查（2023 年 1 月 29 日）：自然坐位时头部控制轻度障碍，进食 2 号、3 号、4 号食物，口唇闭合无力，口外漏出较多，口腔控制障碍，口腔食物残留多，舌体搅拌、运送障碍，吞咽启动延迟，鼻腔部无反流。会厌谷双侧较多残留，经多次反复、仰头吞咽可清除部分。PAS 分级 4 级。咳嗽反射弱，咳嗽力量不良，经提示后可将食物清除。进食过程中环咽肌可开放。颈椎椎体前缘骨质增生，椎间盘向前突出压迫食管（病例 4 视频 2）。提示：①吞咽功能障碍（口腔期、咽期）；②颈椎病。

（3）喉镜吞咽功能检查（2023 年 1 月 30 日）：双侧鼻咽部存在少量分泌物，腭咽关闭不完全，双侧会厌谷、梨状窦、喉前庭存在少量分泌物，无自主吞咽动作，舌根后缩、咽壁活动差，双侧声带内收及外展无异常，屏气不能，轻触双侧杓状软骨反应正常，喉前庭有暂时性聚积，Murray 分泌物严重程度分级 2 级。无其他结构异常（病例 4 视频 3）。因患者无法运送食团，故进食评估无法正常进行。提示：存在口腔期吞咽功能障碍，建议加强吞咽、呼吸功能训练。

病例 4 视频 2　吞咽造影检查　　　　病例 4 视频 3　喉镜检查

2. 呼吸功能评估（2023 年 1 月 28 日）　患者意识清，经口呼吸，口水量大，外漏明显。进食过程伴有呛咳，中等功能咳嗽，半定量咳嗽强度评分

（semiquantitative cough strength score，SCSS）3 分，呼吸形态异常。躯干侧屈、轻度旋转，胸廓活动度下降。呼吸平稳。

3. 体态评估（2023 年 1 月 28 日） 患者头部向右侧旋转，颈椎向右侧侧弯，头部前伸。高低肩、双侧肩关节内收及内旋。左侧肩胛带下沉，左侧躯干抗重力伸展差，骨盆左高右低（病例 4 图 1、病例 4 图 2）。

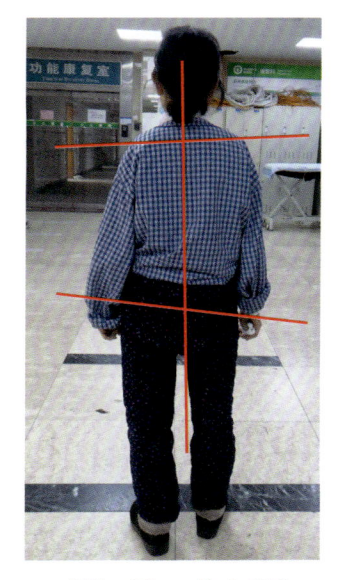

病例 4 图 1　体态背影　　　　病例 4 图 2　颈前探

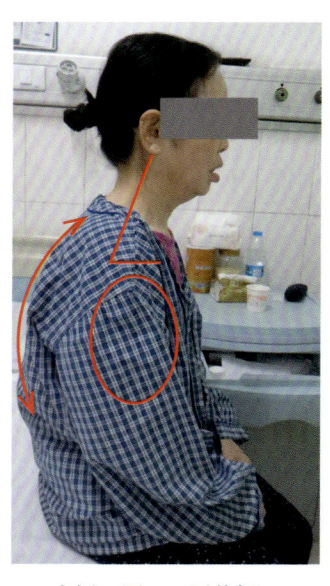

4. 中医评估（2023 年 1 月 28 日） 患者面色淡白，乏力；舌质暗淡，苔薄白，脉细涩。

5. 护理评估（2023 年 1 月 28 日） 患者经口少量进食。身高 158 cm，体重 44 kg，BMI 17.6。NRS-2002 评分 7 分，存在严重营养风险。口腔清洁度评分 15 分。

6. 心理评估（2023 年 1 月 30 日） 患者认为现在自己年龄偏大，患病时间长，对疾病恢复没有信心。心里认为别人笑话她，嫌弃她，不愿社交，对自己的未来没有希望。生活信心和克服疾病的意志力受到严重打击。SAS 评分 64 分，中度焦虑。

三、主要问题

1. 吞咽功能方面　患者口唇闭合功能差；咀嚼功能欠佳；舌体运动功能障碍；食物残留于口咽腔；咳嗽反射及力量减弱。

2. 呼吸功能方面　中度混合性肺功能障碍，患者咳嗽功能下降（中等功能咳嗽，

SCSS 3分）；胸廓活动度下降，呼吸肌力量及耐力下降；以经口呼吸及以呼气为主的异常呼吸模式。

3. 体态功能方面　右侧斜方肌、肩胛提肌、胸锁乳突肌、斜角肌紧张，菱形肌、斜方肌、前锯肌、肩外旋肌力量弱。颈部平片提示：颈椎曲度变直，颈4～7椎间隙变窄（病例4图3）。

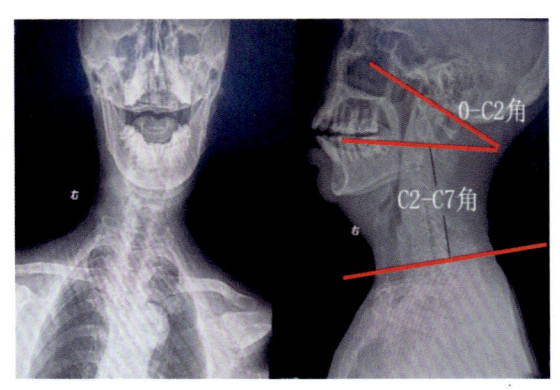

病例4图3　颈部平片

4. 中医问题　气虚络瘀。

5. 营养问题　营养不良。

6. 护理相关问题　口腔卫生，隐性误吸。

7. 心理方面　患者心理存在负性认知和歪曲理念，中度焦虑。

四、干预措施

1. 治疗思路　改善患者口腔期功能，提高唇、舌、咽残存功能。纠正头颈部异常姿势，扩大颈椎活动度，改善吞咽时头颈部稳定性，减少颈椎曲度变直导致口咽部机械性狭窄。纠正躯干的过度屈曲和扭转、侧屈，改善胸廓扩张，提高咳嗽反射、被动咳嗽等吞咽的防御功能。心理治疗，增强患者康复信心，主动配合康复治疗，提高康复疗效。采用具有中国特色的中医疗法，耳灸、耳穴、舌下放血治疗，健脾益气、疏通经络。

2. 吞咽功能治疗　①面部、唇部肌肉训练：鼓腮训练、张闭嘴训练、唇部按摩及抗阻训练，增强面部、唇部肌肉功能，促进口腔准备功能；②口腔感受：应用气脉冲刺激训练改善咽部感觉，增强咽反射，促进吞咽启动；③口腔运动：应用舌被动、主动、抗阻伸缩训练,增强舌运动力量、协调控制;应用舌制动吞咽训练,增强咽缩肌收缩功能;轮流发"啊、咿、呜"音训练,改善软腭上抬功能;改善患者构音功能;④气道保护训练:应用声门上吞咽法加强患者吞咽过程中的气道保护能力,减少吞咽过程中渗漏及误吸的发生。随意性咳嗽训练,加强气道内的食物被咳嗽排出(病例4图4)。

3. 呼吸功能治疗　①呼吸力量及协调性训练:在治疗师指令引导下完成腹式呼吸训练,改善呼吸功能及呼吸控制能力;辅助患者建立正确的口鼻呼吸模式;②咳嗽功能训练:患者主动咳嗽力弱,治疗师引导患者深吸气至膈肌完全下降,屏气3～5秒,身体前倾,进行2～3次短促有力咳嗽,同时收缩腹肌。帮助患者建立有效咳嗽(病例4图4)。

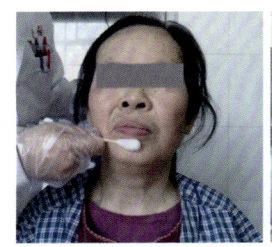

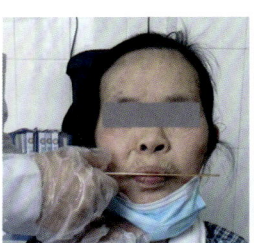

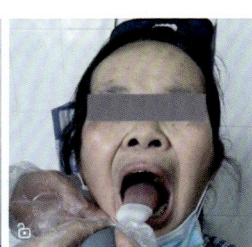

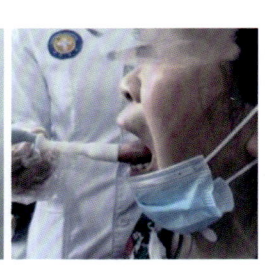

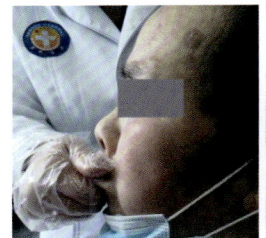

冰刺激	唇闭合训练	舌肌被动牵伸	舌肌力量训练
口唇闭合抗阻训练	舌体抗阻训练	咬肌力量训练	Masako 训练
咳嗽训练	门德尔松吞咽训练	Shaker 训练	腹式呼吸

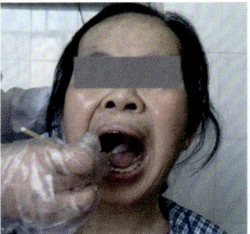

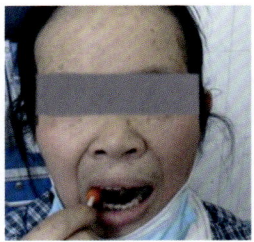

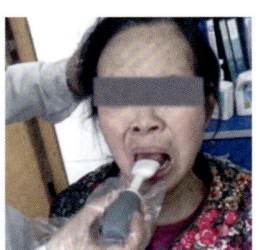

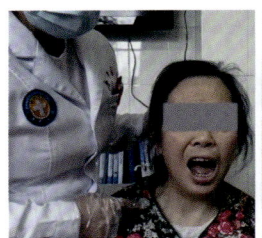

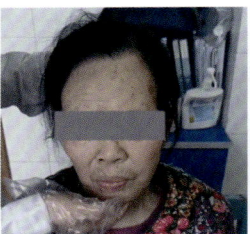

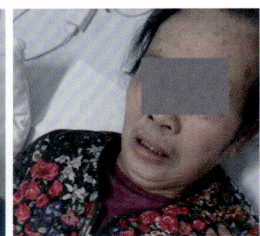

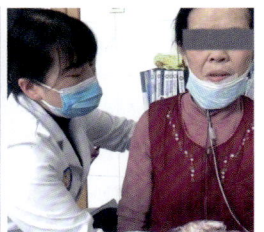

病例 4 图 4　吞咽功能治疗

4. 体态矫正治疗　按照被动-助动-主动训练的递增路径进行运动康复治疗。①关节松动扩大颈椎活动度；②肌肉能量技术（muslenrgytchniue，MET）松解紧张的胸小肌、胸大肌、斜方肌、肩胛提肌、胸锁乳突肌，强化菱形肌、斜方肌、前锯肌、肩外旋肌力量；改善高低肩、圆肩、颈前探异常体态，改善吞咽时头颈部稳定性；③Bobath技术诱导伴有躯干伸展的头颈部轻度屈曲的姿势，促进以坐面为支持基底面的躯干与头颈部的协调性，诱发及加强正确吞咽运动模式（病例4图5）。

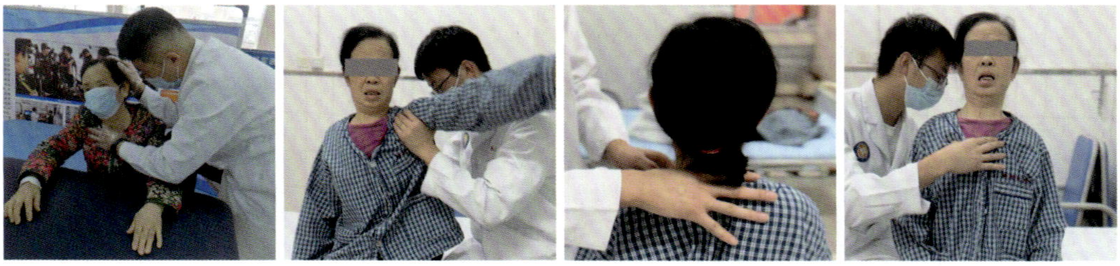

MET放松颈部肌群　　肩胛带松解　　颈后肌群激活　　Bobath技术激活背部肌群

病例4图5　体态矫正治疗

5. 中医治疗　针灸治疗：体穴选取足三里、三阴交、气海、合谷、舌三针、金津、玉液、翳风、手针咽喉点（双）。采用毫针刺法，足三里（双）、三阴交（双）、气海用补法，金津、玉液在瘀络处点刺放血，余穴用平补平泻法，每次留针30分钟，每日1次，每周治疗5次。耳穴压豆法：穴位选取咽、喉、口、舌、面颊、脑干、心、脾、肾、皮质下。常规消毒后将王不留行籽贴于所选耳穴上，每日按压耳部发热，3次/日，两耳交替贴压，3天更换一次。同时配合耳灸，每日1次，每周5次（病例4图6）。

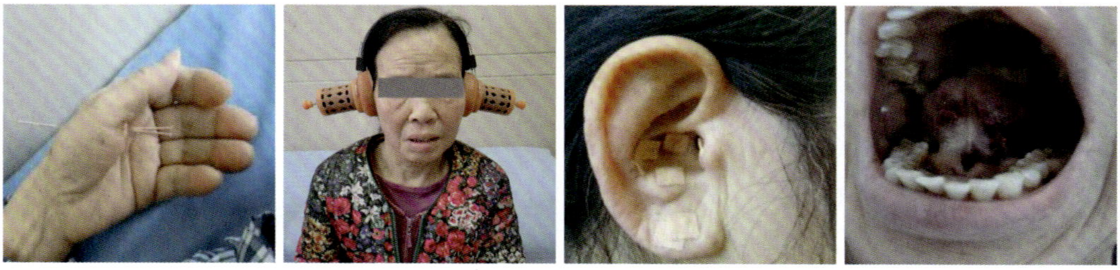

针灸　　耳灸　　耳穴疗法　　舌下放血

病例4图6　中医治疗

6. 护理干预　进行进食体位教育、口腔卫生管理及餐具选择，进食性状软烂的米饭和菜、其他食物制成糊状，将水配制成中稠浓度满足机体所需。少食多餐，每天进食热量约1300 kcal，蛋白质每日60 g，合理搭配，保证合理营养摄入（病例4图7）。

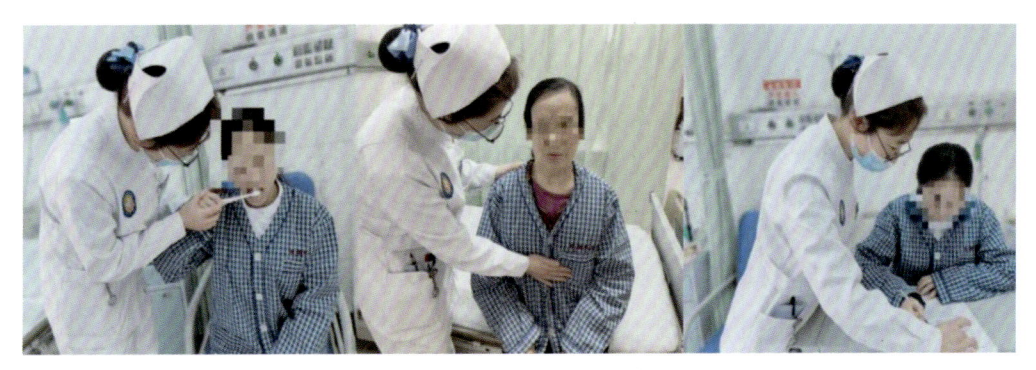

病例4图7　护理干预

7. 心理治疗　①前期采用心理支持疗法，理解患者的痛苦与情绪，增加患者对治疗师的信任和康复信心。通过灵活多样的沟通方式向患者介绍本病的特点、治疗方法以及典型成功案例；对于患者的努力和进步给予鼓励和赞赏，帮助患者树立战胜疾病的信心。同时向患者家属讲述家庭支持的重要性，充分调动家庭的力量，共同关心、支持患者；协调组织同类患者开展小团体活动，促使患者和患者之间形成有利互动，安排效果较好的患者现身说法，增强患者自信心；②治疗中后期以ABC情绪疗法为主，处理患者在康复治疗中的负面情绪，识别负性认知和歪曲理念。根据患者各方面的条件现状，帮助患者建立客观的康复目标。为患者的家属提供咨询，帮助他们释放自己的情绪，理解患者的困难，积极应对和支持。

五、治疗结局

经过半个月治疗，复查吞咽造影（2023年2月9日）：患者在自然坐位下，进食2号、3号、4号食物5 mL时，口唇闭合有力，食物无外漏，舌体搅拌及运输功能均明显改善。会厌谷、梨状窦少量残留，多次吞咽可清除。PAS分级1级。治疗1个月后，BMI 19，SAS评分48分，EAT-10评分26分，口腔清洁度评分12分，患者经口基本正常进食。患者及家属对治疗效果非常满意。出院时对患者进行出院指导：继续进行颈部肌肉牵伸训练；增强吞咽意识；加强唇周肌力及舌运动功能训练；增强咀嚼肌力量训练；继续呼吸训练和发音训练。出院15天后，再次进行了家庭随访，患者目前已经与家人一起同桌吃饭，一家人共餐其乐融融（病例4图8）。

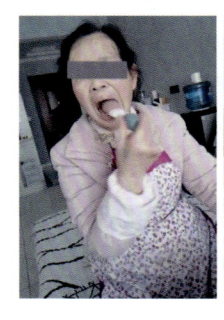

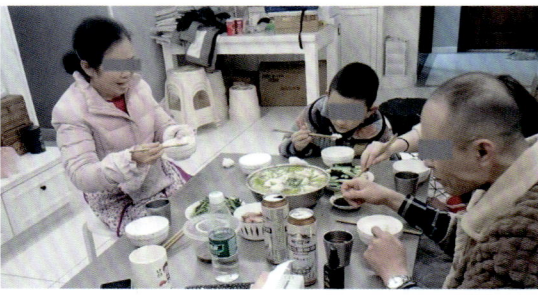

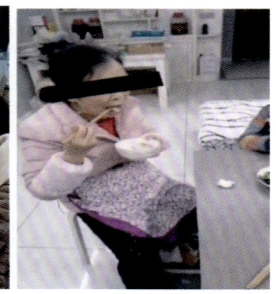

病例4图8　在家训练与家人吃饭

六、病例分析

1. 病例特点　患者因脑梗死出现唇舌咽部功能障碍，导致吞咽困难。同时中枢神经损伤使患者头颈肩部姿势异常、躯干侧曲和扭转，头部控制及颈前部的精细运动差，影响吞咽过程中的头颈部的稳定性和指向性，并降低吞咽过程中咳嗽反射、被动咳嗽的防御功能。吞咽造影显示颈椎椎体前缘骨质增生，椎间盘向前突出压迫食管。总体病程超过10年，长期饱受进食困扰，拒绝社交，心理已产生负性认知和歪曲理念，出现中度焦虑情绪，影响康复治疗的依从性。气虚络瘀，全身营养状况差。需要语言治疗师和物理治疗师、心理治疗师、中医治疗师合作，解决患者吞咽困难、体态异常、焦虑情绪等问题。

2. 成功的经验

（1）改善患者躯干和头颈部的稳定性及指向性：头颈部位于身体的最上方，垂直于重力方向且保持左右对称的姿势，并具备自由自在的活动性，能够保障适用于吞咽的口腔和颈部姿势。该患者脑梗死后导致患者姿势反应差，颈部过度前屈，颈后肌过度紧张，颈前部肌无力，影响吞咽过程中口腔和颈前部的精细运动所需的稳定、朝向食物时头颈部的指向性。患者颈部前屈明显，使胸椎后凸加重，患者左侧躯干支持能力不充分以及躯干向左侧屈，导致患者躯干抗重力伸展活动差，并出现左肩胛下沉。躯干的过度屈曲和扭转、侧屈限制胸廓扩张，使吸气过程减少而用力呼气活动占据优势，改变了吸气肌群为主要活动的正常呼吸模式。躯干的异常姿势降低咳嗽反射、被动咳嗽等吞咽的防御功能。治疗师对患者紧张的胸锁乳突肌和斜方肌进行松动和牵张，以调整肌紧张，诱导出颈部的活动性，并以此促进躯干的伸展。同时治疗师诱导伴有躯干伸展的头颈部轻度屈曲的姿势，促进以坐面为支持基底面的躯干与头颈部的协调性。呼吸功能障碍，治疗师对患者进行胸廓和膈肌、腹部的协调性活动训练，提高支持这些协调性活动的脊柱伸展活动，使患者充分吸气以改善患者的呼吸功能和咳嗽反射，矫正呼吸运动的异常模式。

（2）联合传统中医治疗脑梗死后吞咽障碍：患者诊断中风，证型：气虚络瘀证。按西医理论选穴原则，脑卒中后吞咽障碍因脑干和皮质受损导致，刺激皮质下、脑干等耳穴能激活大脑皮质或延髓中枢发生器，促进吞咽反射建立。足三里、三阴交、气海健脾益气，合谷活血通络，翳风、舌三针、手针咽喉点开窍利咽，金津、玉液放血通经活络。耳与脏腑经络关系密切，耳穴是耳廓上反映人体生理功能和病理变化的穴位。当机体病变时，在耳廓的相应部位有一定敏感点，并通过刺激可干预机体状态的特定部位。根据吞咽障碍累及口、舌、面颊、咽、喉等部位，选取面颊、口、舌等耳穴，以改善口、舌、面部活动功能。脾、心、肾三条经脉循行均经过咽喉或者舌，选取脾、心、肾等耳穴，利咽化痰、开窍安神。耳灸通过艾灸的温热刺激耳廓是治疗疾病的一种方法，具有温经散寒、疏通经络的作用，能够调整机体生理功能，促进新陈代谢，提高机体免疫力。联合传统中医治疗，提高患者吞咽功能恢复。

（3）吞咽障碍患者心理管理：卒中对患者生活质量的影响一方面源于身体功能的丧失；另一方面社会地位的改变、经济收入的下降都会使患者的心理状态发生明显变化而产生负面情绪。患者存在对疾病进展的恐惧及焦虑。该患者吞咽功能障碍长达10余年，心理已产生负面认知和歪曲理念，不和他人共同进餐，拒绝社交。生活信心和克服疾病的意志力受到严重打击，出现中度焦虑，影响治疗的依从性和主动性。对此，采用心理支持疗法理解患者心中的恐惧，理解害怕期望落空没有起色。认知行为干预帮助患者改变认知曲解，矫正其适应不良的行为，由此改善人际关系和社会适应能力。同时还能够让患者对自己的疾病进行全面了解，逐渐达到重建认知的效果，让患者重新树立治疗疾病的信心和勇气。通过心理治疗有效帮助患者增强对自身问题的客观认识，有利于改善其认知功能，使其积极接受并配合康复治疗，从而促进吞咽功能的恢复。

七、病例点评

本病例展示了一例长期受吞咽障碍困扰的老年患者的成功康复之路。患者因脑梗死导致吞咽障碍和构音障碍，病程长达 10 余年，严重影响其日常生活质量及社交能力。经过中国人民解放军空军军医大学第二附属医院多学科团队的精心治疗，患者最终实现了从鼻饲饮食到正常经口进食的转变，极大地提高了生活自理能力，重拾了社交信心。治疗亮点在于：多学科团队协作，该病例的成功康复离不开神经科、康复科、中医科、心理科等多学科的紧密协作。多学科团队共同制订治疗方案，确保了治疗的全面性和科学性。个体化治疗方案，针对患者具体的功能障碍情况，制定了包括吞咽功能训练、呼吸功能训练、体态矫正、中医治疗、心理治疗等在内的个体化治疗方案。这些措施针对性强，效果显著。中医特色治疗，结合中医理论，采用针灸、耳穴压豆、耳灸等传统治疗方法，有效促进了患者吞咽功能的恢复，同时缓解了焦虑情绪，提高了康复疗效。心理治疗与护理支持，针对患者长期患病导致的心理问题，采用心理支持疗法和认知行为干预，帮助患者树立了战胜疾病的信心，提高了治疗的依从性。同时，护理团队在饮食管理、口腔卫生等方面提供了专业支持，确保了康复治疗的顺利进行。本病例的成功康复再次证明了多学科团队协作和个体化治疗方案在复杂康复治疗中的重要性。针对吞咽障碍等复杂功能障碍，应充分发挥多学科团队的优势，制订个体化治疗方案，同时注重心理治疗与护理支持，以提高康复疗效和患者的生活质量。此外，中医特色治疗在康复治疗中的应用也值得进一步探索和推广。

（病例提供者：廖春华　刘　睿　王亚娟　武瑞森

中国人民解放军空军军医大学第二附属医院）

（点评专家：唐　敏　宁波市康复医院）

参考文献

[1] 郭琳,马莉,盛井香.心理干预在脑卒中吞咽障碍患者康复训练中的效果[J].心理月刊,2022,17(6):118-120.

[2] Kaneyama S, Sumi M, Takabatake M, et al. The prediction and prevention of dysphagia after occipitospinal fusion by use of the S-line (swallowing Line)[J]. Spine, 2017, 42(10): 718-725.

[3] Alghadir AH, Zafar H, Al-Eisa ES, et al. Effect of posture on swallowing[J]. Afr Health Sci, 2017, 17(1): 133-137.

[4] 长谷川和子,常冬梅,卫冬洁.脑卒中后进食吞咽障碍的Bobath理论的应用[J].中国康复理论与实践,2011,17(9):830-833.

[5] Yamazaki Y, Tohara H, Hara K, et al. Excessive anterior cervical muscle tone affects hyoid bone kinetics during swallowing in adults[J]. Clin Interv Aging, 2017, 12: 1903-1910.

[6] Miyata M, Neo M, Fujibayashi S, et al. O-C2 angle as a predictor of dyspnea and/or dysphagia after occipitocervical fusion[J]. Spine, 2009, 34(2): 184-188.

病例 5　吞咽与呼吸——"孰先孰后"？脑桥出血并气管切开患者的康复

一、病历摘要

患者男性，50岁。

主　诉：四肢无力伴吞咽困难10个月余。

现病史：患者2020年3月9日18时行走过程中突发四肢无力，头晕不适，呕吐胃内容物数次，遂由同事呼叫120送往苏州市当地医院，途中症状进一步加重，出现神志不清，呼之不应。约20时送到急诊科，测血压175/92 mmHg，头颅CT示：脑桥出血，破入第三脑室及侧脑室（出血量20 mL）（病例5图1），收住神经外科予"脱水降颅压、抗感染、止血、抑酸护胃、维持内环境稳定等治疗"。2020年3月13日行侧脑室脑脊液外引流术，术后呼吸机辅助呼吸。因肺部感染、血氧饱和度降低，于2020年3月14日行气管切开处理，期间多次拔管失败。2020年12月28日转诊厦门市当地医院。2021年1月8日硬镜下气管切开套管更换为气管安全"T"形管置入，多次复查电子支气管镜示：管腔通畅，上下缘未见明显肉芽增生。2021年2月2日患者为求改善吞咽困难、气管切开拔管困难等问题，收住我科。

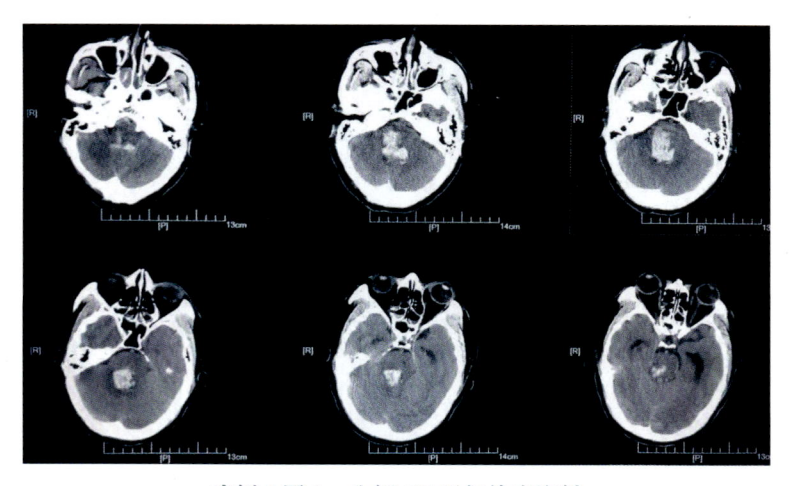

病例5图1　头颅CT平扫检查资料

临床诊断：①脑出血后遗症（脑桥）；②气管切开术后拔管困难；③肺部感染；④呼吸衰竭；⑤肺不张；⑥高血压；⑦症状性癫痫；⑧腔隙性脑梗死。

功能诊断：①吞咽功能障碍；②呼吸功能障碍；③营养风险。

二、功能评估

1. 吞咽功能评估

（1）临床评估（2021年2月2日）：颈前见气管切开套管，颈部控制欠佳；张口受限；右侧额纹消失，右眼睑闭合不全，鼻唇沟变浅，示齿、鼓腮欠佳；腭垂居中，双侧软腭对称，咽反射、呕吐反射、咳嗽反射减弱；转颈、耸肩不能配合；伸舌受限；喉上抬幅度小于2 cm，反复唾液吞咽试验3次/30秒。V-VST：患者进食2号食物5 mL、3号食物5 mL存在轻度安全性受损表现。吞咽障碍的结局和严重度量表（dysphagia outcome and severity scale，DOSS）分级5级，轻度吞咽障碍。FOIS分级4级，完全经口进食单一质地的食物。

（2）吞咽造影检查（2021年2月3日）：侧位进食3 mL及5 mL增稠造影剂，头控欠佳，口唇控制欠佳，见造影剂从口腔溢出，下颌运动功能欠佳，舌运动及搅拌食团功能延长，舌运送功能延长，软腭抬高功能正常，未见鼻腔反流，口腔内见食物残留。咽启动延迟，会厌活动正常，梨状隐窝、会厌谷可见食物残留，可见造影剂溢入喉前庭，未见误吸及呛咳，环咽肌开放侧位进食正常，食物通过顺畅。正位进食5 mL增稠造影剂，UES开放尚可，食管蠕动尚可，造影剂通过顺利，未见造影剂反流。提示：①吞咽障碍（口腔期、咽期）；②环咽肌开放正常（病例5图2）。功能性吞咽困难量表评分28分。PAS分级1级，食物未进入气道。Yale分级4级，中度残留。

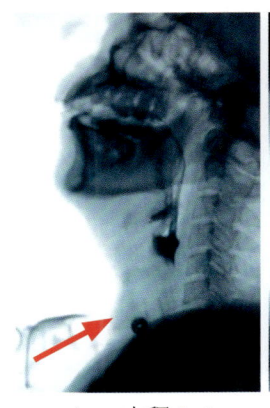

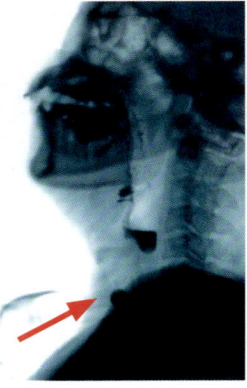

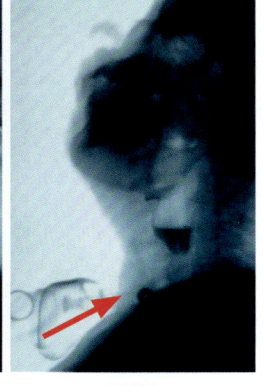

4. →中稠5 mL　　3. →中稠5 mL　　2. →低稠3 mL　　1. →低稠5 mL

病例5图2　吞咽造影检查资料

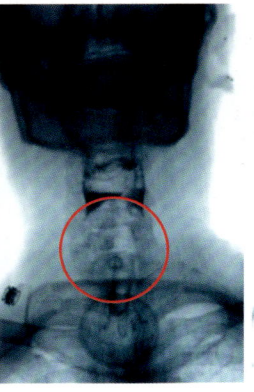

(3) 纤维支气管镜检查（2021年2月5日）：气管切开套管内见食物残渣，鼻咽部存在中度分泌物，会厌无充血，双侧披裂肿胀，双侧声带无肿胀，双侧声带未见活动。耶鲁咽部残留程度量表分级3级。提示：声带麻痹？反流性咽喉炎？（病例5图3）。

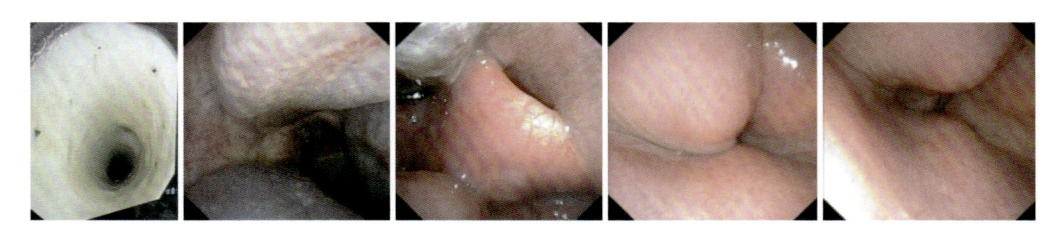

病例5图3　纤维支气管镜检查资料

(4) 膈肌超声检查（2021年2月5日）：平静呼吸：右侧膈肌呼气末厚度约2.2 mm，吸气末厚度约2.7 mm，增厚率约22%，移动度0.3 mm；左侧膈肌呼气末厚度约2.0 mm，吸气末厚度约2.9 mm，增厚率约31%，移动度0.5 mm。提示：右侧膈肌增厚率及移动度下降；左侧膈肌移动度下降（病例5图4）。

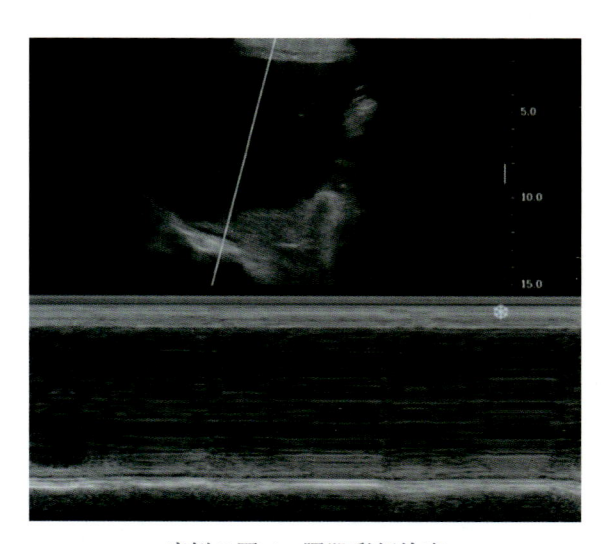

病例5图4　膈肌彩超检查

2. 呼吸功能评估

(1) 临床评估（2021年2月2日）：患者意识清醒，气管切开状态，口腔有分泌物，痰液质稀色白，可部分自行咳出，自主咳嗽减弱。胸式呼吸，呼吸频率 22 次/分，最长呼气时间 2 秒，吸氧状态下，血氧饱和度可维持在 95%～97%。

（2）动脉血气分析检查（2021 年 2 月 4 日）：总二氧化碳 41.00 mmol/L，酸碱度 7.457，二氧化碳分压 55.10 mmHg，氧分压 52.00 mmHg，碳酸氢根 38.90 mmol/L，碱剩余 15.00 mmol/L，氧饱和度 87.00%，乳酸 1.29 mmol/L。

3. 营养功能评估　临床评估（2021 年 2 月 2 日）：患者身高 172 cm，体重 48 kg，BMI 16.2，体重过轻。NRS-2002 评分 3 分，存在营养风险。

4. 护理评估　临床评估（2021 年 2 月 2 日）：患者口腔内有存在少量分泌物残留，气管切开套管口径 7 mm，气囊压力维持在 25～30 kPa。口腔清洁度评估 21 分，轻度口腔缺陷。EAT-10 评分 19 分。

三、主要问题

1. 吞咽功能方面　口腔期、咽期功能障碍。引起吞咽功能障碍的影响因素：①脑神经受损：口颜面功能异常，吞咽相关反射减弱，咽反射启动延迟，喉上抬前移幅度不足；②气管切开：对喉上抬、咽腔压力及声门下压力的影响；③呼吸-吞咽协调模式：吞咽与呼吸的协调性异常。

2. 呼吸功能方面　声带麻痹、呼吸模式异常、二氧化碳潴留。引起呼吸功能障碍的可能原因：①中枢性：脑桥长吸中枢、呼吸调整中枢受损；②外周性：肺部感染、气管切开、膈肌功能不全等。

3. 营养问题　营养不良。

4. 护理相关问题　口腔卫生、误吸。

四、干预措施

1. 治疗目标　短期目标（4 周）：改善吞咽功能；耐受气管切开堵管。长期目标（12 周）：恢复经口进食，拔除鼻胃管；呼吸功能改善，拔除气管切开套管。

2. 吞咽功能治疗　①舌肌训练：舌肌主、被动康复训练及 Masako 训练法；②咽反射触发：咽部冷刺激、用假声发声训练、舌控制法、空吞咽训练、感觉促通方法咽部肌肉的刺激；③喉上提训练：牵张和促通舌体上部肌肉、假声发声、门德尔松吞咽训练；④咽肌训练：改良的瓦式动作（Valsalva 动作）、假声发声训练、舌控制法、空吞咽训练、反复吞咽训练、Shaker 训练；⑤非侵入性神经调控：采用重复经颅磁刺激（repetitive transcranial magnetic stimulation, rTMS），5 Hz 刺激患侧吞咽皮质代表区；⑥传统特色治疗：采用脑三针头皮针刺治疗，脑干、咽喉、舌穴位耳穴埋豆。

3. 呼吸功能治疗　①气道廓清技术；②呼吸肌训练：缩唇运动、呼吸器辅助、咳嗽训练；③体外膈肌起搏治疗；④徒手辅助技术：叩击震颤排痰、肋膈辅助、前胸按压辅助技术。

4. 内科治疗　予降压、祛痰、抗癫痫、营养神经、抑酸护胃、呼吸机辅助通气、纤维支气管镜吸痰及营养支持等处理。

5. 康复护理　①吞咽康复护理予口腔护理、营养指导、进食指导（病例5表1）；②呼吸康复护理予痰液管理、气道管理、排痰指导；③其他康复护理：床上良肢位摆放、皮肤护理、心理护理。

病例5表1　饮食计划表

时间	饮食计划单
06:00	水 200 mL
07:30	（早餐）肠内营养液 250 mL ＋ 水、药 50 mL ＝ 300 mL
10:00	（加餐）自备食物（牛奶、鸡蛋、时蔬等）250 mL ＋ 50 mL ＝ 300 mL
12:00	（午餐）（安素粉 6 匙＋水）调配 250 mL ＋水、药 50 mL ＝ 300 mL
15:00	（加餐）自备食物（水果、酸奶等）250 mL ＋水 50 mL ＝ 300 mL
18:00	（晚餐）肠内营养液 250 mL ＋水、药 50 mL ＝ 300 mL
20:30	（加餐）自备食物（水果、瘦肉、时蔬等）250 mL ＋水 50 mL ＝ 300 mL
21:30 之后	禁止注食

目前计划总摄入量为 2000 mL，1800 kcal 左右，根据患者消化情况和营养改善情况进行动态调整，喂餐速度不宜过快，进食之后要半坐卧位 30 分钟。

6. 中期评定　经上述治疗，量表评定：功能性吞咽困难量表 24 分、PAS 分级 1 级、DOSS 分级 6 级、FOIS 分级 5 级、Yale 分级 3 级。患者痰液减少，肺部 CT 显示炎症较前好转，血气分析提示氧分压、血氧饱和度改善，但仍有二氧化碳潴留。

软式喉镜检查（2021年2月24日）：双侧声带表面黏膜光滑，未见新生物。双侧声带固定不动，声带内收闭合时未见构状关节外倾相像。吸气时，声门狭窄，双侧披裂稍充血水肿，见较多黄色黏稠分泌物。提示：双侧声带固定（病例5图5）。

喉肌电图（2021年2月24日）：左右环甲肌、左右甲构肌、左右环构后肌未见神经源性损害及肌源性损害。左右环甲肌、左环构后肌见震颤单位（病例5表2）。

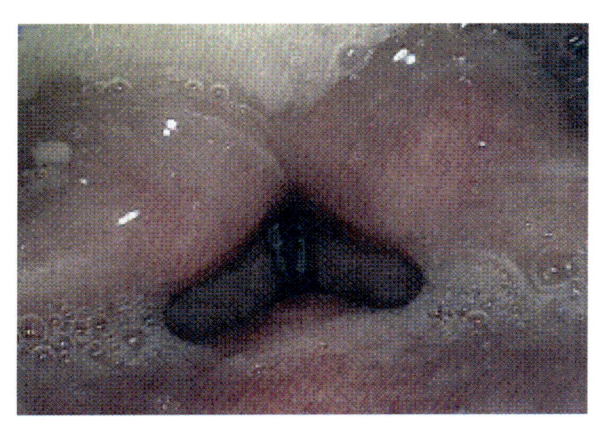

病例5图5　软式喉镜检查资料

病例5表2　喉肌电图检查资料

肌肉	插入	自发活动			收缩电位		最大自主收缩
	插入	纤颤电位	波幅	肌束震颤	时限	波幅	模式
左环甲肌发音	正常	没有	没有	没有	6.1 ms	251 μV	正常
左环甲肌吸气	正常	没有	没有	没有	6.3 ms	229 μV	正常
右环甲肌吸气	正常	没有	没有	没有	5.6 ms	178 μV	正常
右环甲肌发音	正常	没有	没有	没有	6.1 ms	212 μV	正常
左甲构肌吸气	正常	没有	没有	没有	6.4 ms	193 μV	激活减弱
左甲构肌发音	正常	没有	没有	没有	6.1 ms	129 μV	激活减弱
右甲构肌发音	正常	没有	没有	没有	5.7 ms	165 μV	激活减弱
右甲构肌吸气	正常	没有	没有	没有	5.9 ms	189 μV	激活减弱
左环构后肌吸气	正常	没有	没有	没有	6.5 ms	311 μV	正常
左环构后肌发音	正常	没有	没有	没有	7.4 ms	328 μV	正常
右环构后肌吸气	正常	没有	没有	没有	6.3 ms	192 μV	激活减弱
右环构后肌发音	正常	没有	没有	没有	6.0 ms	175 μV	激活减弱

7. 处理措施 2021年2月26日超声引导下行双侧环甲肌、右侧甲杓肌注射肉毒毒素治疗（病例5图6）。继续给予吞咽、呼吸功能治疗。患者气管切开套管试堵管，多次评估后提示血气分析尚可，肺部感染未见加重，有自主咳嗽能力，于2021年3月19日拔除气管切开套管，拔管后复查纤维支气管镜检查未见气道塌陷、狭窄。但患者出现误吸、呛咳，复查吞咽造影提示部分造影剂侧漏并呛入气管，会厌谷及双侧梨状隐窝见少量造影剂残留（病例5图7）。

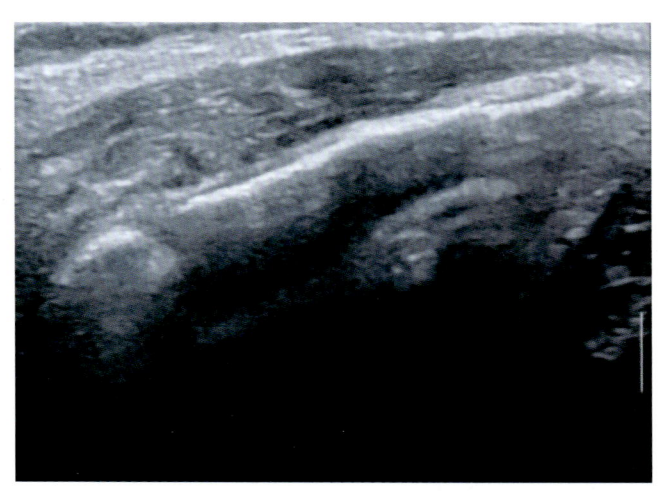

病例5图6 超声引导下肉毒毒素注射治疗

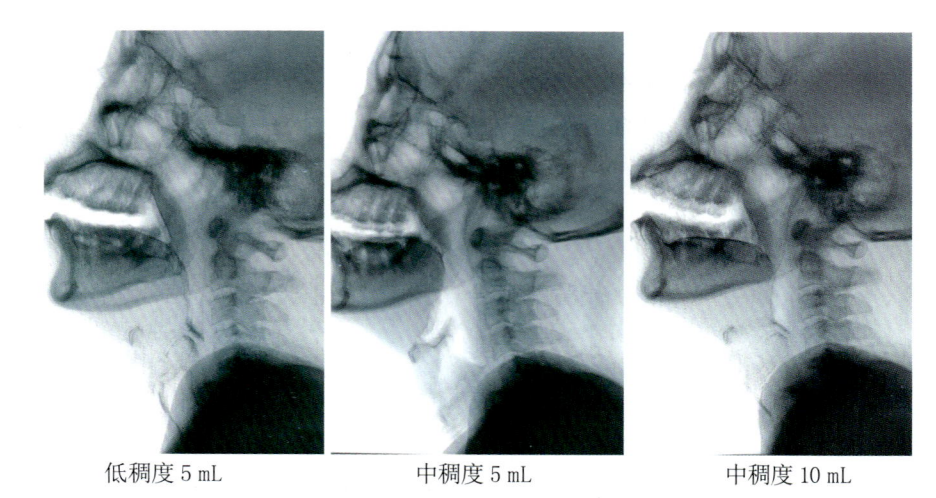

低稠度 5 mL　　　中稠度 5 mL　　　中稠度 10 mL

病例5图7 吞咽造影检查资料

出现吞咽功能下降的可能原因分析：①声带闭合能力差。经肉毒毒素注射后，声带内收闭合欠佳，声门下压力下降；②呼吸-吞咽模式异常。吞咽时发生呼吸造成误吸。吞咽功能治疗加用：①间歇管饲；②声门闭锁训练。发声训练、咳嗽训练、推撑疗法、声门上吞咽法等气道保护运动。再次复查吞咽造影未见明显渗漏、误吸。

8. 末期评定　量表评定：功能性吞咽困难量表评分22分、PAS分级 1级、DOSS分级6级、FOIS分级6级、Yale分级2级。顺利拔除鼻胃管，过渡到经口进食。

五、治疗结局

该患者总体病程超过1年余，脑桥出血，且出血量大，期间因反复肺部感染、呼吸衰竭，行气管切开，术后拔管困难，遗留呼吸、吞咽等多重功能障碍，就诊于我科，经医师、康复师、护师"三师共管"，团队协作，精准评估，制订中西医结合的个体化康复方案，呼吸、吞咽功能均得到明显改善，最终拔除气管切开"T"形管及鼻胃管，恢复经口进食。

六、病例分析

1. 病例特点　脑干卒中容易出现吞咽与呼吸功能合并损伤，病情重，治疗难度大。早期筛查和全面评估是正确决策的关键，并且要重视团队的协作能力。吞咽与呼吸的关系密切、相互影响，孰先孰后需慎重。

2. 成功的经验　对于本例气管切开的患者，应先拔除气管切开套管，再拔除鼻胃管，理由如下：

（1）气管切开可以对咽喉部的生理结构造成破坏，降低其敏感性和正常的反射能力，从而增加了拔管后吞咽困难的发病率。

（2）气管切开患者因为气流不通过口咽，导致口咽敏感度降低，患者的味觉和嗅觉受到影响，从而导致患者感知食物的能力降低。正常吞咽时舌-喉复合体是向前上方运动，当气管切开套管存在时会阻碍此运动，从而影响会厌软骨下降和反转，同时气管切开套管的存在导致咽期末以及食管期开始时食管的扩张，可能导致食团咽下困难或无法咽下。

（3）气管切开会导致呼吸、消化道的压力降低，影响患者吞咽后清理咽部食物残渣的能力。

（4）留置套管会给清醒患者造成压力，导致焦虑、抑郁，长期留置气管切开套管可增加肺部感染的机会，出现气管内出血、气管狭窄、气管-食管瘘、气管壁塌陷等并发症。

七、病例点评

该患者的康复之路跌宕起伏，在多学科协作精心治疗下取得显著进步。首先，值得肯定的是康复方案的精准性。脑干卒中容易出现吞咽与呼吸功能合并损伤，本例患者因脑干病变引发声带狭窄，在喉肌电图联合超声引导下针对靶点注射治疗，使得病情峰回路转，成功拔除"双管"，评估与治疗环环相扣，为患者的全面康复打下坚实基础。其次，团队协作是本病例患者成功的要素。经医师、康复师、护师"三师共管"，呼吸科、耳鼻喉科、超声科、影像科、营养科等多学科专家共同参与，确保了治疗方案的有效性。再次，个体化康复是正确决策的结果。重视吞咽-呼吸模式对临床的影响，根据患者实际情况制订鼻胃管、气管切开套管拔管顺序，不墨守成规。这一成功案例为类似疾病治疗患者的康复提供了宝贵经验，值得推广和借鉴。

（病例提供者：李相良　庄　璇　陈添花　金海鹏　厦门市中医院）

（点评专家：招少枫　中山大学附属第八医院）

参考文献

[1] 中国吞咽障碍康复评估与治疗专家共识组. 中国吞咽障碍评估与治疗专家共识（2017年版）[J]. 中华物理医学与康复杂志, 2017, 39（12）：881-891.

[2] Donna Frownfelter, Elizabeth Dean. 心血管系统与呼吸系统物理治疗：从证据到实践[M]. 北京：北京科学技术出版社, 2017：215-430.

[3] Winstein CJ, Stein J, Arena R, et al. Guidelines for adult stroke rehabilitation and recovery: A guideline for healthcare professionals from the american heart association/american stroke association[J]. Stroke : A Journal of Cerebral Circulation, 2016: e98.

[4]Dziewas R, Glahn J, Helfer C, et al.Flexible endoscopic evaluation of swallowing (FEES) for neurogenic dysphagia: training.curriculum of the german society of neurology and the german stroke society[J].BMC Med eDUC, 2016, 16: 70.

[5]Lewis S, Woo P.Botulinum toxin in management of synkinesis in patients with unilateral and bilateral vocal fold paralysis[J].Laryngoscope, 2018, 128 (2): 447-450.

第三节　脑外伤吞咽障碍康复病例

病例 6　善言喜咽，健康无忧 —— 脑外伤后吞咽障碍伴声音嘶哑患者的综合康复

一、病历摘要

患者男性，54 岁，西藏，公务员退休。

主　诉：吞咽困难、声音嘶哑、右侧肢体运动不灵活 5 个月余。

现病史：患者于 2020 年 4 月 19 日晨练时摔伤，立即就诊于当地医院，完善头颅 CT 提示"右侧小脑半球挫裂伤伴脑内血肿、外伤性蛛网膜下隙出血、右侧枕骨骨折、颅底骨折伴脑脊液鼻漏、耳漏、左额部头皮外伤、闭合性胸部损伤、右桡骨骨折、右腓骨骨折"，急诊行开颅血肿清除术及气管切开术，术后患者意识清楚，不能言语，右侧肢体活动障碍。后于多家医院进行康复治疗，期间有出现肺部感染等情况，经治疗后患者肢体功能、肺部情况均有好转，并顺利拔除气管切开套管，但仍有吞咽困难、声音嘶哑明显。2020 年 9 月 23 日为求进一步康复治疗，来我院就诊，门诊以"脑外伤恢复期"收入神经康复科。目前患者言语吞咽困难，声音嘶哑，平衡功能差，不能独立行走，大小便正常，体重未见明显减轻。

临床诊断：①外伤性脑出血恢复期；②肺部感染；③高血压；④低蛋白血症。

功能诊断：①吞咽障碍；②嗓音障碍；③右侧肢体运动障碍；④平衡障碍。

二、功能评估

1. 呼吸功能评估（2020 年 9 月 23 日）　患者意识清楚，气管切开套管已拔除。有痰，质稀，色白，可部分自行咳出，咳嗽力量减弱。胸腹式呼吸，呼吸频率：20 次 / 分，最长呼气时间：2 秒，休息状态下血氧饱和度能维持在 95% ~ 97%。

2. 吞咽功能评估（2020 年 9 月 23 日）

（1）吞咽临床评估：口颜面功能情况：①面部基本对称；②唇运动功能：闭唇抿唇力量减弱为 b 级；③下颌运动功能：正常；④软腭上抬为 b 级（右侧抬升差）；⑤舌运动功能：舔上唇、舔下唇均为 b 级（舌摆上、摆下幅度稍受限），其余正常；⑥咽反射与呕吐反射：右侧缺失，左侧减弱；咳嗽反射减弱；⑦喉功能检查：喉

上抬不足 1 cm；自主咳嗽、自主清嗓力量均减弱；声音嘶哑，气息声重；⑧反复唾液吞咽试验：异常（吞咽动作不完全，无法完成）；⑨饮水试验 5 级（给予一茶勺水约 3 mL，有明显呛咳）。

（2）改良容积黏度吞咽测试（volume viscosity swallowing test-chinese version, VVST-CV）：患者进食 3 mL 低稠、中稠和高稠食物的安全性和有效性均重度受损（病例 6 表 1）；FOIS 分级 1 级。

病例 6 表 1　VVST-CV

	项目	低稠 3 mL	中稠 3 mL	高稠 3 mL
安全性指标	有无咳嗽	(+)	(+)	(+)
	血氧饱和度下降	(-)	(-)	(-)
有效性指标	食物外溢	(+)	(+)	(+)
	口腔残留	(+)	(+)	(+)
	分次吞咽	(+)	(+)	(+)

（3）电子喉镜检查（2020 年 8 月 27 日外院检查）：鼻咽部左、右侧壁对称，双侧咽隐窝清晰，黏膜光滑，未见新生物；鼻胃管在位，双侧声带表面光滑，右侧声带固定，声门闭合差。

（4）吞咽造影检查（外院检查）：自然坐位下，进食用硫酸钡调配的中稠和高稠两种混合食物各 3 mL，头部控制稍差，口腔运送控制轻度障碍，吞咽启动明显延迟，无明显反流，双侧会厌谷及梨状窦大量残留，基本未吞下，经反复多次吞咽，无法清除残留，渗漏、误吸不明显，自主咳嗽后咽部残留物可从口腔内吐出；患者咳嗽反射减弱，进食过程中环咽肌未开放。提示：①吞咽功能障碍（口腔期、咽期、食管期）；②环咽肌完全不开放（病例 6 图 1）。

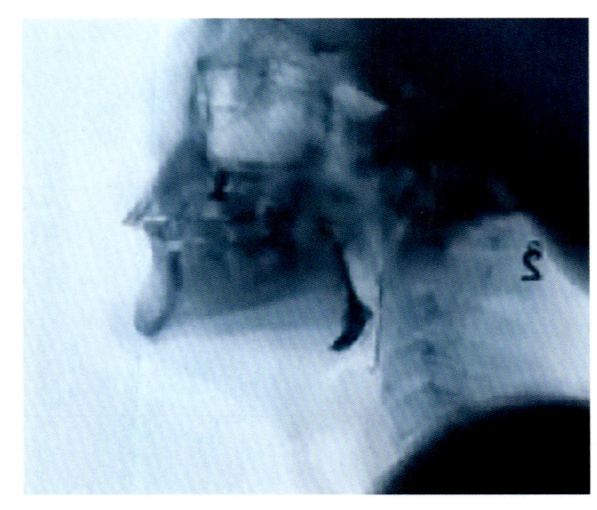

病例6图1　吞咽造影检查

3. 嗓音功能评估（2020年9月23日）　患者音质嘶哑，说话有明显气息声，说句子困难。①嗓音听感知评定（GRBAS嗓音分级）：声音嘶哑总体感知程度（grade，G）3分（重度）；粗糙声（roughness，R）3分（重度）；气息声（breathing，B）3分（重度）；虚弱程度（asthenia，A）2分（中度）；紧张程度（strain，S）0分（正常）；②声学检查：最长发声时间为0.92秒（病例6图2）；③嗓音障碍指数量表（voice handicap index，VHI）评分38分。

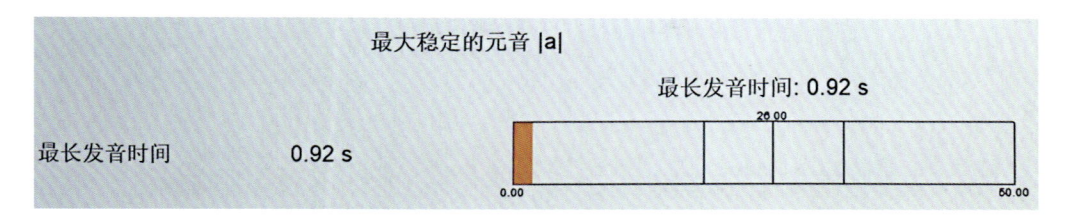

病例6图2　2020年9月23日最长发声时间

4. 运动功能评估　右下肢肌力3级，右上肢肌力4级。右手抓握困难，右侧指鼻、跟膝胫试验无法配合完成，闭目难立征阳性，站立平衡2级，独立步行困难。

5. 营养功能评估　患者BMI 17.9，体重偏轻；NRS-2002评分4分，存在营养风险。

6. 护理评估　患者口腔清洁度评分20分，清洁度差；存在明显吞咽问题。

三、主要问题

1. 吞咽障碍　患者鼻饲饮食。唇、舌、软腭运动功能差，喉上抬前移幅度小；咽反射、呕吐反射差（右侧缺失，左侧减弱）；咳嗽反射明显减弱；咽肌完全不开放，水和食物难以下咽。

2. 嗓音障碍　右侧声带固定，声音嘶哑；重度粗糙声和气息声，最长声时短，音量很小，说话停顿多，说句子困难。

3. 呼吸障碍　呼气时间短，痰和分泌物较多，咳嗽力量较弱。

4. 运动障碍　站立平衡差，易摔倒。右手柱状抓握受限，用勺子进食困难。

5. 营养障碍　营养不良。

6. 护理相关问题　口腔卫生差，鼻饲饮食，误吸，有跌倒风险。

四、干预措施

医、治、护团队紧密协作，综合分析患者功能障碍，根据患者病情及治疗情况制订阶段性康复目标。临床方面，重视患者营养状态，防治肺部炎症及其他内科问题，创造对患者自身有利的康复条件。康复方面，改善吞咽功能，降低误吸、渗漏的风险，改善嗓音质量，提高心肺功能和运动功能，进而提高患者日常生活能力，改善其生活质量。护理方面，加强健康宣教与营养支持管理，为患者提供必要的心理干预，以帮助患者积极参与到康复治疗活动中。

长期目标：①用右手拿餐具经口摄食，FOIS 分级由 1 级提高至 6 级；②改善嗓音质量，能用句子与他人沟通；③能独立行走。

1. 第一阶段（2020 年 9 月 23 日—2020 年 10 月 13 日）　以改善环咽肌开放程度，重建吞咽反射为主要康复目标。

（1）入院时护理宣教：入院时，护理人员告知患者暂不能经口进食任何食物，并对患者鼻胃管进行管道管理，为患者进行口腔护理和心理疏导干预。

（2）短期康复目标：①1 周内改善营养途径（由留置鼻胃管改为间歇性口胃管营养）；②3 周内改善环咽肌功能，重建吞咽反射，治疗性进食水凝胶 50 mL/次，每日 2 次；③3 周内加强声带闭合运动，建立气道保护能力；④3 周内能在助行架辅助下站立，并提高右侧上肢肌力和提高手指抓握能力。

（3）吞咽相关训练：①口腔感觉训练。应用 DPNS 技术和口腔按摩震动牙刷改善口腔内感觉，增强吞咽反射，促进吞咽启动；②口腔运动训练。运用舌肌训练器结合抗阻训练改善患者舌的运动功能；运用唇部训练器辅助训练患者闭唇和抿唇力量，利用冰棒刺激软腭并嘱患者发"啊"音练习软腭抬升运动；③改善喉上抬。利用门德尔松吞咽训练增加患者喉上抬幅度，辅助患者完成吞咽动作；④吞咽力量及协调性训练。吞咽功能障碍电刺激训练增加患者吞咽力量和协调性；⑤改善环咽肌开放训练。应用改良的导管球囊扩张术主动辅助扩张使环咽肌开放，同时帮助患者重新学习正确的吞咽动作，建立正确的吞咽模式；Shaker 训练法（头抬升训练）增强食管上括约肌开放的肌肉力量；⑥尝试性、治疗性进食。右侧转头少量进食 2 cm×2 cm 片状水凝胶，吞咽后再次左右转头吞咽清除咽部残留。

（4）心肺及肢体运动功能训练：①咳嗽训练。嘱患者挺胸抬头深吸气后弯腰收腹用力发"哈"音；②腹式呼吸训练。加强心肺功能，建立呼吸-吞咽正确模式；③呼吸肌肌力训练。腹部呼吸肌群抗阻训练，增加呼吸肌群的肌力；④站立位动态平衡训练。为患者行走做铺垫；⑤右上肢运动功能训练。通过螺丝架和握力球增强右上肢及腕手肌力以及耐力训练，提高日常生活活动能力。

（5）嗓音训练：①促进声带闭合训练。应用单侧声带按压法，辅助患者声带闭合运动；②采用提拉椅背法促进患者声带闭合能力及提高音量训练。

（6）治疗 3 周后的康复进展：患者吞咽反射建立，摄食方式改为间歇置管，FOIS 分级达到 2 级，可尝试经口进食水凝胶。患者自觉说话时音量稍有增大，气息声减轻。可独站，可在外力刺激下保持平衡。右上肢肌力提高至 4 级，手指可进行轻微的抓握。吞咽造影结果显示（2020 年 10 月 13 日）：患者进食各类食物喉上抬前移差，进食用硫酸钡调制的中稠度混合食物（5 mL），可吞下部分食物，会厌谷及梨状窦大量残留，多次吞咽可清除部分（病例 6 视频 1）；进食 1 号食物 3～5 mL，有少量渗漏（PAS 分级 4 级），咳嗽反射存在，咳嗽力量差，环咽肌不完全开放。

病例 6 视频 1　2020 年 10 月 13 日吞咽造影检查

2. 第二阶段(2020年10月14日—2020年11月5日) 以提高经口进食的技巧,增加经口进食量为主要康复目标。

(1) 护理宣教：制订进食与饮水计划表；每日监督经口进食量与间歇管饲次数；病房内指导吞咽技巧；防止误吸风险。

(2) 短期康复目标：①3周内加强摄食训练，经口吃"细馅状食物"可满足基本营养需求；②改善吞咽协调性，减少咽部残留；③3周内患者能完成助行架辅助步行，可用辅助筷夹取"颗粒状"仿真食物。

(3) 吞咽功能训练：①提高气道保护能力。应用声门上吞咽法加强患者吞咽过程中的气道保护能力，减少吞咽过程中的渗漏及误吸的风险；②生物反馈电刺激训练。增强患者吞咽的爆发力和连续吞咽的耐力；③改善环咽肌开放及吞咽协调性训练。采用改良的导管球囊扩张术进行主动扩张，改善环咽肌开放的程度及吞咽协调性，减少咽腔食物残留；④分阶梯摄食训练。循序渐进为患者选择食物进行摄食训练。当患者5分钟可吃"水凝胶"200 mL时，逐渐给予患者进食浓流质食物，一口量为5 mL，每餐总量达到200 mL，每日3次，进食1周，患者自觉吞咽比较顺畅。之后为患者进食细泥状食物：每次200 mL，每日3次，进食1周；逐步过渡至"细馅状"食物：每次300 mL，每日3次，进食1周。在治疗进食过程中，采取左右转头吞咽，清除咽部残留；如果感觉咽部有哽噎感，加强自主咳嗽清嗓能力，并做好每日进食记录。治疗性进食之外的食物和水分补给仍然以"间歇口胃管补足为主"。

(4) 呼吸及肢体运动功能训练

1) 步行训练和重心转移训练：①在助行架内辅助迈步训练，加强患者步行平衡功能；②辅助交替上下台阶训练，改善患者步行时重心转移能力；③站立位下不同方向的抛接球训练，全身平衡协调性训练。

2) 主动呼吸训练：应用吹水泡和吹蜡烛训练，促进患者心肺功能提升及患者控制气息的能力。

3) 手部精细功能训练：①通过指梯锻炼患者手指协调性；②坐位下患者使用辅助筷进行拾取仿真葡萄，模拟夹取食物训练。

(5) 嗓音训练：①加强声带闭合运动。利用发声训练器提升声带运动能力；②提高音量训练。应用硬起声训练法增大患者说话音量促进声带闭合；③最长声时训练。应用缩唇呼吸和腹式呼吸结合发长音"a"或"i"，增加患者最长发音时间。

（6）治疗6周后康复进展：患者可经口进食细泥及"细馅食物"，饮水仍有呛咳（间歇性口胃管补水为主）。FOIS分级达到5级。嘶哑声与气息声有好转，沟通时仍感觉吃力，说句子停顿多。可在助行架内行走，手指可进行轻微的抓放活动；能够用辅助筷和勺子进食。吞咽造影结果显示（2020年11月5日）：经口进食硫酸钡调制的低稠、中稠度和高稠度3种混合食物（5～7 mL），仍有少量渗漏，咽部中等量残留，左右转头吞咽后可清除大部分（病例6视频2）；经口进食低稠食物10 mL，出现明显渗漏误吸（PAS分级7级），咳嗽反射存在，咳嗽力量差，环咽肌不完全开放。

病例6视频2　2020年11月5日吞咽造影检查

3. **第三阶段（2020年11月15日—2020年12月22日）**　以加强声带运动、减少饮水呛咳、改善嗓音质量为主要康复目标。

（1）护理宣教：制订饮水和进食计划；病房内指导家属喂食技巧；误吸风险管理。

（2）短期康复目标：①5周内最长发声时间达到5秒以上；②小口饮水呛咳次数减少；③5周内改善嗓音质量，增加说话的句子长度；④安全独立步行50米。

（3）吞咽功能训练：主要以治疗师对家属进行喂食指导为主。方法如下：①左右转头姿势下进食软食；②服药时用"和药顺"包裹送服；③饮水以低头小口吞咽为主（一口量3～5 mL）；④进食后如有呛咳，需立即停止喂食，并嘱患者自主清嗓和咳嗽。

（4）嗓音功能训练

1）呼吸发声协调训练：言语腹式呼吸训练（如：呼气的过程中发单字、单词、短句），提高呼吸和说话的协调性。

2）声带生理运动训练：①吐气→吸气到最高点→发"u"音并由最低音滑至最高音。5次/组，3组/日；②吐气→吸气→发"boom"音并由最高音滑至最低音。5次/组，3组/日；③吐气→吸气→发"old"但没有"d"音，按do re mi fa so 顺序爬升，5 次/组，3 组/日。

3）共鸣训练：训练患者口腔共鸣发音和前位音法，缓解嗓音疲劳。

（5）心肺及肢体运动训练：①有氧步行训练。每日由家属监督独立步行 20 分钟，促进患者呼吸及步行功能恢复；②有氧健身操训练。为患者制订个性化有趣的简易版有氧健身操，在家属监督下完成，提高患者四肢肌力、心肺功能和平衡协调功能；③手部精细功能训练。在家属的监督下，右手拿餐具完成进餐。

（6）治疗 11 周后康复进展

1）吞咽方面：可经口进食多种质地食物，饮水仍需要小口，FOIS 分级达到 6 级。饮水试验 2 级。V-VST 结果为低稠、中稠和高稠食物安全性及有效性轻度受损。吞咽造影结果显示（2020 年 12 月 22 日）（病例 6 视频 3）：患者进食硫酸钡调制的低稠、中稠和高稠混合食物（各 10 mL），会厌谷及梨状窦少量残留，有少量渗漏，无误吸（PAS 分级 2 级），右转头吞咽大部分食物可清除，进食固体（面包）食物（一小块）咽部少量残留，多次左右转头吞咽可基本清除，环咽肌开放仍不完全。

病例 6 视频 3 2020 年 12 月 22 日吞咽造影检查

2）嗓音方面：患者可与家人用短句沟通，音量明显提高，嘶哑和气息声明显好转。① GRBAS 嗓音分级：G 2 分（中度）；R 2 分（中度）；B 1 分（轻度）；A 1 分（轻度）；S 0 分（正常）；②声学参数：最长发声时间为 5.17 秒（病例 6 图 3）；③ VHI-10 评分 17 分；④喉镜结果显示（2020 年 12 月 22 日）（病例 6 视频 4）：右侧声带固定，但闭合情况较好。

病例 6 视频 4 2020 年 12 月 22 日喉镜检查

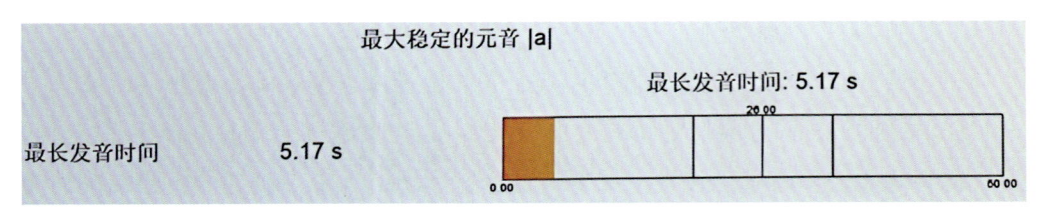

病例6 图3　治疗后最长发音时间

3）呼吸及运动方面：可独立行走，平衡稍受限，可使用普通筷子夹起饭菜，日常生活可自理。

五、治疗结局

在我院经过11周的综合康复治疗，患者成功拔除胃管，可完全经口进食不需要特殊准备的食物，但仍需要小口饮水。患者可以说5字左右的短句，可与家人和朋友进行日常交流，音量适中，嘶哑声、粗糙声和气息声明显改善。患者在监督下能独立步行，用筷子独立完成进食。

六、病例分析

1. 案例特点　患者为重型颅脑外伤，病程较长，存在言语、吞咽、运动等多重神经功能障碍，发病后长期处于气管造口状态，进一步增加了病情严重程度及复杂程度。患者经辗转国内多家医院治疗后，顺利拔除了气管切开套管，肢体功能也有所改善，但仍遗留重度吞咽障碍、声音嘶哑和肢体运动障碍等三大问题亟待解决。

2. 治疗经验

（1）重建吞咽反射是吞咽康复的首要环节。咽期吞咽障碍是由于延髓吞咽中枢相关的神经核团受损，导致的神经传入及传出障碍，从而出现吞咽启动困难、吞咽运动不协调、环咽肌舒缩功能障碍等。一个完整的吞咽动作需要感受器（如咽、喉、软腭等）、传入神经（Ⅴ、Ⅸ、Ⅹ）、延髓中枢、传出神经（Ⅴ、Ⅶ、Ⅹ、Ⅻ）、效应器（如舌、咽、喉等）共同参与完成。Christopher Cabib等人制作了口咽期吞咽功能神经调控图，与咽期吞咽相关的部分如病例6图4。从患者入院时吞咽障碍和嗓音障碍的特点分析，患者右侧小脑挫裂伤伴脑内血肿累及延髓吞咽相关神经核团，导致食物对口咽部刺激无法正常通过周围颅神经传入中枢，同时吞咽相关肌肉也失去了颅神经的支配而无法正常运动。因此，当食团到达舌根部，无法按时启动吞咽反射，导致吞咽时各部分动作失去连贯性，出现吞咽动作不协调。吞咽相关肌肉失神经支配导致舌-喉复合体上抬不足，环咽肌被动牵拉不足，环咽肌开放程度受限。重建吞咽反射，增强吞咽动作肌肉间的协调性是改善吞咽障碍的重要措施。目前研究发现，中枢神经系统具有很强的可塑性及功能重组能力，可通过反复训练获得功能改善。改良的导尿管球囊扩张术中球囊作为一种安全的模拟食团，患者主动吞咽球囊，吞咽相关肌肉进行主动及抗阻训练，增加咽部肌力；吞咽球囊产生的压力刺激环咽肌及食管上端的压力感受器，作为外周反馈信号直接传入脑干吞咽中枢的神经元，刺激脑干内的其他不同功能的运动神经核，诱发吞咽功能重组。主动扩张能够更好地促进环咽肌开放和缩短食团的咽通过时间。该患者进行主动辅助球囊扩张2周，每周5次，吞咽反射基本建立，环咽肌开放较之前有明显的进步，部分流质食物可以通过，能够经口咽下少量食物，增加了患者康复的信心。复查吞咽造影后继续开展主动扩张10次，治疗期间配合吞咽基础训练及分阶梯摄食训练、心肺康复等，患者可经口进食糊状食物能满足每日基本营养需求，短期目标实现。但饮水仍偶有呛咳。

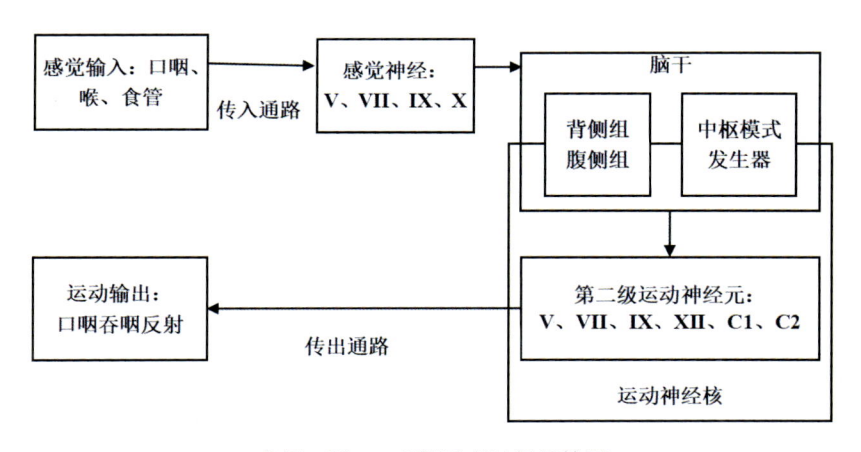

病例6图4　咽期吞咽神经调控图

（2）促进声带闭合，提高气道保护能力，是减少渗漏误吸、改善声音嘶哑的关键。吞咽时喉部闭合始于声带，继而延伸至喉前庭。闭合的产生由下到上，可将漏入喉部内的食物由喉前庭推至咽，预防误吸的发生。正常人单次吞咽，呼吸道闭合时间 $0.3\sim0.6$ 秒，用杯子连续饮水，呼吸道闭合时间可超过5秒。该患者外伤术后右侧声带固定，存在右侧声带闭合不全，增加了吞咽中误吸的风险，同时声带闭合差导致咳嗽时声门下压力不足，咳嗽力量弱，咽喉分泌物及残留物的清除能力受限。治疗过程中通过声带按压法，增加声门下压力；声带生理运动训练、言语腹式呼吸等促进声带闭合，提高气道保护，减少饮水呛咳，提升嗓音质量。

（3）"医、康、护"一体化工作模式是提高康复疗效的核心和保障。"入院宣教，在院亲教，出院传教"让患者在就医过程中感受到医务人员对他的指导和关怀。疾病不同阶段个体化与精准化的康复方案是团队专业实力的体现。"医、康、护"每个角色在诊疗过程中发挥各自不同专业的专业特色，并能相互融合、相互补充，真正做到"医、康、护"一体化，有效为患者开展康复服务。

七、病例点评

吞咽障碍合并声音嘶哑在延髓病变患者中较常见，该病例展示的是疾病后半程 - 拔除气管切开套管后功能障碍的诊治过程，特点非常鲜明。首先，患者的需求是改善吞咽困难及声嘶，开展的评估也是围绕着吞咽、嗓音及呼吸进行，读者可以从中学习到嗓音评估的方法。其次，采取的治疗策略体现了吞咽与呼吸相互影响的特点，嗓音及呼吸训练可以改善吞咽中发生的渗漏和误吸，吞咽中舌 - 喉复合体动度的训练又可以改善声带的动度。最后，整个病例完整展示了不同治疗阶段食物性状的选择对于患者吞咽功能恢复的促进作用，在阅读该案例时可以着重学习以上三点。

[病例提供者：王红艳　李惟婧　何　林　冯丽华

四川省八一康复中心（四川省康复医院）]

（点评专家：卫小梅　中山大学附属第三医院）

参考文献

[1] 中国吞咽障碍康复评估与治疗专家共识组.中国吞咽障碍评估与治疗专家共识（2017年版）第一部分：评估篇[J].中华物理医学与康复杂志,2018,40（1）：1-10.

[2] 张滢滢,王海芳,钮美娥,等.吞咽障碍患者嗓音评估与训练的研究进展[J].中华护理杂志,2019,54（6）：5.

[3] 中国康复医学会吞咽障碍康复专业委员会.中国吞咽障碍康复管理指南（2023版）[J].中华物理医学与康复杂志,2023,45（12）：1057-1072.

[4] 中国康复医学会重症康复专业委员会呼吸重症康复学组.中国呼吸重症康复治疗技术专家共识[J].中国老年保健医学,2018,16（5）：3-11.

[5] 中国吞咽障碍膳食营养管理专家共识组.吞咽障碍膳食营养管理中国专家共识（2019版）[J].中华物理医学与康复杂志,2019,41（12）：881-888.

[6] 雷薇薇,李芳丽,王燕,等.单侧声带麻痹患者嗓音训练效果分析[J].听力学及言语疾病杂志,2021,29（6）：688-691.

[7] Cabib C, Ortega O, Kumru H, et al.Neurorehabilitation strategies for poststroke oropharyngeal dysphagi a: from compensation to the recovery of swallowing function[J].Ann N Y Acad Sci, 2016, 1380（1）：121-138.

[8] 李一贤,朱海霞,马耀,等.导尿管球囊扩张术治疗咽期吞咽障碍的研究进展[J].内蒙古医学杂志,2016,48（01）：69-71.

第二章 颅内肿瘤吞咽障碍康复病例

第一节 颈静脉孔区肿瘤吞咽障碍康复病例

病例 7 协调启闭舒锁，助力顺畅吞咽 —— 难治性咽缩肌无力患者的康复实践与思考

一、病历摘要

患者男性，55 岁，工人，长期从事重体力劳动。

主　诉：四肢活动不利伴吞咽困难 3 个月余。

现病史：患者于 2020 年开始出现四肢活动无力，饮水呛咳，并呈进行性加重，伴间断肺部感染，消瘦，进食困难。2022 年 12 月 10 日在外院诊断为"颅内占位病变"，2022 年 12 月 18 日行"颈静脉孔区脑膜瘤切除术"，术后精神、营养状态差，留置胃管、尿管；ICU 高级生命支持 7 天，神经外科治疗 14 天后，病情稳定，但仍吞咽困难，表现为吞咽哽噎、吞后呛咳，寻求多家康复机构进行多次吞咽治疗，效果欠佳，体重下降 10 kg，省内多家康复机构建议长期带胃管生存。为求进一步诊治，于 2023 年 3 月 26 日收住我科（病例 7 图 1）。

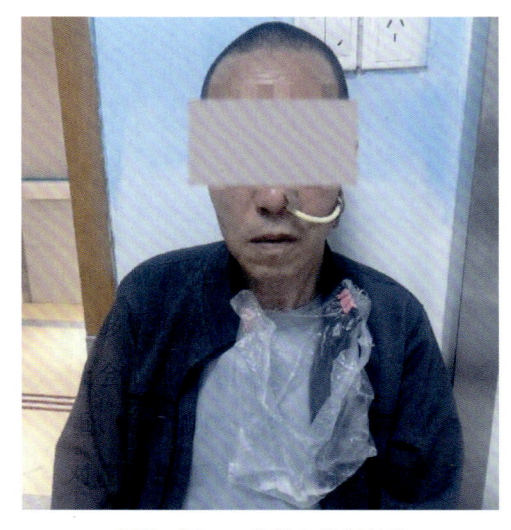

病例 7 图 1　患者入院时情况

体格检查：神志清，精神差，轮椅推入。呼吸浅快，双侧呼吸动度下降。双肺呼吸音低，右肺可闻及啰音。右侧面部感觉减退、唇沟变浅、口角歪斜、眼睑闭合不全。视物重影，听力下降，声音嘶哑伸舌左偏，软腭上抬力弱，呕吐反射减弱，咽反射、咳嗽反射未引出。四肢肌力4-级，肌张力降低，四肢、躯干共济运动差。

辅助检查：头颅MRI（2022年12月9日）提示颅底脑膜瘤，侵犯右侧脑桥、延髓、小脑，压迫对侧脑干（病例7图2、病例7图3）。头颅CT（2022年12月19日）：手术解除压迫后上述区域仍呈低密度信号（病例7图4）。

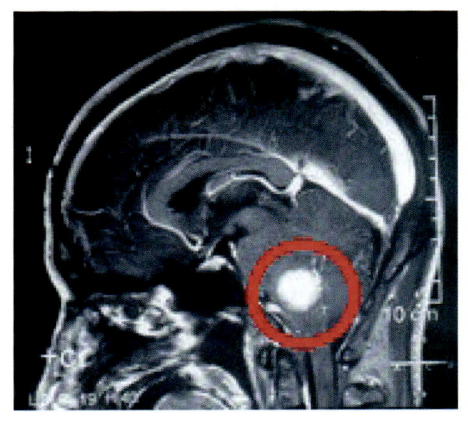

病例7图2　患者发病时头颅CT病灶矢状位

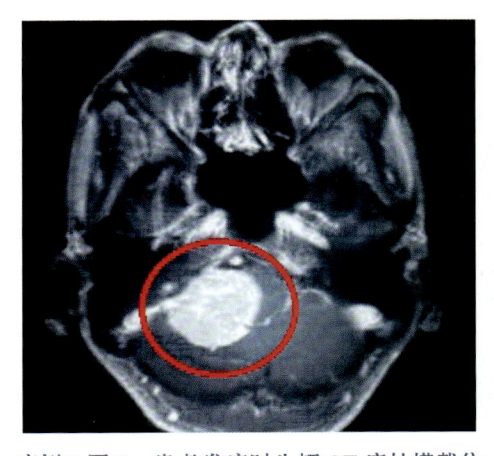

病例7图3　患者发病时头颅CT病灶横截位 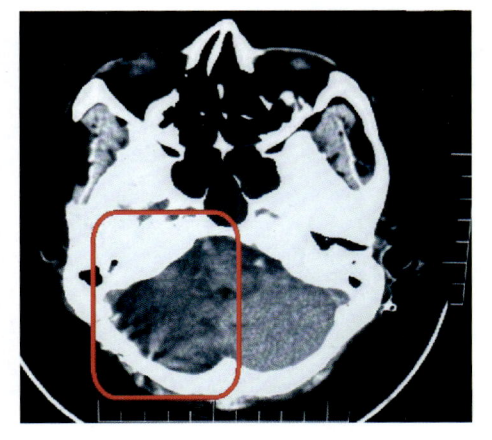　　病例7图4　患者术后头颅CT病灶

临床诊断：①颈静脉孔区脑膜瘤切除术后；②共济失调；③营养不良；④焦虑状态。

功能诊断：①吞咽障碍；②平衡功能障碍；③呼吸功能障碍；④肢体运动功能障碍；⑤ADL部分依赖。

二、功能评估

1. 吞咽功能评估

（1）临床评估（2023年3月26日）：颈部活动无明显受限。①饮水试验：5级；②口颜面功能：口腔内结构完整，分泌物多，张口幅度2 cm，口腔下颌各项运动c级，舌肌抗阻d级；③反射：咽反射消失，软腭提升e级，咳嗽反射减弱；④喉功能：喉上抬＜1 cm，反复唾液吞咽试验：0次/30秒；⑤摄食评估：吞咽费力；V-VST：2号、3号食物5 mL均存在安全性受损表现。FOIS分级1级；⑥量表评估：MASA评分78分；NRS-2002评分6分；主观整体营养评估（patient-generated subjective global assessment，PG-SGA）10分c级。

（2）吞咽造影评估（2023年3月27日）（病例7视频1、病例7视频2）：2号食物5 mL吞咽启动延迟，会厌翻转不充分，双侧会厌谷、梨状隐窝大量残留，不能清除，正位下右侧代偿可少部分清除；环咽肌开放不完全，有渗漏现象；2号食物10 mL、3号食物3 mL咽后反流、误吸，遂终止；PAS分级7级。

病例7视频1　2023年3月27日吞咽造影检查正位

病例7视频2　2023年3月27日吞咽造影检查侧位

（3）喉镜吞咽评估（2023年3月28日）（病例7视频3）：咽喉结构可，咽腔大量分泌物；屏气、发声右侧杓状软骨、声带运动不足；感觉减退。吞咽2号食物5 mL吞咽动作不充分，做反复吞咽及主动咳嗽动作后分泌物清除能力差，舌根、咽后壁肌肉收缩无力，呈部分塌陷状，进食通道变窄。3号食物5 mL双侧咽部重度残留，口咽Murray分泌物严重程度分级3级；PAS分级7级；Yale分级：左侧会厌谷重度、右侧会厌谷中度，左侧梨状窦重度、右侧梨状窦轻度。

病例 7 视频 3　2023 年 3 月 28 日喉镜吞咽功能检查

2. 呼吸功能评估（2023 年 3 月 26 日）　意识清醒，呼吸浅快，呼吸频率 20～22 次/分，口咽部分泌物多，痰色黄白相间，量多，咳痰能力差。脱氧状态下，血氧饱和度 85%。血气分析：酸碱度 7.41，氧分压 88 mmHg，二氧化碳分压 34 mmHg。胸部 CT（2023 年 3 月 27 日）：提示典型双侧坠积性肺炎。血常规（2023 年 3 月 27 日）：白细胞 18.24×10^9/L，中性粒细胞 15.19×10^9/L。

3. 消化功能评估（2023 年 3 月 26 日）　精神状态差，食管蠕动能力不足，进食欲望降低，胃排空延迟，腹胀，间断反酸。大便次数减少，2～3 日一次。

4. 营养功能评估（2023 年 3 月 26 日）　患者身高 170 cm，体重 47 kg，BMI 16.26，体重过轻。腰围 77 cm，三头肌皮褶厚度 10.2 mm。NRS-2002 评分 6 分，PG-SGA：10 分 C 级，有营养风险。生化（2023 年 3 月 27 日）：白蛋白 31.7 g/L，总蛋白 59.8 g/L，肌酐 37 μmol/L，尿酸 165 μmol/L。提示营养水平下降。

5. 护理评估（2023 年 3 月 26 日）　口腔分泌物多，痰液为黄色黏痰，口腔清洁度评分 13 分；留置胃管，有反流性误吸风险；汉密尔顿焦虑量表（hamilton anxiety scale，HAMA）评分 22 分。

三、主要问题

1. 吞咽功能方面

（1）咀嚼不充分：小脑受损，口腔肌肉协调性受损，口腔运动、感觉失调，咀嚼不充分。

（2）舌骨移动差/喉上抬不足：因术后脑干结构受损，吞咽中枢障碍，舌下运动神经核、疑核神经传导传出障碍，导致舌骨下肌群收缩力弱，咽缩肌无力，启动延迟，吞咽压力梯度紊乱。吞咽启动延迟；口腔、咽腔食物残留。

（3）咽缩肌无力：桥小脑角病变，舌咽迷走神经受损，迷走神经的咽食管支、喉上神经传出障碍，导致舌-喉复合体牵拉不足，提咽肌群力量差，上咽腔压力不足，环咽肌开放不完全。出现咽部哽咽感，清除能力差。

（4）咽部感觉减退：延髓病变，CN-Ⅴ、Ⅶ、Ⅸ、Ⅹ对颅神经感觉传入障碍，吞咽中枢吞咽信息整合功能下降。出现渗漏、反流。

（5）食管蠕动能力差：迷走神经传入障碍，吞咽冲动反射不能完成，奥尔巴赫神经丛不能被支配，食管括约肌肌性收缩不足。吞咽费力。

2. 呼吸功能方面　意识清醒，但由于食物在口咽腔残留，营养水平下降，呼吸肌耐力不足，导致呼吸浅快，活动后加重。口咽部分泌物多，间断吸入性肺炎，排咳痰能力差。氧合指数以及氧分压均有下降，患者既往无肺部疾病，考虑呼吸功能以肺通气能力下降为主。

3. 消化功能方面　胃动力差，胃排空延迟，肠蠕动减弱。

4. 营养问题　体重下降7.1%，饮食摄入减少，胃肠功能下降，日常活动减少。大创面术后，术后有体温增高和激素使用史，提示高消耗、低摄入状态，营养水平下降明显。

5. 护理相关问题　间歇置管管饲护理，口腔卫生，误吸风险护理，营养摄食护理指导，心理护理。

四、干预措施

1. 治疗思路　内科基础治疗，控制并发症。控制肺部感染，加强营养，训练自主排痰能力，改善口腔功能，提高喉上抬移动度，加强环咽肌开放幅度。针刺特色治疗。

2. 吞咽功能治疗（病例7图5至病例7图8）

前期：①针对舌骨前移不足采用了舌根、咽后壁冰酸刺激、震动棒刺激；②针对咀嚼无力采用了口唇、下颌、舌抗阻、咀嚼训练；③针对喉上抬不足采用门德尔松吞咽训练、神经肌肉电刺激；④上咽腔压力不足、咽缩肌无力采用了舌压训练、Masako训练、rTMS；⑤环咽肌开放不全采用了Shaker训练法、球囊扩张术；⑥针刺治疗：选穴地仓、颊车改善口腔功能，廉泉、人迎改善舌骨移动，风池、哑门改善咽缩肌无力，远端配穴足三里、后溪、申脉加强吞咽协调运动。

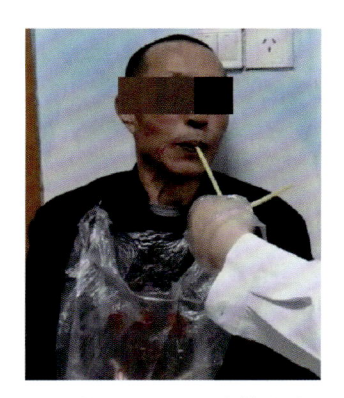

病例7图5　球囊扩张术　　　　　病例7图6　手法训练

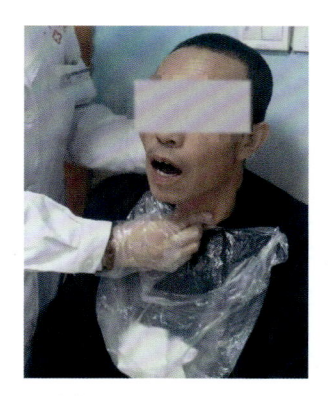

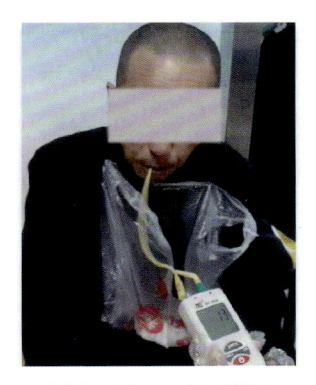

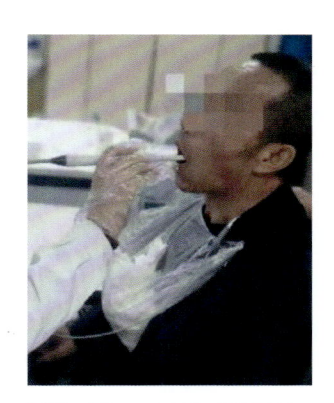

病例7图7　舌压训练　　　　　病例7图8　口腔感觉训练

中期：二次评估（2023年5月7日）显示：吞咽功能较前改善，右转头吞咽时效率更加明显，咽后壁抬升明显，咽部恢复穹窿样结构。但仍存在软腭上抬不足，舌-喉复合体前移不充分，咽缩肌力弱，环咽肌开放不完全（病例7视频4至病例7视频7）。

病例7视频4　2023年5月7日吞咽造影检查侧位　　　　　病例7视频5　2023年5月7日吞咽造影检查正位

病例 7 视频 6　2023 年 5 月 7 日喉镜吞咽功能检查 1

病例 7 视频 7　2023 年 5 月 7 日喉镜吞咽功能检查 2

分析原因为：吞咽时右侧的软腭上抬不足，咽缩肌推送力量不足，咽腔压力不足，无法保证食团向下运送是最主要的问题。改进治疗策略为：①喉镜吞咽功能检查定位下吞咽组穴电针治疗，加强廉泉、风池、人迎穴位电针刺激（病例 7 图 9、病例 7 视频 8、病例 7 视频 9）；②自制咽腔内电刺激治疗（病例 7 图 10、病例 7 视频 10、病例 7 视频 11）：用带导电橡胶头一端的导丝插入咽腔，末端连接电针刺激仪，参数选择：连续波，低频率 2～5 Hz，刺激量 10～15 J，刺激时间 20 分钟，直接刺激咽缩肌所在部位，在喉镜观察定位下可以观察到咽腔内电刺激能直接引发咽缩肌的收缩。

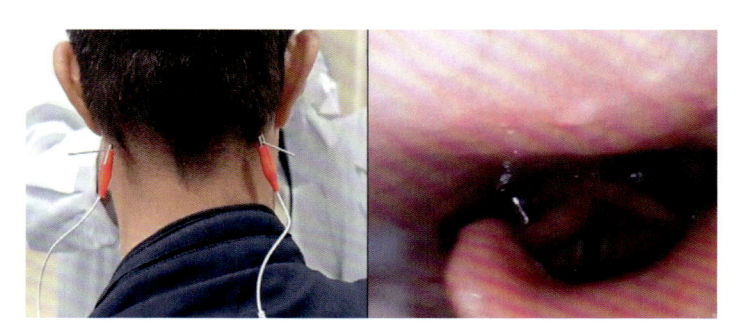

病例 7 图 9　喉镜吞咽功能检查定位下吞咽组穴电针治疗

病例 7 视频 8　喉镜吞咽功能检查定位下吞咽组穴电针治疗 1

病例 7 视频 9　喉镜吞咽功能检查定位下吞咽组穴电针治疗 2

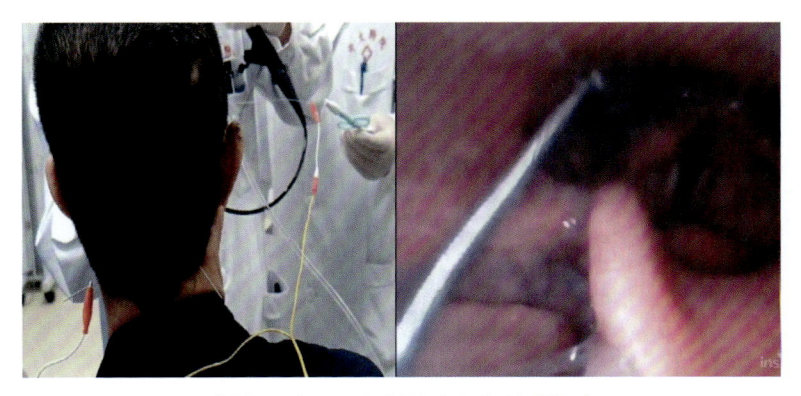

第二章　颅内肿瘤吞咽障碍康复病例

病例 7 图 10　自制咽腔内电刺激治疗

病例 7 视频 10　自制咽腔内电刺激治疗 1

病例 7 视频 11　自制咽腔内电刺激治疗 2

末期：加强食物代偿性吞咽训练（超声门上吞咽法、用力吞咽法、右侧转头代偿吞咽法）（病例 7 图 11）。改良喉镜吞咽功能检查定位下冰球囊扩张术（病例 7 图 12）。改变食物性状以代偿，改善食物的爽滑度、内聚性、黏稠度（病例 7 图 13）。

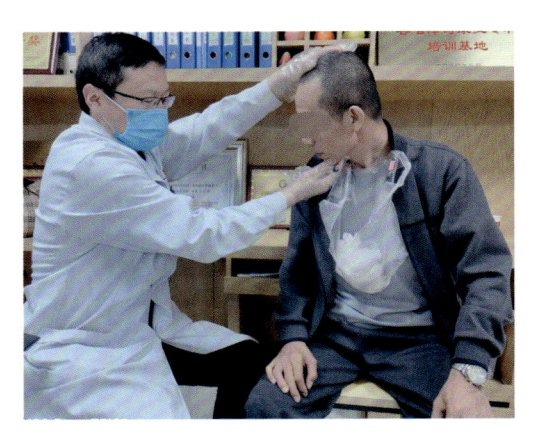

病例 7 图 11　代偿吞咽法

-071-

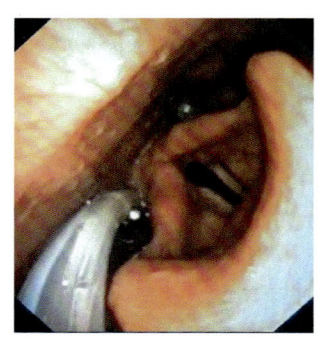

病例7图12 喉镜吞咽功能检查定位下冰球囊扩张术

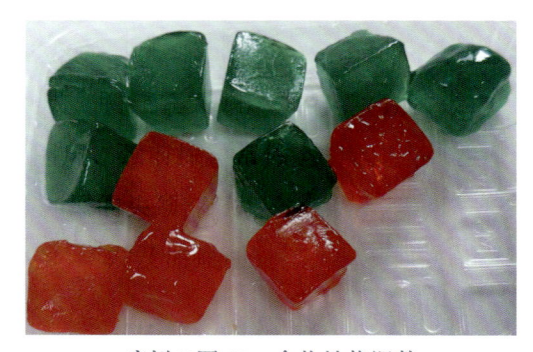

病例7图13 食物性状调整

3. 呼吸功能治疗 ①呼吸力量及协调性训练：腹式呼吸训练，改善呼吸频率，提高氧利用度，改善呼吸碱性环境；②气道廓清：主动呼吸循环技术（active cycle of breathing techniques，ACBT）以及呼吸肌耐力训练技术，通过呼气时的气流振动，以更高的压力和频率来调动患者近端气道的痰液及分泌物，改善气道通畅性；③咳嗽功能训练：以呼气训练代偿咳嗽动作，帮助患者建立正确的咳嗽模式，逐步过渡至完成功能性咳嗽；④膈肌起搏器，用以增加呼吸肌力量。

4. 消化功能治疗 ①药物治疗：莫沙必利 5 mg 3次/日改善胃肠动力；奥美拉唑 40 mg 抑酸、保护胃黏膜；双歧杆菌四联活菌胶囊 2.0 g 3次/日维持肠道菌群；②针刺治疗：双侧足三里、内关、天枢改善胃肠动力；③中药治疗：加味四磨汤＋六君子汤＋补中益气汤加减；④推拿：双手掌重叠置上腹部，以中脘穴为圆心，顺时针旋转按揉上腹部，再逆时针旋转按揉上腹部。两手掌重叠，以脐为圆心，在中下腹沿顺时针方向摩动，然后做腹式呼吸。用两手拇指，分别按揉两侧足三里，以酸胀感向足背放射为宜，配合点揉、支沟、天枢、气海、内关等穴位。端坐、伸腰，举左手仰掌，以右手抚按右胁，以鼻吸气，连续呼吸7次，再举右手仰掌，以左手抚按左胁，同上方法操作。两手掌置于腰底部，上下搓擦1～2分钟，以局部温热舒适为宜。

5. 营养治疗 制订个体化治疗方案，按照 30～35 kcal/（kg·d）能量需求，每日能量摄入 2100～2450 kcal。分六餐，三餐主食：自备食物（肉、蛋、奶为主）＋全组件型配方蛋白粉全安素6平勺（约53.8 g），三餐辅食：自备食物（水果、蔬菜为主）。利用破壁机加工成流质食物，间歇置管摄入，每天6次。

6. 护理措施　康复护理的目标：预防感染，保证营养，安全进食。

（1）气道管理：①由于患者口腔分泌物多，痰液为黄色黏痰，口腔清洁度评分13分，为了预防误吸及肺部感染的发生，遵医嘱给予负压口护牙刷配合中药口护液进行口腔护理每日2次（病例7图14）；②遵医嘱给予雾化吸入每天2次，以稀释痰液，配合机械辅助排痰，及时清除痰液。

（2）管饲护理：患者由留置胃管改为间歇口胃管，告知家属预防误吸的措施，强调误吸风险；打餐时床头抬高45°～60°或采取坐位，打餐完毕后不可立即平卧，1小时后方可躺平；指导家属注意每餐注食量，每次打餐前注意回抽，观察消化情况，及时调整每餐量；打餐时注意血氧的监测。

（3）指导治疗性进食：①应严密观察患者血氧情况，每次进食后观察患者有无呛咳及面部表情等变化。进食速度不宜过快，给予患者充足的咀嚼和吞咽时间，吞咽完成后检查患者口腔有无残留，可以在每次吞咽食物后，多进行几次吞咽动作或饮少许的水，防止误吸。进食时间控制在30分钟，避免患者出现吞咽乏力。床边备吸引器，以防意外；②观察患者进食后有无腹胀及腹泻、食物反流等情况的发生（病例7图15）。

（4）心理护理方面：由于疾病恢复周期长，患者容易产生焦虑、抑郁等不良情绪，应加强与患者及家属的沟通，尽量消除不良情绪，增强患者康复治疗的信心（病例7图16）。

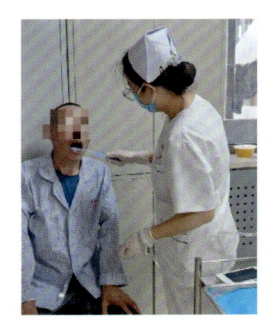

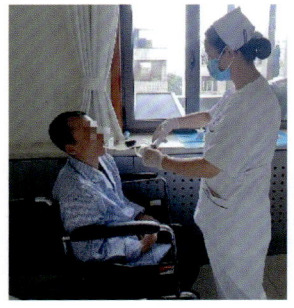

病例7图14　口腔护理　　病例7图15　治疗性进食　　病例7图16　心理护理

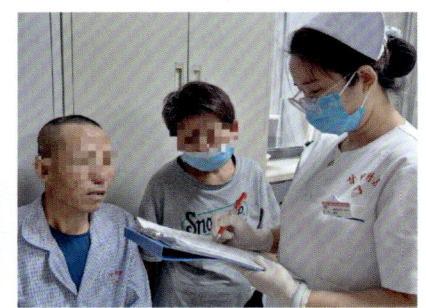

五、治疗结局

2023年6月12日：患者精神、情绪均显著改善，哽噎感消失，可自主吞咽，吞咽过程顺畅，无反流。行为评估：伸舌a级，舔上唇a级，舔下唇a级，软腭抬升 a 级；喉上抬＞ 2 cm，摄食评估：一口量 5 mL，右转头低头代偿吞咽下少量残留。VVST-CV：3 号 10 mL 有效性轻度受损，余正常。FOIS 分级 5 级。吞咽造影检查显示：软腭抬升明显改善。舌-喉复合体运动充分，咽缩肌力量基本正常，环咽肌完全开放。会厌翻转充分，会厌谷、梨状窦少量残留，多次吞咽可清除（病例 7 视频 12、病例 7 视频 13）。喉镜吞咽功能检查显示：咽腔清洁，吞咽协调。舌根、咽后壁肌肉收缩有力。鼻咽腔关闭基本完全（病例 7 视频 14、病例 7 视频 15）。感染及营养水平：胸部 CT 提示炎症较前完全吸收。血常规、蛋白水平均正常。BMI 指数恢复至 18.9。

病例 7 视频 12　2023 年 6 月 12 日吞咽造影检查侧位

病例 7 视频 13　2023 年 6 月 12 日吞咽造影检查正位

病例 7 视频 14　2023 年 6 月 12 日喉镜吞咽功能检查 1

病例 7 视频 15　2023 年 6 月 12 日喉镜吞咽功能检查 2

六、病例分析

1. 病例特点　咽期是整个吞咽过程中的关键，而 A＋B＞C 是食团正常下咽的基本条件。其中 A 代表食团内在张力，B 代表咽缩肌群收缩力量＋提咽肌群向前向上的拉力，C 代表 UES 静息压力。正常吞咽动作时，鼻咽的关闭、舌根的向下推送，上、中、下咽缩肌依次顺序收缩，食物爽滑程度均是食团顺利下咽的关键因素。

这位患者的桥小脑角肿瘤在手术后对小脑和脑干产生了影响。脑干中的吞咽中枢，具体由孤束核及其周围网状结构组成的背侧区和疑核及其周围网状结构构成的腹侧区，负责控制和调节吞咽反射。这两个区域在双侧呈现交叉性密切联系，以确保吞咽过程的协调进行。而脑干病变通常与咽期吞咽异常密切相关。据文献报道，脑干受损导致的吞咽障碍主要表现为咽期异常，常见症状包括梨状窦和会厌谷的食物残留（高达96.6%）、误吸（72.4%）以及环咽肌开放异常（69.0%）。此外，小脑在吞咽过程中也扮演了重要角色。尽管小脑并非主要的运动吞咽通路，但它通过参与脑小脑回路和小脑脊髓回路等多个大脑内回路，微调远程启动的运动活动。因此，小脑的孤立损伤可能会导致吞咽肌肉活动的不协调。有研究显示，小脑在吞咽过程中可能作为皮层和脑干的补充，加强神经反应，协调选择性注意，并帮助皮层产生的执行。它还在前馈机制中发挥关键作用，控制口腔和咽肌肉的感觉输入和运动输出的时间、顺序、反馈以及内部协调。

所以，通过吞咽造影检查和喉镜吞咽功能检查不难发现，该患者吞咽障碍核心"靶点"是咽缩肌无力，提咽肌群与咽缩肌群拮抗功能失调，是主要矛盾点。基于此，我们予以常规改善环咽肌治疗手段：舌根、咽后壁冰酸刺激、震动棒刺激；舌抗阻、咀嚼训练以拉伸、提高提咽肌群力量；门德尔松吞咽训练、神经肌肉电刺激提高喉上抬幅度；舌压训练、Masako训练、rTMS以提升上咽腔压力和咽缩肌力量。配合Shaker训练法、球囊扩张术松解环咽肌紧张。但一段时间后发现，上述治疗效果并不理想，究其原因，在于患者咽缩肌无力明显，在电子喉镜下可观察到收缩无力、感觉减退、甚至生理性穹窿样结构被破坏。因此放弃了单纯针对环咽肌不开放的球囊扩张治疗，在加强提咽肌群力量的同时，想办法直接刺激咽缩肌，我们利用了针刺刺激的思想，结合穴位解剖，更精准地利用了电针仪，自创了咽腔内直接刺激设备，颈部穴位针刺颈后肌群带动咽缩肌收缩，结合食物性状调整、气道保护性训练等治疗，达到了很好的疗效。

2. 治疗经验分享　经过总结，我们认为借助指南、专著，循经典理论，精准评估明确责任肌肉，找到"靶点"，是精准评估的意义。给予针对性的精准治疗，不失时机的利用现有技术，不断创新，是提高吞咽障碍康复疗效的保障。"扎根于专业之中，游离于专业之外"，借助多学科联合，是解决难题的突破手段。

前期治疗可见吞咽功能较前略有改善，右转头吞咽时效率更加明显。但仍存在软腭上抬不足，舌-喉复合体前移不充分，咽缩肌力弱，环咽肌开放不完全的显著障碍。中期评估发现，咽后壁抬升明显，咽部已经恢复穹窿样结构，但吞咽时右侧的软腭上抬不足，咽缩肌推送力量不足。咽腔压力不足，无法保证食团向下运送是最主要的问题。窦祖林教授 A＋B＞C 的经典理论，指导了食团正常下咽的基本条件。其中鼻咽的关闭、舌根的向下推送，上、中、下咽缩肌依次顺序收缩，均是食团顺利下咽的关键因素。而咽缩肌是关键肌肉，但是精准刺激咽缩肌，使其恢复正常收缩功能是治疗难点。

七、病例点评

本病例展示了一位难治性咽缩肌无力患者的康复实践，通过多学科团队的精心治疗，患者最终实现了吞咽功能的显著改善，重获生活自理能力。病例的成功治疗体现了精准评估、个体化治疗方案以及多学科团队协作的重要性。治疗亮点在于：精准评估，通过详细的临床评估、吞咽造影、喉镜吞咽评估等多种手段，全面评估患者的吞咽功能障碍，精准定位问题所在，为后续治疗提供了科学依据。个体化精准化治疗方案，针对患者咽缩肌无力、提咽肌群与咽缩肌群拮抗功能失调等核心问题，制定了包括吞咽功能训练、呼吸功能训练、消化功能治疗、营养治疗及护理措施在内的个体化治疗方案。特别是创新性地采用多项可视化治疗方法，如喉镜吞咽功能检查下电针定位、球囊扩张以及咽腔电刺激等，显著提高了治疗效果。多学科团队协作，治疗团队包括神经科、康复科、营养科等多个学科，团队成员各司其职，共同协作，确保了治疗的全面性和专业性。本病例的成功康复充分展示了精准评估、个体化治疗方案及多学科团队协作在吞咽障碍康复治疗中的重要作用。

（病例提供者：张晓凌　毛忠南　张恩育　支晓东　甘肃中医药大学附属医院）

（点评专家：周惠嫦　佛山市第一人民医院）

参考文献

[1] 窦祖林. 吞咽障碍评估与治疗（第2版）[M]. 北京：人民卫生出版社，2017.

[2] （美）Debra M.Suiter，Memorie M.Gosa. 吞咽障碍评估与治疗 一生透视[M]. 窦祖林，主译. 北京：科学普及出版社，2021.

[3] 窦祖林. 吞咽障碍康复指南[M]. 北京：人民卫生出版社，2020.

[4] Neubauer PD, Hersey DP, Leder SB. Pharyngeal residue severity rating scale based on fiberoptic endoscopic evaluation of swallowing: A systematic review[J]. Dysphagia, 2016, 31（3）：352-359.

[5] Murray J, Langmore SE, Ginsberg S, et al. The significance of accumulated oropharyngeal secretions and swallowing frequency in predicting aspiration[J]. Dysphagia, 1996, 11（2）：99-103.

[6] Crary MA, Baldwin BO. Surface electromyographic characteristics of swallowing in dysphagia secondary to brainstem stroke[J]. Dysphagia, 1997, 12（4）：180.

[7] Leder SB. Serial fiberoptic endoscopic swallowing evaluations in the management of patients with dysphagia[J]. Archives of physical medicine and rehabilitation, 1998, 79（10）：1264-1269.

[8] Yamamoto H, Hughes RW, Schroeder KW, et al. Treatment of benign esophageal stricture by eder-puestow or balloon dilators: a comparison between randomized and prospective nonrandomized trials[C]//mayo clinic proceedings. Elsevier, 1992, 67（3）：228-236.

[9] Kelly AM, Drinnan MJ, Leslie P. Assessing penetration and aspiration: how do videofluoroscopy and fiberoptic endoscopic evaluation of swallowing compare？[J]. The Laryngoscope, 2007, 117（10）：1723-1727.

病例 8　颈静脉孔占位术后吞咽障碍的精准康复

一、病历摘要

患者女性，51 岁。

主　诉：吞咽困难、声音嘶哑 9 个月余。

现病史：患者 2018 年 10 月无明显诱因出现吞咽困难、声音嘶哑，行头颅 MRI 示：左侧颈静脉孔区占位性病变。2018 年 3 月行腹部取脂肪＋左远外侧入路肿瘤切除＋人工硬膜修补术，术中输血 2900 mL。病理显示为副神经节瘤。术后给予补液、降颅压、抑酸等治疗，并出现肺部感染，给予抗感染治疗。2019 年 6 月 19 日患者仍有饮水呛咳，声音嘶哑，伸舌偏左，左侧面部麻木感，为求改善吞咽及嗓音功能入我科（病例 8 图 1）。

临床诊断：左侧颈静脉孔占位术后。

功能诊断：①吞咽障碍；②嗓音障碍。

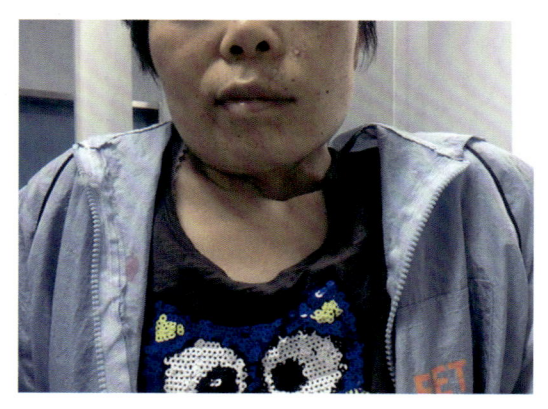

病例 8 图 1　患者入院时照片

二、功能评估

1. 吞咽功能评估

（1）临床评估（2019 年 6 月 19 日）：左侧转颈无力，左侧口角下垂，左侧面瘫 5 级，左侧嘴角流涎，唇力度差，张口不受限，左侧舌体萎缩，无震颤，伸舌左偏，软腭上抬左侧无力，最长发音时间 3 秒，粗糙音，气息音，无力音。自主清嗓能力减弱，左侧咽反射消失，呕吐反射减弱，咳嗽反射减弱；吞咽动作小于 2 cm，反复唾液吞咽试验 2 次 /30 秒；饮水试验 4 级。EAT-10 评分 37 分，提示吞咽的效率与安全方面存在问题。吞咽功能性交流测试分级 4 级，在以下至少一种帮助下吞咽是安全的（适当的补偿方法、适当的饮食改变、鼻胃管或增稠剂）。FOIS 分级 2 级，依靠胃管，最少量的尝试经口进食食物或液体。DOSS 分级 3 级，中度吞咽困难，要完全性的监督，要利用吞咽技巧或限制两种及多种食物。

（2）喉镜吞咽功能检查（2019 年 6 月 20 日）：喉咽腔黏膜光滑，稍充血，少量白色黏稠分泌物潴留，会厌形态尚可，双侧声带光滑，左侧声带固定，右侧声带活动可，声门闭合差。经口进食高稠及高稠食物 3 mL、5 mL，吞咽动作启动延迟，软腭上抬差，咽缩肌无力，吞咽后可见会厌谷及梨状隐窝多量残留，多次吞咽后残留物减少，未见明显渗漏、误吸及呛咳。经口进食低稠 3 mL、5 mL，可见少量渗漏，无明显误吸及呛咳。经口饮水 3 mL 可见误吸，患者呛咳。残留量表分级 5 级。PAS 分级 8 级。提示存在口、咽期吞咽障碍，建议加强吞咽、呼吸及发声功能训练（病例 8 视频 1）。

病例 8 视频 1　喉镜吞咽功能检查

（3）吞咽造影评估（2019 年 6 月 20 日）：①定性分析：口唇闭合差，口腔运送能力差，软腭上抬差，吞咽启动延迟，咽缩肌力量差，会厌翻转不及时，会厌谷及梨状隐窝大量残留，残留量表分级 5 级。高稠 3 mL 渗漏，低稠 3 mL 误吸无呛咳；环咽肌开放不完全。PAS 分级 8 级，食物进入达气道声带以下，虽用力亦不能清除气管。误吸清除能力评价：C（无效），不能将异物从气管排出（病例 8 视频 2）；②定量分析：时间学参数：口腔运送时间、喉前庭关闭时间、咽期吞咽启动时间均较正常值延长，软腭上抬时间、舌骨运动时间、UES 开放时间、咽腔运送时间均较正常值缩短。运动学参数：舌骨向前位移、舌骨向上位移、UES 开放幅度均较正常值减小。咽腔收缩率 30%。

病例8视频2　吞咽造影评估

（4）表面肌电图评估（surface electromyography, sEMG）：糊状食物 5 mL 吞咽时颏下肌群吞咽时程 2.94 秒，募集最大振幅 0.23 mV；舌骨下肌群吞咽时程 3.89 秒，募集最大振幅 0.24 mV。显示患者吞咽的协调性和持久性均下降。

2. 呼吸功能评估　患者意识清醒，无气管切开状态，无须吸氧。痰液可部分自行咳出，咳嗽功能减弱。呼吸形态正常，呼吸频率 16 次/分，胸式呼吸，呼吸与吞咽协调性下降，吸气肌功能受损。

3. 嗓音功能评估　嗓音音质存在重度损伤，重度粗糙声和嘶哑声。

三、主要问题

1. 吞咽功能方面　左侧面部及舌部感觉运动功能减退，口腔运送能力减弱，咽缩肌力量不足，喉上抬不充分，环咽肌开放受限。

2. 呼吸功能方面　呼吸肌力量减弱，呼吸与吞咽协调性紊乱，存在隐性误吸风险。

3. 嗓音功能方面　左侧声带固定，声门不能有效闭合，嗓音音质、音量、音调均受损。

四、干预措施

1. 治疗思路　改善吞咽功能，提高口腔运送能力，增加舌-喉复合体上抬幅度，增强咽缩肌力量，有效开放环咽肌，提高气道保护能力，增加咳嗽排痰能力，减少渗漏误吸风险，提高嗓音功能，改善言语清晰度。

2. 吞咽功能治疗　①Bobath 训练：包括头颈部的功能性活动和姿势控制，改善躯干和头颈部的稳定性和指向性，扩大下颌、喉头、舌骨的选择性活动，调整颈前部和下颌的力线，以诱导出以上部位的活动性，在重心转移的同时诱导躯干伸展和颈部旋转，牵张舌骨上、下肌群等；②口颜面训练：包括面部按摩、口颜面操、面部震动觉刺激、面部肌肉电刺激、肌内效贴贴扎、唇舌运动训练、口腔内感觉刺激训练等；③气道保护训练：包括屏气吞咽法、用力吞咽法、门德尔松吞咽训练、声门上吞咽法、超声门上吞咽法、呼吸与咳嗽训练等；④球囊扩张治疗：经鼻扩张，每日两次，从球囊注射冰水从 3.5 mL 扩张至 10 mL，主动扩张与被动扩张相结合，对环咽肌行扩张训练，对咽缩肌群行牵拉及感觉刺激。

3. 呼吸功能治疗　腹式呼吸、缩唇呼吸、呼吸训练器训练、气道廓清训练、慢跑等有氧训练、呼吸与吞咽的协调性训练、呼吸操训练等。

4. 嗓音功能治疗　包括呼吸、发声、共鸣放松训练，以及音调、音长、音质障碍的针对性训练。

5. 治疗间相互作用　吞咽、言语与呼吸的协调作用是密不可分、环环相扣的。吞咽功能训练增加了口颜面的肌肉力量以及其协调性和灵活性，改善言语清晰度，增强舌-喉复合体上抬力量，提高会厌谷翻转的及时性和充分程度，使吞咽启动时有效闭合喉口，减少误吸呛咳的风险。环咽肌开放幅度增加使食物顺利下咽，减少喉口食物聚集，降低异物进入气道的风险。呼吸功能训练提高气道保护能力，增加咳嗽排痰能力，增强呼吸与吞咽的有序性。嗓音功能训练加强声带运动，改善嗓音功能的同时增加声门闭合能力，从而减少喉口的渗漏、误吸，进一步提高吞咽功能。以上功能训练协同作用，综合提高患者言语、吞咽、嗓音功能。

五、治疗结局

经过 1 个月的院内系统康复治疗，患者左侧面瘫分级由 5 级降至 3 级，左侧嘴角流涎较入院时减轻；下颌运动正常；示齿、缩拢范围较入院时增大，唇力度增强；舌运动灵活性及协调性增强；左侧软腭上抬较前改善。最长发音时间增长至 5 秒，声音嘶哑较前改善；自主咳嗽及清嗓功能加强，但仍不能完全清除咽部残留。最长呼吸时间增至 3 秒，屏气时间延长，吸气肌力量增强。左侧咽反射、呕吐反射较前改善，咳嗽反射增强，吞咽动作启动增快。

1. 喉镜吞咽功能检查（2019 年 7 月 25 日）　喉咽腔黏膜光滑，稍充血，少量泡沫样分泌物潴留，会厌形态尚可，双侧声带光滑，左侧声带仍固定，右侧声带活动可，声门闭合差。经口进食稠糊状、浓流质、稀流质食物和水 3 mL、5 mL，未见明显渗漏、误吸及呛咳。嘱患者使用仰头、转头、左右侧头等吞咽代偿姿势及交互吞咽后，喉咽腔残留物明显减少。建议：经口进食、饮水，控制一口量 5 mL 以内，控制进食速度，使用代偿方式吞咽。

2. 吞咽造影检查（2019年7月25日） 定性分析：口唇闭合能力增强，口腔运送能力提高，软腭上抬幅度提升；吞咽启动稍延迟，咽缩肌力量增强，会厌谷及梨状窝残留减少，糊状、浓流质、稀流质及水1 mL、3 mL、5 mL均未见渗漏、误吸及呛咳。UES开放不完全较前缓解。PAS分级1级，食物未进入气道。定量分析：时间学参数：口腔运送时间、咽期吞咽启动时间、喉前庭关闭时间较前缩短；软腭上抬时间、咽期运送时间、舌骨运动时间、UES开放时间较前延长。运动学参数：舌骨向前向上位移及UES开放幅度均较入院时增加，咽腔收缩率由入院时30%下降至26%。

3. 表面肌电图吞咽功能评估 空吞咽时显示吞咽的协调性和持久性较入院时增强。

4. 嗓音功能评估 嗓音音质由入院时重度损伤降低为中度损伤，中度粗糙声和嘶哑声。

经1个月系统康复，患者仍存在吞咽嗓音功能障碍，随即转为远程康复（2019年7月26日—2021年5月31日），包括吞咽嗓音远程评估、吞咽器官运动感觉居家训练、嗓音远程训练、吞咽嗓音远程护理指导。远程康复训练重点：头颈部放松训练、呼吸训练、气道保护训练、构音器官运动训练、发声训练、旋律语调训练等。

六、病例分析

1. 病例特点 该患者为颈静脉孔占位导致吞咽困难、声音嘶哑，术后解除颈静脉孔压迫，但后组颅神经病变导致的吞咽言语问题仍未改善，基于功能障碍的评估，给予口腔期及咽期的运动感觉及电刺激训练、球囊扩张治疗、呼吸及嗓音功能训练等，对患者吞咽、言语、呼吸功能协同治疗，线下指导与远程康复相结合，解决了患者出院后康复终止导致效果回退的难题。

2. 成功的经验

（1）康复评估精准化：吞咽功能主观量表评估与客观仪器评估相结合，是精准评估的必要手段。吞咽造影定性分析与定量分析相结合，可精确评估吞咽功能及康复疗效。喉内镜吞咽功能评估可清晰地观察喉咽腔的分泌物潴留情况，评估声带结构及运动情况，对吞咽姿势代偿的效果进行观察。表面肌电图吞咽功能评估可观察患者静息状态、空吞咽及吞咽不同性状食物时吞咽的协调性和时序性。

嗓音功能评估通过主观量表与客观嗓音频谱分析，可使评估精准化，使康复效果数字化。

（2）康复手段多样化：在吞咽康复治疗理念中，融入 Bobath、Rood、PNF 理念，是运动康复和语言康复融合的完美呈现。头颈术后导致周围神经损伤患者往往伴有吞咽障碍、嗓音障碍。吞咽康复中，吞咽基本手法治疗是吞咽康复的基础。球囊扩张在周围神经损伤中，不仅可扩张环咽肌，还可以刺激咽部感觉，改善咽反射，主被动扩张相结合，改善患者咽期吞咽障碍。神经肌肉低频电刺激可用于改善咽腔感觉、软腭上抬、面部感觉运动、咽部肌肉力量问题。肌内效贴在患者改善面瘫的居家康复中卓有成效。嗓音康复在吞咽言语康复中的重要性逐渐显现。居家远程康复使患者跨越地域阻隔，实时传送康复信息，实时线上评估疗效，促进患者康复无缝衔接。

七、病例点评

头颈肿瘤术后导致的吞咽障碍问题在临床治疗中容易被忽略，合并声音嘶哑的嗓音问题很多临床医院都没有解决的途径，患者术后受并发症困扰却无处康复的问题越来越突出。此病例是头颈肿瘤术后吞咽障碍康复的典型案例。患者中年女性，颈静脉孔占位术后，吞咽功能评估主观量表与客观仪器评估相结合，吞咽造影与喉内镜共同评估咽喉腔分泌物潴留及渗漏误吸情况，根据评估结果进行相应吞咽功能康复。术后康复及时，吞咽嗓音并重，尤其是吞咽造影定量分析及嗓音评估，指导康复重点。吞咽基础手法是吞咽康复的基础手段，不仅改善口腔期吞咽功能，同时增强自主性吞咽与反射性吞咽，加强咳嗽排痰训练与气道保护训练；经鼻球囊扩张不仅可改善环咽肌开放程度，还可增加咽缩肌力量，刺激咽部肌肉感觉；咽腔内电刺激与舌骨下肌群低频神经肌肉电刺激共同作用，刺激咽喉肌肌肉力量，改善咽期吞咽功能。线下评估与治疗基础上，远程康复指导保证了患者居家康复的专业性与持续性，最终完成了康复目标。病例完整，值得广大吞咽障碍工作人员及患者借鉴。

（病例提供者：代　欣　首都医科大学附属北京康复医院）

（点评专家：施红伶　云南省第三人民医院）

参考文献

[1] 兰月，徐光青，林拓，等．吞咽造影数字化分析评价脑干卒中后吞咽障碍患者咽部功能治疗前后的变化[J]．中华物理医学与康复杂志，2015，37（8）：577-580．

[2] 戴萌，万桂芳．吞咽造影定量分析的信度研究[J]．中华物理医学与康复杂志，2015，37（12）：908-912．

[3] 窦祖林．吞咽障碍的评估和治疗[M]．北京：人民卫生出版社，2009：99-120．

[4] 庄任，方罡，贺颖超，等．表面肌电图技术在脑卒中后吞咽障碍评估中的应用[J]．中国临床研究，2019，32（4）：493-496．

[5] 谢纯青，武惠香，万桂芳，等．鼻咽癌放疗术后吞咽障碍患者的吞咽造影影像学研究[J]．中华物理医学与康复杂志，2019，41（3）：170-173．

病例 9 共筑康复之桥，重拾吞咽自信 —— 颈静脉孔区神经鞘瘤致吞咽障碍患者的康复思考

一、病历摘要

患者男性，64 岁，农民。

主　诉：吞咽困难进行性加重 1 年。

现病史：患者于 2014 年因头痛就诊，查头颅 MRI 发现斜坡左侧桥小脑区肿瘤性病变，给予保守治疗。2022 年 5 月出现吞咽固体食物费力，偶有声嘶。2023 年 2 月出现饮水呛咳、持续声嘶，伴头痛及左侧肢体无力，尚可行走。2023 年 4 月进食呛咳明显，开始给予留置胃管补充营养（病例 9 图 1），声音嘶哑及左侧肢体无力进展，无法行走，头痛剧烈，查头颅 MRI ＋ 磁共振静脉成像示左侧咽旁间隙 - 斜坡左侧 - 桥小脑区肿瘤性病变，累及左侧乙状窦，伴斜坡、颈 1 椎体左侧块骨质破坏（病例 9 视频 1）。2023 年 5 月 20 日至外院行"颅底占位病变切除术"，病理示颈静脉孔神经鞘瘤，术后肢体无力缓解，但仍无法经口进食进水，咳痰无力。2023 年 5 月 26 日经留置胃管给餐后出现呼吸困难、高热，峰值达 39℃，考虑吸入性肺炎（病例 9 视频 2），行纤维支气管镜肺泡灌洗、抗感染等治疗，病情稍稳定后转回本地，为求改善吞咽功能、拔除胃管入我科。入科时患者仍有发热、咳嗽、痰液黏黄，无力咳出。

临床诊断：①颈静脉孔区神经鞘瘤术后；②多发颅神经伤损；③肺部感染；④低蛋白血症；⑤轻度贫血。

功能诊断：①吞咽障碍；②构音障碍；③呼吸功能障碍；④左侧偏瘫；⑤日常生活活动障碍。

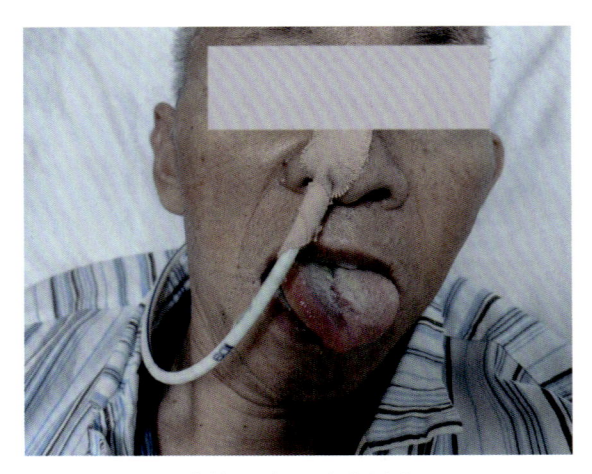

病例9图1　患者图片

病例9视频1　头颅MRI

病例9视频2　胸部CT

二、功能评估

2023年6月24日：

1. 吞咽功能评估

（1）临床功能评估：基于SOAP临床吞咽功能评定。①主观资料：吞咽后咽部梗阻感，呛咳严重，发热，频繁咳黄痰，鼻饲进食，每次进餐耗时20分钟，无反流，无胃食管反流性疾病，无呼吸系统疾病，无其他神经系统疾病；②客观资料：半卧位，清醒，精神状态差，颈部右侧屈，左侧胸锁乳突肌萎缩，唇缩轻微不对称（b级），软腭上抬严重不对称（c级）（病例9视频3），舌舔上唇活动幅度不完全（c级），舌摆左幅度轻微不足（b级），咽反射左侧减弱、右侧消失，发音不能，自主清嗓能力、咳嗽反射、呕吐反射均缺失，喉上抬高度＜2 cm。吞咽功能：FOIS分级1级，DOSS分级1级。

病例 9 视频 3　软腭运动评估

（2）吞咽造影检查及喉镜吞咽功能检查：患者生命体征不平稳，不能配合完成该检查。

2．呼吸功能评估　呼吸模式为胸腹联合呼吸，最长呼气时间 2 秒，改良 Borg 量表评分 3 分，肺功能测试不能配合。

3．营养功能评估　体重 52 kg，BMI 19.1，前白蛋白 0.088 g/L，白蛋白 30.6 g/L，血红蛋白 110 g/L，上臂围 23.0 cm，肱三头肌皮褶厚度 12.0 mm，NRS-2002 评分 5 分，患者存在中度营养风险。

4．护理评估　EAT-10 评分 31 分，口腔卫生评估 15 分，反复吞唾液试验 1 次/30 秒，饮水试验 5 级，阿森斯失眠量表评分 18 分（失眠），焦虑和抑郁量表（hospital anxiety and depression scale，HADS）评分 14 分。

5．康复小组会议　评估完成后，经吞咽康复小组讨论，考虑患者目前一般情况差，不能配合完成吞咽造影检查、喉镜吞咽功能检查及呼吸功能仪器评估等，故我们决定分阶段、循序渐进开展评估与治疗。

三、主要问题

2023 年 6 月 24 日：

1．吞咽方面　呼吸吞咽失协调、舌肌力量下降、咽反射减弱、咳嗽反射消失、咽腔感觉差、喉上抬无力、环咽肌失迟缓、进食恐惧、恶心、食欲缺乏，原因分析见病例 9 图 2。

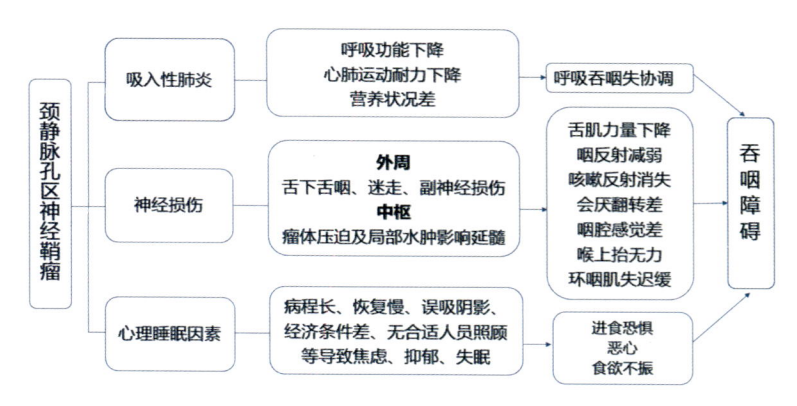

病例 9 图 2　患者吞咽障碍发生机制

2. 呼吸方面　吸入性肺炎、低氧血症、心肺耐力下降，原因分析见病例 9 图 3。

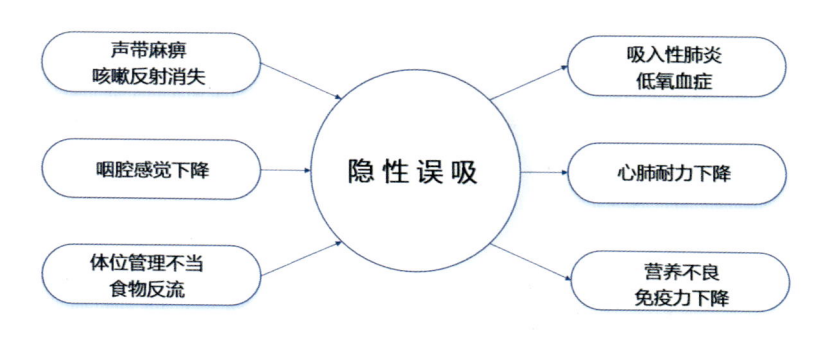

病例 9 图 3　患者隐性误吸发生机制与后果

3. 营养与护理方面　营养不良、免疫力下降、口腔卫生差、情绪障碍、失眠。

四、干预措施

1. 治疗思路　本阶段治疗着重于控制肺部炎症、预防并发症、改善营养状态、提高心肺运动耐力、增强吞咽反射、提高气道保护能力、改善睡眠、稳定情绪；为进一步的吞咽呼吸功能评估及精准化治疗创造条件。

2. 吞咽功能治疗

（1）中枢调控治疗：①镜像视频。使用镜像神经元疗法，让患者通过观察他人吞咽的视频，同时进行咀嚼与空吞咽的练习（病例 9 图 4）；②经颅直流电刺激。交替刺激双侧口舌区，并同步进行咽深层神经肌肉刺激等外周干预措施，改善患者吞咽启动（病例 9 图 5）。

（2）外周训练治疗：①改善吞咽启动。应用深咽神经肌肉刺激、感应电刺激、神经肌肉电刺激、Masako 训练增强咽反射，促进吞咽启动；②吞咽保护训练。采取嗓音训练改善声带活动，门德尔松吞咽训练促进舌－喉复合体上抬，进而提升气道保护功能（病例9图6）。

（3）中医传统治疗：采用电针以舌三针为主穴，配合点刺金津、玉液等穴位，以达到协调吞咽肌肉的感觉与运动作用（病例9图7）。

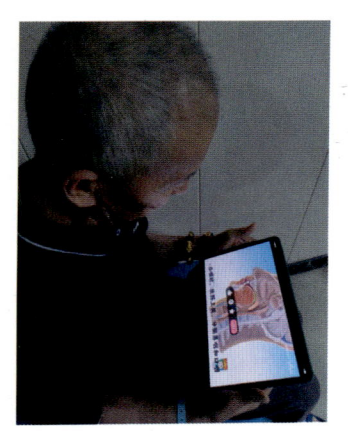

病例9图4　镜像视频

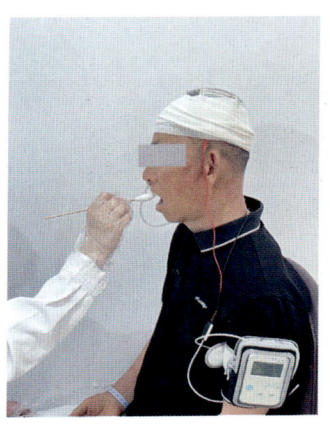

病例9图5　经颅直流电刺激＋咽深层神经肌肉刺激

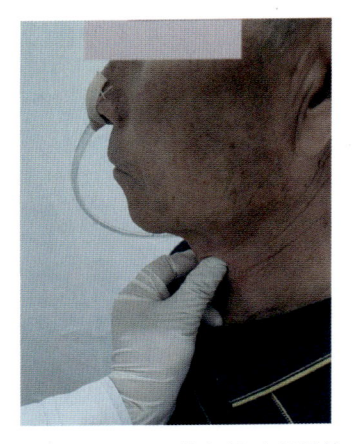

病例9图6　门德尔松吞咽训练

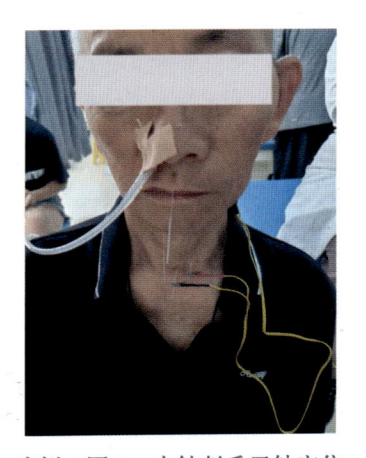

病例9图7　电针刺舌三针穴位

3. **呼吸功能治疗**　①腹式呼吸训练；②运动训练；③膈肌电刺激（病例9图8）；④ACBT 通过呼吸控制、胸廓扩张训练、用力呼气技术放松紧张的呼吸肌，进行气道廓清训练，有效控制肺部感染（病例9图9）；⑤抗阻呼吸训练：应用 Power

Breathe 呼吸训练器根据患者自身情况及首次训练评估结果进行吸气训练，增强膈肌肌力及耐力，改善肺功能（病例9图10）；⑥咳嗽训练。

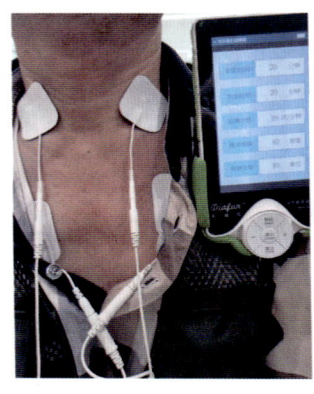

病例9图8　膈肌电刺激 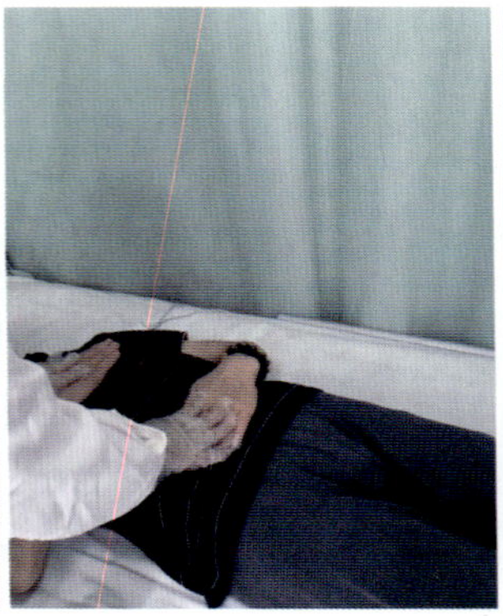　　病例9图9　ACBT 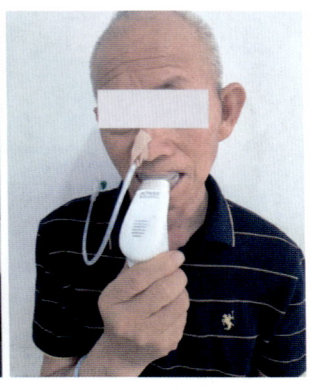　　病例9图10　抗阻呼吸训练

4．药物治疗　应用抗感染、化痰、促胃肠动力、调节肠道菌群、营养对症支持等药物治疗控制肺部炎症，改善营养状态。

5．康复护理　①体位管理：通过抬高床头≥30°，避免餐后平卧及快速改变体位，预防误吸；②营养管理：根据营养处方，指导特制营养餐，指导规范喂食；③气道护理：常规口腔护理、雾化湿化及机械辅助排痰基础上，指导患者行卧位操锻炼，提高心肺运动耐力；④心理护理：做到及时疏导、及时安慰、及时反馈，同步联合使用增强型体外反搏，缓解患者焦虑抑郁状态，提高睡眠质量，构建互信医患关系，增强康复治疗信心与依从性（病例9图11）。

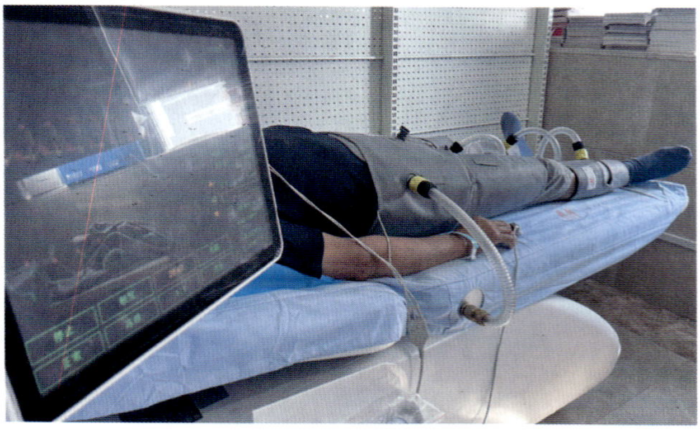

病例9图11　增强型体外反搏

6．治疗间相互作用　通过临床药物治疗及康复护理尽快控制肺部炎症、促进胃肠动力、缓解焦虑抑郁症状、提高营养状态，为更好的康复治疗创造条件。针对患者吞咽障碍特点，基于"中枢－外周－中枢"的闭环理论，使用镜像视频、经颅直流电刺激激活功能脑区，同时联合外周训练反馈于中枢，进一步促进脑功能重塑，通过中枢干预与外周干预的共同作用，改善吞咽启动，增强气道保护能力。呼吸与吞咽共享中枢，共用解剖结构，两者在时间与空间上存在重要的协调关系，结合该患者功能障碍特点，我们采用ACBT、膈肌电刺激、运动训练等多种呼吸训练方式提升患者廓清能力及气道保护能力，减少误吸。吞咽功能训练可以改善呼吸功能，呼吸训练亦可促进吞咽功能的恢复，两者相互制约，相互依赖，形成良性循环。经过医、治、护协同治疗半个月余，患者肺部炎症好转、呼吸功能改善、运动耐力提高、营养状况提升、情绪稳定、睡眠改善、口腔清洁、吞咽启动改善、气道保护能力增加，无误吸事件发生，具备吞咽精准评估条件。

7．再次功能评估（2023年7月8日）

（1）吞咽功能评估：①临床评估：FOIS分级2级，DOSS分级3级；②吞咽造影检查：自然坐位下侧方造影结果显示进食水、糖浆样食物（3 mL）会厌谷、梨状窦均有残留，环咽肌开放不完全；进食水（3 mL）存在显性误吸，PAS分级7级（病例9视频4），进食糖浆样食物（3 mL），PAS分级1级（病例9视频5）；③喉镜吞咽功能检查：左侧声带固定、声门闭合欠佳、会厌谷分泌物积聚、左侧梨状窦分泌物积聚、咽部感觉减退、咽壁收缩差；MSS分级3级，Yale分级：会厌谷4级、梨状窦5级，PAS分级7级（病例9视频6）。

| 病例9视频4　吞咽造影检查：水（3 mL） | 病例9视频5　吞咽造影检查：糖浆（3 mL） | 病例9视频6　喉镜吞咽功能检查 |

（2）呼吸功能评估：肺功能测定结果显示：潮气容积（TV）：453 mL，用力肺活量实际值预计值的比值（FVC/PRED）：59.1%，最高呼气流量实际值与预计值的比

值（PEF/PRED）：52.7%，最大通气量实际值与预计值的比值（MVV/PRED）：56.5%。

（3）肌电图评估：左侧副神经运动神经传导复合肌肉动作电位（MVV/PRED）波幅下降，提示轴索性损害，左侧颏下肌群收缩无力。

8．调整治疗方案

（1）治疗思路：根据评估结果，下一步治疗重点在于促进环咽肌开放，减少误吸，恢复经口进食能力。

（2）吞咽功能治疗：①简易舌压抗阻反馈训练。使用输液器连接导尿管球囊自制简易舌压抗阻反馈训练（病例9图12）；②球囊导管扩张训练＋神经肌肉电刺激（NEMS）。a. 低频神经肌肉电刺激同步冷热水交替主动球囊扩张治疗；b. 简易咽部球囊导管压力反馈训练：每次扩张结束，将球囊上提并保持在舌根与咽后壁之间，同时嘱患者做吞咽动作（病例9视频7）；③表面肌电生物反馈训练。使用表面肌电生物反馈治疗联合用力吞咽（病例9图13）；④Shaker训练；⑤治疗性进食训练。结合VVST-CV的评估结果，考虑患者经济情况，在糊状食物中添加油脂，增加食物爽滑，替代增稠剂，并使用左转头加点头代偿姿势实现患者安全经口进食（病例9视频8）。

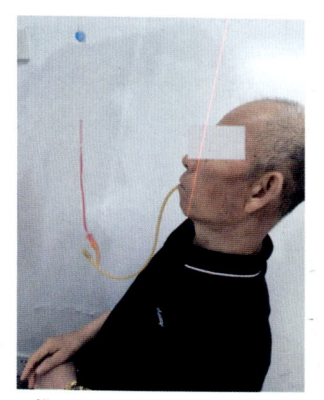

病例9图12　简易舌压抗阻反馈训练　　病例9图13　表面肌电生物反馈训练

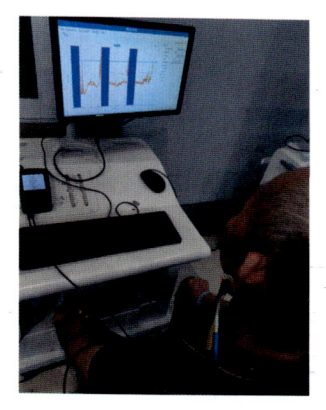

病例 9 视频 7　球囊导管扩张＋NEMS　　　　　病例 9 视频 8　治疗性进食

（3）康复护理：①经过一阶段治疗建立患者信心后，拔除胃管行间歇性经口至食管管饲法（intermittent oro-esophageal tube feeding，IOE），指导并鼓励患者自主 IOE 操作，根据医嘱动态调整营养管理方案，保证患者营养需求（病例 9 视频 9）；②在安全进食管理中，以任务导向指导模式，在进食前行唇舌操训练，摄食过程中采取点头和侧方吞咽代偿姿势，助力患者安全吞咽，同步做好口腔卫生管理（病例 9 视频 10）；③护理延续呼吸训练操，提高患者心肺功能，增强患者康复信心，体现了心理与心肺"双心"护理模式，并教会患者与家属海姆立克误吸急救方法。

病例 9 视频 9　患者自主 IOE　　　　　病例 9 视频 10　任务导向舌操

（4）治疗间相互作用：①分析该患者环咽肌不开放原因为咽缩肌无力、喉上抬不充分、咽喉感知能力下降、环咽肌失迟缓，故我们有针对性的采取相应治疗：就地取材使用输液器连接导尿管球囊自制简易舌压抗阻反馈训练提高舌骨前移上抬幅度，增强咽腔压力；球囊导管扩张训练＋NEMS 改善咽部感觉，促进环咽肌开放，增强咽部的压力；表面肌电生物反馈训练提高患者主动吞咽训练的准确性与积极性；指导患者自行 Shaker 训练，床边护理指导呼吸训练操，延续康复治疗效果；②规范化的摄食管理可以增加进食安全，降低误吸风险，减少留置胃管时间，增强营养状态，改善生存质量，有利于吞咽功能恢复。故我们采用 IOE，在保证营养摄入充足的情况下，有效减少长期留置胃管带来的黏膜水肿、胃食管反流、出血、疼痛、吸入性肺炎等并发症，同时通过刺激及诱发吞咽动作的启动，使吞咽功能明显提高。另外，患者一旦符合经口进食5大标准（肺部感染控制、半卧位30分钟、自主咳嗽功能良好、至少大于1次吞咽启动、进食某种食物PAS分级＜5级），我们尽早采用直接摄食训练，可以更好地增强吞咽反射和吞咽肌群的力量与协调性，提高吞咽相关感觉和运动神经的功能。

五、治疗结局

经过40余日治疗，患者吞咽功能明显改善，吞咽功能评估：FOIS分级5级，DOSS分级5级，吞咽造影检查结果显示：进食布丁（5 mL）左侧转头及点头代偿吞咽无误吸残留，PAS分级1级（病例9视频11）；进食水（10 mL）会厌谷、梨状隐窝少量残留，无误吸，PAS分级1级（病例9视频12）。情绪稳定，睡眠良好，HADS评分5分；阿森斯失眠量表评分3分，行出院指导。出院后随访患者已经恢复完全经口进食（病例9视频13）。

病例9视频11　吞咽造影检查：布丁（5 mL）

病例9视频12　吞咽造影检查：水（10 mL）　　　病例9视频13　随访进食情况

六、病例分析

1. 病例特点　①该案例长达10年，吞咽障碍1年，就医过程曲折，来诊时已有吞咽相关肌群的失用与萎缩；②颈静脉孔区神经鞘瘤临床少见，病变部位特殊：

一方面肿瘤本身致舌咽、迷走及副神经损伤；另一方面其围绕颈静脉孔向上下生长，导致脑干受压，影响吞咽中枢。该患者吞咽障碍为中枢与外周共同受损所致；③患者经历大手术、误吸致严重肺炎、营养状况差、进食恐惧等，导致心理负担重，影响了吞咽功能的恢复。

拓展：颈静脉孔区神经鞘瘤发病率低，只有神经系统肿瘤的 0～3%，是起源于包绕舌咽神经和迷走神经的施万细胞的良性肿瘤，以舌咽神经最多见，通常来源于胶质-施万细胞移行处和颈静脉孔内的神经节。根据肿瘤生长的方式分为 4 型，A 型主要是颅内肿瘤；B 型主要是在颈静脉孔区；C 型主要是起源于颅外肿瘤；D 型哑铃状，颈静脉孔及颅内颅外均有累及；临床表现随着肿瘤大小、累及的位置而多样，主要为颈枕区疼痛和后组颅神经损伤的表现，可出现颈静脉孔综合征（Vernet 综合征），即同侧舌后 1/3 味觉丧失、声带软腭麻痹、斜方肌胸锁乳突肌无力。如果向上侵犯脑桥小脑角，也可出现 5/7/8 脑神经受累症状。肿瘤组织往往与后组脑神经及血管紧密粘连，手术创伤大，时间长，术中需全面进行神经功能电生理监测，术后并发症多，围术期管理复杂。

2. 成功的经验　①重视呼吸、运动、营养与吞咽之间的关系；②采用吞咽造影检查联合喉镜吞咽功能检查精准评估，依循证医学实施中枢联合外周的闭环治疗，妙用球囊扩张术联合 NEMS 多种方法精准治疗；③关注心理情绪因素对吞咽功能的影响，基于"生物-心理-社会"医学模式，采用药物联合心理疏导并同步创新使用体外反搏改善睡眠及情绪问题；④以呼吸训练序贯全程，实现全方位、个体化特色护理；⑤体现 Team Work 工作模式的重要性，充分尊重患者诉求，强调患者的主动参与。

3. 教训与反思　①患者术后呼吸功能差，膈肌对食管的压力降低，胃食管反流风险大大增加，但术后早期并未重视吞咽障碍的筛查、评定与管理，导致出现严重的误吸性肺炎，不仅延长患者病程，加重家庭经济负担，更是加重了病患躯体与精神双重痛苦；②纵观患者的就医历程，病程长，吞咽障碍持续时间较久，就诊时已有相关肌群的失用与萎缩，但该患者术前从未接触吞咽评估与康复。作为吞咽康复人，我们有义务做好吞咽功能障碍的宣教工作，加强一线临床科室的医务人员以及大众对吞咽功能的重视程度。因此，基于 ERAS 理念的吞咽预康复任重道远。

七、病例点评

本病例展示了颈静脉孔区神经鞘瘤术后吞咽障碍患者的综合康复过程，体现了跨学科团队协作和个体化治疗的重要性。患者经历复杂，吞咽功能严重受损，但通过系统的功能评估、精准的治疗策略，以及全面的康复护理，最终取得了显著的康复效果。治疗团队重视呼吸、运动、营养与吞咽功能的整体康复，采用吞咽造影检查联合喉镜吞咽功能检查进行精准评估，并依据循证医学原则实施中枢联合外周的闭环治疗。特别是在吞咽功能恢复上，综合运用了多种现代康复技术和中医传统治疗方法，如经颅直流电刺激、球囊扩张术、电针等，有效促进了吞咽功能的改善。此外，治疗团队还充分关注患者的心理情绪因素，通过药物联合心理疏导、体外反搏等措施改善患者的睡眠和情绪问题，增强了患者的康复信心和依从性。同时，护理团队在体位管理、营养管理、气道护理等方面也发挥了重要作用，有效预防了并发症的发生。总体而言，本病例的成功经验体现了现代康复医学的综合性和个体化治疗理念，对于类似患者的康复治疗具有重要的借鉴意义。同时，也提醒我们在临床工作中应重视吞咽功能障碍的早期筛查、评估和干预，以预防严重并发症的发生。

（病例提供者：项　洁　孟文文　周业青　冯子钰　徐州医科大学附属医院）

（点评专家：唐　敏　宁波市康复医院）

参考文献

[1] 中国吞咽障碍康复评估与治疗专家共识组. 中国吞咽障碍评估与治疗专家共识（2017年版）第一部分：评估篇[J]. 中华物理医学与康复杂志，2017，39（12）：881-892.

[2] 中国吞咽障碍康复评估与治疗专家共识组. 中国吞咽障碍评估与治疗专家共识（2017年版）第二部分：治疗与康复管理篇[J]. 中华物理医学与康复杂志，2018，40（1）：1-10.

[3] 中国吞咽障碍膳食营养管理专家共识组. 吞咽障碍膳食营养管理中国专家共识（2019版）[J]. 中华物理医学与康复杂志，2019，41（12）：881-888.

[4] 杨晨，张俊，孙菲，等. 经颅直流电刺激治疗脑卒中后真假性球麻痹吞咽障碍的疗效观察

[J]. 中华物理医学与康复杂志, 2020, 42 (03): 199-204.
[5] 中华医学会老年医学分会心血管病学组,《中华老年医学杂志》编辑委员会, 中国生物医学工程学会体外反搏分会老年学组. 老年人体外反搏临床应用中国专家共识（2019）[J]. 中华老年医学杂志, 2019, 38 (9): 953-961.
[6] 窦祖林. 吞咽障碍评估与治疗（第2版）[M]. 北京：人民卫生出版社, 2017.

第二节 延髓肿瘤吞咽障碍康复病例

病例 10 吞咽未动，呼吸先行——延髓肿瘤术后患者的康复之路

一、病历摘要

患者女性，24 岁，蛋糕裱花师。

主　诉：间断头痛 6 年，加重伴饮水呛咳 9 个月余。

现病史：患者自 2016 年无明显诱因出现头痛，头颅 MRI 示"脑干占位"（病例 10 图 1），给予保守治疗 1 年余。2021 年 9 月出现饮水呛咳、右侧肢体力弱、行走踏棉花感，症状逐步加重，体重下降 15 kg。入院前 26 天全身麻醉下行"脑干占位"切除术，术后病理示胶质瘤，世界卫生组织（WHO）神经肿瘤分级 I 级。术后因脱机困难给予气管切开，遗留吞咽困难并留置胃管，住院期间咳痰能力弱，痰多，口腔分泌物多，出现肺部感染，痰培养提示多重耐药肺炎克雷白菌，给予美罗培南抗感染治疗。入院前 2 天体温波动于 38～38.5℃。术后遗留左侧肢体浅感觉障碍、右侧肢体力弱，不能独自翻身坐起，卧床状态。患者为求拔除气管切开套管及改善吞咽功能等问题于 2022 年 7 月 4 日入住我科。

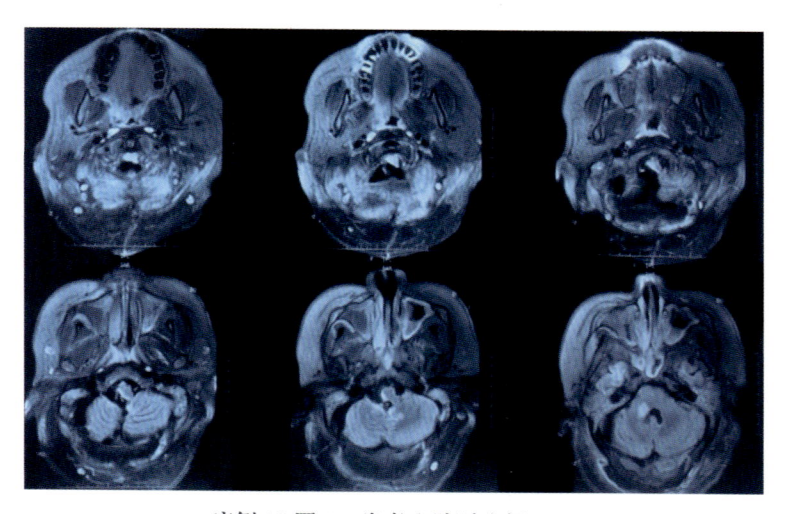

病例 10 图 1　患者入院时头颅 MRI

临床诊断：①胶质瘤术后（延髓）；②肺炎；③气管切开拔管困难；④体位性低血压；⑤胃食管反流；⑥抑郁状态；⑦2型糖尿病；⑧中度贫血；⑨低蛋白血症。

功能诊断：①吞咽功能障碍；②呼吸功能障碍；③肢体运动功能障碍；④肢体感觉功能障碍；⑤平衡障碍；⑥社会参与能力丧失；⑦ADL严重依赖。

二、功能评估

1. 呼吸功能评估

（1）临床评估（2022年7月4日）：患者意识清楚，气管切开状态（塑料气管切开套管内径7 mm，气囊压力25 cmH$_2$O），口腔分泌物多，呈浆液状，流涎严重程度和频率量表评分为7分，为严重流涎，不能经口吐出，气囊抽空试验由于唾液持续呛咳不能耐受。中等量Ⅲ度黄色黏痰，不易咳出，被动咳嗽反射消失，主动咳嗽能力弱，SCSS 2分。呼吸频率22次/分，胸式呼吸，氧流量3 L/min，血氧饱和度可维持在95%以上，不能脱氧。

（2）喉镜评估（2022年7月8日）（病例10视频1）：杓黏膜水肿，右侧声带麻痹，左侧声带外展受限，声门狭窄，最大声门裂约1.5 mm。

病例10视频1 患者入院时喉镜评估

（3）膈肌超声：右侧膈肌呼气末厚约2.8 mm，吸气末厚约4.0 mm，平静呼吸，膈肌移动度约18 mm。左侧膈肌呼气末厚约3.3 mm，吸气末厚约3.5 mm，平静呼吸，膈肌移动度约28 mm，提示右侧膈肌功能障碍。胸片正位示右侧膈肌抬高（病例10图2）。

（4）呼吸睡眠监测：呼吸暂停指数15.5，符合中度阻塞性睡眠呼吸暂停低通气综合征，重度睡眠低氧血症。

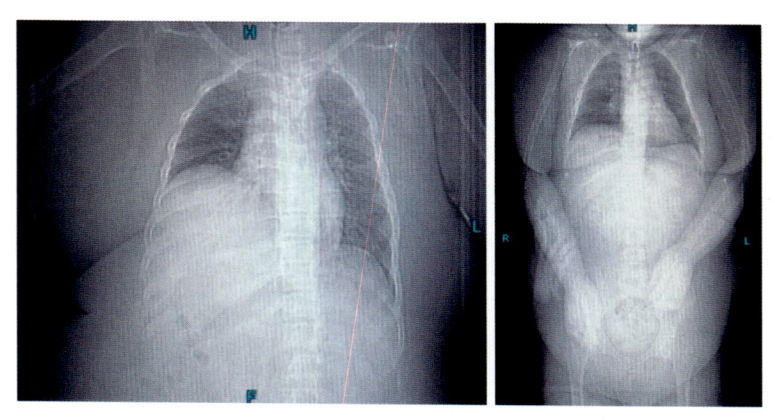

病例10图2　右侧膈肌抬高

2. 吞咽功能评估

（1）临床评估（2022年7月5日）：伸舌右偏，右侧舌肌萎缩无力，舌主动运动范围小，舌肌无法抗阻力运动，腭咽弓左高右低，右侧软腭上抬不充分，唇颊、下颌活动正常，颈部活动无受限。咽反射缺失，呕吐反射缺失，MASA评分53分，FOIS分级1级。喉上抬幅度小于2 cm，反复唾液吞咽试验1次/30秒，饮水试验5级。V-VST结果：中稠食物5 mL及布丁状食物5 mL均存在安全性受损表现。

（2）喉镜吞咽功能评估（2022年7月11日）：双侧鼻咽部存在中度分泌物，腭咽关闭不全，会厌谷及双侧梨状隐窝重度分泌物潴留，Murray分泌物严重程度分级3级，主动吞咽后无法清除。喉镜轻触双侧杓状软骨，右侧不可引发反射性内收动作，左侧正常。右侧声带固定，左侧声带内收不能完全闭合，外展受限。稀流质食物3 mL进入双侧会厌谷引发主动吞咽，咽缩肌无力，屏气不能，可见食物混合唾液进入喉前庭及气道，未引发咳嗽，PAS分级8级，会厌谷及双侧梨状隐窝残留，Yale分级5级。提示：①咽期吞咽功能障碍；②隐性误吸；③腭咽关闭不全；④气道保护能力差。

（3）吞咽造影评估（2022年7月28日）（病例10视频2）：（气管切开堵管状态）自然坐位进食3 mL稀流质食物，头部控制无障碍，口腔控制及运送轻度障碍，吞咽启动延迟，鼻腔部分反流，吞咽后未见食物进入食管，会厌谷及梨状隐窝较多残留，部分食物自梨状隐窝进入气道，未引发咳嗽，经提示后咳嗽不能将食物完全咳出气道。提示：①口腔期及咽期吞咽功能障碍；②隐性误吸；③环咽肌功能障碍；④气道保护能力差。

病例 10 视频 2　患者入院时吞咽造影

3．消化功能评估　患者胃排空延迟，进食 200 mL 营养液后 4 小时残留胃内容物大于 150 mL，患者存在胸骨后烧灼感，喉镜下反流体征评分 11 分（喉室消失 2 分＋充血 4 分＋声带水肿 2 分＋喉水肿 3 分）。

4．护理评估　患者身高 156 cm，体重 97 kg，BMI 39.9，肥胖。同时存在中度贫血及低蛋白血症，提示营养不良。NRS-2002 评分 4 分，存在营养风险。汉密尔顿抑郁量表评分 68 分，严重抑郁状态。患者坐位舒张压可较卧位下降 30 mmHg 以上，同时伴有头晕、无力、黑矇症状，考虑存在体位性低血压。

三、主要问题

1．呼吸功能方面　患者严重流涎，发生吸入性肺炎危险高；气道廓清能力差，痰堵风险高；呼吸肌力弱，呼吸功能严重受损；上气道结构受损导致气管切开套管拔除困难。

2．吞咽功能方面　右侧舌肌瘫痪，口咽压力差；咽缩肌力量差，舌-喉复合体活动不足；咽部感觉差，吞咽启动延迟；环咽肌功能障碍；气道廓清能力差，存在隐性误吸，吸入性肺炎发生风险高。

3．消化功能与营养方面　胃肠动力差，存在胃食管反流，无法达到每日所需营养目标，营养不良。

4．运动功能方面　左侧肢体感觉障碍，右侧肢体力弱，导致患者无法独自翻身坐起体位转移及站立行走，坐位及站立位血压下降导致头晕无力，黑矇，导致跌倒摔伤风险增加，对于运动功能康复训练不利。

5．心理健康方面　严重抑郁状态导致躯体化症状，进食及睡眠差，低动力，康复配合度差。

四、干预措施

1. 治疗思路　患者的康复治疗设定拔除气管切开套管及治疗吞咽功能障碍双重目标，团队采取了先拔除气管切开套管后提高气道保护能力、改善吞咽功能，早期运动辅助，医-护-技团队协作的治疗思路。

2. 拔除气管切开套管过程

（1）更换气管切开套管：由于口腔分泌物过多造成气囊抽空不能耐受，无法进行下一步堵管训练，梨状隐窝大量分泌物潴留不断向喉前庭及声门下渗漏、误吸造成吸入性肺炎。针对此问题采取间歇胃管既保证患者营养摄入需求，又减少长期留置胃管对于咽腔及下咽部刺激，减少唾液在下咽部潴留，缓解喉部肿胀。其次对于患者进行双侧腮腺及下颌下腺A型肉毒毒素注射减少唾液产生。唾液腺注射1周后患者口腔分泌物减少，流涎严重程度和频率量表评分为5分，喉镜检查杓黏膜水肿好转，Murray分泌物严重程度分级1级。患者可将口腔中全部及下咽部部分口腔分泌物吐出，可耐受24小时气囊抽空未发生新发肺炎，给予患者更换金属气管切开套管。

（2）堵管：患者呼吸功能差无法耐受完全堵管，并由于经济问题无法担负市售说话瓣膜，护理组给予自制说话瓣膜后患者可发声（病例10图3），佩戴说话瓣膜进行呼吸训练及呼吸控制训练。同时使用膈肌电刺激促进膈肌功能恢复。运动康复及生活康复辅助进行体位转换训练和上肢功能训练。患者逐步由语音阀过渡至完全堵管。

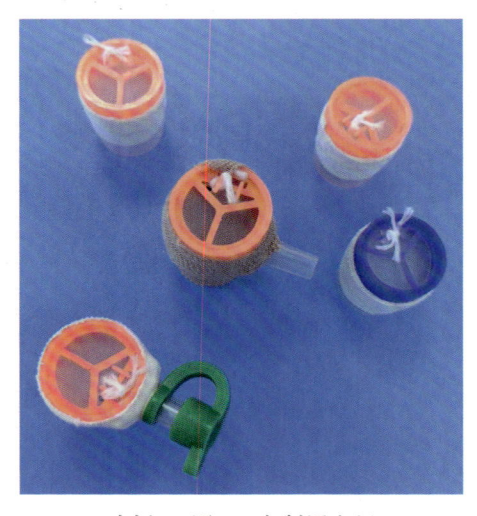

病例10图3　自制语音阀

（3）气道廓清及咳嗽训练：堵管前通过体位引流、叩背及体外振动排痰等方法对患者进行深部痰液引流及增加肺通气；堵管后通过ACBT达到气道廓清。患者被动咳嗽反射消失，辅助建立正确咳嗽模式，定时主动咳嗽完成气道廓清目的。

（4）拔管：睡眠监测提示中度阻塞性睡眠呼吸暂停低通气综合征，重度睡眠低氧血症，夜间最低血氧饱和度46%。给予夜间佩戴无创呼吸机纠正低通气及低氧血症。再次喉镜检查提示左侧声带内收外展能力较前好转。给予拔除气管切开套管成功。

3. 吞咽功能治疗过程（增加每项训练时间及频次）

（1）口咽推送力训练、舌压抗阻反馈训练、抗阻力舌回缩Masako训练，10次／组，3组／日。重点训练舌肌力量及舌推送能力，加快吞咽启动速度。

（2）Shaker训练＋前额抗阻训练，30次／组，3组／日，重点提高舌-喉复合体运动能力及咽缩肌力量，减少咽部残留及向喉前庭渗漏误吸。

（3）环咽肌功能训练、球囊扩张训练8～10次／组，1组／日，建立正确的吞咽模式，促进环咽肌在吞咽启动时的正常开放。

（4）改善腭咽闭合功能，冰棒刺激加主动发"啊"音训练，10次／组，3组／日，促进软腭提升改善腭咽闭合功能，吞咽时代偿捏鼻防止鼻咽反流。

（5）气道保护训练，应用声门上吞咽法加强患者吞咽过程中的气道保护能力，建立正确的呼吸吞咽模式。

（6）球囊扩张10天后再次吞咽造影检查可见口腔期障碍减轻，吞咽启动速度加快，吞咽启动时环咽肌仍未开放。此时球囊扩张最大水容量3 mL，直径1.7 cm。医-护-技治疗小组讨论结果：环咽肌功能障碍短时间不能通过球囊扩张取得疗效，决定在超声引导下经球囊定位进行环咽肌A型肉毒毒素注射（病例10图4）。

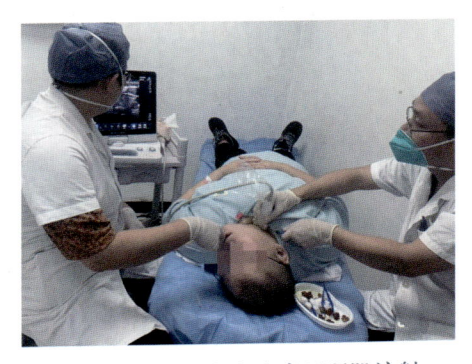

病例10图4　肉毒毒素环咽肌注射

4. 其他功能障碍治疗过程　奥美拉唑 20 mg 1 次/日抑制胃酸分泌，莫沙必利 5 mg 3 次/日促进胃肠动力，增加下肢运动，定时排便，间歇胃管使用、中频电疗促进胃肠蠕动等方法改善胃肠动力，减少胃食管反流。通过穿戴下肢弹力袜及腰围增加回心血量，口服 α$_1$ 受体激动剂盐酸米多君 10 mg 2 次/日，增加容量、渐进式离床等方法改善患者体位性低血压，通过佩戴足踝矫形器使用手杖使患者实现早期体位转移及行走。给予抗抑郁治疗改善患者情绪，通过心理护理提升患者治疗信心。

5. 治疗间的相互作用　口腔分泌物的减少及气道廓清能力的增强为堵管拔管奠定了基础；间歇胃管的实施及胃食管反流的控制减少了喉部及声带的水肿，为堵管拔管提供了有力的帮助；呼吸肌训练、运动能力的增强使心肺呼吸功能提高，使拔管成为可能；无创呼吸机的使用为安全拔管提供了保证。拔管后恢复上气道呼吸功能形成正常的声门下压力，对于建立正确的吞咽呼吸模式具有重要意义。正是在"吞咽未动，呼吸先行"的理念下，打开了呼吸功能障碍与吞咽功能障碍互相影响的闭环，使此患者吞咽功能的恢复成为可能。

五、治疗结局

环咽肌肉毒毒素注射后 1 周球囊扩张水容量增至 8 mL、直径 2.5 cm，患者通过声门上吞咽法可逐渐进食酸奶、面条等食物。以直接摄食训练＋气道保护吞咽法＋吞咽代偿动作学习为主要训练方式，治疗 2 周后临床评估 FOIS 分级，复查吞咽造影（2022 年 9 月 6 日）在代偿吞咽及声门上吞咽时，3 mL 稀流质 PAS 分级 1 级（病例 10 视频 3）。经过 2 个月的治疗，患者顺利拔除气管切开套管，逐步减少间歇胃管次数直至出院前仅每日经胃管进水，其余食物制备后均可经口进食。手杖辅助下独立步行。依照患者意愿回归家庭，定期随诊。

病例 10 视频 3　患者出院时吞咽造影检查

六、病例分析

1. 病例特点　患者为青年女性，延髓背侧及外侧胶质瘤，病变范围大，累及延髓中线两侧，以右侧损伤为重，同时损伤舌下神经核及舌下神经、疑核、孤束核、三叉神经脊束核、脊髓丘脑束、小脑下脚等多个核团和神经束，在术前已经出现步态不稳、感觉障碍及吞咽障碍的症状，术后症状加重并出现呼吸功能障碍，主要表现为被动咳嗽反射消失，呼吸肌功能下降，睡眠呼吸暂停。患者需要解决的两个主要问题为：气管切开套管拔除及吞咽障碍恢复。

2. 成功的经验

（1）延髓背侧损伤患者气道管理：延髓背侧损伤患者同时损伤吞咽中枢、咳嗽中枢及呼吸中枢。我们的气道管理顺序是：减少唾液分泌－堵管－气道廓清－拔管，考虑到患者损伤延髓呼吸中枢，给予睡眠呼吸监测提示睡眠呼吸暂停低通气综合征，给予佩戴无创呼吸机保证患者通气及维持睡眠时血氧饱和度。这种从病理生理学出发，针对功能障碍的治疗流程的建立是顺利安全拔除气管切开套管的保障。在流程建立后采用医－护－技的联合治疗方案，医生组的总体拔管方案制订、唾液肉毒毒素注射及抗感染药物调整；护理组的间歇胃管的实施、说话瓣膜的制作，痰液引流等气道护理措施的实施；治疗组的呼吸肌训练及呼吸控制训练，正确咳嗽模式建立都是治疗的亮点，在临床做到经验可实施、可复制。

（2）延髓背外侧患者吞咽障碍治疗流程：通过间接训练期－球囊扩张期－肉毒毒素环咽肌注射期－注射后期，共四个阶段的吞咽治疗。在第一阶段我们发现拔除气管切开套管恢复正常上气道功能和正常声门下压力是关键；在第二阶段我们发现单纯的球囊扩张对于中央模式发生器损伤，双侧环咽肌功能障碍的患者效果不佳，需进行环咽肌肉毒毒素注射；在第三阶段结合患者的特殊条件选取前入路穿甲状腺多点注射的方式提高注射效果；在第四阶段仍需通过直接进食训练、气道保护训练、舌压抗阻训练、咽缩肌力量训练等方法保证治疗效果，推进患者经口进食功能。在治疗后的1个月、3个月、6个月分别对患者进行效果随访，及时对于进食方式、食物性状进行调整，对于吸入性肺炎进行预防和监测。在整个治疗过程中肉毒毒素环咽肌注射的治疗指征和注射治疗方式选择是治疗亮点。

（3）吞咽与气管切开拔除孰先孰后：这在临床上存在争议，一些观点认为先吞咽功能恢复可减少食物及口腔分泌物进入气道的可能，保证气管切开拔除后的安全性，存在问题是患者在等待吞咽功能恢复时长期留置气管切开套管，造成上气道功能退化、气管内肉芽形成等并发症导致拔管困难。目前主流的观点为先呼吸后吞咽，通过恢复正常呼吸与吞咽模式建立吞咽障碍恢复基础，再通过科学的吞咽训练及严密监测控制吸入性肺炎发生风险，最后取得拔除气管切开与胃管的双赢。本病例即对后一种观点进行了较好诠释，希望在医-护-技团队的紧密配合下，我们的团队能为更多的此类患者提供帮助。

七、病例点评

该病例是典型的吞咽与呼吸功能同时受累的案例。治疗团队的评估措施准确、综合，治疗策略有序、针对性强，依次解决了患者的呼吸及吞咽问题，为临床处理延髓病变患者的功能障碍提供了很好的范例。在评估中，应用喉镜观察患者的声带运动，弥补了吞咽造影检查对声带运动观察不充分的缺陷；应用膈肌超声评估了呼吸肌功能；并给予睡眠呼吸监测观察到患者存在低氧血症。这些评估结果全面提供了患者的吞咽和呼吸的状态，精准指导了治疗方案的拟定。在治疗过程中，充分体现了医-护-治团队协作，这对于吞咽、呼吸障碍并存的患者来说尤为重要，护理组的气道管理是基础，治疗组的呼吸肌群、吞咽肌群训练及肢体体耐力训练是支柱，医师组的 A 型肉毒毒素唾液腺及环咽肌注射则是在关键时间节点的有力推手。本案例尤为难得的是考虑到患者的经济因素，在征得患者知情同意的前提下，给患者使用了自主研发的语音阀，患者的需求是我们医护人员进行医疗操作的出发点。

（病例提供者：王　泳　刘　洁　首都医科大学附属复兴医院）

（点评专家：招少枫　中山大学附属第八医院）

参考文献

[1] 李思琴，杨蓉．帕金森病患者流涎相关评估工具研究进展［J］．中风与神经疾病杂志，2021，38（07）：669-672．

[2] 李秋怡，姚黎清，罗建琪．气管切开患者拔管相关影响因素的研究进展［J］．中国老年保健医学，2023，21（01）：102-106．

[3] 张晓莉，李晗瑜，郑松柏．重视老年人胃食管反流病及其相关疾病的诊治［J］．国际老年医学杂志，2023，44（04）：385-389．

[4] 冷爱军，涂环. 探究吞咽障碍患者经口间歇胃管置管鼻饲的效果［J］. 当代医学，2019，25（09）：49-51.

[5] 叶玲，吴鸿宇，周小妹. 超声引导下注射A型肉毒毒素治疗意识障碍患者流涎症的疗效观察［J］. 成都医学院学报，2022，17（05）：587-591.

[6] 叶世贤，周保，苏冠升，等. 震荡呼气正压和主动循环呼吸技术治疗慢性气道疾病腺体高分泌的效果及患者偏好研究［J］. 中国康复医学杂志，2022，37（04）：465-469+475.

[7] 樊留博，张露丁，罗咪咪，等. 导管球囊定位联合超声引导下环咽肌A型肉毒毒素注射治疗环咽肌失弛缓症吞咽障碍疗效观察［J］. 浙江医学，2022，44（03）：263-268.

[8] 窦祖林. 脑损伤气管切开术后误吸的上气道压力重塑及其生物流体力学机制研究. 广东省中山大学，2019-03-26.

[9] 郭叶群，谢晓娟，郑波，等. 脑卒中恢复期气管切开患者拔管相关因素分析［J］. 暨南大学学报（自然科学与医学版），2023，44（06）：626-630.

[10] 李勍，姜宏英，周婷，等. 气管切开术后拔管困难患者成功拔除气管切开套管的相关因素分析［J］. 中国康复医学杂志，2023，38（09）：1227-1232.

病例 11　圆美丽女孩的吃货之梦 —— 脑肿瘤术后吞咽障碍患者的康复之路

一、病历摘要

患者女性，27 岁，于 2022 年 3 月 2 日入院。

主　诉：吞咽困难伴肢体活动不灵 1 年余。

现病史：患者 2020 年 8 月因步态不稳、吞咽费力就诊，头颅 MRI 提示脑干占位病变（病例 11 图 1），行手术治疗，术后病理提示脑膜瘤。术后患者吞咽困难加重，不能独立转移及步行，病情平稳后于当地医院康复治疗近 1 年，拔除气管切开管，目前仍有吞咽口水时呛咳，留置胃管，完全鼻饲进食，发声不清且弱，不能独立转移。发病前是个热爱美食的女孩，发病以来体重下降 10 kg。

临床诊断：脑干占位（脑膜瘤）术后。

功能诊断：①吞咽障碍；②构音障碍；③四肢瘫；④平衡协调功能下降；⑤生活自理能力下降。

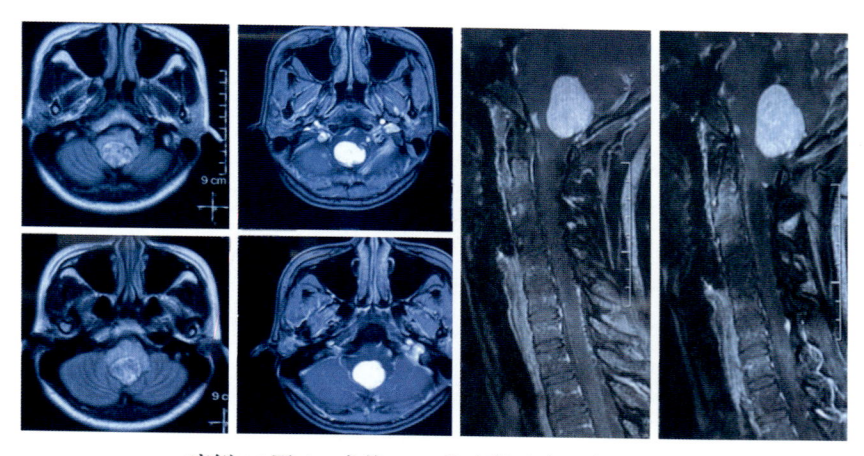

病例 11 图 1　术前 MRI 检查提示脑干占位病变

二、功能评估

1. 吞咽功能评估

（1）临床评估（2022 年 3 月 3 日）：颈部可见气管切开管愈合处约 3 cm×2 cm 瘢痕增生，伸舌居中，音质沙哑，舌体运动稍受限，软腭上抬双侧幅度减小，咽部残留感较明显，咽反射减弱，主动咳嗽力量减弱，喉上抬幅度减弱，小于 2 cm，反复唾液吞咽试验 0 次 /30 秒，饮水试验 5 级。V-VST 结果提示（病例 11 表 1）：进食中稠性状碘海醇 5 mL 存在安全性受损。

病例 11 表 1　V-VST 结果

不同稠度		中稠			低稠			高稠		
不同容积		3 mL	5 mL	10 mL	3 mL	5 mL	10 mL	3 mL	5 mL	10 mL
安全性受损相关指标	咳嗽	—	—	—	—	—	—	—	—	—
	音质改变	+	+	—	—	—	—	—	—	—
	血氧饱和度下降	—	—	—	—	—	—	—	—	—
有效性受损相关指标	唇闭合	—	—	—	—	—	—	—	—	—
	口腔残留	—	—	—	—	—	—	—	—	—
	分次吞咽	+	+	+	+	+	+	+	+	+
	咽部残留	+	+	+	—	—	—	+	+	+

（2）喉镜检查（2022 年 3 月 8 日）：双侧咽隐窝大量唾液残留（右侧重），Yale 咽部残留程度分级 5 级，存在唾液误吸，DSS 分级 1 级（病例 11 图 2），双侧声带、杓状会厌襞内收运动可。舌根后缩减弱。进食中稠及高稠食物 3 mL 均存在误吸，双侧梨状隐窝重度残留，PAS 分级 8 级。

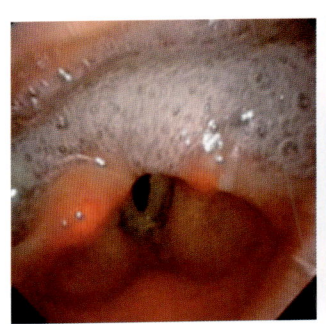

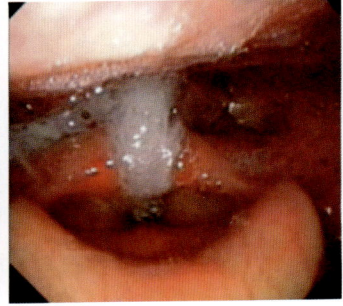

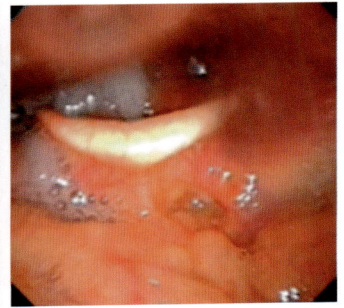

病例 11 图 2　喉镜检查

（3）吞咽造影检查（2023年3月9日）：坐位下侧面观，进食高稠食物，口腔运送尚可，喉上抬幅度不足，会厌谷及梨状隐窝中等量残留，UES开放不完全，需多次吞咽，并存在明显隐性误吸，咳嗽反射消失，咳嗽力量差。进食凝胶不能下咽，残留于会厌谷（病例11视频1至病例11视频3）。进食以上两种性状食物左侧右侧转头，误吸及咽部残留未见明显改善，PAS分级8级。DSS分级2级。

| 病例11视频1 吞咽造影检查示凝胶残留 | 病例11视频2 吞咽造影检查示高稠正位误吸 | 病例11视频3 吞咽造影检查示高稠误吸 |

（4）高分辨率咽腔测压（2023年3月11日）：进食中稠5 mL，UES静息压正常，UES残余压增加，UES松弛时间减少，腭咽部压力正常，舌根、下咽压力下降，咽部上下咽肌收缩时序性异常，食管收缩减弱（病例11图3）。

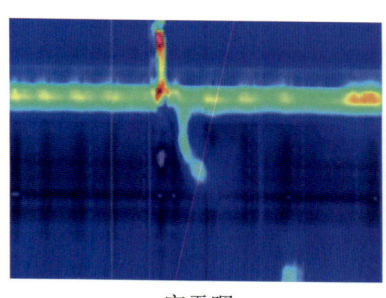

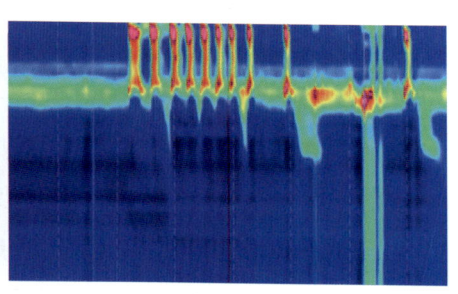

空吞咽　　　　　　　　正位吞咽5 mL

病例11图3　高分辨率咽腔测压

（5）表面肌电图检查（病例11图4）：空吞咽，舌骨上下肌群吞咽的时限均延长，舌骨下肌群收缩幅度较舌骨上肌群明显增高，舌骨上下肌群用力不平衡，代表肌群左侧舌骨上肌群平均时限（4.35±0.88）秒，均方根均值平均值（35.52±2.34）μV；右侧舌骨下肌群平均时限（3.05±0.85）秒，均方根均值平均值（13.76±0.79）μV。说明可能存在舌骨上肌群失用退化，另外患者存在气管切开处瘢痕增生，可能行吞咽动作时更费力，肌肉需进行更多收缩。

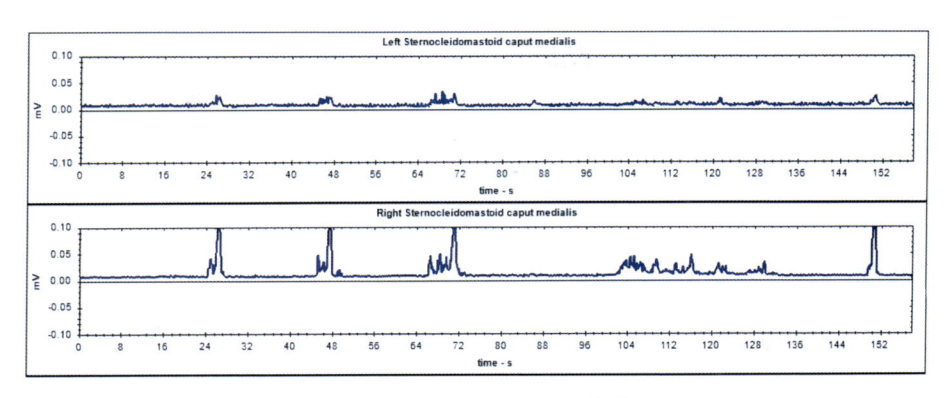

病例 11 图 4　表面肌电图检查

2. 营养功能评估　临床评估（2023 年 5 月 17 日）：患者的身高 168 cm，体重 48 kg，BMI 17.01，NRS-2002 评分 4 分，微型营养筛查表：1 分，提示存在营养不良。入院时化验提示血红蛋白 97 g/L（正常值 110～150 g/L），白蛋白 34 g/L（正常值 40～55 g/L）。

3. 消化功能评估　患者诉平日有难以消化，疾病早期时严重，目前能够耐受每次 500 mL 食物，无明显反流症状，时有反酸。但通过咽腔测压及吞咽造影检查可观察到食管收缩功能减弱。

4. 心理评估　汉密尔顿抑郁量表（hamilt ondepression scale，HAMD）评分 24 分，存在焦虑抑郁情绪。

5. 护理评估　患者 EAT-10 评分 32 分，目前留置胃管，给予"人字形"固定＋高举平抬预防非计划性拔管；根据 BMI，给予计算每日所需能量 2205 kcal/d，水量 1440 mL；患者目前每天 500 mL/d 3 次食物，但能量密度不足。压疮风险 16 分，无危险；二便正常；跌倒、坠床风险评分 55 分，高度风险。

6. 运动功能　四肢肌力 3+ 级。右侧指鼻及跟膝胫试验阳性，坐位平衡 3 级，站立平衡 1 级。

三、主要问题

1. 吞咽功能方面　患者有严重的残留和误吸，且误吸为隐性误吸。喉上抬幅度差，咽反射减弱，舌体及舌根运动弱，咽喉部肌群无力，环咽肌开放不完全，咽部分泌物及残留物较多，转头策略效果欠佳。

2. 营养问题　每日摄入能量及蛋白不足，营养不良。

3. 消化功能　患者存在食管收缩减弱，根据症状存在胃排空缓慢、延迟。

4. 护理相关问题　存在高跌倒风险，高度误吸及窒息风险。

四、干预措施

1. 治疗思路

（1）治疗目标：短期改善营养状态，预防吸入性肺炎，部分经口进食。长期目标：完全经口进食，回归社会。

（2）治疗重点：纠正误吸，改善咽部残留及 UES 开放。提高耐力及平衡能力。

2. 吞咽功能治疗

（1）口腔感觉运动训练：口腔内及舌体电刺激；咽部冰刺激；舌体抗阻后缩运动；舌后部上抬运动—小熊猫训练等改善口腔及咽部感觉、改善舌体力量及协调性。

（2）咽喉部功能训练：棉签押送训练—配合声门上吞咽法、岩田法（下颌抗阻训练）、门德尔松吞咽训练、Masako 训练、球囊扩张术，提高舌骨上肌群力量、增加喉上抬幅度、提高咽腔压力、增加 UES 开放程度及持续时间、调节吞咽时序性、协调性、减少误吸。随着患者吞咽功能的变化，调整治疗包括主动吞咽注水球囊增加咽部肌肉运动协调性，给予凝胶食物训练等。

（3）其他治疗：超声波等物理因子治疗改善颈部软组织粘连，避免因其影响喉上抬幅度；经颅磁刺激—双侧舌骨上肌群皮层投射区，丛内 50 Hz，丛间 5 Hz，80% MT，600 脉冲 iTBS，提高双侧支配吞咽功能的皮层及皮层下纤维兴奋性；呼吸训练改善吞咽-呼吸协调性，构音训练改善构音功能及喉部感觉和运动功能。随着治疗的进展，给予拔除鼻胃管改为间歇管饲，提高咽部感觉，保证营养和水分摄入，减少鼻咽部置管的压迫。

3. 消化功能　药物给予兰索拉唑抑酸，盐酸伊托必利片（为力苏）改善胃肠动力，物理因子治疗予上腹部干扰电及针灸治疗促进消化道平滑肌蠕动。

4. 运动功能恢复的治疗

（1）四肢联动训练：提高四肢协调性及肢体耐力。

（2）运动康复治疗：提高转移能力、平衡及协调能力。

（3）平衡仪器训练：从本体、前庭及视觉方面提高整体平衡功能。

（4）生活康复治疗：提高上肢协调功能及日常生活能力。

五、治疗结局

经过将近 2 个月的治疗，患者的吞咽功能恢复从完全鼻饲饮水—间歇管饲水—完全经口进食各种性状食物及水。治疗后患者进食高稠、中稠及水 4 mL 和凝胶时，咽部均无残留、无渗透、无误吸，环咽肌开放较好。PAS 分级 1 级，DSS 分级 7 级（病例 11 视频 4、病例 11 视频 5）；从需要辅助下床椅转移过度至能够独立室内步行；体重从 48 kg 升至 60 kg，BMI 由 17.01 升至 23.03（已认识到要合理饮食，控制体重，目前随诊体重控制达标）；情绪大大改善，汉密尔顿抑郁量表评分由 24 分降至 6 分。患者能够回归家庭及社会，出院。

病例 11 视频 4　治疗后吞咽造影检查示凝胶无残留

病例 11 视频 5　治疗后吞咽造影检查示水无误吸

六、病例分析

1. 病例特点　该患者为肿瘤术后，术后康复的疗程超过 1 年，术后在当地医院康复治疗近 1 年，肢体及吞咽功能恢复不满意，这一方面与术后病情仍较重有关，另一方面患者吞咽困难、营养状态差，影响各方面功能恢复。患者为青年女性，花样年华，热爱美食，恢复以上功能回归社会，高质量的生活是康复的目标。

2. 成功的经验

（1）恢复吞咽及运动功能，营养是关键：患者入院时的病程较长，营养状态很差，入院时精神状态及体能均处于虚弱的状态。在早期脑肿瘤术后，机体可能处于应激状态，蛋白质分解代谢增加、负氮状态，机体能量消耗问题尤为突出，营养需求增加，早期未重视营养则难以满足机体的供能需求，且脑干损伤早期可能存在胃肠道功能问题，营养摄入也会受到反流、排空困难等的限制。在疾病恢复期，患者留置胃管，每日摄入食物量 500 mL 3 次/日，但摄入的食物各营养素的比例可能不能满足能量供应。患者的吞咽困难突出表现为存在明显隐性误吸（包括唾液），若营养状态不能保证，免疫功能受损，发生吸入性肺炎的概率则进一步增加。由于营养状态差，吞咽训练及肢体功能训练所需的力量及耐力则不能保证。因此，入院后我们第一时间完善营养科会诊，并评估患者的胃肠道功能，为其制订合理优化的饮食量及频率的计划，纠正其营养状态。

（2）"对症下药"，感觉＋运动精细化康复：患者的肿瘤位于脑干背侧，从影像看，与舌下神经核相邻，肿瘤压迫或手术会影响舌下神经核或纤维，且患者存在舌肌萎缩及震颤，因此舌体运动存在异常，但患者的口腔运送阶段功能尚可代偿，根据患者的评估结果，患者吞咽障碍的主要表现是误吸及咽部残留。误吸与喉关闭异常及咽部残留均相关，患者的声带运动本身是相对正常的，测压提示中下段咽腔压力稍有下降。因此考虑患者的误吸可能是咽喉部感觉及反射异常、喉上提幅度下降与会厌接触封闭前庭异常，以及舌根后缩不足、咽部收缩下降等所致。一方面由于脑肿瘤术后神经受损导致吞咽有关感觉及运动功能受损所致，另一方面也与病程较长，吞咽肌群及感觉神经的失用有关。因此我们在治疗过程中从感觉及运动两方面入手，着重解决误吸及残留的问题。感觉方面结合构音训练提高气流对声带的刺激，并加强咽部感觉刺激；运动方面提高舌肌及舌骨上肌群力量、改善舌骨上下肌群的平衡、促进喉闭合、提高咽腔压力、改善吞咽的协调性来加强喉保护作用及吞咽的有效性。待患者逐渐能够安全进食部分食物后，拔除胃管改为间歇管饲，患者耐受良好，既往有研究佩戴鼻胃管比不佩戴鼻胃管的死亡率要高，因为留置的管可能会引起病原菌在口腔等部位的定植，肺炎发生率高。解决误吸以后，患者的吞咽功能有了质的飞跃，营养和情绪均得到明显改善，恢复进程加快。康复过程中持续发挥医－技－护团队协作，提供精细化的康复评估、治疗、护理和预防，患者如愿以偿进食美食，回归社会。

七、病例点评

本案例为脑肿瘤术后的吞咽障碍，康复团队从患者需求出发，通过细致精准的康复评估和综合全面的康复管理，让患者实现了再次品尝美食的愿望。本案例成功的亮点是以患者需求为目标，充分发挥医－技－护团队的协作优势，结合患者原发肿瘤所致的营养状态差的实际情况，从营养支持入手，注重整体观念，进行精细化康复治疗的同时给予人文心理支持。在吞咽治疗方面，同时关注感觉及运动功能，着重解决误吸及残留问题，循序渐进，实现吞咽功能从鼻饲—间歇管饲—完全经口进食，帮助患者实现美食愿望，回归社会。本案例的成功是康复团队合作＋患者依从配合的结果，对脑肿瘤所致吞咽障碍的康复具有借鉴意义。

（病例提供者：周凤华　王　楠　中国医科大学附属盛京医院）

（点评专家：唐　敏　宁波市康复医院）

参考文献

[1] 贺福利，戴渝卓，李钊颖，等.基于深度学习的高分辨率食管测压图谱中食管收缩活力分类[J].电子与信息学报，2022，44（1）：78-88.

[2] Balakrishnan B, Flynn-O'Brien KT, Simpson PM, et al.Enteral nutrition initiation in children admitted to pediatric intensive care units after traumatic brain injury[J].Neurocrit Care, 2019, 30（1）：193-200.

[3] Yang Y, Ye Y, Chen C, et al.Acute traumatic brain injury induces CD_4^+ and CD_8^+ T cell functional impairment by upregulating the expression of PD-1 via the activated sympathetic nervous system[J].Neuroimmunomodulation, 2019, 26（1）：43-57.

[4] Stokely SL, Peladeau-Pigeon M, Leigh C, et al.The Relationship Between Pharyngeal Constriction and Post-swallow Residue[J].Dysphagia, 2015, 30（3）：349-356.

[5] Badaeva AV, Danilov AB, Clayton P, et al.Perspectives on Neuronutrition in Prevention and Treatment of Neurological Disorders[J].Nutrients, 2023, 15（11）：2505-2523.

第三节 听神经瘤吞咽障碍康复病例

病例12 听神经瘤术后伴小脑出血合并吞咽障碍患者的康复治疗个案报道

一、病历摘要

患者女性，62岁，务农。

主　诉：头痛伴听力下降5个月，头晕、步态不稳半个月，恶心、呕吐加重1日。

现病史：患者行头颅脑MRI显示右侧桥小脑角区占位，考虑听神经瘤。2023年3月17日在全身麻醉下行肿瘤切除术，术后患者神志深昏迷。2023年3月18日行头颅CT提示小脑出血，立即二次开颅行颅内血肿清除术及脑室穿刺引流术。术后2023年3月19日患者仍处于神志深昏迷，格拉斯哥昏迷评分量表（glasgow coma scale，GCS）评分5分，遂后入住ICU，行气管插管，呼吸机辅助呼吸。期间患者痰液不易咳出，听诊双下肺呼吸音粗，湿啰音明显，血氧饱和度波动于90%～92%。2023年3月20日胸部CT示肺部感染，即日行气管切开，呼吸机间歇指令呼吸。2023年3月23日意识由深昏迷逐渐转为嗜睡状态，撤离呼吸机介入。该患者发病后留置鼻胃管进食，体重下降明显。2023年3月23日患者转入我科继续康复治疗。

既往史：既往患有Ⅱ型糖尿病及睡眠呼吸暂停综合征。

临床诊断：①脑出血恢复期；②听神经瘤术后；③气管切开状态；④肺部感染；⑤Ⅱ型糖尿病；⑥睡眠呼吸暂停综合征。

功能诊断：①吞咽功能障碍；②呼吸功能障碍；③认知功能障碍；④偏瘫；⑤构音功能障碍；⑥躯体运动感觉障碍；⑦日常生活能力障碍。

二、功能评估

1. 临床评估（2023年3月23日）　①口颜面功能评估：头部控制差，左侧口角、眼睑下垂，张口受限，张口度2cm。唇闭合受限，流涎明显。伸舌偏左，舌体震颤，舌的各向运动范围减小，速度减慢，交替运动不协调。左侧软腭上抬减弱；②喉功能检查：音质沙哑，音量低，最长发音2秒，自主咳嗽力弱，喉上抬不足；③吞咽反射功能检查：双侧咽反射减弱、呕吐反射缺失、咳嗽反射存在；④吞咽能力检查：反复唾液吞咽试验 1 次 /30 秒，饮水试验 5 级。

2. 仪器检查

（1）喉镜吞咽功能检查（2023 年 3 月 27 日）：咽喉部可见多量黏性分泌物，会厌形态及活动可，双侧杓会厌襞肿胀明显，右侧声带固定，左侧声带活动可，屏气不能。梨状隐窝及会厌谷可见大量黄色黏性分泌物，Murray 分泌物严重程度分级 3 级。梨状窦及会厌谷残留 Yale 分级 4 级。进食 3 mL 水（加染料），进入声带以下，无力清除，PAS 分级 8 级。提示：存在口、咽期吞咽功能障碍（病例 12 视频 1）。

病例 12 视频 1　喉镜吞咽功能检查（2023 年 3 月 27 日）

（2）吞咽造影检查（2023 年 4 月 2 日）：双侧会厌谷、梨状窦大量残留，经姿势代偿不能清除，进食碘海醇 5 mL、10 mL 均有误吸（显性误吸）。咳嗽反射存在，咳嗽力量不足。MBSImP 提示：患者在舌控制、运送障碍、口腔残留、咽期吞咽启动、喉上抬、咽部收缩、舌根部收缩、咽腔残留方面存在障碍。MBSImP 总体评分（口腔期 11 分，咽期 24 分），提示吞咽功能障碍（口腔期、咽期）、显性误吸（详见病例 12 视频 2、病例 12 视频 3）。

病例 12 视频 2　5 mL 显性误吸　　**病例 12 视频 3　10 mL 显性误吸**

（3）表面肌电图评估（2023 年 4 月 20 日）：颏下肌群和舌骨下肌群吞咽时限（秒）明显延长，吞咽启动延迟，参与吞咽肌群之间缺乏时序性和协调性。

3. 呼吸功能评估（2023 年 4 月 2 日）　患者气管切开，呼吸模式为口呼吸，频率为 28 次/分。患者既往患有呼吸睡眠综合征，夜间动脉血氧饱和度最低降至 65%，血气分析：动脉氧分压 62 mmHg，动脉血二氧化碳分压 50 mmHg，酸碱度 7.3，诊断为呼吸性酸中毒。吸氧状态下日间动脉血氧饱和度波动在 85%～92%，夜间波动在 80%～89%。

4. 营养功能评估　临床评估（2023 年 4 月 5 日）：患者身高 162 cm，体重 45 kg，BMI 17.15。NRS-2002 评分 3 分，白蛋白 29.5 g/L，存在营养风险。

5. 护理评估　临床评估（2023 年 3 月 23 日）：患者气管切开处存在大量分泌物残留，气管切开套管口径 7 mm，气囊压力维持在 20～30 kPa，口腔清洁度评分 26 分。

三、主要问题

1. 意识状态方面　患者的意识及认知功能状态影响吞咽功能的恢复。

2. 吞咽功能方面　患者有严重的残留和误吸。口部运动不协调，舌各方向活动不协调，咽反射减弱，吞咽启动延迟，咽缩肌无力，咽部分泌物及残留物较多。

3. 呼吸功能方面　气管切开状态，咳嗽功能下降，胸廓活动度下降，呼吸肌力量及耐力下降，呼吸协调性差。

4. 营养问题　营养不良。

四、干预措施

1. 治疗思路　促醒，改善患者意识障碍及认知功能障碍。佩戴说话瓣膜，改善呼吸模式。加强呼吸肌训练，提高气道保护能力，改善呼吸与吞咽的协调能力，拔除气管切开套管，改善吞咽功能。

2. 促醒

（1）药物治疗：给予甘露醇、依达拉奉、盐酸纳美芬等药物进行脑保护，改善脑循环。

（2）无创神经调控技术：①经颅直流电刺激：阳极放在患者左侧前额叶背外侧区（国际脑电图 10-20 系统电板放置法 F3），阴极置手右侧眶上（FP2）；电极面积 4.5 cm×5.8 cm，强度为 2.0 mA，时间为 20 分钟/日，每周治疗 6 天，共 2 周；②正中神经电刺激：电极片置于前臂腹侧腕横纹上 2 cm 处贴皮肤和大鱼际处，电极面积 5 cm×5 cm，强度为 20 mA，刺激频率 50 Hz，脉宽 300 μs，以拇指微动为宜。时间为 20 分钟/日，每周治疗 6 天，共 2 周。

（3）其他治疗：除了药物治疗还配合了针刺、多感觉联合刺激（听觉刺激、浅感觉刺激、视觉、嗅觉）及运动疗法等促醒治疗。

3. 急性喉炎的治疗　2023年4月22日患者出现烦躁不安、呼吸急促、喉鸣音、呼吸次数32次/分，立即行电子喉镜检查提示：急性喉炎表现，咽喉部可见多量黏性分泌物，双侧杓会厌襞及环后区黏膜水肿，增厚，声门裂狭窄（病例12图1A）。立即给予激素、抗炎抗感染、持续吸氧、超短波等对症治疗。2023年4月25日电子喉镜检查提示：咽喉部可见多量黏性分泌物，双侧杓会厌襞及环后区黏膜略水肿（病例12图1B))。患者急性喉炎症状明显改善，呼吸平稳，呼吸次数23次/分。

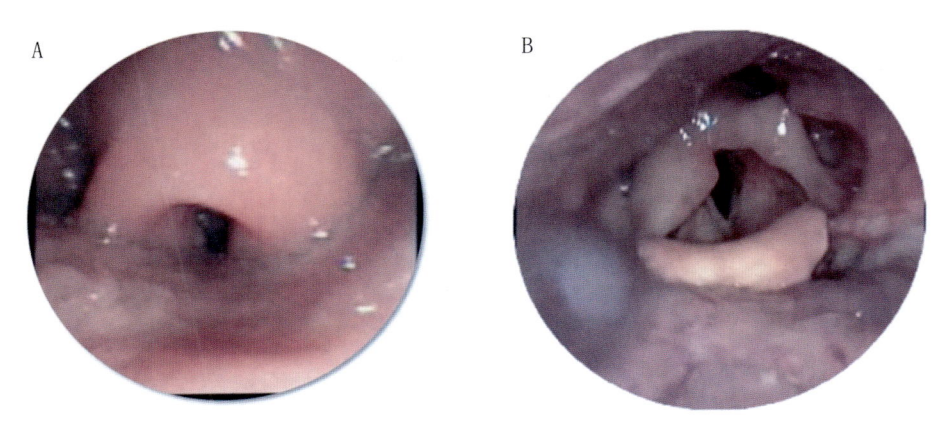

病例12图1　治疗前后喉镜观察下杓状软骨水肿情况

4. 睡眠呼吸暂停综合征治疗　给予夜间无创呼吸机辅助呼吸，提高呼气末正压，调整吸呼比时间，降低二氧化碳分压，提高氧分压，维持正常血氧饱和度。

5. 吞咽功能治疗　①吞咽器官感觉训练：深层咽肌刺激技术刺激腭、舌根及咽后壁，改善感觉。棉棒蘸取不同味道液体刺激舌面部味觉，增强味觉敏感性及食欲。神经肌肉电刺激改善咽部感觉，增强咽反射，促进吞咽启动；②吞咽器官运动训练：口部肌群肌力及运动协调性训练；③气道保护训练：门德尔松吞咽训练、下颌抗阻训练，加强患者吞咽过程中的气道保护能力；④重复经颅磁刺激：刺激健侧小脑，改善吞咽功能。刺激部位健侧大脑半球同侧的小脑咽部运动区，治疗参数：频率为10 Hz，强度为110%运动阈值，刺激2秒，间隔18秒，重复1200个脉冲/日，20分钟/次，1次/日，每周治疗6天，共3周；⑤表面肌电生物反馈治疗：患者在治疗师指导下通过视频反馈系统完成吞咽训练。

吞咽康复治疗手段见病例12图2。

病例12图2　康复治疗手段

6. 呼吸功能治疗　①呼吸肌力量及协调性训练：在治疗师指导下通过呼吸监测反馈系统完成腹式呼吸训练。通过应用ACBT和咳嗽训练，促进支气管分泌物排出；②佩戴吞咽说话瓣膜：恢复声门下生理性呼气末正压，改善呼吸模式，为拔除气管切开套管创造条件；③体外膈肌起搏器：刺激膈神经，引起膈肌收缩，增加肺通气量。

7. 治疗间相互作用　改善患者意识功能，促进患者自主吞咽，口腔分泌物可以及时处理，减少误吸风险。拔除气管切开套管可以恢复声门下正压，舌－喉复合体上抬幅度改善，咳嗽能力提高，呼吸功能的改善可以提高气道保护能力，减少渗漏和误吸的发生。吞咽功能的恢复，经口摄食可改善患者的营养状态。认知功能改善，提高了患者对训练的理解和主动配合的能力，同时也提高了语言交流能力。种种治疗措施相互作用，共同促成了该患者的功能恢复。

五、治疗结局

治疗后各项评估结果汇总如下：

1. 临床评估（2023年5月20日）　①口颜面功能评估：头部控制较好，左右侧口角、眼睑对称，张口度3.5 cm。唇闭合良好，无明显流涎。舌的各向运动范围正常，交替运动协调，舌体无震颤。双侧软腭上抬正常；②喉功能检查：音质、音量明显改善，最长发音时间 13 秒，自主咳嗽能力可，喉上抬充分；③吞咽反射功能检查：双侧咽反射减弱、呕吐反射存在、咳嗽反射存在；④吞咽能力检查：反复唾液吞咽试验 3 次 /30 秒，饮水试验 2 级。

2. 仪器检查

（1）喉镜吞咽功能检查（2023 年 5 月 16 日）：双侧构会厌襞形态正常，梨状隐窝及会厌谷分泌物明显减少，Murray 分泌物严重程度分级 1 级；梨状窦及会厌谷残留 Yale 分级 2 级；PAS 分级 3 级（病例 12 视频 4）。

病例 12 视频 4　喉镜吞咽功能检查（2023 年 5 月 16 日）

（2）吞咽造影检查（2023 年 5 月 18 日）：进食水样、中稠、高稠、固体均无误吸。MBSImP 提示：患者在口腔残留、咽期吞咽启动、喉上抬方面均有改善。MBSImP 总体评分（口腔期 1 分，咽期 7 分）提示吞咽功能障碍较前明显改善（详见病例 12 视频 5 至病例 12 视频 8，病例 12 图 3）。

病例 12 视频 5　水样无误吸　　　病例 12 视频 6　中稠无误吸

病例 12 视频 7　高稠无误吸　　　病例 12 视频 8　固体无误吸

MBSImP 评分治疗前后对比

评估项目	初评2023-4-2		末评2023-5-18	
1.唇的闭合（LC）	2		0	
2.舌控制食团（HP）	3		0	
3.咀嚼形成食团（BP）	3	11	0	1
4.舌运动/输送食团（BT）	1		0	
5.口腔残留（OR）	2		1	
6.咽期吞咽的启动（IPS）	3		0	
7.软腭上抬（SPE）	1		0	
8.喉上抬（LE）	2		1	
9.舌骨向前（HE）	1		0	
10.会厌运动（EM）	1		0	
11.喉室关闭（LC）	2	24	1	7
12.咽收缩波（PSW）	2		0	
13.咽部收缩（PS）	3		3	
14.环咽肌开放（PESO）	1		0	
15.舌根部收缩（TBR）	3		1	
16.咽腔残留（PR）	3		2	
17.食管关闭（BP）	0	0	0	0

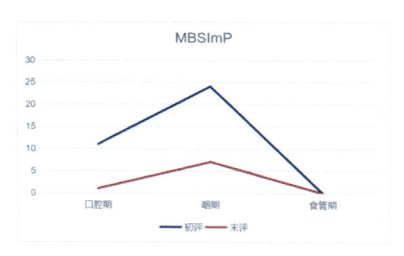

评估项目	初评	末评
口腔期	11	1
咽期	24	7
食管期	0	0

病例 12 图 3　治疗前后 MBSImP 评分

（3）表面肌电图评估（2023 年 5 月 12 日）：颏下肌群和舌骨下肌群吞咽时限（秒）：吞咽时限较前缩短，吞咽启动及吞咽肌群之间的时序性、协调性改善（病例 12 图 4）。

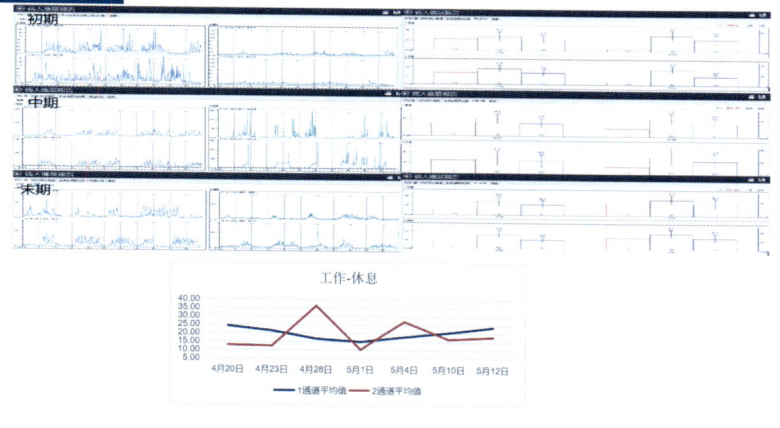

病例 12 图 4　治疗前后表面肌电图

3．呼吸功能评估　2023年4月18日拔除气管插管前评估：GCS评分10分；吞咽反射、咳嗽反射良好；肺部感染控制，呼吸频率18次/分，血氧饱和度95%；喉镜检查显示分泌物减少；连续观察24小时，每8小时吸痰≤2次；试堵管48小时无不适主诉。2023年4月20日呼吸功能评估：患者气管切开，呼吸模式为胸式呼吸，血气分析：动脉氧分压85 mmHg，动脉二氧化碳分压38 mmHg，酸碱度7.4，诊断为呼吸性酸中毒。吸氧状态下日间血氧饱和度波动在95%～97%，夜间波动92%～95%。呼吸频率为18～21次/分。患者佩戴说话瓣膜佩戴时间可达8小时。吸氧状态下，血氧饱和度可维持在92%～97%。当日拔除气管插管（病例12图5）。

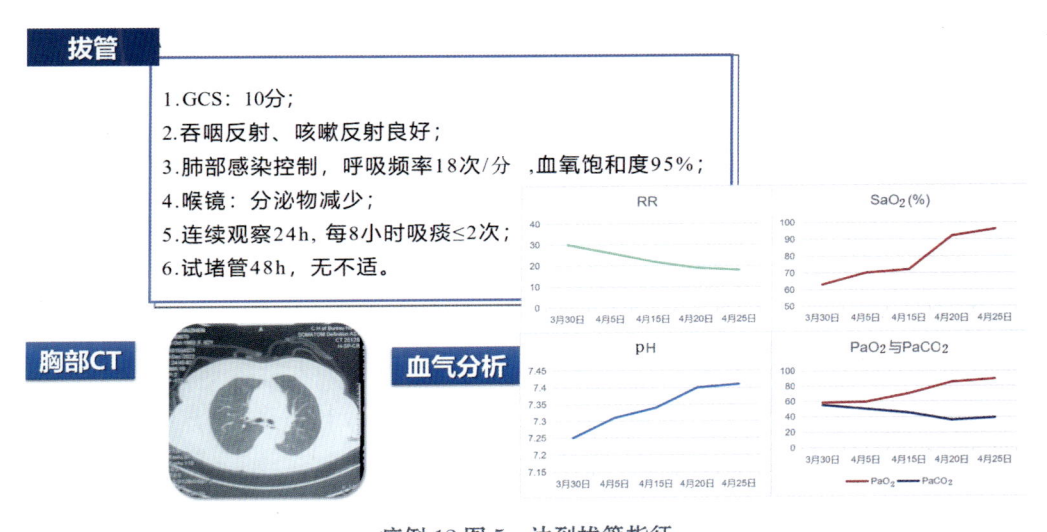

病例12图5　达到拔管指征

RR：呼吸频率；SaO$_2$：动脉血氧饱和度；pH：酸碱度；PaO$_2$：动脉血氧分压；PaCO$_2$：动脉血二氧化碳分压。

4．营养功能评估　患者体重51 kg，BMI 19.46，为正常。NRS-2002评分1分，白蛋白33.5 g/L。患者营养状况明显改善。

5．护理评估　口腔清洁度评分12分。

经过长达2个多月的治疗，患者已拔除气管切开套管，吞咽造影结果显示，患者进食水样、中稠、高稠、固体均无误吸；PAS分级3级。MBSImP总体评分：口腔期1分，咽期7分。患者的吞咽功能改善明显。后继续门诊治疗，2个月后，可安全有效经口进食，认知功能改善，回归家庭，与家人正常交流。

六、病例分析

1. 病例特点　该患者病情严重，先后经历两次开颅，早期出现意识、呼吸障碍，从气管插管到气管切开呼吸机辅助呼吸，气管切开拔管后急性喉炎发作。复杂多变病情增加了患者吞咽功能恢复的难度。

2. 成功的经验

（1）促醒：本病例的促醒治疗中应用无创神经调控技术：①经颅直流电刺激：阳极刺激大脑皮质，可增加运动诱发电位幅度，使神经元兴奋性增加，不仅能调节单个神经元活动，还可影响多个神经元和神经元群的整体活动；②正中神经电刺激：正中神经是中枢神经系统的"外周门户"，可以通过体表正中神经-脊神经-颈髓-脑干-丘脑-皮质区上行传递信号，兴奋上行脑干激活系统，增加皮质活动和脑血流量，调整神经元促进中枢结构和功能的整合；③其他治疗：除了药物治疗还配合了针刺、多感觉联合刺激（听觉刺激、浅感觉刺激、视觉、嗅觉）及运动疗法等促醒治疗，这些治疗技术对促醒也有一定的治疗作用。

（2）气管切开套管拔管的时机：患者带气管切开套管有1个月时间，而气管切开、带管时间≥72小时及高龄是拔管后吞咽障碍的独立危险因素，该尽早拔管气管切开套管是非常有必要的。

（3）急性喉炎的治疗：临床上及时发现喉头水肿的发生，长时间气管切开并存在拔管困难的患者中发生率高，患者出现喉头水肿考虑与气管切开后留置套管、反复吸痰、咽喉分泌物增多刺激引发喉痉挛有关。患者咽喉部肿痛，血氧饱和度下降，这一症状严重影响了呼吸功能及吞咽功能的康复，分析后及时给予对症治疗，消除这一不利因素，为下一步治疗奠定基础。应注意的是咽喉水肿严重影响通气，拔管后出现呼吸困难，需要再次留置插管或气管切开。

（4）呼吸功能治疗对于吞咽功能改善至关重要：患者呼吸模式异常、气道保护减弱或消失。气管切开状态会使得呼吸功能进一步下降，留置套管会造成机械损伤，使得呼吸道黏膜干燥、舌-喉复合体上抬阻力变大，声门下压正压消失，导致咳嗽能力下降及渗漏误吸的发生。因此，应尽早佩戴说话瓣膜，改善呼吸功能；呼吸功能的训练可以改善吞咽功能，增强咳嗽能力，纠正异常的呼吸-吞咽模式，减少误吸发生。

（5）表面肌电生物反馈治疗：由于患者吞咽动作协调性差，这一治疗可以将肉眼无法感知的微弱电信号通过可视化的视听觉信号显示出来，将正确的吞咽运动感觉和肌肉收缩感觉传送至大脑，促进吞咽肌群肌力以及协调性的恢复。同时，患者主动参与吞咽的肌电信号，对大脑皮质也是一种条件性的重复刺激。在表面肌电生物反馈治疗时需注意：一定在治疗师指导下进行，治疗师密切观察患者吞咽时动作的时序性及协调性，并及时纠正，避免错误的吞咽模式形成。

（6）重复经颅磁刺激：现有研究证实小脑在吞咽中发挥重要作用，小脑中存在吞咽相关结构及皮质代表区，与大脑皮质吞咽中枢、延髓的中枢模式发生器等存在直接或间接的解剖及功能联系。小脑是吞咽的前反馈中心，协调大脑皮层和脑干对口腔及咽部肌肉的控制。在信息处理方面，小脑调节皮质信号，执行皮质命令，保证肌肉活动准确、流畅和协调。患者小脑损伤后吞咽障碍表现为吞咽时异常模式，吞咽启动及协调性差。重复经颅磁刺激刺激小脑，可诱发咽腔动作电位、改变大脑皮质咽部运动代表区兴奋性，导致吞咽行为改变。

七、病例点评

本病例展示了听神经瘤术后合并小脑出血导致吞咽障碍患者的复杂康复过程。患者经历了两次开颅手术，从深昏迷到意识逐渐恢复，期间涉及气管插管、气管切开、呼吸机辅助呼吸等多项治疗手段。针对患者的具体情况，治疗团队采用了综合康复措施，包括无创神经调控技术促醒、急性喉炎的对症治疗、呼吸功能训练、吞咽功能训练等，取得了显著成效。治疗亮点在于：个体化治疗方案，根据患者的具体情况，制定了个性化的治疗方案，包括无创神经调控技术促醒、吞咽功能训练、呼吸功能训练等，针对性强，效果显著。注重促醒治疗，采用经颅直流电刺激、正中神经电刺激等多种无创神经调控技术，有效促进了患者的意识恢复。及时处理并发症，患者急性喉炎发作后，治疗团队迅速采取了对症治疗措施，消除了这一不利因素，为下一步治疗奠定了基础。呼吸功能训练，通过呼吸肌力量及协调性训练、佩戴吞咽说话瓣膜等措施，有效改善了患者的呼吸功能，为拔除气管切开套管创造了条件。本病例的成功康复充分展示了多学科协作和个体化治疗方案在复杂吞咽障碍患者康复中的重要性。建议未来在类似患者的治疗中，继续加强多学科协作，不断探索和创新治疗方法，为患者提供更加全面、个性化的康复服务。

同时，也强调了在康复治疗过程中及时处理并发症的重要性，以确保治疗的顺利进行和患者的早日康复。

（病例提供者：刘爱玲　贾　锐　山西医科大学第一医院）

（点评专家：温红梅　中山大学附属第三医院）

参考文献

[1] Xiang W, Chao Z, Junfeng F, et al. Right median nerve electrical stimulation for acute traumatic coma (the asia coma electrical stimulation trial): study protocol for a randomised controlled trial[J]. Trials, 2017, 18 (1): 311.

[2] Bremare A, Rapin A, Veber B, et al. Swallowing disorders in severe brain injury in the arousal phase[J]. Dysphagia, 2016, 31 (4): 511-520.

[3] Starmer HM, Ward BK, Best SR, et al. Patient-perceived long-term communication and swallow function following cerebellopontine angle surgery[J]. Laryngoscope, 2014, 124 (2): 476-480.

[4] Starmer MH, Best RS, Agrawal Y, et al. Prevalence, characteristics, and management of swallowing disorders following cerebellopontine angle surgery[J]. Otolaryngology-Head and Neck Surgery, 2012, 146 (3): 419.

[5] 张娟, 张超, 周玉妹. 不同吞咽训练方式对桥小脑角区肿瘤术后吞咽障碍病人护理效果的影响[J]. 护理研究, 2020, 34 (04): 580-584.

[6] 陈海燕. 吞咽训练联合肺康复对老年脑卒中气管切开患者康复疗效和拔管率的研究[D]. 浙江中医药大学, 2023.

[7] Mélotte E, Maudoux A, Delhalle S, et al. Swallowing in individuals with disorders of consciousness: A cohort study[J]. Ann Phys Rehabil Med, 2021, 64 (4): 101403.

[8] Evelyne M, Audrey M, Rajanikant P, et al. Links between swallowing and consciousness: A narrative review[J]. Dysphagia, 2022, 38 (1): 42-64.

[9] Luccas GR, Berretin-Felix G. Swallowing disorders in patients with obstructive sleep apnea: A critical literature review[J]. Sleep Sci, 2021, 14 (Spec 1): 79-85.

[10] 《成人气管切开拔管中国专家共识》编写组, 中华医学会物理医学与康复学分会心肺康复学组, 中国康复医学会重症康复专业委员会. 成人气管切开拔管中国专家共识（上）[J]. 中华物理医学与康复杂志, 2023, 45 (6): 481-487.

[11] Salam A, Tilluckdharry L, Amoateng-Adjepong Y, et al. Neurologic status, cough,

secretions and extubation outcomes.Intensive Care Med,2004,30（7）：1334-1339.

[12]《成人气管切开拔管中国专家共识》编写组，中华医学会物理医学与康复学分会心肺康复学组，中国康复医学会重症康复专业委员会．成人气管切开拔管中国专家共识（下）[J]．中华物理医学与康复杂志，2023，45（7）：577-584.

[13]张艳，付清贫.130例机械通气患者拔管后吞咽障碍的发病率及危险因素分析[J]．心理医生，2017，23（11）：145-147.

[14]白林，李晓宁．小脑对吞咽神经调控机制的研究进展[J]．中国医药导报，2022，19（28）：63-66,70.

第三章 气管切开合并吞咽障碍康复病例

第一节 脑出血后气管切开合并吞咽障碍康复病例

病例 13 重症脑出血术后、气管切开、吞咽障碍患者的康复之路

一、病历摘要

患者男性，51岁。

主　诉：突发左侧肢体活动障碍1个月余。

现病史：2023年1月1日，患者工作时突发左侧肢体活动障碍，无法站立，跌倒在地，头颅CT检查示"脑出血"（高密度影），急诊行"开颅血肿清除术"，术后行"气管切开术"，并"置入鼻胃管"等治疗，因反流误吸，发生吸入性肺炎，而"置入鼻空肠管"。后于当地康复医院进行康复治疗，意识状态有所恢复，其余功能无明显改善。该患者嗜睡，左侧肢体无主动活动，气管切开状态，有咳嗽咳痰，痰液需吸痰处理，口角流涎，发病后持续鼻空肠管进食，鼻胃管胃肠减压，2023年2月7日为求进一步康复治疗入我科。

辅助检查：2023年2月7日：①头颅CT检查：右侧额、颞叶、丘脑、基底节区脑出血。颅脑损伤术后、右侧颅骨缺损，术区脑膜膨出、侧脑室受压移位（病例13图1）；②胸部CT检查：右下实变、肺不张，右下肺炎症（病例13图2）。

临床诊断：①脑出血恢复期；②气管切开状态；③肺部感染；④营养不良；⑤高血压3级（很高危组）。

功能诊断：①吞咽功能障碍；②呼吸功能障碍；③躯体运动感觉功能障碍；④日常生活能力障碍。

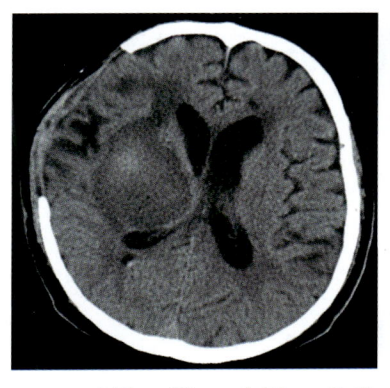

第三章 气管切开合并吞咽障碍康复病例

病例 13 图 1　头颅 CT 检查 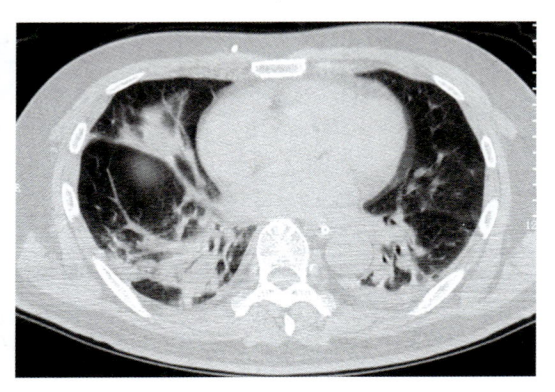　　　病例 13 图 2　胸部 CT 检查

二、功能评估

1. 意识状态评估（2023 年 2 月 7 日）患者嗜睡，GCS 评分：E3＋T＋M4 分，呼叫可睁眼，清醒持续约 1 分钟继续入睡；疼痛刺激肢体收缩逃避（病例 13 图 3）。

2. 吞咽功能评估　临床评估（2023 年 2 月 7 日）：颈部活动异常，向左受限，向右转头；闭口状态，左侧鼻唇沟变浅；舌根后坠，舌苔明显，口水增多；面部点扣刺激下可小范围张口，张口幅度约 1 cm；唇：流涎 d 级；缩唇 c 级；闭唇鼓腮 e 级；舌：伸舌 d 级；舔上唇 e 级；舔下唇 e 级；摆左 e 级；摆右 e 级；咀嚼 e 级；软腭：抬高 e 级；无自主清嗓功能；喉上抬＜2 cm；咽反射：左侧迟缓，右侧正常；呕吐反射减弱；无咳嗽反射；吞咽功能染料试验阳性（病例 13 表 1，病例 13 图 3）。

3. 呼吸功能评估　临床评估（2023 年 2 月 7 日）：患者气管切开状态，可从气管切开处咳出部分痰液，黄白色黏痰，部分需吸痰处理；胸腹式呼吸模式；呼吸频率 18 次／分，呼吸节律不齐；气道通畅性评估：电子鼻咽喉镜：鼻咽部顶后壁见淋巴组织样增生；患者舌根肥厚、后坠，下咽少量分泌物潴留，喉腔黏膜肿胀，喉腔狭窄，声门无法暴露（病例 13 图 3）。

4. 营养状态及消化功能评估　患者目前身高 178 cm，体重 79 kg，BMI 25，患者发病后长期空肠管鼻饲营养液，鼻胃管减压，体重 1 个月内减轻＞5%；NRS-2002 评分 4 分，蛋白质 32 g/L，存在营养风险（病例 13 图 3）。

5. 护理评估。改良 Beck 口腔评分 20 分，ADL 评分 0 分，约翰霍普金斯跌倒风险评估量表评分 12 分，高危压疮评分（Braden）8 分，静脉血栓栓塞症（VTE）（Padua）评分 4 分。

病例 13 表 1　入院时吞咽功能评估

口颜面功能	整体观察：闭口状态，左侧鼻唇沟变浅	口腔内部观察：舌根后坠，舌苔明显，口水增多	下颌运动：面部点扣刺激下可小范围张口，幅度约 1 cm
	唇：流涎 d 级；唇拢 d 级；缩唇 c 级；闭唇鼓腮 e 级	舌：伸舌 d 级；舔上唇 e 级；舔下唇 e 级；摆左 e 级；摆右 e 级	软腭：抬高 e 级
喉功能	发声：最长发音时间（气管切开无法发声）	自主清嗓功能：无	喉上抬＜2 cm
呼吸功能	呼吸类型：胸腹式	呼吸次数：18 次/分，节律不齐	气管切开情况：有
相关反射	咽反射：左迟缓，右正常	呕吐反射：减弱	咳嗽反射：无

一般资料	意识水平	嗜睡，GCSE3TM 4分	头颈部控制	颈部活动异常向右转头
	进食方式	空肠管鼻饲 鼻胃管减压	体重	1个月内减轻＞5%
	痰液	黄白色黏稠痰	营养风险筛查量表（NRS-2002）	4分
客观资料	电子鼻咽喉镜			
	结果	舌根肥厚、后坠，下咽少量分泌物潴留，喉腔黏膜肿胀，喉腔狭窄，声门无法暴露		

病例 13 图 3　入院时一般资料与客观资料评估

三、主要问题

存在的主要问题见病例 13 图 4、病例 13 图 5。

1. 意识状态方面　患者处于嗜睡状态，呼叫后清醒时间短，康复训练配合度较差，严重影响口腔前期及口腔期，进食安全性及有效性差，鼻饲营养不足造成营养不良，进一步加重意识障碍。

2. 吞咽功能方面　患者吞咽皮质受损和吞咽器官失用性萎缩，患者误吸严重。表现为张口受限，舌唇下颌软腭活动受限，舌根后坠，咽反射减弱，喉上抬不充分。

3. 呼吸功能方面　气管切开状态严重影响呼吸功能及吞咽功能，上呼吸道通畅性欠佳，肺部感染，咳嗽能力下降。

4. 营养状态及消化功能方面　胃食管反流、营养不良。

5. 护理方面　误吸、窒息危险、气管切开套管滑脱、营养失调、口腔卫生不佳、日常生活能力重度缺失、高危压疮、跌倒坠床、深静脉血栓风险、躯体移动障碍等。

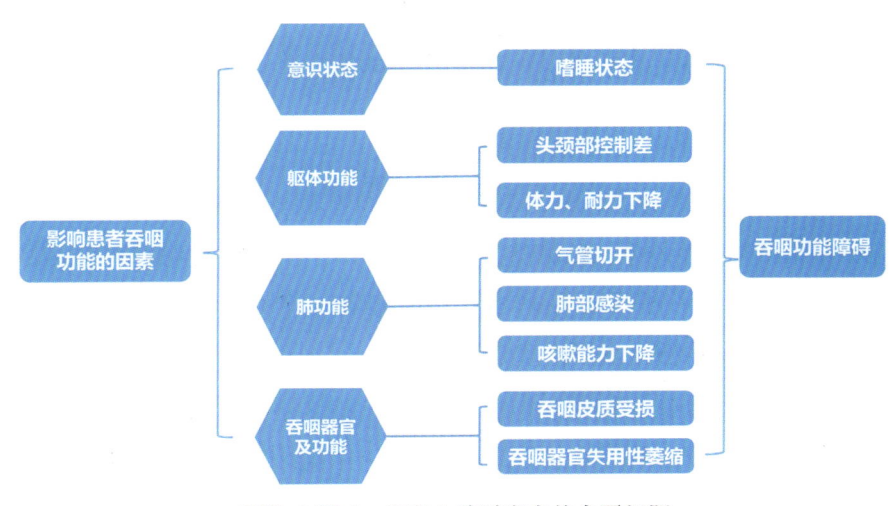

```
影响患者吞咽功能的因素
├─ 意识状态 ─ 嗜睡状态
├─ 躯体功能 ─┬─ 头颈部控制差
│            └─ 体力、耐力下降
├─ 肺功能 ─┬─ 气管切开
│          ├─ 肺部感染
│          └─ 咳嗽能力下降
└─ 吞咽器官及功能 ─┬─ 吞咽皮质受损
                   └─ 吞咽器官失用性萎缩
→ 吞咽功能障碍
```

病例13 图4　患者入院时存在的主要问题

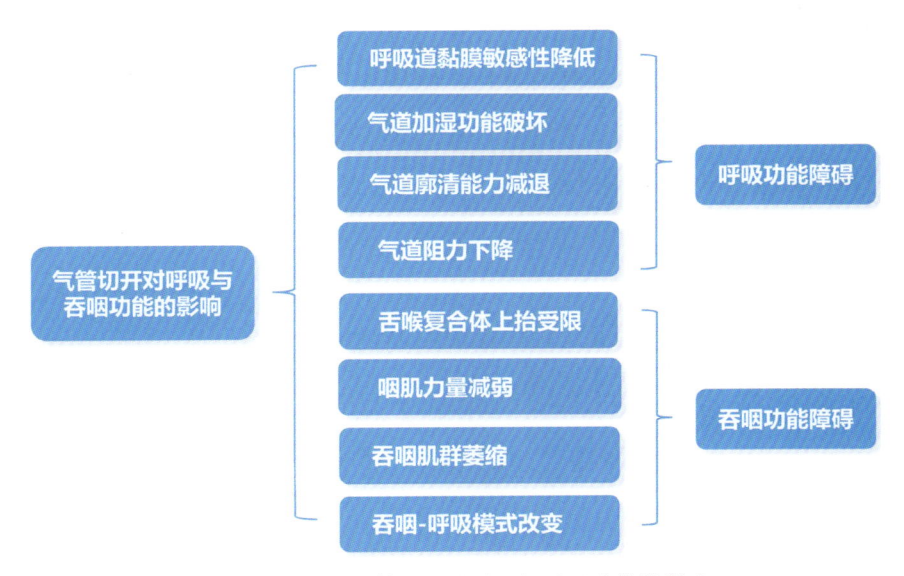

```
气管切开对呼吸与吞咽功能的影响
├─ 呼吸道黏膜敏感性降低
├─ 气道加湿功能破坏
├─ 气道廓清能力减退
├─ 气道阻力下降       → 呼吸功能障碍
├─ 舌喉复合体上抬受限
├─ 咽肌力量减弱
├─ 吞咽肌群萎缩
└─ 吞咽-呼吸模式改变   → 吞咽功能障碍
```

病例13 图5　气管切开对呼吸与吞咽功能的影响

四、干预措施

1. 第一阶段的康复

（1）康复目标：提高意识水平，尽早拔除气管切开套管。

（2）治疗思路：综合治疗改善意识水平，提高训练配合度；减轻反流，控制肺部炎症；改善舌唇下颌软腭活动度，提高气道保护能力，减少误吸；尽早拔除气管切开套管。

1）意识状态治疗：①高压氧舱治疗。监护下进行高压氧舱治疗，诱导血管生成、改善大脑新陈代谢，以促进患者认知障碍的恢复；②动作观察疗法。激活镜像神经元系统，利用神经可塑性原理促进脑功能代偿和重组，从而促进功能恢复；③针刺治疗。以督脉为主，如水沟、内关、三阴交、百会、涌泉、后溪；④多感觉刺激输入。听觉、浅感觉、视觉等多感觉输入，增强患者脑部生物电活动，从而使患者大脑皮质兴奋，达到促醒作用；⑤改善脑功能药物治疗。

2）吞咽功能治疗：①口腔运动训练技术。主被动舌肌训练，主被动唇肌训练，口腔器官运动体操，改善舌、唇、上下颌运动控制、协调及肌力，提高咀嚼功能；②口腔感觉训练技术。冰刺激疗法、震动棒训练、气脉冲训练、嗅觉训练，增强外周感觉输入，改善口腔器官的各种感觉功能，以加快吞咽启动；③低频电刺激疗法。采用神经肌肉电刺激治疗仪，电极置于甲状软骨上方至舌骨上肌群两侧，改善吞咽肌群肌力；④气管堵管。采用渐进性堵管的方式，逐步提高患者堵管耐受性，提高上呼吸道呼吸功能、咳嗽咳痰能力、改善吞咽功能及言语交流能力；⑤体位管理与姿势代偿。头颈部主被动伸展、屈曲、侧头、转头，改善头颈部活动度，提高头部控制力；⑥气道保护训练。采用用力吞咽法、门德尔松吞咽训练，增加患者口、咽、舌-喉复合体等结构的运动范围，增强运动力度，增强患者的感觉和运动协调性，避免误吸（病例13图6）。

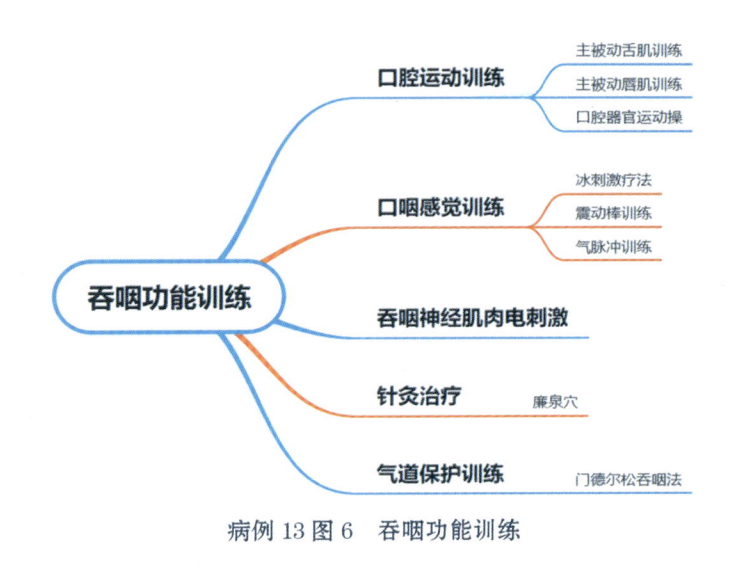

第三章　气管切开合并吞咽障碍康复病例

病例 13 图 6　吞咽功能训练

3）气道管理：雾化吸入，减轻喉部黏膜水肿；尝试堵管过程中，氧饱和度下降明显＜90%，完善纤维支气管镜检查提示：支气管炎性改变，气管切开上方新生局部肉芽样物质，同步行电凝切除。再次堵管氧饱和度正常（病例 13 图 7）。

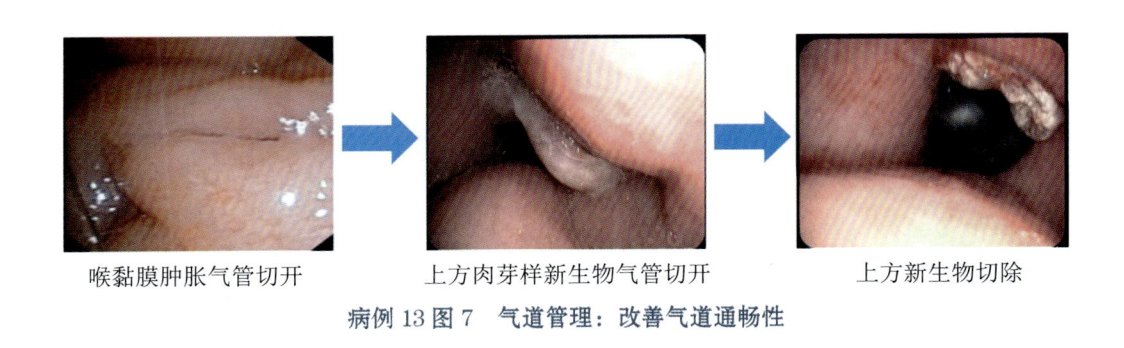

喉黏膜肿胀气管切开　　　上方肉芽样新生物气管切开　　　上方新生物切除

病例 13 图 7　气道管理：改善气道通畅性

4）呼吸功能治疗：①膈肌功能训练。体外膈肌功能训练：20 分钟／次，2 次／日；②呼吸肌训练。缩唇呼吸、腹式训练、呼吸训练器训练；③加强呼吸功能。腹部施压呼吸控制训练；④促进痰液排出。雾化吸入、负压吸痰、咳嗽训练、体位引流、气道湿化；⑤改善气道廓清能力。气道廓清技术：a. 胸部叩、拍、震动；b. 胸廓扩张、用力哈气；c. 自主引流：呼吸末屏气 2～3 秒，用力咳嗽清除痰液；⑥体位管理与姿势的调控。直立性体位下呼吸肌训练、颈部肌肉的牵伸与活动度训练（病例 13 图 8）。

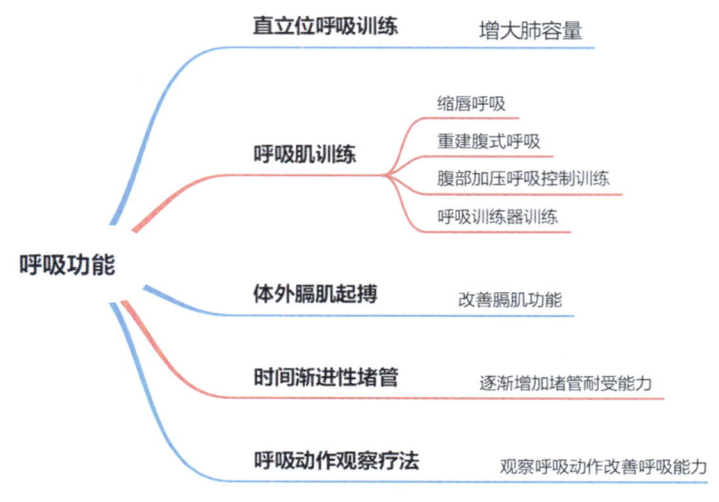

病例 13 图 8　呼吸功能训练

5）营养干预及消化功能治疗：根据患者营养状况制订相应进食方案，能量 2106 kcal/d，蛋白质 118 g/d，水 2370 mL，通过营养液＋乳清蛋白粉＋米粉＋水摄入；鼻胃管胃肠减压，应用促进胃肠动力、抑制胃酸分泌药物，减少反流误吸（病例 13 表 2）。

病例 13 表 2　营养管理

目标管理	目标体重：（男性）标准体重＝（身高 cm－100）×0.9 kg＝（178－100）×0.9＝70.2 kg		
	目标能量：脑卒中膳食指导：目标体重（kg）×30＝2106 kcal		
	计划总摄入量：2000 mL		
营养评估	体重 79 kg，BMI 25，NRS-2002 评分：4 分		
营养途径	鼻胃管置管		
营养的量	能量	25～35 kcal/(kg·d)	2106 kcal/d
	蛋白质	2～3 g/(kg·d)	175.5 g/d
	水	30 mL/(kg·d)	2100 mL
营养配比	6：30～7：00	水 200 mL	200 mL
	7：30～8：00	能全力＋药水	300 mL
	10：00～10：30	自制流质＋乳清蛋白粉＋水	350 mL
	12：00～12：30	能全力＋水	300 mL
	14：00～14：30	自制流质＋乳清蛋白粉＋水	350 mL
	17：00～17：30	能全力＋水	300 mL
	20：00～20：30	能全力＋水	300 mL

能全力：肠内营养混悬液（TPF）。

6）康复专科护理：气道湿化、气囊管理、声门下吸引、肺部叩击、体位引流、负压式口腔冲洗、体位管理、防误吸等，在吞咽治疗师的指导下进行床边康复延伸训练：吞咽与呼吸功能训练、口腔感觉运动训练、头部控制训练等。

（3）治疗间的相互作用：改善意识水平，在清醒、主动的状态下训练治疗更有效；胃食管反流的控制、进食体位的管理，极大地降低了误吸发生率；吞咽功能改善有效减少口腔分泌物在咽腔的聚集、残留；呼吸功能改善提高了咳嗽能力，改善了呼吸道对分泌物及误吸物的廓清能力；营养状态的改善保障了患者精神状态的恢复；护理的延伸训练也为患者各方面功能改善提供助力。医－护－治的全面管理促进功能恢复。

（4）第一阶段效果评价：根据拔管五要素气道通畅性（气道通畅性、咳嗽能力、呼吸功能、堵管耐受程度、肺部炎症情况）进行评估。①切除气管切开处肉芽组织；②具有一定咳嗽咳痰能力；③呼吸规律18次/分；④连续堵管24小时无憋喘、氧饱和度正常；⑤复查胸部CT提示肺部炎症明显较前改善（病例13图9）。达到拔管要求，于2023年3月20日成功拔除气管切开套管（病例13图10）。

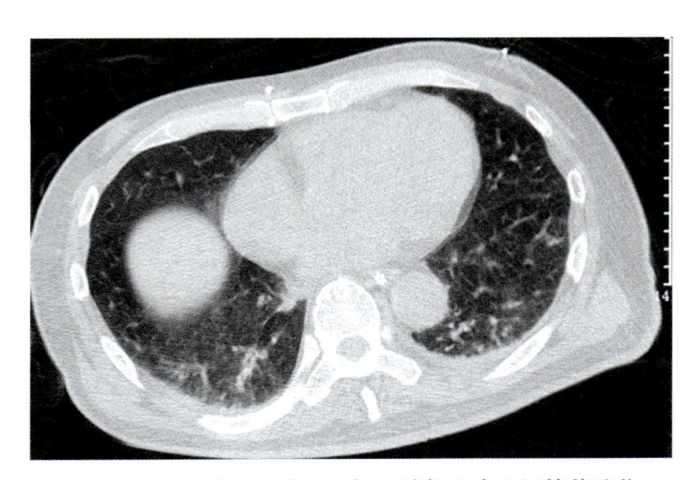

病例13图9　复查胸部CT提示肺部炎症明显较前改善

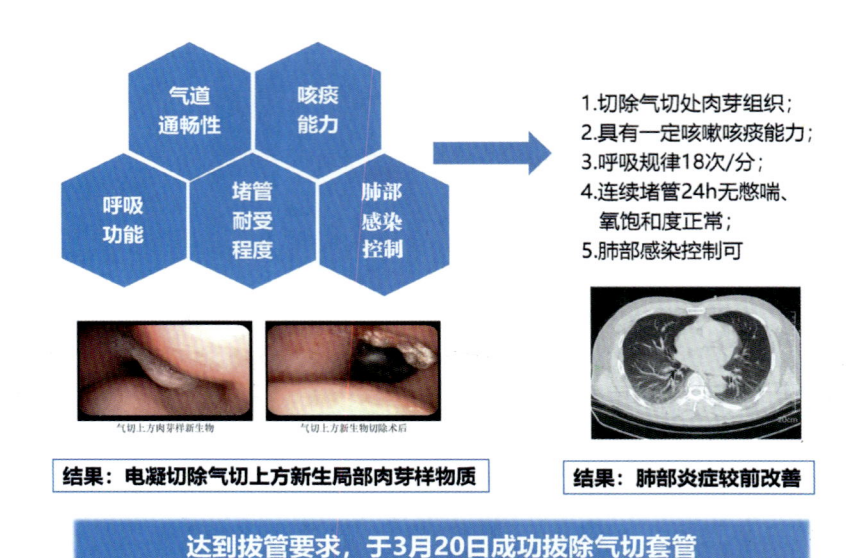

病例 13 图 10　气管切开套管拔管五要素

2．第二阶段的康复

（1）第二次功能评估

1）临床评估（2023年3月25日）：容积－黏度测试提示水、食物存在安全性问题，低稠、中稠、高稠食物存在有效性问题；面部点扣刺激下可小范围张口，张口幅度约2cm；唇：流涎c级、唇拢c、缩唇c级、闭唇鼓腮d级；舌：伸舌c级、舔上唇c级、舔下唇c级、摆左d级、摆右d级；咀嚼c级；软腭：抬高c级；自主清嗓功能：减弱；喉上抬＜2cm；咽反射：左侧延迟，右侧正常；呕吐反射减弱；咳嗽反射正常。

2）吞咽造影检查（2023年3月27日）：①吞咽启动延迟；②舌骨上抬不充分；③会厌谷、梨状窦残留；④咽缩肌力量不足；⑤2号食物均有渗漏；⑥1号食物3mL误吸、咳嗽缺失（病例13图11，病例13视频1至病例13视频3）。

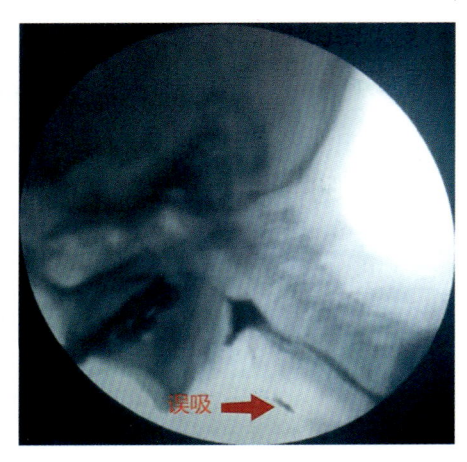

病例 13 图 11　患者吞咽造影检查 1 号食物 3 mL 误吸、咳嗽缺失

病例 13 视频 1　患者吞咽造影检查 1 号食物存在误吸

病例 13 视频 2　患者吞咽造影检查 2 号食物均有渗漏

病例 13 视频 3　患者吞咽造影检查 3 号食物无误吸、渗漏

3）仪器评估（2023 年 3 月 28 日）：肺功能：一秒用力呼气量（forced expiratory volume in one second, FEV_1）：1.75L，FEV_1/肺活量（forced vital capacity, FVC）：74%，呼气峰流速（peak expiratory flow, PEF）：4.71 L/s；膈肌超声：呼气末膈肌厚度：2.05 mm，吸气末膈肌厚度：1.53 mm，膈肌增厚分数：33%，深呼吸时膈肌活动幅度：4.51 cm。

（2）第二阶段患者存在的主要问题

1）吞咽功能方面：①头、颈、躯干姿势控制欠佳；②口咽部感觉减退；③吞咽启动延迟；④吞咽有效性欠佳。

2）呼吸功能方面：肺功能障碍，膈肌功能减退。

（3）第二阶段康复干预措施

1）吞咽功能治疗：①气道保护训练。采用声门上吞咽法、门德尔松吞咽训练，加强吞咽过程中气道保护功能，减少误吸发生；②口腔感觉运动训练技术。口唇下颌主动运动训练、口面部振动刺激、深层咽肌刺激等，增强外周感觉输入，加快吞咽启动；③加强口咽内压训练。应用推撑训练、鼓腮训练、Masako训练，促进舌对食团推进加快；④头颈部控制训练。肌内效贴、头颈部肌力、耐力训练，提高头颈控制能力，减少误吸；⑤摄食训练。根据评估结果选择糊状或凝胶状食物（病例13图12）；⑥基于镜像神经元理论的吞咽动作观察。通过观察吞咽、鼓腮、腭咽闭合、摄食等运动，促进吞咽功能区域代偿和重组，以改善患者的吞咽功能（病例13图13）；⑦神经调控技术。应用rTMS技术刺激吞咽功能对应的运动皮质代表区，促进吞咽功能恢复。

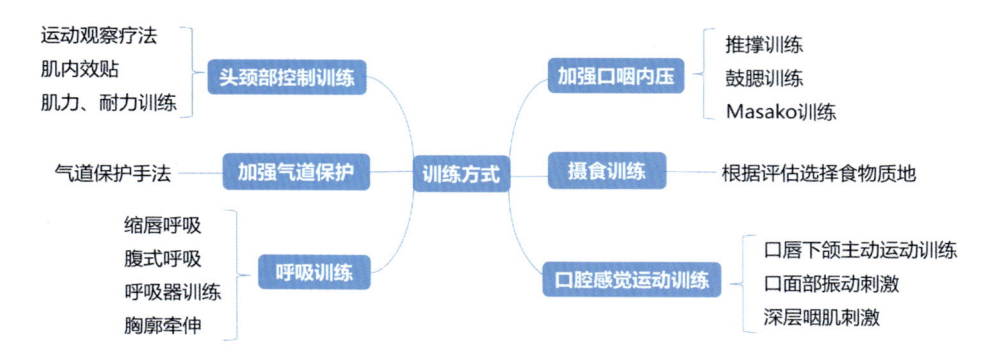

病例13图12　吞咽与呼吸功能训练

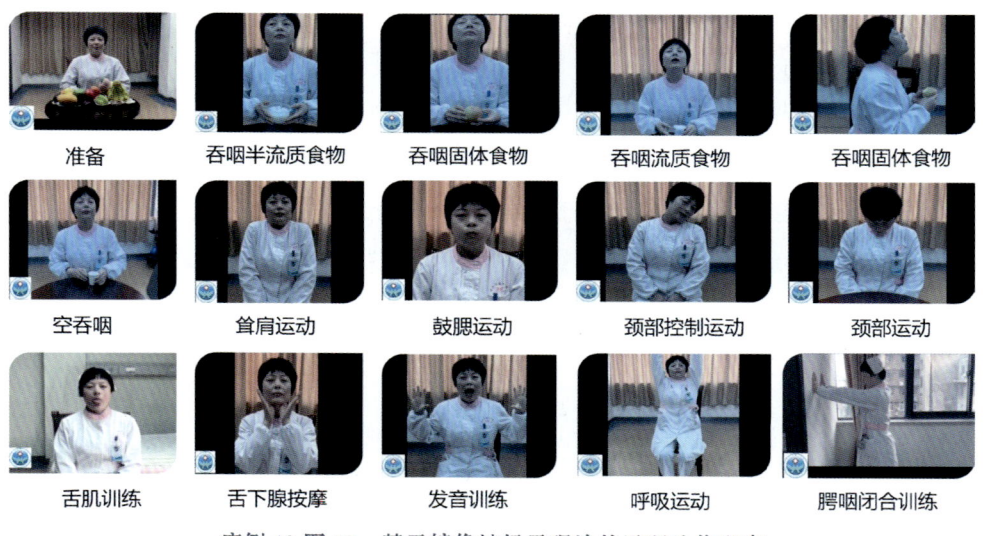

病例13图13　基于镜像神经元理论的吞咽动作观察

2）呼吸功能治疗：应用缩唇呼吸、腹式呼吸、呼吸训练器、胸廓前伸训练等，纠正异常呼吸模式、提高膈肌功能及肺功能。

五、治疗结局

经过近 3 个月的综合康复治疗，患者先后成功拔除气管切开套管、鼻胃管和鼻空肠管，从鼻饲饮食到治疗性进食，出院时，患者已经可正常经口进食。出院制定的居家康复训练计划和定期上门随访，为患者进一步的功能提高提供保障（病例 13 表 3，病例 13 图 14）。

病例 13 表 3　治疗后吞咽功能疗效评价

	入院 2 周（2023 年 2 月 21 日）	入院 6 周（2023 年 3 月 25 日）	出院（2023 年 5 月 1 日）
口颜面部功能	唇功能：流涎 d 级，唇拢 d 级，缩唇 c 级，闭唇鼓腮 e 级	唇功能：流涎 c 级，唇拢 c 级，缩唇 c 级，闭唇鼓腮 d 级	唇功能：流涎 b 级，唇拢 b 级，缩唇 b 级，闭唇鼓腮 d 级
呼吸功能	气管切开情况：有	气管切开情况：无 最长呼吸时间：少于 5 秒	气管切开情况：无 最长呼吸时间：15 秒
喉功能	最长发音时间：少于 1 秒 音质：无发声 自主咳嗽功能：无 自主清嗓功能：无	最长发音时间：少于 3 秒 音质：气息音 自主咳嗽功能：减弱 自主清嗓功能：减弱	最长发音时间：大于 10 秒 音质：正常 自主咳嗽功能：自主，强烈 自主清嗓功能：自主，强烈
相关反射	咽反射：左延迟 呕吐反射：减弱 咳嗽反射：无	咽反射：左延迟 呕吐反射：减弱 咳嗽反射：正常	咽反射：左延迟 呕吐反射：正常 咳嗽反射：正常
吞咽功能检查	吞咽动作：小于 2 cm PSST：1 次	吞咽动作：小于 2 cm PSST：2 次	吞咽动作：大于 2 cm PSST：5 次
直接摄食评估	FOIS 分级 1 级	FOIS 分级 3 级 V-VST：水食物安全性问题，低稠、中稠、高稠食物存在有效性问题	FOIS 分级 6 级 V-VST：水食物 10 mL 有效性问题

PSST：反复唾液吞咽测试。

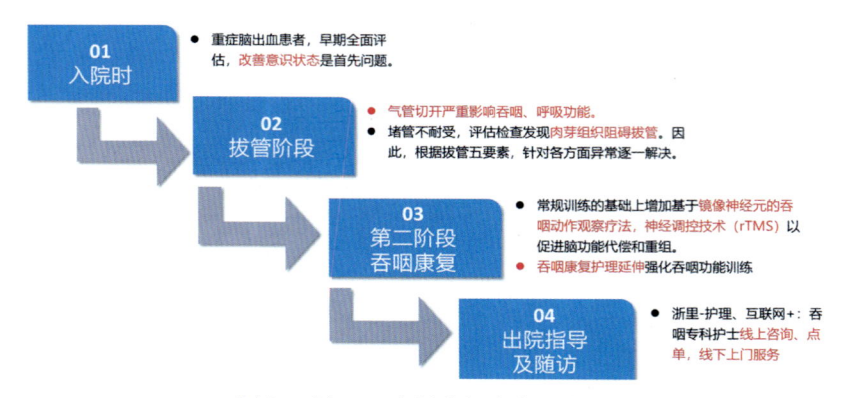

病例 13 图 14　案例康复治疗归纳总结

六、病例分析

1. 病例特点　患者病程 1 个月余，脑出血致病，当地医院行开颅血肿清除术、气管切开术，住院期间反复发生吸入性肺炎，留置鼻空肠管鼻饲进食、鼻胃管胃肠减压。经过治疗后，患者仍处于嗜睡状态、气管切开状态，遗留吞咽困难、呼吸功能障碍需要解决。

2. 成功的经验

（1）合理的气道管理和气管拔管：对于脑出血后气管切开的患者，考虑到患者反复发生吸入性肺炎，胃食管反流严重，需要采用一系列严格的管理措施。首先，为减少胃食管反流，采用鼻空肠管进行肠内营养，使用鼻胃管减压，降低胃内压力，并应用促进胃肠动力药物，促进胃排空，共同减少胃食管反流的发生；其次，护理管理方面，每日护理气管切开处、口腔清洁护理、声门下吸引等方面，可以有效减少误吸，预防吸入性肺炎；最后，吞咽功能训练，早期以气道保护训练为主要目的，采用声门上吞咽等气道保护训练方法，以减少误吸发生的风险。在计划气管切开套管拔管时，根据最新《成人气管切开拔管中国专家共识》，首先尝试全堵管 1 分钟，观察氧饱和度变化决定下一步检查、半堵管或全堵管。对于该患者，尝试堵管时氧饱和度下降明显，随即复查纤维支气管镜检查发现上呼吸道新生肉芽组织，影响气道通畅性。因此，在气管切开管理和拔管过程中，需要医-护-治的协同合作，并且气道通畅性的评估在整个过程中尤为重要。

（2）积极寻找吞咽困难治疗新方法：拔管后应用颈部控制训练、气道保护训练、口腔感觉运动训练、提高口咽内压训练、摄食训练等常规康复训练方法，并引入了吞咽动作观察疗法。这种疗法主要基于对吞咽过程的细致观察和调整。我们通过观察患者的吞咽动作，分析其存在的问题，为其制订个性化的治疗方案。治疗方案包括观察口部运动训练、声门闭锁训练、吞咽不同性状食物的过程等。此外，采用神经调控技术 rTMS 诱导吞咽运动皮质区域代偿重组，促进吞咽功能恢复。通过这些治疗方法，成功帮助患者从鼻饲进食，过渡到治疗性进食，最后恢复正常的吞咽功能。平时在临床工作中应及时了解卒中后吞咽障碍康复的新进展和治疗措施，探索更有效的治疗方法。

（3）多学科协作精准康复评估与干预：多学科小组对患者进行每周讨论与审查，全面细致的评估给治疗奠定坚实的基础，精准性康复干预策略、阶段性康复评价和递进性优化方案的闭环式康复策略，实施标准化、科学化的线上线下康复指导，加快症状管理与康复。

七、病例点评

针对本患者的康复历程，该案例呈现了重症脑出血后遗症患者的成功康复之路，特别关注于吞咽与呼吸功能障碍的解决、意识状态的改善。患者在经历开颅手术、气管切开及后续并发症，面临多重挑战，包括吞咽障碍、肺部感染、营养不良、意识障碍和日常生活能力丧失。通过精心设计的康复策略，患者最终实现从管饲依赖到经口自主进食的转变，显著提升了生活质量。首先，案例展示了多学科团队紧密合作，通过定期评估与干预，确保治疗方案的精准性。其次，在气管切开管理中，采取了一系列有效措施以减少误吸和吸入性肺炎风险；气管切开套管拔管依据指南与专家共识，通过逐步堵管测试和及时的评估，确保了安全性和有效性。吞咽功能恢复是该案例的核心，通过采用多种方法，如气道保护训练、口腔感觉运动训练、提高口咽内压训练、摄食训练及神经调控技术 rTMS，实现了从基础的气道保护到吞咽效率的全面提升；特别是吞咽动作观察疗法的引入，基于镜像神经元理论，促进了患者吞咽功能的代偿和重组，体现了康复治疗的创新性。最后，患者在3个月内成功拔除了气管切开套管，恢复了自主经口进食能力，意识状态和整体功能得到改善。这不仅提高了患者的生活质量，也为类似病例提供了宝贵的康复路径参考。

（病例提供者：姚云海　曾　明　傅建明　朱美红　嘉兴大学附属第二医院）

（点评专家：施红伶　云南省第三人民医院）

参考文献

[1] Gottfried I, Schottlender N, Ashery U. Hyperbaric oxygen treatment-from mechanisms to cognitive improvement[J]. Biomolecules, 2021, 11 (10): 1-11.

[2] Zhang K, Ding L, Wang X, et al. Evidence of mirror therapy for recruitment of ipsilateral motor pathways in stroke recovery: A resting fmri study[J]. Neurotherapeutics, 2024, 21 (2): 1-11.

[3] Parisi A, Bellinzona F, Di Lernia D, et al. Efficacy of multisensory technology in post-stroke cognitive rehabilitation: A systematic review[J]. J Clin Med, 2022, 11 (21): 1-24.

[4] Labeit B, Michou E, Hamdy S, et al. The assessment of dysphagia after stroke: state of the art and future directions[J]. Lancet Neurol, 2023, 22 (9): 858-870.

[5] 中国吞咽障碍膳食营养管理专家共识组. 吞咽障碍膳食营养管理中国专家共识（2019版）[J]. 中华物理医学与康复杂志, 2019, 41 (12): 881-888.

[6] 中华护理学会. 气管切开非机械通气患者气道护理. 中华护理学会团体标准, T/CNAS 03—2019.

[7] 唐志明, 温红梅, 许自阳, 等. 喉镜吞咽功能评估指导气管切开合并吞咽障碍患者拔管的应用分析[J]. 中华物理医学与康复杂志, 2020, 2 (10): 886-889.

[8]《成人气管切开拔管中国专家共识》编写组, 中华医学会物理医学与康复学分会心肺康复学组, 中国康复医学会重症康复专业委员会. 成人气管切开拔管中国专家共识[J]. 中华物理医学与康复杂志, 2023, 45 (6): 481-487.

[9] Ming Zeng, Zhongli Wang, Xuting Chen, et al. The effect of swallowing action observation therapy on resting fMRI in stroke patients with dysphagia[J]. Neural Plast, 2023, 21 (4): 1-10.

[10] 沈芳, 曾明, 崔尧, 等. 动作观察疗法对脑卒中患者吞咽功能的影响[J]. 中华物理医学与康复杂志, 2021, 43 (6): 3-7.

[11] 陈栩铤, 顾旭东, 姚云海, 等. 单侧高频重复经颅磁刺激对脑卒中吞咽障碍及功能性磁共振成像的影响[J]. 中华物理医学与康复杂志, 2021, 43 (12): 1105-1109.

[12] 王中莉, 姚云海, 宫本明, 等. 重复经颅磁刺激对脑卒中吞咽障碍患者吞咽功能及脑干听觉诱发电位的影响[J]. 中华物理医学与康复杂志, 2020, 42 (5): 407-412.

第三章 气管切开合并吞咽障碍康复病例

病例 14　食之愉悦、呼之畅快 —— 小脑出血合并吞咽障碍患者的康复分享

一、病历摘要

患者男性，61岁，退休工人，于2023年2月12日转入我科。

主　诉：突发意识障碍伴右侧肢体活动障碍1个月余。

现病史：患者1个多月前无明显诱因出现意识障碍伴活动不利，家属发现后拨打120送入我院急诊科。行头颅CT提示"小脑引部及右侧小脑半球脑出血"，神经重症监护室立即在全身麻醉下行显微镜下小脑血肿清除＋右侧侧脑室钻孔外引流术（病例14图1）。后予以脱水降颅压、抗感染、雾化祛痰、降血压、营养支持等对症治疗，病程中患者出现高热、咳嗽咳痰无力、呼吸困难等，考虑卒中相关性肺炎，立即行气管切开，并继续予以抗感染、雾化祛痰、振动排痰等治疗，同时进行早期床旁康复训练。经积极治疗后，患者意识状态逐渐好转，为拔除气管切开套管和改善吞咽问题转入我科。

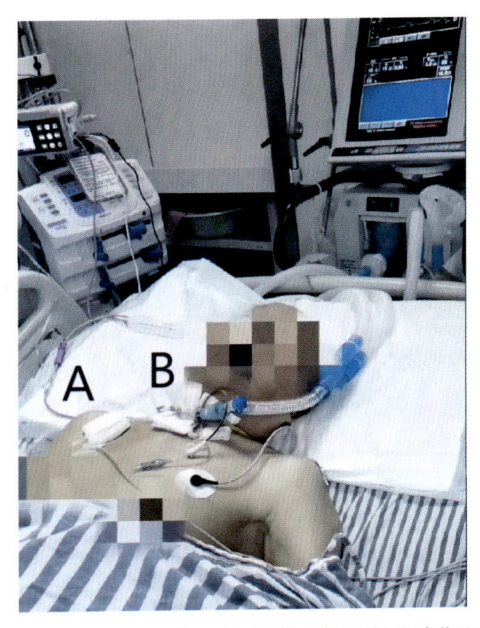

病例14图1　患者于神经重症监护室治疗期间

A：鼻胃空肠管；B：气管切开导管。

临床诊断：①脑出血恢复期；②肺部感染；③Ⅰ型呼吸衰竭；④气管切开状态；⑤高血压3级（很高危组）；⑥营养风险。

功能诊断：①吞咽功能障碍；②肺功能障碍；③构音障碍；④躯体运动功能障碍；⑤平衡功能障碍；⑥日常生活活动障碍。

二、功能评估

1. 吞咽功能评估

（1）吞咽筛查（2023年2月12日）：EAT-10评分36分；反复唾液吞咽试验，吞咽动作喉上抬幅度＜2cm；1次/30秒；改良洼田饮水试验5级；染料测试阳性。

（2）临床评估（2023年2月12日）：口颜面功能：唇闭合不全，重度流涎、唇展不对称、鼓腮不能；下颌：静止状态下常松弛下垂；舌：舌右侧轻微萎缩、左右活动不完全；软腭：抬高不充分（病例14表1）。相关反射：咽反射缺失、呕吐反射缺失、咳嗽反射推迟减弱；喉功能：因气管切开无法发声，自主咳嗽/自主清嗓推迟减弱；摄食评估：V-VST提示，进食低稠食物3 mL、中稠食物5 mL、高稠食物10 mL安全性和有效性均受损。

（3）仪器评估（2023年2月13日）：①喉镜吞咽功能检查。腭咽关闭不完全、咽壁及舌根活动减弱；进食中稠、高稠食物3 mL会厌及梨状隐窝残留明显，会厌谷残留-Yale分级2级，梨状隐窝残留-Yale分级2级；PAS分级8级，食物进入气道，进入声带以下，无用力清除表现。提示：吞咽障碍程度2级，经口摄食功能分级量表FOIS分级2级（病例14视频1）；②吞咽造影检查。吞咽启动明显延迟，口腔控制欠佳，运送障碍；进食中稠（3 mL、5 mL）、高稠食物（3 mL、5 mL）可见明显误吸，PAS分级8级，食物进入气道，进入声带以下，无用力清除表现；会厌谷残留-Yale分级4级，会厌韧带被覆盖；梨状隐窝残留-Yale分级3级，25%上方咽壁被覆盖；咳嗽反射缺失，咳嗽能力欠佳，经提示后不可将食物完全清除；食管中下段可见部分食物滞留。提示：①口咽期、食管期吞咽障碍；②隐性误吸（病例14视频2）。

病例 14 视频 1　进食中稠度食物　　　　病例 14 视频 2　吞咽造影检查提示隐性误吸

2. 呼吸功能（2023 年 2 月 13 日）　气管切开状态，呼吸形态呈胸腹式呼吸，呼吸频率 22 次 / 分，在吸氧 3 L/min 的情况下，测血氧饱和度维持在 95%～98%。上呼吸道痰鸣音明显，膈肌厚度：1.57 mm，膈肌移动度：0.8 cm，存在较为严重的气道廓清障碍、呼吸模式异常、胸廓活动度下降、呼吸肌肌力欠佳、运动耐力下降（病例 14 图 2）。

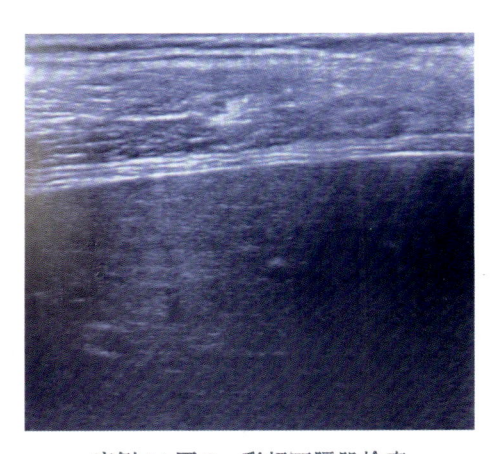

病例 14 图 2　彩超下膈肌检查

3. 心理与认知语言评定（2023 年 2 月 12 日）　简易智力状态检查量表（mini-mental state examination，MMSE）评分 19 分，中度认知障碍；功能性构音障碍（functional articulation disorders，FAD）评分 2 分，重度构音障碍；汉密尔顿焦虑量表 13 分；汉密尔顿抑郁量表 16 分。

4. 营养功能评估（2023 年 2 月 12 日）　患者身高 176 cm，体重 52 kg，BMI 16.79，体重过轻；NRS-2002 评分 4 分，主观综合性营养评估（SGA）评级 B 级。

5. 护理评估（2023 年 2 月 12 日）　气管切开状态，气囊压力维持在 20～25 kPa；口腔清洁度评分 26 分。

三、主要问题及康复目标

1. 主要问题

（1）吞咽问题：口腔运送能力欠佳；会厌、梨状隐窝残留物较多；吞咽启动延迟；渗漏和误吸、唾液分泌多、流涎等。

（2）呼吸问题：气管切开状态，咳嗽功能、胸廓及膈肌活动度下降，呼吸肌力量及耐力下降。

（3）营养问题：营养摄入不足、高代谢状态、胃肠功能紊乱等导致营养不良。

（4）心理与语言问题：重度构音障碍、焦虑抑郁状态。

（5）护理问题：口腔卫生（口腔清洁度较差）、气道湿化不充分、营养不良、误吸、焦虑抑郁状态。

2. 康复目标　患者和家属康复意愿——拔除气管导管和胃管，恢复经口进食。

（1）短期目标（2周）：提高咳痰能力，佩戴说话瓣膜≥2小时；提高口腔感觉，增强舌肌肌力，减少咽部残留。经口水凝胶 50 g/d。

（2）中期目标（6周）：咳嗽咳痰能力显著提高；可经口进食冻状食物或细泥细馅类 100 g/餐，1 餐/日；拔除气管导管。

（3）长期目标：让患者恢复安全进口进食，各项功能障碍得到显著改善。

四、干预措施

1. 治疗策略　建立院内 MDT 团队，医－技－护团队协作；增加营养摄入，保障患者营养及水分；改善吞咽功能，降低渗漏误吸风险；增强咳嗽功能，提高气道保护能力。

2. 临床医疗管理

（1）基础疾病管理：降压药、营养脑细胞药物等；乙酰半胱氨酸雾化祛痰；哌拉西林他唑巴坦抗感染；辨证施治中医药。

（2）营养管理：肠内营养热量：2040 kcal/d，水：1650 mL/d，蛋白质：55 g/d，膳食纤维：25～30 g/d。

（3）检查与治疗：纤维支气管镜肺灌洗（呼吸重症监护医师），清除痰液及气道分泌物，保持呼吸道通畅，改善肺通气功能。传统中医（舌针、项针），针刺舌上特定穴位，如：针刺廉泉穴刺激舌咽部位末梢神经；针刺风池、金津及玉液能够有效改善舌部的血液循环；针刺天腭穴、腭钟穴可有效改善软腭上抬、舌三针加电刺激颏舌肌，促使舌外伸；针刺颈项部腧穴可以疏通项部经络，激发颈项部五脏神气，对患者吞咽功能恢复有显著价值，从整体上提升患者生活质量。

3. 康复治疗管理

（1）基础性吞咽训练：针对患者口咽期吞咽问题。

1）口腔感觉刺激训练：应用冷刺激、触-压觉刺激、气脉冲刺激、舌压抗阻、DPNS 技术、神经肌肉电刺等技术改善咽部感觉，强化咳嗽咳痰能力，增强咽喉肌力量，促进吞咽启动（病例 14 图 3）。

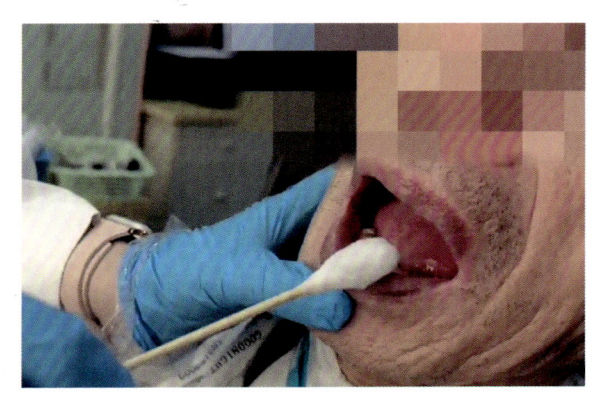

病例 14 图 3　口腔感觉刺激训练

2）口腔运动训练：应用吸舌器对舌的被动训练结合电子生物反馈训练促进舌运动功能；应用舌的主动及抗阻训练，如：Masako 训练、舌面抗阻等长运动等，增强舌部力量，提高舌运动的稳定性；通过舌的快速伸缩、左右交替摆动、口唇四周环绕、物体口腔内前后移动等训练，提高舌的灵活性；通过软腭冷刺激、口哨吹吹卷、发"ka、ga"音等训练，提高软腭运动能力，改善软腭上抬功能。

3）气道保护训练：应用门德尔松吞咽训练、声门上吞咽、Shaker 训练法加强患者吞咽过程中的气道保护能力，减少吞咽过程中渗漏及误吸的发生。

4）减少流涎：①通过肌骨超声定位腮腺、颌下腺，进行唾液腺 A 型肉毒毒素注射，总量 100 U；②利用肌内效贴的方式，取"Y"形贴布，锚固定于耳屏前方，分别延长到下颚和上唇，锚宽约 5 cm，训练结束后粘贴，每天至少 12 小时。

（2）呼吸与发声训练：针对咳嗽咳痰、呼吸肌力量下降及呼吸-吞咽协调性改变的问题。

1）体外膈肌起搏训练：通过脉冲电流对膈神经的刺激，增加膈肌收缩力，扩大胸廓容量，增加潮气量（病例 14 图 4）。

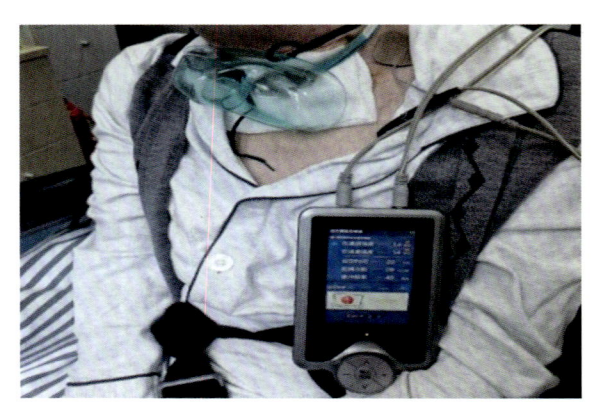

病例 14 图 4　体外膈肌起搏训练

2）呼吸力量及协调性训练：在治疗师指令引导及辅助下进行腹式呼吸训练，完成呼吸体操，改善呼吸功能及呼吸控制能力（病例 14 图 5）。

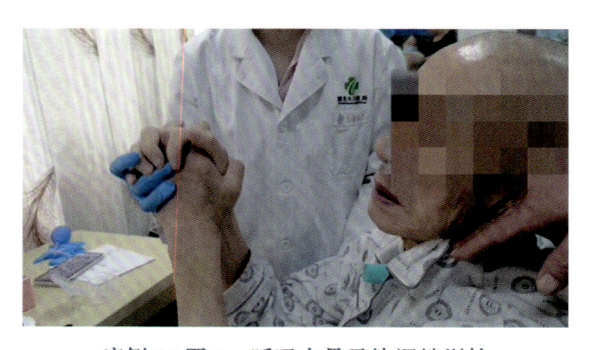

病例 14 图 5　呼吸力量及协调性训练

3）咳嗽功能训练：患者主动咳嗽能力较差，以哈气训练代偿咳嗽动作，帮助患者建立正确的咳嗽模式；辅以腹部推力辅助，治疗师指示患者咳嗽时用掌根在患者横膈肌下迅速向下、向内推，辅助咳嗽及排痰，逐步过渡至完成自我咳嗽咳痰（病例 14 图 6）。

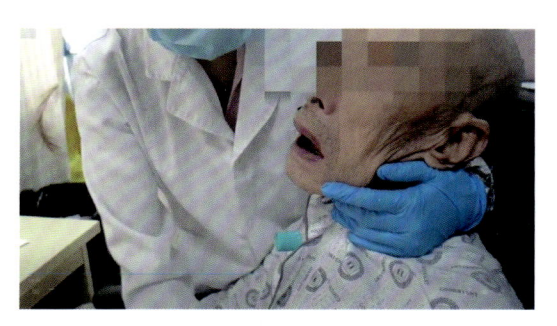

第三章 气管切开合并吞咽障碍康复病例

病例 14 图 6　咳嗽功能训练

4）气道廓清：应用主动呼吸循环技术以及振荡呼气正压技术，通过呼气时的气流振动，以更高的压力和频率来调动患者近端气道的痰液及分泌物，改善气道通畅性，同时可能减少分泌物的误吸。

（3）导管球囊扩张技术：针对患者呼吸-吞咽协调模式改变的问题。患者坐位，经口腔插管置于环咽肌下缘，确认位置无误后，球囊注水量 3 mL，正位操作，6～10 次/组，1 组/日，约 30 分钟，改善吞咽协调性。

（4）小脑重复经颅磁刺激：利用磁场作用于大脑皮层产生感应电流改变皮质神经细胞的动作电位，导致诱发电位的产生。治疗部位：枕骨隆突下 2.5 cm 和外侧 4.3 cm；频率：10 Hz；刺激强度：250 脉冲；持续时间：30 分钟（病例 14 图 7）。

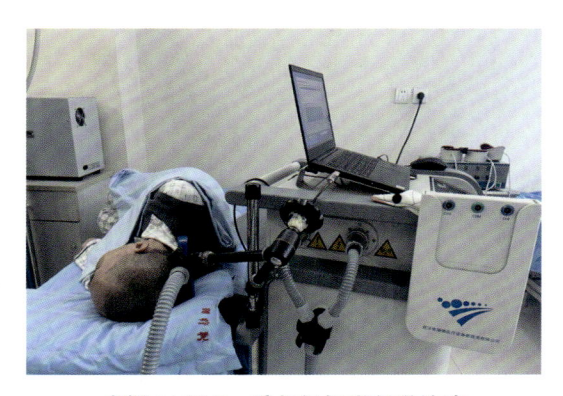

病例 14 图 7　重复经颅磁刺激治疗

（5）说话瓣膜佩戴训练：针对患者口水分泌物多、易误吸的问题，合理利用说话瓣膜与声门下正压结合的方式重建气道通路，从而在减少误吸的同时达到改善肺功能的作用。

1）佩戴吞咽说话瓣膜：恢复上气道气流通过，增强上呼吸道感觉功能，让患者感受到呼吸道分泌物的存在，自行清嗓，减少误吸（病例14图8）。

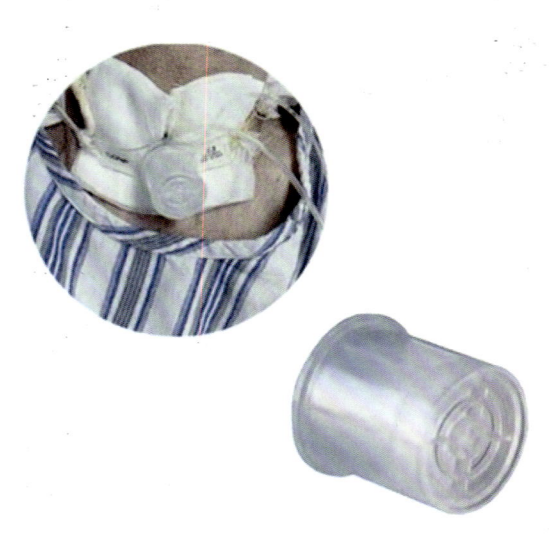

病例14图8　佩戴说话瓣膜

2）声门下正压技术：改善呼吸-吞咽协调性，重建完整气道通路，在减少误吸的同时达到改善肺功能的作用（病例14图9）。

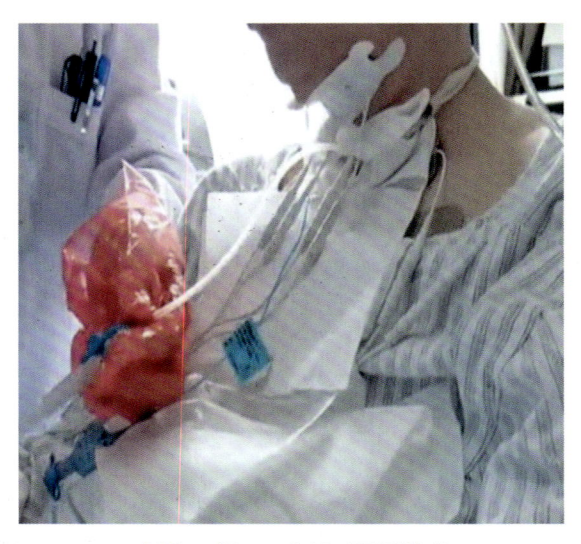

病例14图9　声门下正压技术

(6)治疗性进食训练：为满足患者进食需求，制订个性化的进食处方，记录进食记录表，签署治疗性进食知情同意书。首先选用水凝胶性状的食物，采取端坐位，30 mL/次，每天一次为基础进行进食训练；以后根据患者吞咽功能恢复情况及时调整治疗性进食食物性状，逐渐由凝胶状调整为细泥状、细馅状及软食等，向正常食物过渡（病例 14 图 10）。

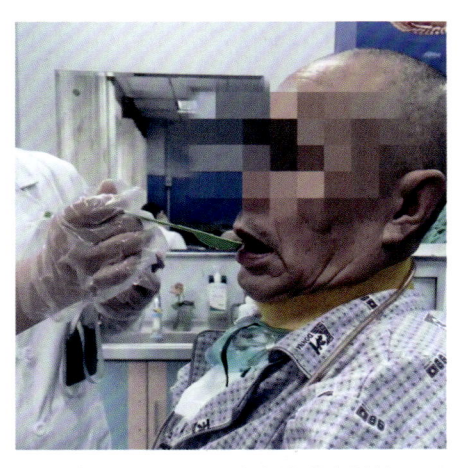

病例 14 图 10　治疗性进食训练

(7)体力耐力训练：增加了电动起立床、四肢联动、外骨骼机器人等，为后期的功能训练打下结实基础（病例 14 图 11）。

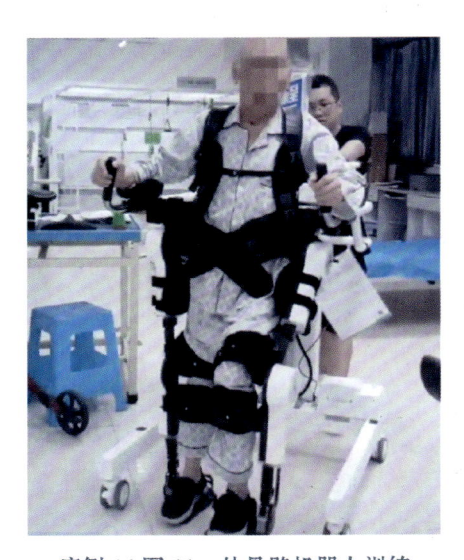

病例 14 图 11　外骨骼机器人训练

(8) 综合康复治疗：此外为兼顾康复的整体性，增加日常生活活动能力训练、平衡训练、上肢机器人等综合康复治疗，促进患者全面整体康复。

4. 康复护理管理

（1）口腔护理方面：定期评估口腔情况，采用负压冲洗式口护吸痰管的方法进行口腔护理2次/日，减少口腔细菌定植菌繁殖，为早期拔除气管切开套管创造有利条件（病例14图12）。

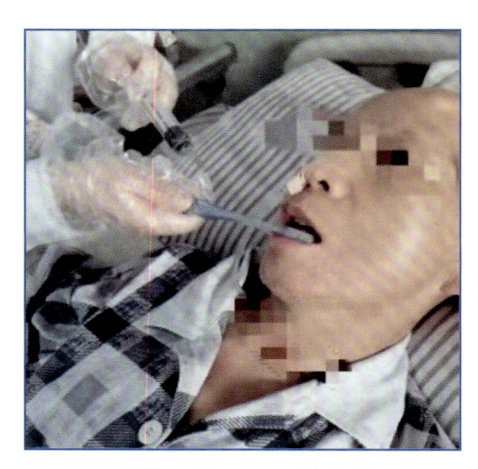

病例14图12 口腔护理

（2）气道管理方面：采取高流量气道加温湿化，结合改良体位引流及机械辅助排痰，促进痰液的排出，减少肺部感染。

（3）喂养管理方面：第一阶段营养液通过胃肠管完成持续泵入，同时辅以中医康复特色技术火龙罐对患者腹部进行按摩与热敷；第二阶段更改为间歇性管饲加经口进食的方式，有效改善吞咽功能及舒适度；逐渐过渡到经口进食，提高生活质量。

（4）体位管理方面：床头抬高＞30°，定时翻身叩背，床旁电动起立床训练预防坠积性肺炎。

（5）健康教育方面：讲解预防误吸的相关护理措施；结合中医情志护理，改善患者的身心状态；讲解进食环境、体位、喂食方法、餐具选择、一口量及进食后观察事项；教会家属海姆立克急救法，提高安全意识，增强急救能力（病例14图13）。

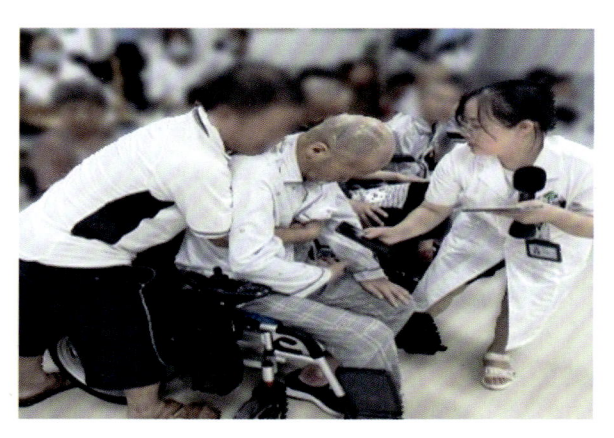

病例 14 图 13　海姆立克宣教

五、治疗结局

经综合康复治疗 3 个月后，患者可经口安全进食 200～300 g/餐，3 餐/日；肺部感染得到有效控制，成功拔除气管切开套管及鼻空肠管。临床结局显著改善，达到患者及家属的康复需求，好转出院（病例 14 表 1）。

病例 14 表 1　患者评估情况表

		治疗前	2 周	4 周	3 个月
吞咽功能	流涎	明显，不能控制	略能控制	明显减少，基本控制	没有流涎
	喉上抬幅度	<2 cm	<2 cm	>2 cm	>2 cm
	会厌翻转	几乎不翻转	轻微翻转	没有超过水平位置	充分翻转
	渗漏/误吸（PAS 分级）	2、3 号（5 mL）明显误吸 7 级	2、3 号（5 mL）误吸减少 6 级	2、3 号（5 mL）轻微渗漏 2 级	2、3 号（5 mL）无渗漏 1 级
	会厌残留	4 级	4 级	3 级	2 级
	进食	无	2 级（水凝胶 50 g/d）	3 级（细泥类 150 g/d）	6 级（正常食物 200～300 g/餐）
肺功能	咳嗽功能	无效咳嗽	弱功能咳嗽	弱功能咳嗽	正常咳嗽
	呼吸肌肌力	NT	MEP: 67 cmH$_2$O	MEP: 98 cmH$_2$O	MEP: 127 cmH$_2$O
	膈肌厚度	1.57 mm	1.63 mm	1.89 mm	2.29 mm

续表

		治疗前	2周	4周	3个月
营养	SGA	B级	B级	B级	A级
	BMI	16.79	17.27	18.23	19.21
心理	HAMD评分	16分	12分	7分	5分
	HAMA评分	13分	10分	6分	6分
ADL	Barthel指数	5分	15分	30分	60分

六、病例分析

1. 病例特点　该患者总体病程4个月余，最初急诊入院行显微镜下小脑血肿清除＋右侧侧脑室钻孔外引流术。病程中因肺部感染加重，痰液引流困难，行气管切开术，先后予多种抗生素联合运用抗感染等，尽管经过手术和对症治疗，患者仍然遗留亟待解决的肺部感染、吞咽困难问题。

2. 成功的经验

（1）肺部感染的管理：该患者因中枢神经功能损伤，机体的神经－内分泌－免疫系统调节功能失去平衡，导致抵抗力下降；气管切开造成呼吸系统的机械屏障作用减弱，长期卧床造成呼吸道对分泌物的清除能力下降；脑卒中后意识障碍、气管切开导致吞咽反射受损，声带活动受限等。因此，在加强患者呼吸道管理、减轻肺部感染、呼吸训练等方面，康复团队需要细致全面考虑多方面问题，从治疗的整体性出发，仔细分析判断患者目前的关键点是什么，而不是单独去治疗某一种功能障碍。①改善通气方面：选择合适气管切开套管型号，气囊压力保持在$25\sim30\ cmH_2O$，最大限度降低误吸的潜在风险；②营养管理方面：选择通过鼻空肠管泵入营养液，在满足患者营养需求的同时减少反流；辅以中医康复特色—火龙罐对患者腹部穴位进行按摩与热敷，平衡脏腑，调节功能；③促进痰液排出：加强气道湿化管理、体位引流、机械辅助排痰等；④强化护理措施：每日行气管切开套管护理，负压冲洗式口护吸痰管的方法进行口腔护理，指导患者安全进食；⑤呼吸训练方面：体外膈肌起搏治疗、呼吸操、咳嗽及呼吸促进训练等，改善肺部功能。通过以上康复措施的实施，不仅有效减轻患者肺部感染，还有助于提高康复的成功率。

（2）吞咽问题的管理：正常情况下吞咽和呼吸是协调有序的，典型的呼吸－吞咽协调模式涉及呼气－吞咽－呼气模式，吞咽后的呼气被认为是一种保护机制。患者气管切开套管的存在会改变气道内压力，限制喉的活动，减少了舌－喉复合体的移动，减少声带内收肌的保护性反射，增加误吸的风险。我们采用吞咽技术策略，如门德尔松吞咽训练延长并维持舌－喉复合体移位，改善吞咽协调性；采用声门上或超声门上吞咽训练，目的是吞咽前和吞咽时关闭声带，保护气道避免误吸发生；舌－喉复合体运动训练，确保食团顺利通过咽部，完成吞咽动作。因此，对患者的吞咽功能和呼吸－吞咽模式相结合的功能训练显得尤为重要。

（3）多学科团队通过病史采集、营养及吞咽筛查、临床评估及影像学检查等，深入了解患者吞咽障碍的程度和特点。通过康复评定会反馈给患者和家属，有助于更好地理解和配合，通过个体化的康复训练，患者逐步重建正常的呼吸吞咽协调模式、口腔运送能力、吞咽启动、渗漏和误吸、会厌翻转不充分等问题逐步好转，有效减少吞咽过程中可能引发的不良后果。

七、病例点评

该病例展现了一例小脑出血合并严重吞咽功能障碍患者的康复之路。首先，通过医－技－护团队综合的康复措施，患者实现了康复目标，出院前成功的拔除了气管导管和胃管，恢复经口进食，取得了满意的治疗效果。在整个治疗过程中，康复团队根据患者存在的功能障碍，针对性的采取了相应的康复措施，其中个体化的吞咽康复措施及营养支持，为患者拔除气管导管创造了有利条件；同时针对患者存在的气管导管，通过患者肺部感染的管理，最终顺利拔除气管导管。整个康复过程中，康复团队分阶段的制订康复目标、康复计划，并实施康复计划，为患者后续的全面康复打下了坚实基础。通过中西医康复技术相结合的方式，减少患者住院时间和降低医疗资源的消耗。最后，患者出院后通过互联网和患者管理平台开展各项康复服务，充分体现了对患者院前、院中、院外三位一体全程动态连续管理过程。这种治疗和管理模式为类似患者的康复提供了宝贵的经验，值得广泛推广和借鉴。

（病例提供者：刘　洁　重庆医科大学附属永川医院）

（点评专家：钟家菊　重庆医科大学附属永川医院）

参考文献

[1] 万桂芳，张庆苏. 康复治疗师临床工作指南 — 吞咽障碍康复治疗技术 [M]. 北京：人民卫生出版社，2019.

[2] 葛慧青，孙兵，王波，等. 重症患者气道廓清技术专家共识 [J]. 北京：中华重症医学电子杂志（网络版），2020，6（03）：272-282.

[3] 朱利月，梁崎. 康复治疗师临床工作指南 — 心肺疾患康复治疗技术 [M]. 北京：人民卫生出版社，2019.

[4] 石中慧，戴萌，窦祖林. 小脑重复经颅磁刺激对卒中后吞咽障碍的影响及相关机制研究进展 [J]. 北京：中华物理医学与康复杂志，2022，44（5）：4.

[5] 刘爱玲，谌永毅，张清慧，等. 吞咽障碍患者直接摄食训练的研究进展 [J]. 护理学杂志，2021，36（19）：110-113.

[6] 郑立，陈彩明，苏慧，等. 说话瓣膜在气管切开患者中的临床应用及研究进展 [J]. 中国呼吸与危重监护杂志，2020，19（4）：3.

[7] 中国吞咽障碍膳食营养管理专家共识组. 吞咽障碍膳食营养管理中国专家共识（2019版）[J]. 中华物理医学与康复杂志，2019，41（12）：881-888.

[8] 黄绍春，徐建珍，刘莉，等. 直接摄食训练对脑卒中吞咽障碍患者吞咽功能恢复的影响 [J]. 中华物理医学与康复杂志，2019，41（12）：4.

[9] O'Connor LR, Morris NR, Paratz J.Physiological and clinical outcomes associated with use of one-way speaking valves on tracheostomised patients: A systematic review[J].Heart Lung, 2019, 48（4）：356-364.

第二节　脑干出血后气管切开合并吞咽障碍康复病例

病例 15　精准施治，方能"进膳"尽美——"如鲠在喉"患者吞咽康复的全程管理

一、病历摘要

患者男性，67岁。

主　诉：右侧肢体乏力伴吞咽障碍21天。

现病史：患者于2020年11月8日无明显诱因下出现头痛，伴有右侧肢体无力，外院查头颅CT提示脑干出血，予气管插管、呼吸机辅助通气。2020年11月11日行气管切开。2020年11月20日脱机，2020年11月30日转至我科重症康复病区。病程中反复发热，呃逆，病程中体重减轻4 kg，夜眠欠佳，二便通畅。为拔除气管切开套管和鼻胃管来我科就诊（病例15图1）。

辅助检查：①心电图：窦性心律，心房内阻滞；$TV_2 > TV_6$；逆钟向转位；②下肢血管彩超：双下肢静脉血栓形成；③心脏彩超：左室射血分数（EF）54% 左室舒张功能异常；轻度三尖瓣关闭不全；④头颅MRI：提示脑干出血（病例15图2）；⑤胸部CT示：双下肺炎症改变（病例15图3）。

临床诊断：①脑干出血；②肺部感染；③下肢静脉血栓形成；④气管切开状态。

功能诊断：①吞咽困难；②构音障碍；③呼吸功能障碍。

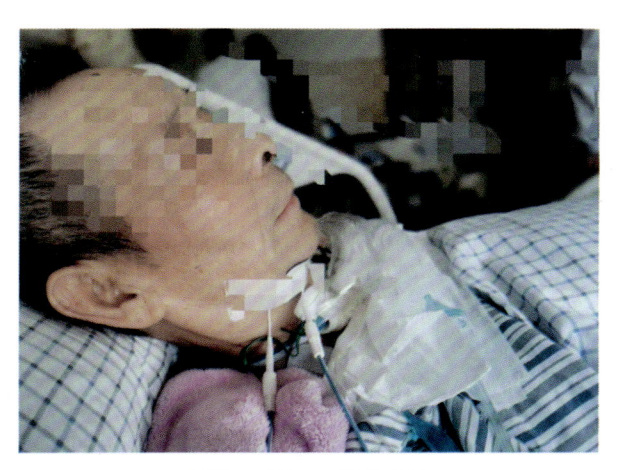

病例15图1　患者照片

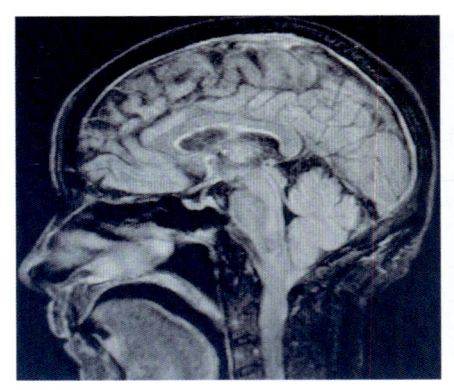

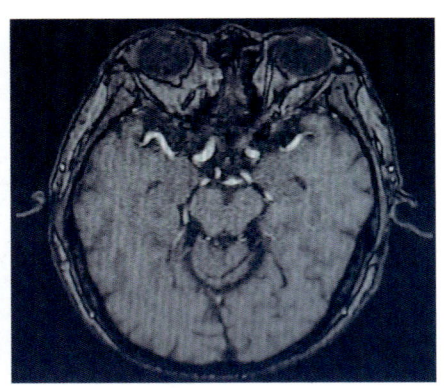

病例 15 图 2　头颅 MRI

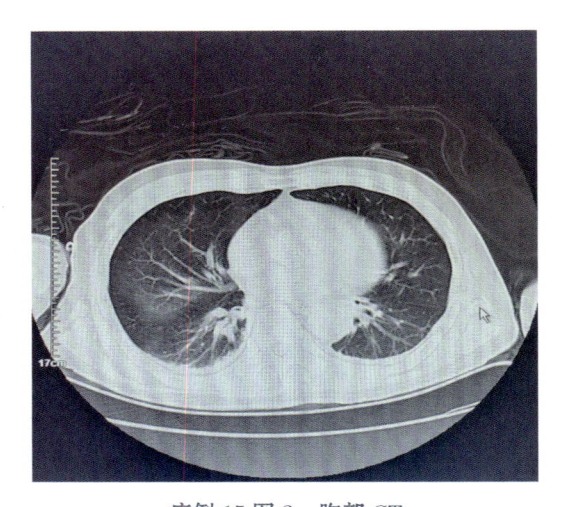

病例 15 图 3　胸部 CT

二、功能评估

1. 一般查体　神志清、精神萎，气管切开带管状态。双肺呼吸音粗，双下肺可闻及湿啰音。四肢分离运动可，右侧肢体肌力 4- 级，左侧肢体肌力 5- 级。肌张力评定（modified ashworth scale,MAS）：双侧 0 级。右侧深浅感觉减退。ADL（MBI 指数）：20 分，重度依赖。

2. 吞咽筛查　反复唾液吞咽试验 30 秒有效动作 0 个；染料试验强阳性。

3. 口颜面功能评估　该患者口颜面部无明显面瘫，张口幅度 3.5 cm，左侧舌肌萎缩，伸舌左偏，左侧软腭抬升不足，咽反射、咳嗽反射差。喉部上抬幅度仅 0.5 cm。

4. 构音评估（病例 15 图 4） 堵管最长发音仅 1 秒，声音低沉沙哑，无法自主咳嗽和清嗓。

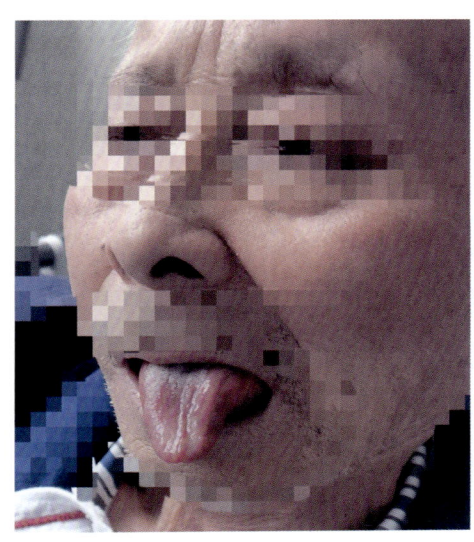

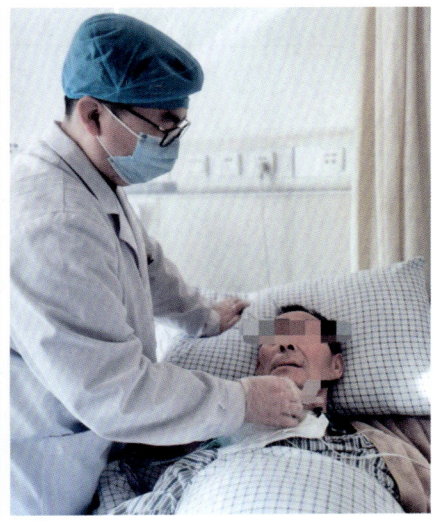

病例 15 图 4　吞咽构音评估

5. 呼吸功能评估（病例 15 图 5） 呈现胸腹联合呼吸，呼吸频率 25 次 / 分，主气管内痰鸣音明显，双肺湿啰音，痰液黏稠，难以咳出。血气分析：酸碱度 7.39，二氧化碳分压 51 mmHg，氧分压 92 mmHg，剩余碱 -4.6 mmol/L，碳酸氢盐 30.9 mmol/L。

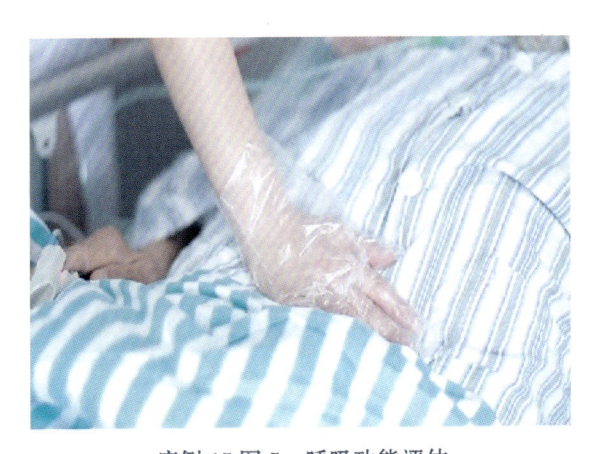

病例 15 图 5　呼吸功能评估

6. 吞咽喉镜检查（病例15图6）　口咽部大量口水样白色泡沫痰，难以咳出。吸痰后发现双侧杓状软骨水肿，左侧声带固定，右侧代偿闭合不全，闭合有隙。咽喉部感觉差，咳嗽力量差，吞咽水、流质、布丁5mL未见有效启动，可见大量误吸。提示口水和染色食物均有明显隐性误吸。

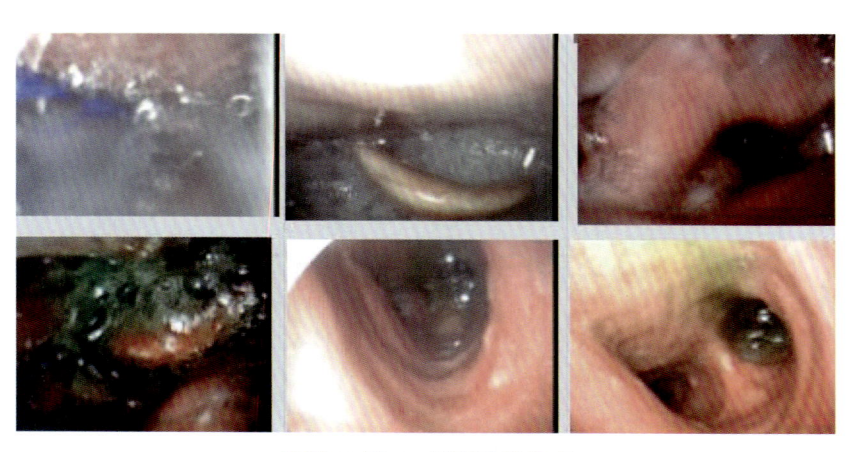

病例15图6　吞咽喉镜检查

7. 为明确吞咽功能诊断，完善吞咽造影检查（病例15图7）：①侧位下造影检查：提示中稠液体5mL均有误吸，咽喉部大量残留，环咽肌未见开放。造影下行导尿管球囊扩张，扩张一次后中稠液体食物容易通过咽喉部，考虑环咽肌开放不能；②正位下造影检查：经口置一次性导尿管入食管内，经管道打入液体食物进入食管，食物在食管中下段蠕动下滑缓慢，伴随咳嗽等食物向上段反流。显示患者存在较严重的食管蠕动障碍。

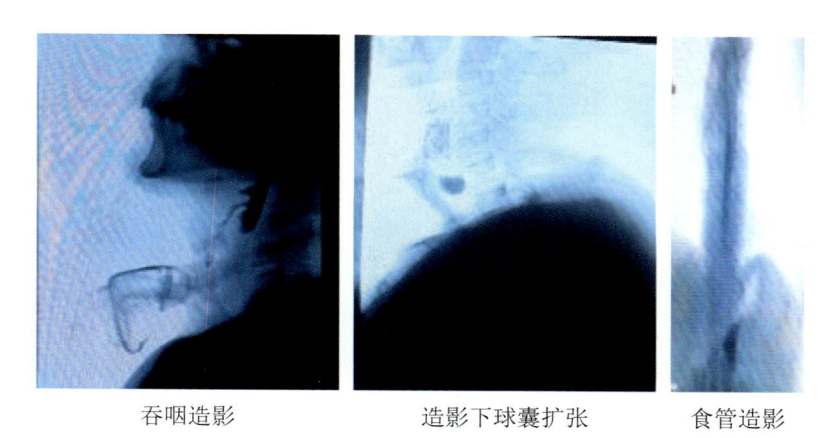

吞咽造影　　　造影下球囊扩张　　　食管造影

病例15图7　吞咽造影检查

8. 呼吸功能评估（病例15图8） 肺功能检查：咳嗽峰流速1.92 L/s。床旁膈肌超声扫查见：仰卧位下右侧膈肌平静呼吸活动度：2.19 cm（右侧第8/9肋间隙），右侧膈肌厚度（右侧第8/9肋间隙）呼气末厚度：0.16 cm，吸气末厚度：0.21 cm。患者检查不能完全配合，嗅实验、最大吸气等指标无法测量。床旁膈肌超声显示患者膈肌移动度低，膈肌功能障碍，建议呼吸功能训练，定期复查膈肌超声。支气管镜下显示双侧支气管内大量染色食物误吸，难以咳出（病例15图9）。

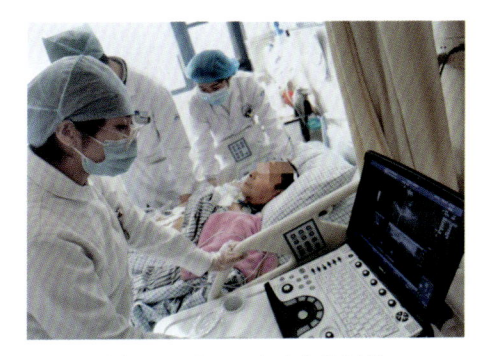

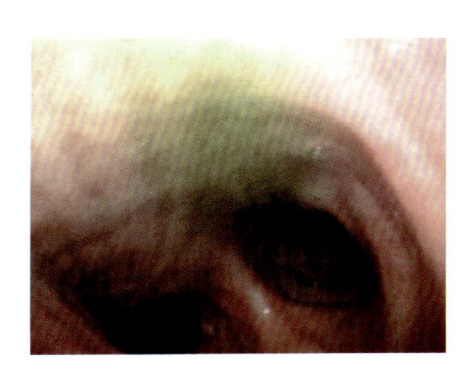

病例15图8 呼吸功能评估　　　病例15图9 支气管镜检查

三、主要问题

结合吞咽、呼吸功能评估，头颅MRI及胸部CT影像学检查结果考虑：患者环咽肌功能失迟缓，左声带麻痹，咽喉腔肌肉收缩力不足，舌骨位移，喉部上抬均受限，吞咽无力伴咽喉部黏膜感觉差，心肺功能下降且喉部咳嗽反射差。

病情分析：患者入院时带有气管切开管及鼻胃管，康复难点在于如果想要拔除气管切开管，患者存在口咽分泌物多、咽喉部感觉差、咳嗽反射差及声门关闭不全，导致明显误吸及肺部感染；且患者既往长期吸烟史，导致肺功能下降，咳嗽能力减退，痰多难以咳出。

若想拔除胃管：患者又存在环咽肌失迟缓、左声带麻痹、咽喉腔压力不足、喉上抬无力、咽喉部感觉非常差、舌肌萎缩无力，无法完成正常吞咽动作，存在大量隐性误吸。

综上所述，患者的康复问题一方面是肺部感染，痰液较多难以咳出；另一方面是患者合并严重的吞咽障碍，难以下咽伴严重隐性误吸。

四、干预措施

针对康复问题,我们制定的康复目标包括控制肺部感染,提高气道廓清能力;强化呼吸肌功能,提高氧转运及储备能力;改善吞咽功能,减少误吸。

具体的诊疗计划包括以下几方面:

1. 药物治疗 ①氨溴索、乙酰半胱氨酸雾化化痰;②山莨菪碱减少唾液分泌;③巴氯芬改善膈肌痉挛;④呃逆发作时予以甲氧氯普胺、氯丙嗪对症处理。

2. 医疗手术操作 吞咽功能预后不佳,为了减轻上气道及咽喉部水肿,减少口咽部分泌物,MDT讨论后拟行胃造瘘手术,以及B超引导下的唾液腺的肉毒毒素注射。

胃造瘘术前讨论:

患者脑干出血病史1个月余,重度吞咽障碍,目前长期留置胃管,期间发生肺部感染,考虑误吸,不排除误吸、隐性误吸加重肺部感染致呼吸衰竭、感染性休克病情变化可能,有行经皮胃造瘘手术指征。

患者吞咽困难,长期鼻胃管导致咽喉部明显水肿,且患者环咽肌紧张,经常呃逆,食管容易反流,故不适宜采用每日多次经口鼻间歇置管技术补充营养。为减少患者误吸、呛咳风险,减少鼻咽喉部压迫,降低肺部感染风险,且患者无严重心肺疾病,无食管、胃十二指肠穿孔等明确手术禁忌,可行经皮胃造瘘治疗,该治疗有可以长期留置、管径较粗不易发生堵塞、不易脱落及误吸等优点,但为有创操作,术中有结肠、小肠损伤风险,术中及术后有出血可能,术中注意精细操作,避免损伤。术后有腹壁疼痛、造瘘口感染等风险,必要时有二次手术可能。

2020年12月16日患者行经皮胃造瘘术(病例15图10)。

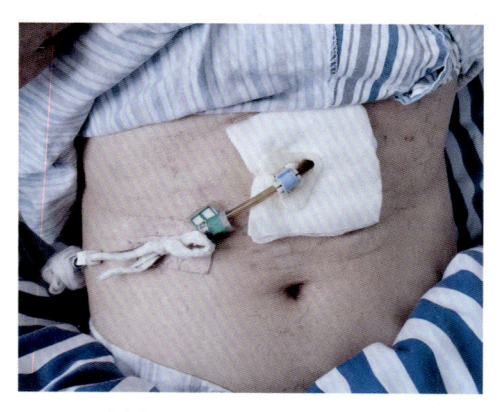

病例15图10 经皮胃造瘘术

第三章　气管切开合并吞咽障碍康复病例

2020年12月20日出现持续性呃逆，给予甲氧氯普胺（胃复安）及氯丙嗪肌内注射可缓解。

患者长期卧床、吞咽障碍，留置胃造瘘管进食，口腔分泌物较多，易引起坠积、误吸致肺部感染，与患者家属沟通肉毒毒素注射相关风险及可能的并发症情况，排除禁忌后于2020年12月24日超声引导下双侧腮腺肉毒毒素注射治疗，每部位注射肉毒毒素10 U。

3. 护理方面　予以加强气道管理及营养管道管理。

（1）在气道管理方面（病例15图11）：每天予患者气管切开护理，监测囊内压在25～30 cmH$_2$O，按需行吸痰护理及声门下吸引，生理盐水4 mL/h持续气道湿化，予患者翻身叩背、咳痰机辅助排痰。负压吸引式牙刷行口腔护理，保持患者口腔清洁，降低感染风险。

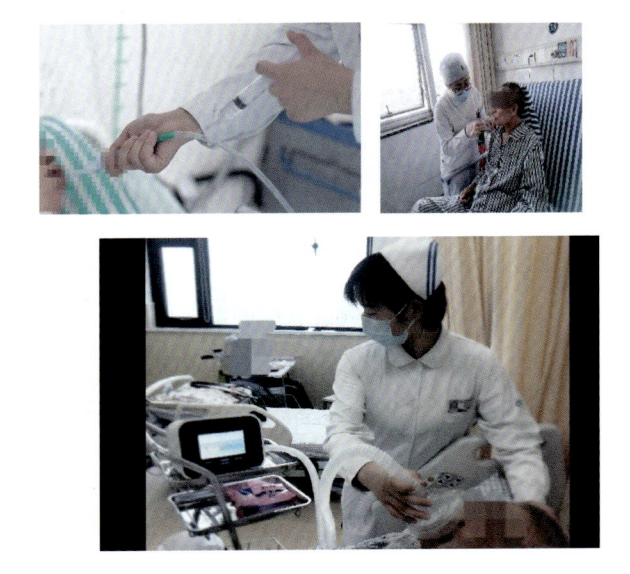

病例15图11　气道管理

（2）营养管道管理方面（病例15图12）：经营养评估后制作符合患者能量需求（约2000 kcal）的特制匀浆膳（内容包含米饭、蔬菜、肉类、油、盐等，使用食物料理机制作成糊状），鼻饲注食前后注意患者体位管理，每次注食前回抽胃内残留量小于50 mL，患者易发生胃食管反流，注食后加强关注，未发生反流情况。

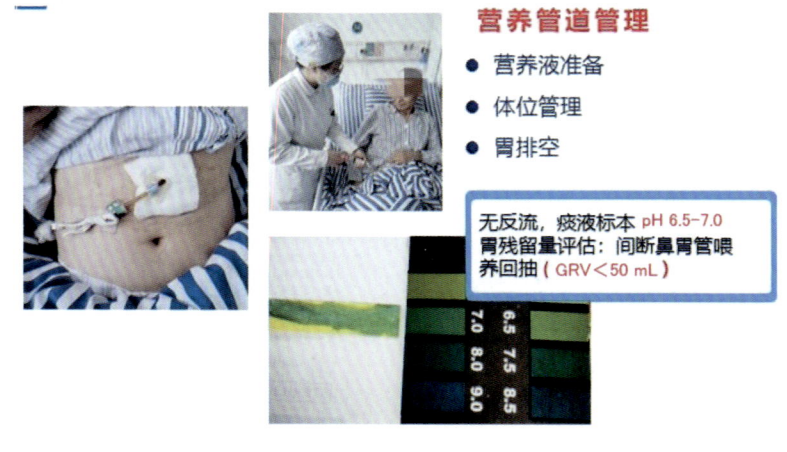

病例 15 图 12　营养管道管理

4. 康复治疗方面

（1）吞咽器官运动及感觉等综合训练：针对吞咽感觉差，我们利用冰、酸、压力等多重感觉刺激做深层咽部刺激；以及神经肌肉电刺激强化舌骨上下肌群功能；在吞咽构音器官运动功能上，利用舌肌牵伸、门德尔松吞咽训练、Shaker 训练、发音运动等强化口咽喉部、声带肌肉力量；针对环咽肌问题，在重症病房，床头进行环咽肌球囊扩张治疗；并综合利用中医针灸治疗，经颅磁刺激治疗改善吞咽神经功能，吞咽综合治疗图片如病例 15 图 13。

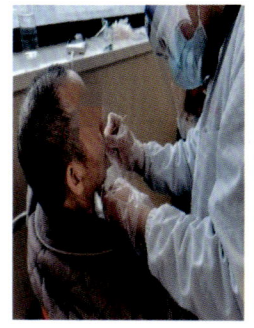

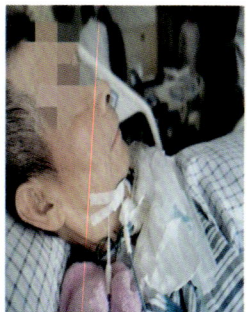

冰、酸等深层咽部刺激　　吞咽神经肌肉电刺激　　吞咽器官主被动训练　　床头球囊扩张训练

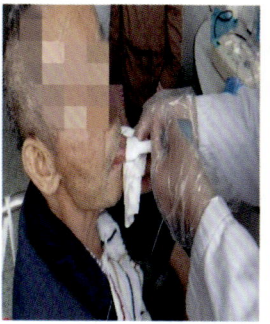

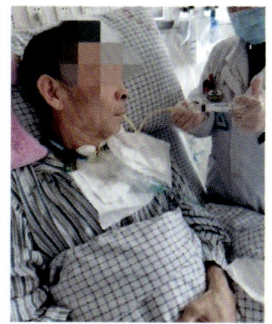

病例 15 图 13　吞咽综合治疗

2020 年 12 月 30 日经颅磁刺激评估：患者取坐位，利用经颅磁刺激及肌电图，进行功能评估。在右侧拇短展肌记录，在 C3 点刺激，测得运动诱发电位潜伏期为

24.3 ms，运动刺激强度阈值为 55%；在左侧拇短展肌记录，在 C4 点刺激，测得运动诱发电位潜伏期为 24.7 ms，运动刺激强度阈值为 45%；评估过程顺利，患者无不适主诉。可予经颅磁刺激治疗，注意定期评估。

（2）加强呼吸咳嗽训练：在呼吸气道管理及训练上，给予膈肌神经电刺激，呼吸训练促进咳痰排痰，延长气囊放气时间佩戴说话瓣膜改善上呼吸道感觉运动功能。佩戴说话瓣膜如病例 15 图 14。

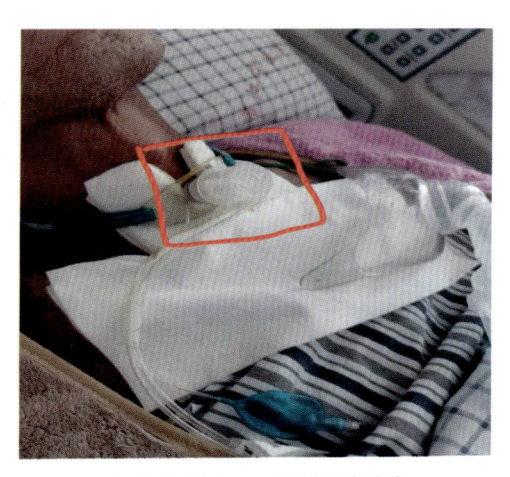

病例 15 图 14　佩戴说话瓣膜

患者入院前左侧声门麻痹，予佩戴语音阀训练上气道功能；予人工鼻进行主动湿化，减少被动湿化雾化刺激过多痰液生成。2020 年 12 月 29 日复查吞咽喉镜，提示声带麻痹较前有所减轻，右侧可部分代偿。

（3）强化肢体运动训练：心肺运动强化改善呼吸咳嗽耐力。

经综合治疗后患者康复效果呈现：

2021 年 1 月 19 日吞咽喉镜操作记录：患者取 45°半卧位，电子喉镜前端涂抹达克罗宁胶浆，经鼻缓慢进入患者鼻咽至口咽部，镜下提示：腭咽闭合功能较前有所改善，咽喉部分泌物减少，咽喉部感觉仍减退。喉部咳嗽反射欠佳，双侧杓状软骨处无明显红肿。声带活动右侧可，左侧基本固定，闭合时右侧代偿闭合。吞咽动作次数增加，但咽缩肌力量仍不足。进食 2 号流质、3 号布丁、0 号水 5～10 mL 有较多残留误吸。右支气管见明显染色食物。请结合临床。

2021 年 1 月 20 日更换气囊套管为金属管，继续佩戴语音阀训练上气道功能。

2021年1月22日进行堵管训练上气道功能,2021年2月1日成功拔除气管切开套管,2021年2月6日转普通康复病区继续治疗。拔管过程如病例15图15。

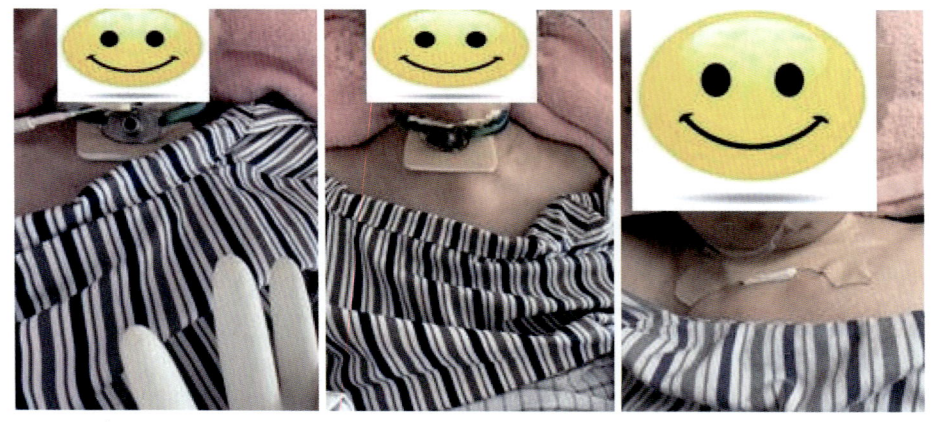

2021年1月20日　　　　2021年1月22日　　　　2021年2月1日

病例15图15　套管更换及拔管

然而该患者康复之路并非一帆风顺,患者2021年2月24日肺部感染再发,体温39.1℃,患者痰液增多,伴黄黏痰,胸部CT提示两肺下叶新增感染明显,结合患者既往痰培养结果予加用头孢哌酮钠舒巴坦钠抗感染治疗。予以抗感染、补液对症治疗后好转。

为何该患者肺部感染再发?难道是口咽分泌物隐性误吸?是胃内容物反流?还是顽固呃逆使用镇静剂后导致咳痰排痰能力抑制?

针对患者顽固呃逆,查电子胃镜检查:①食管裂孔疝(轻度);②慢性胃炎伴糜烂;③胃造瘘术后;④幽门螺杆菌:(-)。

为探寻患者再次感染原因,我们再次完善吞咽喉镜检查,发现患者经训练后右侧声带能够代偿闭合,咽喉部分泌物有所减少,但进食每种稠度食物均仍有较多残留误吸。于是我们在喉镜下行球囊扩张术。发现每次导尿管总会插入食管入口左侧,左侧扩张注水量已经达到8~10mL,但右侧很难插入,且食管入口靠右侧内壁压力很大,注水量3mL都很难拉出。因此,考虑患者分泌物误吸及排痰差仍是复发感染的重要原因。于是球囊扩张方案调整为加强右侧扩张,每日1次,右侧入口扩张注水量从3mL逐渐达到10mL。双侧球囊扩张如病例15图16。

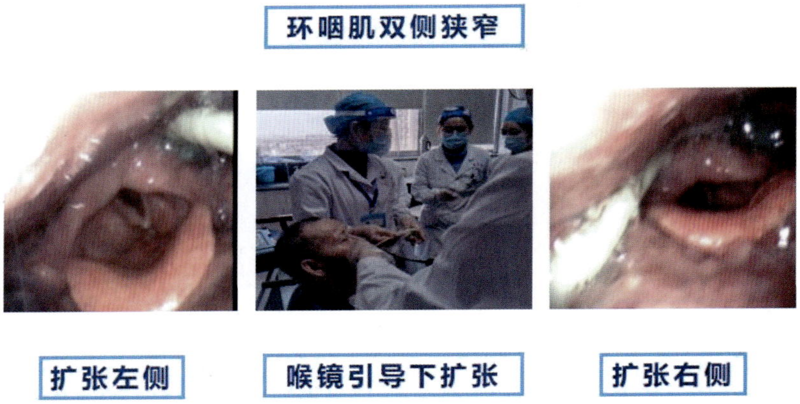

第三章 气管切开合并吞咽障碍康复病例

病例15 图16 双侧球囊扩张

这是在双侧球囊扩张后造影图显示咽喉部残留明显减少。双侧球囊扩张后造影检查对比如病例15 图17。

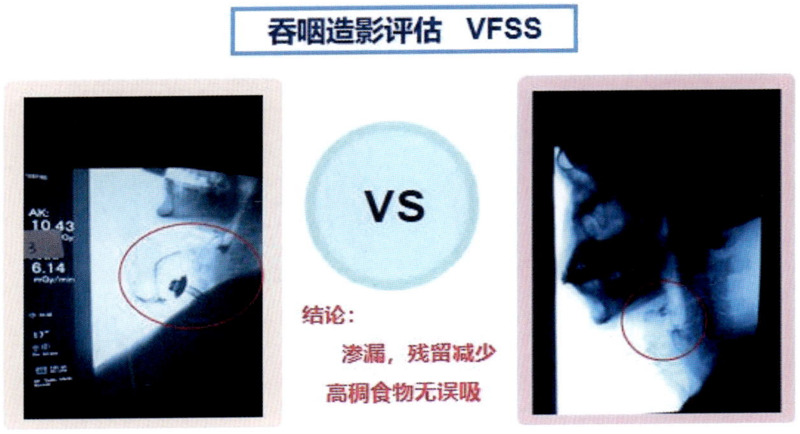

病例15 图17 双侧球囊扩张后造影检查对比

另外患者的咽喉部感觉功能仍较差,且经口排痰能力仍欠缺,我们利用薄荷油刺激口咽部,之后利用自制气脉冲氧流量15 L/min 刺激咽部,再刺激K点,这三部曲让患者每次都能大量经口咳痰,患者咽喉部感觉逐渐好转,每日痰量逐渐减少。咽部深层刺激三部曲如病例15 图18。

强化咽喉感觉，刺激咳嗽功能三部曲

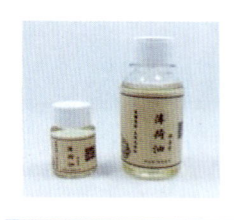

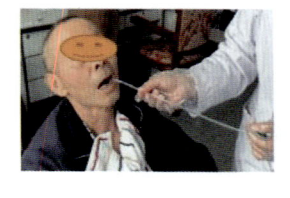

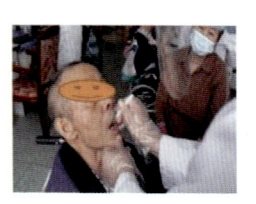

薄荷油刷口咽部黏膜　　自制气脉冲氧流量 15L/min 刺激口咽部　　K点刺激咳嗽反应

病例 15 图 18　咽部深层刺激

膈肌超声复查提示膈肌移动度从 1.09 cm 提高至 3.90 cm（病例 15 图 19）。

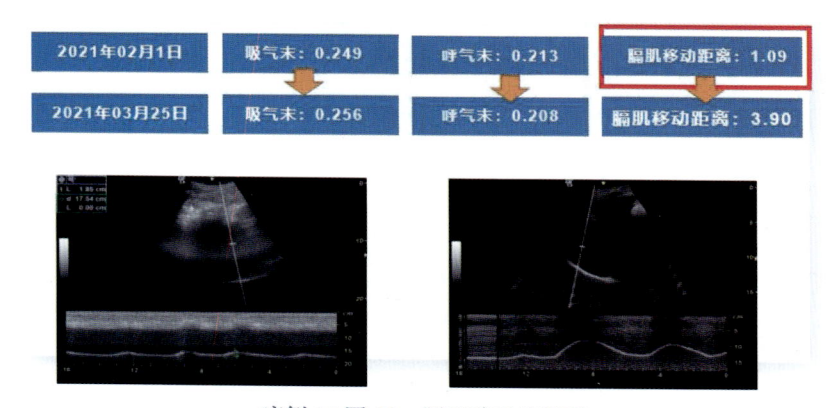

| 2021年02月1日 | 吸气末：0.249 | 呼气末：0.213 | 膈肌移动距离：1.09 |
| 2021年03月25日 | 吸气末：0.256 | 呼气末：0.208 | 膈肌移动距离：3.90 |

病例 15 图 19　膈肌移动度测量

五、治疗结局

经调整治疗 1 个月后复查吞咽造影虽 1 号微稠液体、2 号中稠液体仍有误吸，但残留较少，尤其 3 号高稠食物虽有残留，但无误吸。

于是予以增稠剂调制 3 号染色食物治疗性进食训练，2021 年 3 月 28 日开始每日进食量约 150 mL，2021 年 4 月 15 日每日进食量达到 1000 mL，且痰液不多，痰中无染色食物。

肺部 CT 复查感染灶逐渐吸收。体能指标和肺功能、呼吸指标均有提高。患者能监护下步行。治疗前后主要评价指标汇总如病例 15 表 1。

第三章　气管切开合并吞咽障碍康复病例

病例 15 表 1　治疗前后主要评价指标汇总

		2020 年 12 月 6 日	2021 年 4 月 25 日
体适能评定	6 分钟步行测试	—	406 米
	等速肌力测定	20 Nm	54 Nm
呼吸评定	临床肺部感染评分	4 分	2 分
	痰液	Ⅲ度	Ⅰ度
	FVC	1.54 L	3.79 L
	PEF	1.92 L/s	8.12 L/s
	最大吸气压(maximal inspiratory pressure, MIP)	34.77 cmH$_2$O	53.43 cmH$_2$O

于是由治疗师进食训练过渡到在病房内关注患者自我摄食训练执行情况，患者 10 分钟内能独立经口进食 300 mL 浓稠流质，无呛咳、声音变化、口腔残留，自主清嗓有力。1 周后患者经口进食糊食或软食，每日可达 1000 mL，另外患者及家属可掌握自己经口间歇置管技术以补充水分及药液，每天 3 次，每次量约 350 mL（病例 15 图 20）。

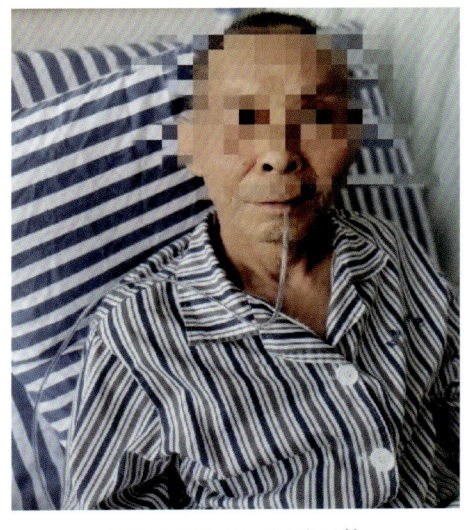

病例 15 图 20　间歇置管

患者经口进食 2 个月无发热感染征象，体重增加 3 kg，最终 2021 年 5 月 25 日胃镜室拔除胃造瘘管（病例 15 图 21）。回家 1 个月余无发热感染征象，造瘘口愈合良好。

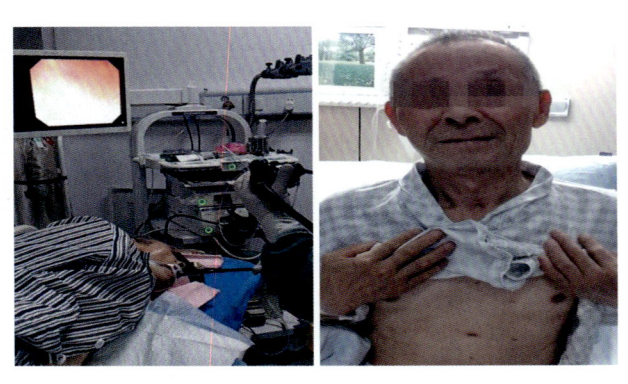

病例 15 图 21　拔除胃造瘘管

根据目前回访结果，患者仍经口进食软食、糊食，每日自我间歇置管补充水分等液体，定期医院复查，目前生活质量良好。

六、病例分析

1. 该患者为脑干出血，功能障碍主要表现为舌肌萎缩、舌肌运动障碍、咽喉部感觉消失、喉部运动及声带功能损害、膈肌反复痉挛呃逆、气道廓清差、食管蠕动障碍，主要考虑损伤舌下神经、舌咽神经、迷走神经。尤其迷走神经支配较广，损害较为严重。医生需关注患者整体功能障碍表现特点与内在相互联系，重点关注吞咽的安全性及有效性，减少误吸、肺部感染发生的同时也要保证能量及营养的充足。

2. 患者环咽肌不开放，本病例没有采取肉毒毒素注射的方式解决环咽肌张力问题，而是采取了近两三个月的反复球囊扩张治疗。主要考虑患者咽喉部收缩压力明显不足、咽喉部感觉差、咳嗽反射差、食管蠕动障碍、气道保护差等多个棘手问题，需要强化感觉运动训练从而易化神经系统功能重塑。通过反复的球囊扩张对于咽喉部黏膜的感觉刺激和主动牵拉导致喉部上抬的吞咽运动再学习，可能起到了恢复患者吞咽功能的作用。但是在早期，没有意识到食管入口也分左右侧，且左右侧功能情况可能会不相同。因此治疗师要对于患者吞咽问题做详细精准评估，从而采取综合治疗方案。这也启发我们如何利用现有工具，或者开发更先进的工具，更准确的、更早的发现患者的问题。

3. 患者功能障碍较多，吞咽和呼吸功能都很差，依赖于治疗师的训练时间是远远不够的，需要利用家庭作业计划的制订，让患者及家属参与进来，护士此时可以起到督促患者继续进行治疗室外的训练作用。另外患者口腔、气道、胃肠道管理，也是吞咽专科护士非常重要的工作，可以很大程度上减少误吸感染的概率，同时做好饮食指导与宣教，减少不良事件的发生。

七、病例点评

这是一例脑干出血后吞咽及呼吸功能均严重受损的老年患者：有舌肌萎缩，舌肌运动障碍，咽喉部感觉及咳嗽反射消失，喉部上抬运动及声带功能损害，膈肌反复痉挛呃逆，气道廓清差，食管蠕动障碍。在疾病早期，因排痰不畅，行气管切开，但严重的吞咽障碍导致误吸及反流严重，该病例通过系列的评估将患者的吞咽呼吸心肺问题得以一一展现，并给予了系列对症综合治疗。针对病情中的变化及发热，予以详细的原因分析并再次复查相关检查得出新的发现，食管入口两侧受损后压力不同，予以双侧球囊扩张。该病例围绕重症患者中气管切开套管、鼻胃管、胃造瘘管的处理与拔除，展示了重症吞咽障碍患者规范化的处理流程，值得在重症吞咽障碍患者康复管理中推广应用。

（病例提供者：张园园　吕　芳　夏　蕾　南京市江宁医院）

（点评专家：招少枫　中山大学附属第八医院）

参考文献

[1] 窦祖林. 吞咽障碍评估与治疗（第2版）[M]. 北京：人民卫生出版社，2017.
[2] 张秋，王玉龙，方锐，等. 脑卒中吞咽障碍患者早期行经皮内镜下胃造瘘术对康复效果的影响分析[J]. 中国康复，2019，34（09）：461-464.
[3] Farneti D, Turroni V, Genovese E. Aspiration: diagnostic contributions from bedside swallowing evaluation and endoscopy[J]. Acta Otorhinolaryngol Ital, 2018, 38（6）：511-516.

病例 16 敢拔感咽 —— 脑干出血吞咽障碍合并气管切开患者的经验分享

一、病历摘要

患者男性，32岁。

主　诉：四肢乏力伴失语、吞咽困难8个月余。

现病史：患者于2020年8月16日出现言语不清，四肢乏力，意识障碍逐渐加重至丧失，于当地医院查头颅CT提示脑干出血（病例16图1），出血量约4 mL。遂入住ICU给予积极抢救、脱水降颅压、气管切开处理，发病2个月余后意识逐渐转清，后转往当地上级医院继续行康复治疗，期间有反复肺部感染、泌尿系感染。患者入院时意识清楚，留置鼻胃管饮食，拔除气管插管与恢复经口进食愿望强烈。

临床诊断：①脑干的脑内出血；②高血压3级；③肺部感染；④气管造口状态；⑤暴露性角膜炎。

功能诊断：①偏瘫（双侧）；②吞咽困难；③言语障碍；④ADL完全依赖；⑤社会参与障碍。

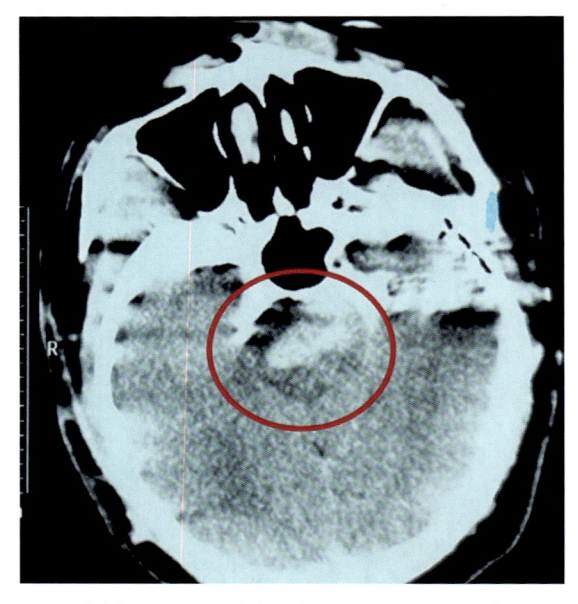

病例16图1 患者头颅CT显示脑干出血

二、功能评估

1. 临床专科评估

（1）神经系统：该患者意识清醒，能够配合检查。时间、地点、人物定向基本准确。存在运动性构音障碍，双侧瞳孔等大等圆，对光反射存在，听力正常。深浅感觉无明显异常。巴宾斯基征阳性。

（2）其他系统：心率95次/分；高血压2级，血压168/104 mmHg，很高危组。大便正常，无腹胀、便秘或腹泻等症状。

2. 吞咽功能评估

（1）临床评估（2021年4月24日）：颈部活动左、右侧屈轻度受限；左侧口角、眼睑下垂；舌体存在萎缩及震颤，各方向活动均明显受限；软腭上抬偏左；咽反射缺失，呕吐反射减弱，咳嗽反射正常；吞咽动作小于2 cm，反复唾液吞咽试验1次/30秒；其余口颜面及喉功能检查均无明显异常。V-VST结果提示：患者进食2号食物5 mL、3号食物5 mL均存在明显安全性及有效性受损表现。

（2）支气管镜评估（2021年4月23日）（病例16视频1）：双侧会厌谷、梨状窦大量泡沫样稀薄分泌物，双侧杓状壁中度肿胀，咽壁及声带有持续颤动，主支气管及双侧1～3级支气管无明显痰液，咳嗽反射良好。

（3）喉镜吞咽功能检查（2021年4月26日）（病例16视频2）：双侧鼻咽部存在微量分泌物，腭咽关闭不完全，双侧会厌谷、梨状窦、喉前庭存在微量分泌物，自主吞咽动作1次/分，舌根后缩、咽壁活动、双侧声带内收及外展均减弱，屏气正常，轻触双侧杓状软骨反应正常，分泌物严重程度分级2级，无其他结构异常。进食中稠度（3 mL、5 mL）、高稠度（3 mL），双侧咽部轻度残留，PAS分级5级。

（4）吞咽造影检查（2021年6月9日）（病例16视频3）：患者拔管前基础情况较差，转移困难，未查吞咽造影，拔管后临床情况相对稳定后，才有条件到放射科完成造影检查。检查结果为患者半卧位进食中稠度（3 mL、5 mL、10 mL）、高稠度（3 mL、5 mL、10 mL）2种食物，头部控制重度障碍，口腔控制轻度障碍，运送重度障碍，吞咽启动明显延迟，鼻腔部分反流。会厌谷、梨状窦双侧较多残留，经多次反复吞咽可清除部分，进食中稠度（5 mL、10 mL）、高稠度（5 mL、10 mL）可见较多渗漏，进食中稠度（5 mL、10 mL）、高稠度（5 mL、10 mL）可见部分误吸，咳嗽反射缺失，咳嗽力量不良，经提示后可将食物清除部分。进食过程中环咽肌开放，开放正常。食管全段存在大量残留。

病例16视频1　支气管镜检查　　病例16视频2　喉镜吞咽功能检查　　病例16视频3　吞咽造影检查

3. 心肺功能评估

（1）临床评估：患者留置金属气管切开套管，内径8mm，评估期间无法耐受试戴说话瓣膜，Mallampati评级3级。呼吸频率24次/分，胸腹式呼吸，弱功能咳嗽，半定量咳嗽强度评分2分（病例16图2）。胸腔活动度触诊异常，上、中、下叶活动均明显减小，横膈动作减弱。

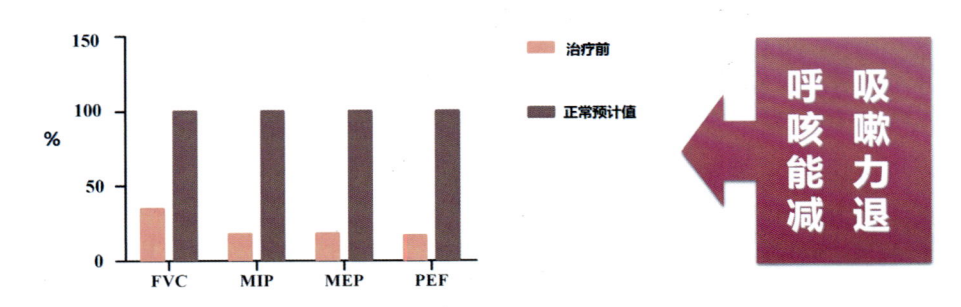

病例16图2　患者咳嗽功能相关指标

（2）肺功能检查：用力肺活量、最大吸气压、最大呼气压以及呼气峰值流速分别为正常预计值的40%、20%、20%和20%。结果提示该患者呼吸肌肌力较差，自主咳嗽力量较差。

试堵管评估：血气分析提示堵管30分钟后氧分压为68.4mmHg，二氧化碳分压为56.8mmHg，存在二氧化碳潴留。

4. 运动功能评估　MBI评分：完全依赖；Brunnstrum分期：上肢1期，手1期，下肢1期，不能独立向两侧翻身，坐立位平衡均为0级。四肢肌张力正常，右侧肢体肌力0级，左侧上肢肌力2级，下肢肌力1级。

5. 营养评估　BMI 22，正常。血红蛋白120 g/L，白蛋白35 g/L，属于正常偏低水平。尿比重正常，无尿蛋白。NRS-2002评分4分，需要营养支持。

6. 护理评估 皮肤完整，无压疮、感染等迹象，但局部血液循环稍差，需加强护理。留置导尿管，尿液清亮，无感染征象。大便每日一次，性状正常。患者表现出一定的焦虑和抑郁情绪，对康复进程较为关注，需要心理支持和疏导。家属探视频繁，对患者关心备至，但患者因言语不清和四肢乏力而感到社交受限，渴望与外界交流。

三、主要问题

1. 临床方面 患者神经系统受损，存在运动性构音障碍和巴宾斯基征阳性。高血压 2 级，属于很高危组，需要严格控制血压以降低心脑血管事件风险。

2. 吞咽方面 患者存在严重的残留和误吸。舌运动功能较差，咽反射缺失，吞咽启动延迟，咽部分泌物及残留物较多，食管运动功能减弱。这些问题增加了患者吸入性肺炎和营养不良的风险。

3. 心肺方面 患者呼吸肌肌力较差，咳嗽功能较差，堵管不耐受。这可能导致患者无法有效清除呼吸道分泌物，增加呼吸道感染的风险。同时，患者的肺功能检查结果也提示呼吸功能受损。

4. 运动方面 患者四肢肌力明显减弱，不能独立翻身和坐立，平衡功能差。这将严重影响患者的日常活动能力和生活质量，并增加跌倒和受伤的风险。

5. 营养方面 尽管患者的 BMI 正常，但血红蛋白和白蛋白水平偏低，NRS-2002 评分提示需要营养支持。这表明患者可能存在营养不良的风险，需要加强营养摄入以改善营养状况。

6. 护理方面 患者存在皮肤血液循环稍差的情况，需要加强皮肤护理以预防压疮和感染。留置导尿管需要定期清洁和维护以预防尿路感染。此外，患者表现出焦虑和抑郁情绪，需要心理支持和疏导以改善心理状态。家属的频繁探视表明患者社交需求受限，渴望与外界交流，因此需要关注患者的社交需求并提供相应的支持。

四、干预措施

1. 治疗思路 针对患者的具体情况，治疗思路应综合考虑改善吞咽功能、增强心肺功能、促进运动能力恢复、确保营养充足以及提供全面的护理干预。通过多学科团队协作，制订个性化的康复计划，旨在降低误吸风险、提升生活质量并减少并发症。

2. 临床干预措施　①药物治疗：应用缬沙坦氨氯地平片、硝苯地平控释片控制血压，应用舒必利片稳定情绪，应用乳酸环丙沙星氯化钠注射液及头孢哌酮钠舒巴坦钠控制肺部感染；②纤维支气管镜：通过纤维支气管镜可以进行吸痰操作，有效清除呼吸道内的分泌物和痰液，保持呼吸道的通畅，减少误吸和肺部感染的风险。在必要时，还可以辅助进行支气管肺泡灌洗、局部药物注射等治疗操作，以进一步提高治疗效果；③肉毒毒素注射：于超声肌电联合引导下对唾液腺进行注射以减少唾液分泌，其中下颌下腺2点位，每点位10U，腮腺2点位，每点位15U；对口轮匝肌、颈阔肌进行注射改善下颌肌肉震颤，共选取6点位，每点位10U。

3. 吞咽干预措施　①口腔感觉：应用DPNS技术和神经肌肉电刺技术增强口腔感觉，帮助患者改善口腔内部分泌物的感知及处理；②口腔运动：应用主动、抗阻、舌压电子生物反馈训练结合口腔感应电刺激技术改善舌肌萎缩，促进舌运动功能；应用舌制动吞咽训练，增强咽缩肌收缩功能；佩戴说话瓣膜后，应用主动发"啊"音训练，改善软腭上抬功能；③咽部感觉：应用改良的咽腔内电刺激技术（modified pharyngeal electrical stimulation, mPES）改善咽部感觉，增强咽反射，促进吞咽启动，尽可能减少咽部分泌物的积聚（病例16图3）；④气道保护训练：应用声门上吞咽法加强患者吞咽过程中的气道保护能力，减少吞咽过程中渗漏及误吸的发生；⑤治疗性进食训练：患者拔管后复查吞咽造影发现患者存在较高的误吸风险，在患者气道保护功能得到改善后，为其选择了内聚性较好，黏稠度、附着性较低的冻状食物逐步开始治疗性进食训练，从少量开始逐步增加（病例16图4）。

病例16图3　喉镜、肌电信号引导下的咽腔内电刺激治疗

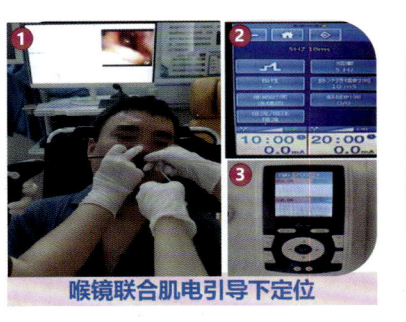

第三章　气管切开合并吞咽障碍康复病例

经口治疗性进食

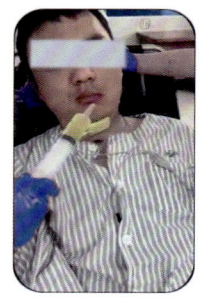

- **食物性状**：果冻样凝胶
- **一口量**：5 mL
- **体位**：半卧位
- **进食总量**：100 mL
- **进食后**：进食后排痰

病例 16 图 4　拔除气管插管后经评估安全后开展治疗性进食训练

4. 心肺干预措施　①呼吸力量及协调性训练：间断性撤机后佩戴吞咽说话瓣膜，在治疗师指令引导及呼吸监测反馈辅助下完成复式呼吸训练，改善呼吸功能及呼吸控制能力；②气道廓清：应用主动呼吸循环技术以及振荡呼气正压技术，通过呼气时的气流振动，以更高的压力和频率来调动患者近端气道的痰液及分泌物，改善气道通畅性，同时尽可能减少分泌物的误吸；③咳嗽功能训练：在患者无法完成主动咳嗽前，以哈气训练代偿咳嗽动作，帮助患者建立正确的咳嗽模式，逐步过渡至完成功能性咳嗽。

5. 运动干预措施　①坐位平衡训练：从有支撑的坐位开始，使用带有扶手的椅子或床边，随着平衡能力的提高，逐渐减少外部支撑；②耐力训练：对于提高患者的心肺功能和整体体能非常重要。开始时，采用低强度的有氧运动，如手、脚单车或四肢联动，根据患者的体能状况逐渐增加运动时间和强度。

6. 营养干预措施　根据患者的营养需求，调整饮食中的能量、蛋白质、脂肪、维生素和矿物质等营养素的比例和摄入量，以满足康复期间的营养需求。定期监测患者的体重、血生化指标和营养状况，及时调整营养支持方案。

7. 护理干预措施　①呼吸道护理：加强口腔护理，保持呼吸道的通畅和湿润，定期清理口腔及呼吸道分泌物，预防呼吸道感染的发生；②皮肤护理：保持患者皮肤清洁干燥，定期为患者洗澡或擦浴，特别注意清洁皮肤皱褶处和受压部位。定期翻身，预防压疮的发生；③心理支持：提供心理支持和心理疏导服务，帮助患者缓解焦虑、抑郁等负面情绪，增强康复信心；④康复宣教：对患者和家属进行康复指导和健康教育，提高他们的自我护理能力和对疾病的认知水平。

五、治疗结局

经过长达 3 个月的治疗,患者已拔除气管插管,切口愈合良好。拔管后经过经口治疗性进食训练,出院前可以经口进食冻状食物 100 mL/次,2~3 次/日。后因患者家属及本人意愿,转回当地医院继续进行康复。

六、病例分析

1. 病例特点　患者虽然入院时神志清楚,但是经过专科评估,其运动功能、吞咽功能、心肺功能均有不同程度的下降,而患者来我院的最迫切愿望便是拔除气管切开套管与经口进食。根据我们的临床实践,若想成功拔除气管切开套管,需要考虑五大要素。而恢复经口进食则需要在此基础上考虑患者的吞咽启动以及气道保护能力,这进一步提高了该患者功能康复的复杂程度。

2. 治疗经验

(1)气管切开患者拔管的五大要素(病例 16 图 5):呼吸中枢驱动能力是能否拔除气管切开套管的首要考虑因素,它反映了患者自主呼吸的能力和意愿。如果呼吸中枢驱动能力受损,即使其他条件满足,也可能导致拔管失败或拔管后呼吸困难。因此,在评估呼吸中枢驱动能力时,医生需要密切关注患者的呼吸频率、节律和深度等指标,以及患者对呼吸刺激的反应。气道通畅性是决定能否拔管的关键因素之一。如果气道存在狭窄、堵塞或分泌物过多等问题,将严重影响患者的呼吸功能,甚至可能导致窒息等严重后果。为了确保气道通畅,医生需要定期清理呼吸道分泌物,保持气道的湿润和通畅,并根据患者的具体情况采取适当的措施,如使用支气管扩张剂、进行雾化吸入等。在满足前两点的基础上,良好的肺部情况则是为拔管奠定了坚实的基础。肺部感染、肺不张等并发症会严重影响患者的呼吸功能和拔管后的康复过程。因此,在拔管前,医生需要对患者的肺部情况进行全面评估,包括听诊、叩诊、胸部 X 线检查等,以确保肺部没有感染和其他并发症。咳嗽功能则是直接显示了患者的气道廓清能力,这对降低再次发生肺部感染的风险具有重要作用。有效的咳嗽可以帮助患者排出呼吸道分泌物和异物,保持气道的清洁和通畅。因此,在拔管前,医生需要评估患者的咳嗽能力,并指导患者进行有效的咳嗽训练。耐受堵管性则是在上述所有因素均已满足的情境下对患者拔除气管切开套管结果的评判。通过逐步增加堵管的时间和程度,观察患者的反应和耐受情况，可以预测患者对拔除气管切开套管后的耐受程度。如果患者表现出明显的不适或呼吸困难等症状，医生需要延缓拔管进程或采取其他措施以保障患者的安全。

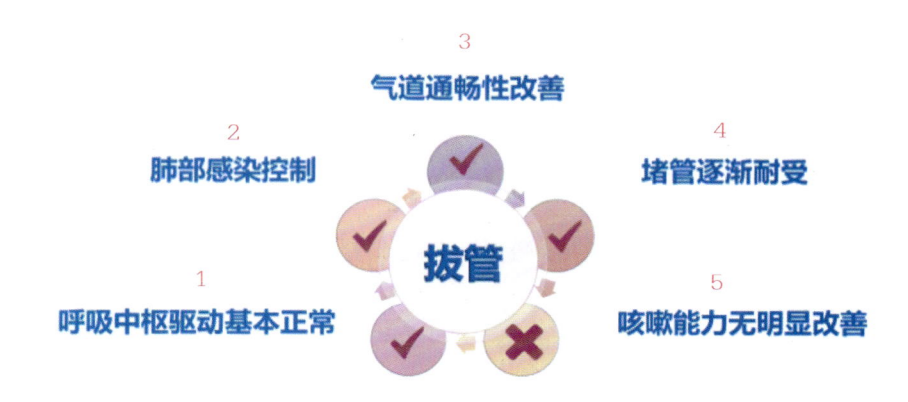

病例 16 图 5　气管切开拔管"五要素"

（2）改良咽腔电刺激对于咽部感觉恢复的促进作用（病例 16 图 6）：已有研究证明，咽腔电刺激技术（pharyngeal electrical stimulation，PES）可以增加脑卒中后气管切开患者拔管的成功率，并且能够同时改善患者的吞咽功能。针对该例脑卒中后气管切开患者的治疗，我们创新性地采用了改良的咽腔电刺激方法。通过喉镜和咽腔内的肌电信号，实现了对刺激部位的精确定位。此外，我们还应用了一种独特的融合波形——由三角波与方波组合而成，达到了更佳的治疗效果。经过连续 10 天的治疗后，通过复查喉镜吞咽功能检查，我们发现患者口腔内的分泌物显著减少，自主吞咽次数明显增加，这提示该患者的吞咽启动能力得到了明显改善。得益于患者咽部感觉功能的改善，其进食过程中的误吸率也大幅下降。尽管此时患者的咳嗽能力仍然较弱，但由于吞咽安全性的提高，在此阶段得以顺利拔除了患者的气管切开套管。而我们的后续研究还发现，mPES 能够诱导吞咽相关的大脑网络发生神经可塑性变化，这种变化通过增强吞咽相关肌群的活动发挥治疗作用，最终减少误吸率，增加吞咽的安全性，也减轻了气道保护的负担，达到了一石二鸟的作用。这一发现不仅为我们的治疗提供了有力的科学依据，也为未来脑卒中患者的康复治疗提供了新的思路和方法。

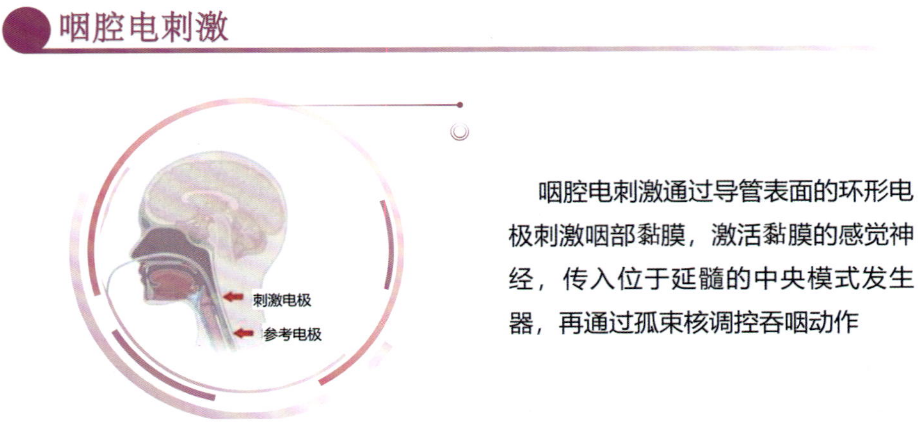

咽腔电刺激

咽腔电刺激通过导管表面的环形电极刺激咽部黏膜,激活黏膜的感觉神经,传入位于延髓的中央模式发生器,再通过孤束核调控吞咽动作

刺激电极
参考电极

病例 16 图 6　咽腔电刺激电极置入示意图

七、病例点评

本病例展示了脑干出血后吞咽障碍合并气管切开患者的复杂治疗过程,整个治疗过程体现了科学、系统、个性化的康复理念,充分体现了跨学科团队协作的重要性。本病例患者年轻,但病情重、病程长,四肢瘫痪并伴有气管导管和胃管,患者拔除气管和胃管的康复欲望强烈,通过康复团队综合的康复评估和科学、系统、个性化的康复措施,最终帮助患者顺利的拔除了气管导管,恢复少量经口进食,为患者的后续康复打下了坚实的基础。值得关注的是其中个性化的吞咽康复为患者顺利拔除气管导管创造了有利条件,特别是改良的咽腔电刺激技术的应用,有效促进了患者咽部感觉的恢复,提高了吞咽安全性,减少了误吸风险。此外,呼吸力量及协调性训练、气道廓清及咳嗽功能训练等措施也显著改善了患者的心肺功能,为成功拔除气管切开套管奠定了基础。这一个性化的吞咽康复措施,可以为其他气管导管拔管困难的患者提供新的思路和方法,值得在临床中借鉴和推广。

(病例提供者:单翼龙　林依秋　赵绿玉　张耀文　中山大学附属第三医院)
[点评专家:张　洪　绵阳市第三人民医院(四川省精神卫生中心)]

参考文献

[1] 唐志明，温红梅，许自阳，等．喉镜吞咽功能评估指导气管切开合并吞咽障碍患者拔管的应用分析［J］．中华物理医学与康复杂志，2020，42（10）：886-889．

[2] 窦祖林．中国吞咽障碍评估与治疗专家共识（2017版）［J］．中华物理医学与康复杂志，2017，39（12）：881-885．

[3] 窦祖林，孙建琴．吞咽障碍膳食营养管理中国专家共识（2019版）［J］．中华物理医学与康复杂志，2019，41（12）：881-887．

[4] Shaheen Hamdy，张梦清，窦祖林．咽腔电刺激在神经源性吞咽障碍中的应用——从基础实验到临床研究［J］．中华物理医学与康复杂志，2020，42（1）：77-79．

[5] Zhang X, Xie H, Wang X, et al.Modulating swallowing-related functional connectivity and behavior via modified pharyngeal electrical stimulation: A functional near-infrared spectroscopy evidence[J].Front Neurol, 2022, 13: 1006013.

[6] Zuercher P, Moret CS, Dziewas R, et al.Dysphagia in the intensive care unit: epidemiology, mechanisms, and clinical management[J].Crit Care, 2019, 23（1）: 103.

[7] Zhang X, Liang Y, Wang X, et al.Effect of modified pharyngeal electrical stimulation on patients with severe chronic neurogenic dysphagia: A single-arm prospective study[J].Dysphagia, 2023, 38（4）: 1128-1137.

第三节　脑干梗死后气管切开合并吞咽障碍康复病例

病例 17　吞之有道，肌笑咽开 —— 脑干梗死气管切开患者的康复

一、病历摘要

患者男性，53 岁，于 2022 年 3 月 18 日入住我院神经科。

主　诉：头晕、恶心伴步态不稳 2 小时。

现病史：患者 2022 年 3 月 18 日晨起后出现头晕、恶心，伴冷汗，步态不稳，急至我院就诊。入院 1 小时后出现吞咽困难、饮水呛咳，急查头颅磁共振提示：右侧小脑、延髓梗死。次日病情加重，急查头颅 CT 提示右侧小脑梗死水肿伴有脑积水，急行去骨瓣减压术，术后转入神经重症监护室。患者痰多，咳痰能力差，胸部 CT 提示双肺炎症、双下肺膨胀不全，于 2022 年 3 月 20 日行经皮气管切开术。患者吞咽、呼吸功能障碍，2022 年 3 月 22 日请我科会诊评估：患者神志清楚，言语理解力可；四肢肌张力正常、四肢徒手肌力检查 4+ 级，平衡功能障碍；气管造口状态；双侧软腭上抬差，咽反射消失，床旁饮水试验提示饮水呛咳（饮水试验 4 级）；ADL 评分 10 分。

临床诊断：①脑干梗死（右侧延髓）；②小脑大面积梗死；③重症肺炎；④气管造口状态；⑤高血压 3 级（很高危组）；⑥ 2 型糖尿病。

功能诊断：①呼吸功能障碍；②吞咽功能障碍；③协调功能障碍；④日常生活能力极严重依赖。

针对患者吞咽和呼吸功能障碍，我们进行了康复团队讨论，制定了长期目标：拔除气管切开套管和胃管，实现经口安全进食。为了最终实现长期目标，我们计划阶段性实现三个短期目标：第一阶段实现拔除气管切开套管、间歇鼻饲，第二阶段实现治疗性经口进食，第三阶段实现安全独立进食。

第一阶段

二、功能评估

1. **呼吸功能评估**　胸部 CT 提示两肺炎症,两肺胸腔积液并两肺下叶膨胀不全；

气管切开,胸式呼吸,呼吸 20 次/分,最长呼气时间不能配合,咳嗽、呕吐反射减弱。

2. 吞咽功能评估　染料测试阳性；反复唾液吞咽试验：1 次/30 秒；吞咽动作检查：喉上抬＜2 cm；饮水试验 4 级；VVST-CV：安全性受损（咳嗽、声音变化），有效性受损（咽部残留、分次吞咽），患者存在口腔期、咽期吞咽功能障碍；FOIS 分级 1 级（病例 17 表 1）。

3. 护理评估　口腔清洁度评分 21 分。

4. 营养评估　NRS-2002 评分 6 分。

病例 17 表 1　主客观资料表

代诉	吞咽时有堵塞感,难以咽下,吞咽后频繁呛咳			
进食方式	鼻胃管	进食时间	20 分钟/餐	
反流	无	痰液	量多,黄白色脓痰液,黏稠拉丝状	
发热	近 1 个月无	既往史	无呼吸道问题,无胃食管反流性疾病,无其他神经系统疾病	
基础状态	半卧位,清醒,精神状态稍差,颈部活动正常			
呼吸功能	气管切开,胸式呼吸,呼吸 20 次/分,最长呼气时间不能配合		咳嗽、呕吐反射	减弱
喉功能	发音检查不能配合,自主咳嗽与清嗓明显减弱		反复唾液吞咽试验	1 次/30 秒
咽反射	双侧减弱		饮水试验	4 级
VVST-CV	安全性受损（咳嗽、声音变化）；有效性受损（咽部残留、分次吞咽）			

三、主要问题

1. 患者肺部感染较重,肺膨胀不全,呼吸功能差。

2. 患者口颜面运动功能减退,喉功能差,吞咽器官感觉减退,口腔分泌物聚积在喉前庭,难以被清除,从而容易导致误吸。

3. 吞咽障碍、肺部感染导致机体长期消耗,引起营养不良。

四、干预措施

1. 药物治疗　给予患者纤维支气管镜吸痰，留取深部痰液进行痰培养，根据药敏结果予注射用美罗培南 1 g 1 次 /8 小时抗感染治疗，控制并减轻肺部炎症。

2. 做好患者营养管理　起始予以鼻饲肠内易消化型营养制剂 150 mL/ 次，每天 5 次，根据患者胃肠耐受情况再逐渐增加用量至 30 kcal/（kg·d），同时保证液体量 30 mL/（kg·d），改善患者全身基础状况，提高患者康复治疗耐受力。

3. 护理组　给予患者按需排痰、吸痰，气管切开套管气囊上吸引装置及时抽吸误吸的分泌物，做好气囊压力管理、鼻饲管理、口腔护理等，预防反流、误吸。

4. 呼吸康复　治疗师予床旁气道廓清训练、胸部扩张训练、体适能训练、体外膈肌起搏治疗；结合患者有吹口琴爱好，佩戴说话瓣膜时予患者进行音乐治疗，愉悦心情，提高患者康复配合度，改善患者呼吸功能。如病例 17 视频 1（吹口琴训练）。待患者情况允许时尝试进行气管切开套管半堵管、堵管训练，而后逐步延长堵管时间。

病例 17 视频 1　吹口琴训练

5. 吞咽康复　治疗师予患者床旁吞咽基础功能训练及吞咽神经功能电刺激治疗，并予间歇鼻饲训练，同时指导患者自主进行间歇鼻饲。

五、治疗结局

经过半个月的临床治疗及综合康复训练和护理，患者吞咽功能较前明显改善，相关评估见病例 17 表 2。同时，患者通过了拔管主要指标（气道通畅性改善、肺部感染得到控制、呼吸中枢驱动基本正常、咳嗽能力明显改善、吞咽功能改善、堵管逐渐耐受等）评估，满足拔管条件，予以拔除气管切开套管。

第三章 气管切开合并吞咽障碍康复病例

病例 17 表 2 第一阶段吞咽功能临床评估

项目	2022 年 3 月 22 日	2022 年 4 月 7 日
呼吸功能	气管切开,胸式呼吸,呼吸次数正常,最长呼气时间不能配合	气管切开堵管状态,胸腹式呼吸,最长呼气时间 8 秒
口颜面功能	右侧面部感觉减退;流涎 d 级,舌摆右 c 级,舔上唇 c 级,软腭运动 c 级	右侧面部感觉恢复;流涎 a 级,舌摆右 a 级,舔上唇 a 级,软腭运动 b 级;最长发音时间 8 秒
喉功能	发音检查不能配合,自主咳嗽与清嗓明显减弱	自主咳嗽与清嗓稍减弱
咽反射	双侧减弱	右侧减弱,左侧正常
咳嗽反射	减弱	基本正常
呕吐反射	减弱	减弱
吞咽动作检查	喉上抬＜2 cm	喉上抬＜2 cm
反复唾液吞咽试验	1 次 /30 秒	3 次 /30 秒
饮水试验	5 级	4 级

第二阶段

二、功能评估

1. 患者吞咽表面肌电图初评 提示右颏下肌群失去控制(病例 17 图 1、病例 17 图 2)。

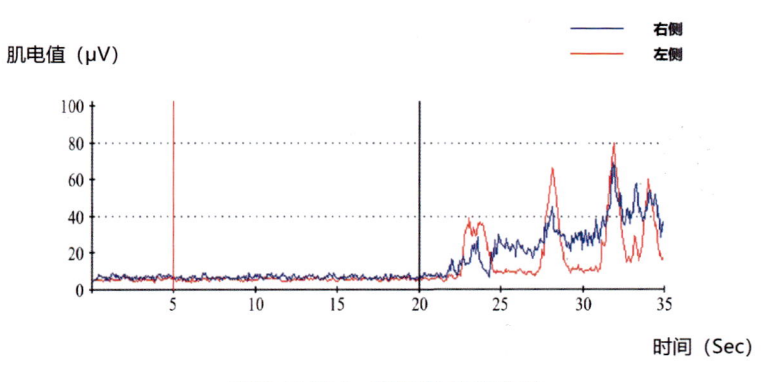

病例 17 图 1 颏下肌群肌电值

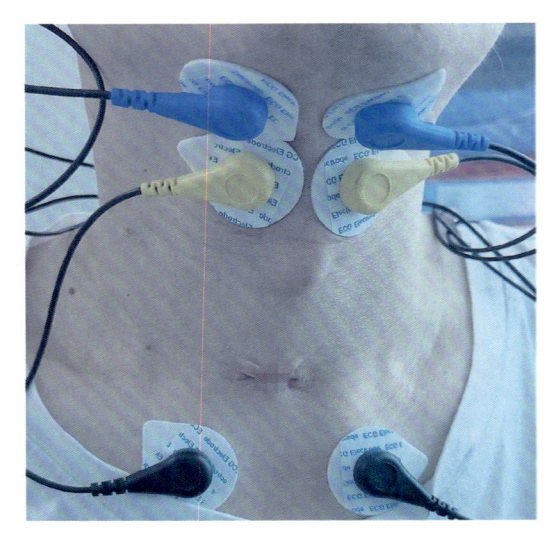

病例 17 图 2　颏下肌群肌电采集

2. 吞咽造影　吞咽启动明显延迟；双侧会厌谷和梨状窦大量残留；进食中稠度食物 3 mL 环咽肌不开放，PAS 分级 6 级；进食高稠度食物 5 mL 结合用力吞咽法环咽肌偶有开放，PAS 分级 4 级；咳嗽反射减弱；吞咽协调性差。如病例 17 视频 2（中稠 3 mL）、病例 17 视频 3（高稠 3 mL）、病例 17 视频 4（左右转头吞咽代偿）、病例 17 视频 5（用力吞咽高稠 5 mL）。

病例 17 视频 2　进食中稠 3 mL 的吞咽造影检查

病例 17 视频 3　进食高稠 3 mL 的吞咽造影检查

病例 17 视频 4　左右转头吞咽代偿吞咽造影检查

病例 17 视频 5　用力吞咽高稠 5 mL 的吞咽造影检查

3. 喉镜吞咽功能检查　见咽部较多分泌物，吞咽频率＞3次／分，舌根后缩（空吞）和咽壁活动明显减弱；左侧声带内收、外展运动减弱，右侧声带内收、外展固定；屏气减弱；轻触杓状软骨左、右两侧均无反应。进食中稠度3 mL，PAS分级6级；高稠度5 mL，PAS分级4级；高稠度10 mL，PAS分级6级。如病例17视频6（分泌物情况）、病例17视频7（残留情况）、病例17视频8（声带运动情况）、病例17视频9（咽壁收缩情况）。

病例17视频6　喉镜检查显示分泌物情况

病例17视频7　喉镜检查显示残留情况

病例17视频8　喉镜检查声带运动情况

病例17视频9　喉镜检查显示咽壁收缩情况

4. 患者胸部CT　提示肺部炎症较前改善，双下肺膨胀不全较前改善。

三、主要问题

吞咽肌群无力，吞咽启动困难，咽部明显残留；气道保护差，易误吸；环咽肌偶有开放，吞咽协调功能差；咽部感觉减退，吞咽启动延迟，清嗓功能差，咳嗽反射减弱。呼吸肌力量欠佳，轻度肺膨胀不全。

四、干预措施

减少咽部分泌物，提高气道保护功能，由辅助间歇置管过渡到独立间歇置管。吞咽神经肌肉电刺激、电子生物反馈训练（病例17图3）、经颅磁刺激治疗、吞咽基础训练（感觉训练、运动训练）、导管球囊扩张术训练（主动导管球囊扩张术训练、改良咽部球囊导管压力训练）（病例17图4）、治疗性进食（液体食物）（病例17图5）、吞咽护理（间歇置管、吞咽护理床边延伸训练）、改善患者营养状况（病例17表3）。改善呼吸肌力量、增加肺容量、咳嗽训练。

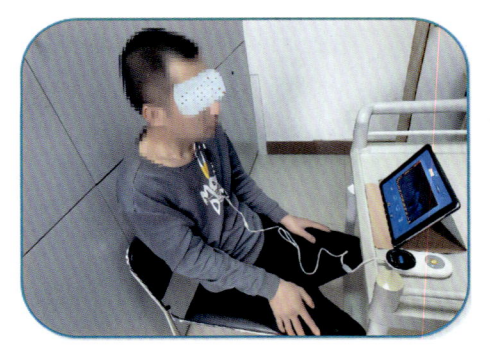

病例17图3　电子生物反馈训练

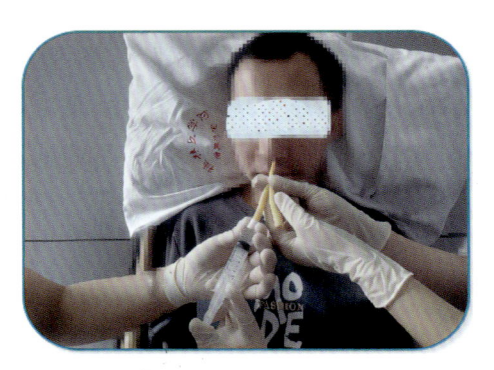

病例17图4　球囊导管扩张术训练

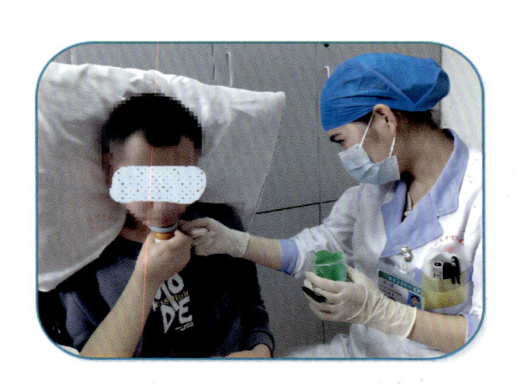

病例17图5　治疗性进食

病例17表3　营养方案

种类	早餐	中餐	晚餐
谷薯类	黑米10 g、燕麦米15 g、绿豆10 g、山药100 g、玉米棒100 g	大米50 g、红小豆50 g	大米40 g、红豆50 g
肉蛋类	鸡蛋50 g	草鱼60 g	瘦牛肉50 g
蔬菜类	豆芽100 g	菠菜200 g	黄瓜100 g、芹菜100 g
水果类	香蕉50 g	梨100 g	哈密瓜80 g
奶豆类	低脂奶粉25 g	酸奶100 g	0
坚果类	0	开心果10 g	0
食用油	橄榄油5 g	亚麻籽油10 g	猪油10 g
全天食物的量功能1890 kcal，蛋白质93.1 g，膳食纤维24.8 g			

五、治疗结局

患者舌压力值、舌压持续时间、球囊扩张注水量、有效扩张次数、治疗性进食量、进食时间等均较前改善（病例17图6）。低稠度食物10 mL环咽肌开放正常，双侧会厌谷和梨状窦少量残留，PAS分级2级（病例17视频10）。固体食物10 mL环咽肌开放正常，双侧会厌谷和梨状窦大量残留，经反复吞咽可清除大量，PAS分级1级（病例17视频11）。呼吸肌力量、肺容量恢复正常水平。咽部少量分泌物，舌根后缩（空吞）和咽壁活动仍较弱，双侧声带内收、外展运动基本恢复，屏气可，轻触杓状软骨左、右两侧均可引出反应；患者FOIS分级5级。如病例17视频12（分泌物情况）、病例17视频13（残留情况）、病例17视频14（声带运动情况）、病例17视频15（咽壁收缩情况）。

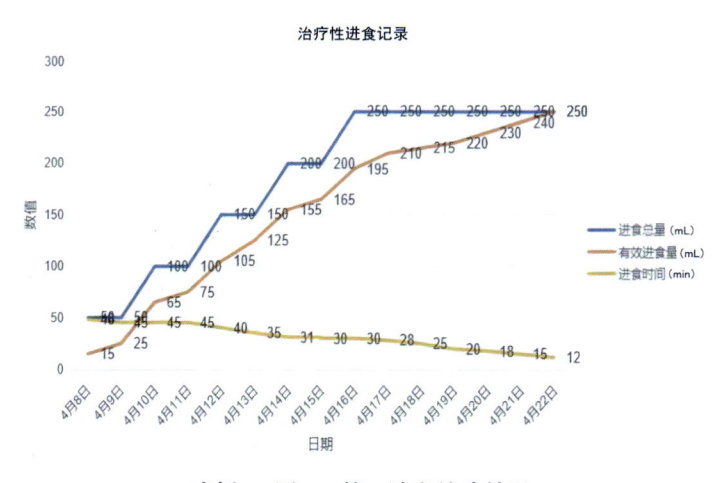

病例17图6　第二阶段治疗结局

病例17视频10　进食低稠10 mL的吞咽造影检查

病例17视频11　进食固体10 mL的吞咽造影检查

病例17 视频12　喉镜检查显示分泌物情况　　病例17 视频13　喉镜检查显示残留情况

病例17 视频14　喉镜检查显示声带运动情况　　病例17 视频15　喉镜检查显示咽壁收缩情况

第三阶段

二、功能评估

吞咽启动稍延迟，进食低稠度10 mL环咽肌开放正常，会厌谷和梨状窦双侧少量残留，经反复吞咽可大部分清除；咽部少量分泌物、舌根后缩（空吞）和咽壁活动减弱；进食固体食物10 mL，会厌谷和梨状窦双侧大量残留，经反复吞咽可大部分清除，PAS分级1级。

三、主要问题

吞咽肌群力量欠佳，咽部感觉稍减弱。

四、干预措施

吞咽神经肌肉电刺激、电子生物反馈训练、经颅磁刺激治疗、舌压抗阻回缩训练（病例17 图7）、吸吸管训练（病例17 图8）、舌压反馈训练（病例17 图9）、球囊导管扩张术训练（主动导管球囊扩张术训练、改良咽部球囊导管压力训练）、治疗性进食（固体食物）、吞咽护理（调整食物性状、经口进食指导）。

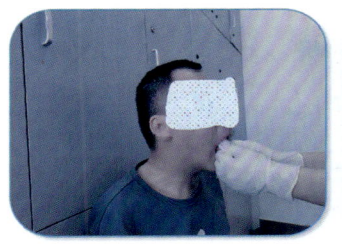

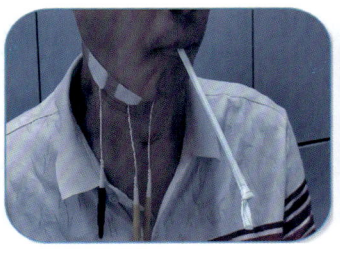

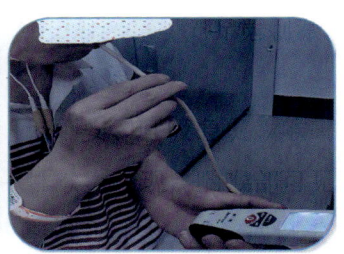

病例17 图7　舌压抗阻回缩训练　　　病例17 图8　吸吸管训练　　　病例17 图9　舌压反馈训练

五、治疗结局

末评吞咽表面肌电图结果接近正常人（病例17 图10）。吞咽启动正常、会厌谷和梨状窦双侧无残留、环咽肌开放正常、分泌物正常、舌根后缩（空吞）和咽壁活动基本正常、进食多种质地的食物，无明显残留，PAS分级1级，此时吞咽功能无明显异常，FOIS分级7级，完全经口进食，无任何限制。如病例17视频16（10 mL水）、病例17视频17（正位中稠10 mL）、病例17视频18（分泌物情况）、病例17视频19（残留情况）。

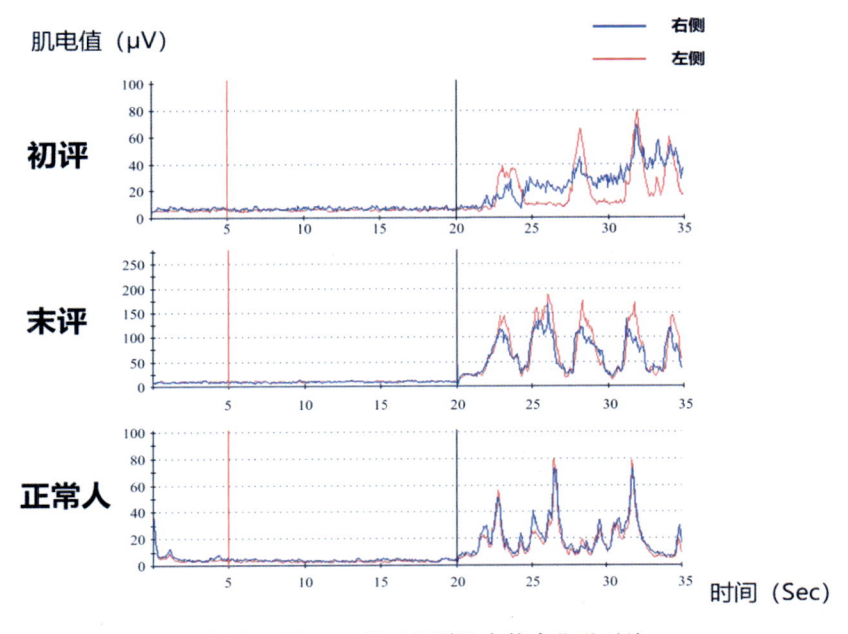

病例17 图10　颏下肌群肌电值变化及对比

病例 17 视频 16　进食 10 mL 水的吞咽造影检查

病例 17 视频 17　进食中稠 10 mL 的正位吞咽造影检查

病例 17 视频 18　喉镜检查显示分泌物情况

病例 17 视频 19　喉镜检查显示残留情况

六、病例分析

患者脑干梗死直接导致严重吞咽功能障碍，致使误吸，发生严重肺部感染，呼吸功能下降，被迫行气管造口术；而气管切开后声门下压力下降、气囊充气压迫、气管切开套管锚定限制舌－喉复合体活动，这些因素又进一步减弱了患者吞咽功能。吞咽障碍、肺炎消耗机体，全身状况差，极大影响了患者身体功能、生存质量，使病情长时间处于复杂、危重状态。此种情况下，康复团队立即开始超早期介入，对患者各功能状况进行全面而精准的评估，分阶段制订较为现实的短期目标和可行有效的治疗计划。我们秉持"循序渐进，伺机而动"的原则，在患者病情允许的情况下稳步推进康复治疗计划，条件一旦允许则及时跟进或调整治疗方案，如患者生命体征平稳后，在排痰、吸痰后即开始进行试堵管、半堵管、2 小时耐受堵管等训练；即使吞咽评估仍存在轻中度渗漏、误吸，只要患者肺部感染得到控制、自主呼吸基本正常、咳嗽能力改善、能耐受 2 小时堵管，我们即予拔除气管切开套管，拔管后密切监测病情，尽可能规避可能导致误吸的事件发生。同时，整个疾病过程中，患者的营养状况是我们需始终重视的关键点。

回顾整个康复治疗过程，患者在神经重症监护室生命体征平稳后，康复团队超早期介入，在第一阶段内完成拔管，第二阶段选择从进食高稠度的葡萄糖碎冰开始治疗性进食，第三阶段及时调整食物性状和进食方法最终实现安全独立进食。

超早期介入、团队合作、贯穿始终的精准评估以及抓住阶段重点的规范治疗，是我们这个案例成功的关键。

七、病例点评

脑卒中吞咽障碍合并气管切开是一个涉及神经科、康复医学科、呼吸科、营养科等多个学科的复杂问题。该团队在整个康复治疗过程中，充分体现了多学科的协作精神。在药物治疗、物理治疗、营养支持、康复护理、心理疗法等方面采取综合治疗手段，为患者早日康复提供了充分的保障。吞咽障碍影响进食和营养摄入，引起误吸，导致肺炎和营养不良；气管切开后患者的呼吸道结构发生变化，影响吞咽功能的协调性。吞咽障碍与气管切开"同敝相济"，给患者的康复过程带来较大的挑战性。该病例通过精准评估，制订个体化的治疗方案，通过循序渐进的康复治疗过程，很好的迎接了挑战，攻破了难点。该团队在加强康复治疗的同时，还非常重视患者的心理活动。患者因长时间气管切开无法言语，产生了心理焦虑和抑郁，治疗师在康复训练中结合患者兴趣爱好加入吹口琴的音乐治疗，从而改善患者依从性，提高治疗效率，充分体现了个体化治疗原则和多学科协作相结合的精神。这也是我们对待每个患者应该遵循的准则。通过动态化的精准评估结合个体化的治疗方案，为我们今后处理类似病例提供了宝贵的经验和启示。

（病例提供者：朱晓成　唐　莹　桂林医学院附属医院）

（点评专家：代　欣　首都医科大学附属北京康复医院）

参考文献

[1] 窦祖林. 中国吞咽障碍评估与治疗专家共识（2017年版）[J]. 中华物理医学与康复杂志，2017，39（12）：881-885.

[2] 窦祖林. 吞咽障碍评估与治疗（第2版）[M]. 北京：人民卫生出版社，2017.

[3] 李慧娟，安德连. 实用吞咽障碍康复护理手册 [M]. 北京：电子工业出版社，2017.

[4] 窦祖林，孙建琴. 吞咽障碍膳食营养管理中国专家共识（2019版）. 中华物理医学与康复杂志，2019，41（12）：881-888.

[5] 唐志明，温红梅，许自阳，等. 喉镜吞咽功能评估指导气管切开合并吞咽障碍患者拔管的应用分析 [J]. 中华物理医学与康复杂志，2020，42（10）：4.

病例 18　独龙汉子历劫重生记——病程复杂的脑干梗死吞咽障碍伴气管切开患者的康复

一、病历摘要

患者男性，43 岁，来自云南省怒江州，独龙族。

主　诉：吞咽困难、言语不清、气管切开 20 余天。

现病史：患者 2021 年 11 月 25 日晚突然出现吞咽困难、言语不清，当时无呕吐、无肢体活动障碍，无二便失禁，无昏迷，至当地人民医院就诊，行磁共振检查提示：延髓梗死，行住院治疗。2021 年 11 月 26 日，因痰多、呼吸力弱行"气管切开"呼吸机辅助呼吸等，病情相对平稳后于 2021 年 12 月 18 日，患者为求进一步康复转入我科。该患者发病后长期留置鼻胃管进食，持续气管造口状态，大量白色黏痰，1 个月内体重下降 6 kg（病例 18 图 1）。

既往史：既往有"脑出血、蛛网膜下隙出血"史（具体不详），未遗留功能障碍，有"慢性胆囊炎、胆石症"史 6 年。

临床诊断：①延髓梗死恢复期；②低氧血症；③肺部感染；④气管造口状态；⑤营养不良；⑥肌少症；⑦慢性胆囊炎、胆石症。

功能诊断：①吞咽功能障碍；②言语功能障碍；③运动功能障碍；④ADL 部分依赖。

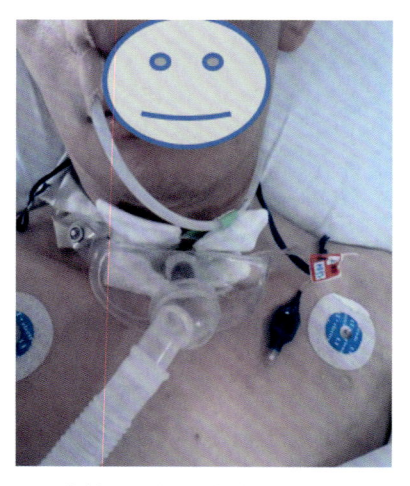

病例 18 图 1　患者入院照片

二、功能评估

1. 吞咽功能评估

（1）临床评估（2021年12月18日）：喉功能检查：喉上抬小于2 cm，最长发音时间：5.92秒，音质：嘶哑，音调：异常高调，音量：异常，自主咳嗽功能：弱，自主清嗓功能：弱，颈部听诊：异常（吞咽音延长、变弱、反复的吞咽音）；口颜面功能评估正常；咽反射缺失、呕吐反射缺失、咳嗽反射减弱；反复唾液吞咽试验1次/30秒，吞咽动作小于2 cm；饮水试验5级；V-VST结果显示：患者进食3 mL中稠度时发生呛咳，音质改变，患者吞咽安全性及有效性受损。

（2）吞咽造影检查（2021年12月22日）（病例18视频1）：分别进食2号（浓流质）、3号（糊状）、1号（稀流质）各3～5 mL口唇闭合可、口腔运送可，吞咽启动延迟；喉上抬不充分；口腔部分反流；会厌谷、梨状窦有大部分食物残留；经过多次吞咽不能完全清除，进食1号（稀流质）5 mL有少量误吸；咳嗽反射减弱；进食过程中环咽肌完全不开放。

病例18视频1　早期吞咽造影检查

（3）喉镜吞咽功能检查（2021年12月22日）（病例18视频2）：吞咽启动延迟，两侧声带闭合欠佳，声音嘶哑，喉部感觉差，进食2号（中稠）3～5 mL时双侧梨状窦残留Yale分级为5级；会厌谷Yale分级5级，PAS分级7级。Murray分泌物严重程度分级2级。

病例18视频2　早期喉镜吞咽功能检查

2. 呼吸功能评估

（1）临床评估（2021年12月18日）：呼吸类型：胸腹式，呼吸21次/分，呼吸节律异常，最长呼气时间：5.06秒；大量黄色Ⅱ度痰，呼吸15～20次/分，节律异常（深慢、浅快交替出现），血氧饱和度84%～95%，唇、指端发绀，双肺湿啰音。

（2）实验室检查：痰培养：肺炎克雷伯菌，动脉血气分析：动脉氧分压65.4 mmHg，动脉二氧化碳分压37.2 mmHg。

（3）仪器检查：胸部CT：双肺多发肺炎；颈部CT（2021年12月18日）：气管插管术后，周围未见肉芽组织；颈部CT（2022年2月5日）：气管息肉，气道狭窄；膈肌超声：右侧膈肌厚：2.3 mm，左侧膈肌厚：2.3 mm，平静呼吸膈肌移动度8.1 mm，用力呼吸膈肌移动度21.6 mm；纤维支气管镜：双侧支气管内大量黄色痰液。

3. 营养功能评估　临床评估（2021年12月18日）：体重59 kg；1个月内体重下降6 kg；白蛋白29.8 g/L，前白蛋白109 mg/L 上臂围21.5 cm，小腿围30 cm，人体成分分析：骨骼肌23.3 kg，四肢骨骼肌质量指数（skeletal muscle Mass index，SMI）：7.8 kg/m^2；NRS-2002评分5分，存在营养风险。左手握力：15.5 kg，右手握力：18.4 kg。

4. 护理评估　临床评估（2021年12月18日）：染料测试：阳性；口腔卫生评估：18分，口腔卫生缺陷；气管切开套管口径：7.5 mm，气囊压力维持在：25～30 kPa，声门下吸引出分泌物3～6 mL。

三、主要问题

1. 吞咽功能方面　软腭上抬及舌根后缩力量弱，喉上抬幅度减小，吞咽启动稍延迟，咽肌收缩能力差，会厌谷、梨状隐窝明显残留；环咽肌完全不开放；运动性构音障碍。（延髓有Ⅸ、Ⅹ、Ⅺ，Ⅺ对脑神经联系的核团，这些核团与吞咽功能密切相关。吞咽中枢位于延髓迷走神经背核附近的网状结构中）。

2. 呼吸功能方面　气道分泌物多，气道廓清差，咳嗽力量差，呼吸肌无力，体力耐力差。

3. 营养问题　营养不良，肌少症。

4. 护理相关问题　口腔卫生缺陷，误吸。

5. 其他问题 低氧血症、多重耐药感染、肺部感染、胆囊炎发作、气道狭窄。

四、干预措施

1. 治疗思路 抗休克治疗、纠正低氧血症、控制肺部感染、稳定生命体征的基础上，积极行康复治疗，以拔除气管切开套管和恢复吞咽功能为治疗目的，改善呼吸功能，保持气道通畅，加强吞咽功能训练，提高口腔运动、感觉，增强气道保护能力，加强营养管理，保证营养需求，医-护-技团队共同协作（病例18图2）。

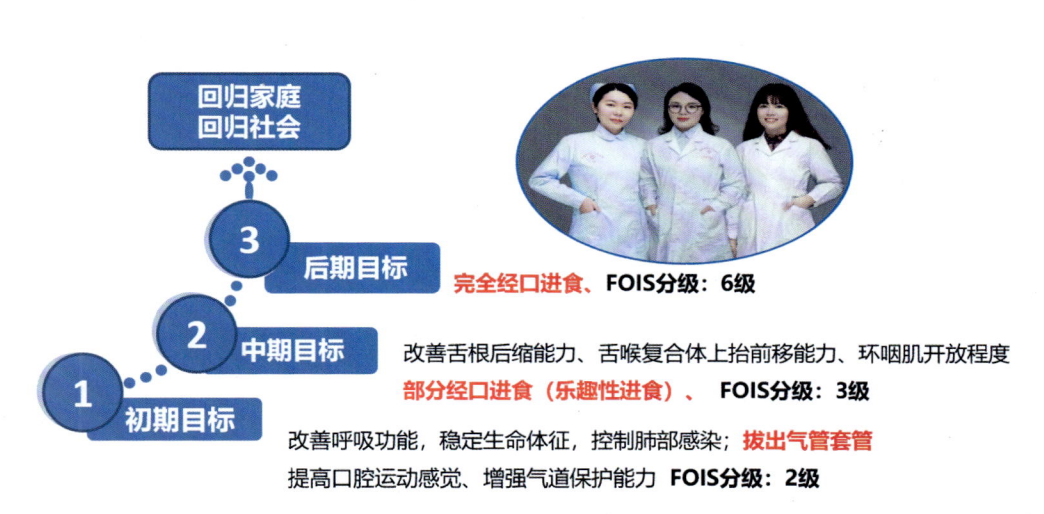

病例18图2 治疗思路

2. 吞咽功能治疗 ①口咽腔感觉训练：冰刺激、酸刺激、震动刺激、气脉冲刺激，通过神经肌肉电刺激技术改善咽部感觉，增强咽反射，促进吞咽启动；②口咽腔运动训练：加强口颜面功能训练、简易舌压训练、Masako训练、用力吞咽法，通过咽部球囊反馈训练，增加咽部压力、提高咽肌收缩能力使食团推进加快，增加咽腔压力；佩戴说话瓣膜，进行发音训练，改善软腭上抬功能；③改善环咽肌开放程度：导管球囊扩张术：经鼻扩张，球囊注水量2～5 mL，正位操作，6～10次/组，1组/日。每次扩张后给予0.9%氯化钠10 mL＋地塞米松5 mg雾化吸入；④气道保护：应用声门上吞咽、超声门上吞咽加强患者吞咽过程中的气道保护能力。

3. 呼吸功能治疗 ①指导患者进行缩唇呼吸、胸腹式呼吸功能训练，改善异常呼吸模式，使用呼吸训练器行抗阻训练，提高膈肌的收缩能力和收缩频率；

②咳嗽功能训练：促进气道远端分泌物痰液排出，咳嗽力量的增强有效改善患者对于气道及咽腔内分泌物的廓清能力，改善肺通气；③佩戴说话瓣膜+堵管训练：让患者从气管切开套管呼吸逐渐适应经口鼻腔呼吸，塑料套管在堵管前应吸尽声门下分泌物，再行气囊放气，堵管过程中鼓励患者平静呼吸，首次堵管大部分患者不适应，责任护士应主动提醒患者使用口鼻呼吸，每次随着患者的耐受程度增加堵管时间；④体外膈肌起搏治疗：体外膈肌起搏器通过体表电极片对膈神经进行低频脉冲电刺激，使膈肌规律地收缩及舒张、膈肌移动度增加，进而增加肺通气量，并逐步恢复患者的膈肌功能，从而改善缺氧、呼吸困难的症状。

4. 营养治疗　根据评估结果，制订规范化营养干预策略，体重计算＝实际体重＋0.25×（理想体重－实际体重），计算目标热卡＝[59＋0.25×（68－59）]kg×30 kcal＝61.25 kg×30 kcal＝1837.5 kcal，结合肌少症的诊断，为患者制订富含亮氨酸优质蛋白的饮食餐单（病例18图3）。

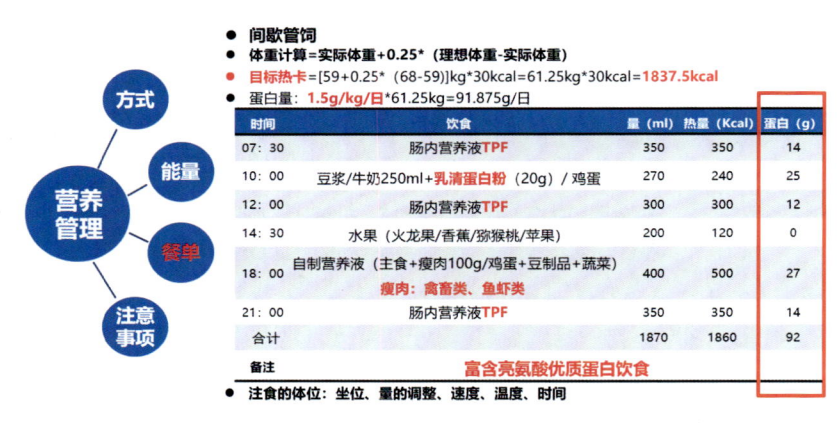

病例18图3　营养治疗

5. 护理干预　①通过负压冲洗式刷牙技术，结合我院中医特色配方口腔护理液，提高口腔清洁度，预防口腔感染；②加强气管切开吸痰，进行声门下滞留物吸引，进行体位引流，结合机械辅助排痰，有效清理呼吸道分泌物；③拔除胃管改为间歇管饲：气管切开状态下实施间歇经口至胃管饲（IOG），拔除气管切开套管以后改为IOE；④预防误吸的发生，为患者实施肠内营养护理套餐，加强安全管饲监测；⑤指导患者穿衣、如厕、转移等日常生活能力训练，提高患者生活自理能力，鼓励生活自理。加强心理护理；⑥采用多元化健康宣教手段，向患者分享康复成功的案例，鼓励患者树立战胜病魔的信心。

6. 其他治疗　①通过药敏试验抗感染＋吸氧＋呼吸功能训练＋每日静脉微量泵入尼可刹米纠正低氧血症；②进行纤维支气管镜进行肺灌洗，规范化气道管理控制肺部感染；③严格执行多重耐药菌隔离制度；④慢性胆囊炎急性发作，转肝胆外科行胆囊切除手术治疗；⑤气管切开套管拔管前发现气道息肉，专科行激光热消融治疗，解除气道狭窄。

7. 治疗间相互作用　呼吸功能训练可以帮助增强咽喉部肌肉的力量，可以更好地控制吸气和呼气的节奏和力度，减少在吞咽过程中出现误吸的可能，呼吸功能的改善为患者的气道保护提供了保障。咳嗽力量的增强有效改善了患者对于气道及咽腔内分泌物的廓清能力。吞咽功能的改善有效减少了咽腔内分泌物的积聚情况，种种治疗措施相互作用，共同促进了该患者的功能恢复。

五、治疗结局

经过近 3 个月的治疗，2022 年 3 月 12 日中期评估：吞咽造影检查提示（病例 18 视频 3）：患者环咽肌线性开放，通过代偿可经口进食部分 2、3 号食物；喉镜吞咽功能检查提示（病例 18 视频 4）：双侧梨状窦残留 Yale 分级为 4 级，会厌谷 Yale 分级 3 级，PAS 分级 5 级，Murray 分泌物严重程度分级 1 级。

病例 18 视频 3　中期吞咽造影检查　　　　病例 18 视频 4　中期喉镜吞咽功能检查

中期评估显示治疗效果不佳，调整治疗方案，又进行了 1 个月的治疗，2022 年 4 月 10 日末期评估：吞咽造影检查提示（病例 18 视频 5）：患者环咽肌完全开放，可经口进食；喉镜吞咽功能检查提示（病例 18 视频 6）：双侧梨状窦残留 Yale 分级 2 级，会厌谷 Yale 分级 2 级，PAS 分级 1 级，Murray 分泌物严重程度分级 0 级。近红外脑功能成像检查提示：静息态和任务态脑功能连接强度均提高；反复唾液吞咽试验：通过；饮水试验 2 级；FOIS 分级 6 级；成功拔除双管（气管切开套管、鼻胃管），恢复经口进食，回归家庭，回归社会。

病例18视频5　末期吞咽造影检查

病例18视频6　末期喉镜吞咽功能检查

六、病例分析

1. 病例特点　患者病程复杂，治疗过程困难重重，遇到了3个问题，3个波折，历经2次手术。3个问题：低氧血症、呼吸功能障碍、营养不良；3个波折：慢性胆囊炎急性发作、休克、气管息肉＋气道狭窄；2次手术：胆囊切除术、激光热消融术。

2. 治疗特点　该案例的治疗，由多学科保驾护航，遵循指南，实施精准康复：营养管理＋呼吸训练＋个性化创新性吞咽训练。

3. 治疗经验

（1）脑干梗死吞咽障碍伴气管切开低氧血症、肺部感染的治疗（病例18图4）：首先根据药敏结果选择性使用抗生素抗感染治疗；其次，我们分析发病机制，考虑除肺部感染外,大脑病变部位为延髓,延髓梗死造成呼吸中枢模式发生器（central pattern generator，CPG）受损，导致呼吸节律，低氧血症，除吸氧、呼吸训练等治疗外，我们每日予静脉间断微量泵入尼可刹米，兴奋呼吸中枢，纠正低氧血症，同时保证康复训练的正常开展。呼吸功能障碍与吞咽功能障碍相互协同，相互影响，患者的肺部感染，导致呼吸功能障碍。我们医生、护士、治疗师共同协作进行气道管理，由医生进行纤维支气管镜深部吸痰及肺泡灌洗，保持气道通畅；由护士进行气管切开集束化管理，包括气道湿化、气囊压力测定、气道吸引、气道廓清等；由治疗师进行呼吸功能训练、咳嗽训练、体外膈肌起搏治疗等综合性康复方案，齐心协力解决患者的低氧血症和肺部感染问题，促进了气管切开套管拔管的进程。

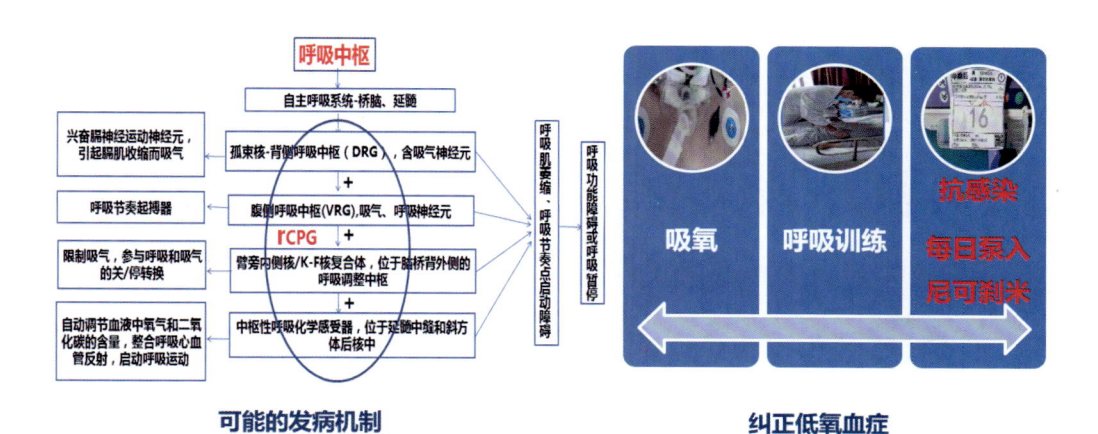

病例18图4　解决低氧血症问题

rCPG：呼吸中枢模式发生器。

（2）脑干梗死吞咽功能的治疗：就发病机制而言，延髓梗死造成延髓CPG受损影响神经冲动的传出，进而影响吞咽动作，所以，我们前期的康复训练以刺激外周神经感觉运动进而刺激延髓CPG，希望脑干吞咽中枢神经功能得到重建，从而促进功能恢复，但是，治疗效果不佳（病例18图5）。我们再次分析，吞咽激活区域除脑干外还存在颞极皮层、运动前区、扣带回、脑干、感觉运动区、小脑、岛叶、眶额皮质等区域，皮质与脑干相互关联，我们考虑是否可以通过精准刺激大脑皮层病变部位进而刺激延髓CPG使神经功能得到重建（病例18图6）。基于此认识，我们为患者进行近红外脑功能成像检查，利用认知活动时被激活脑区的血红蛋白的浓度变化得到血氧依赖水平（beaverton organizing and leadership developmen，BOLD）信号，从而可测量大脑神经活动水平的脑成像系统，该检查提示患者的双侧颞叶脑网络连接存在明显异常（病例18图7）。所以我们通过近红外脑功能成像精确定位，根据rTMS补偿理论执行高频rTMS治疗计划，监测治疗效果（病例18图8）。经过近1个月治疗，康复效果显著。在康复治疗过程中，要不断总结经验，善于思考，勇于创新，遵循指南，为患者实施精准康复，就会取得意想不到的效果。

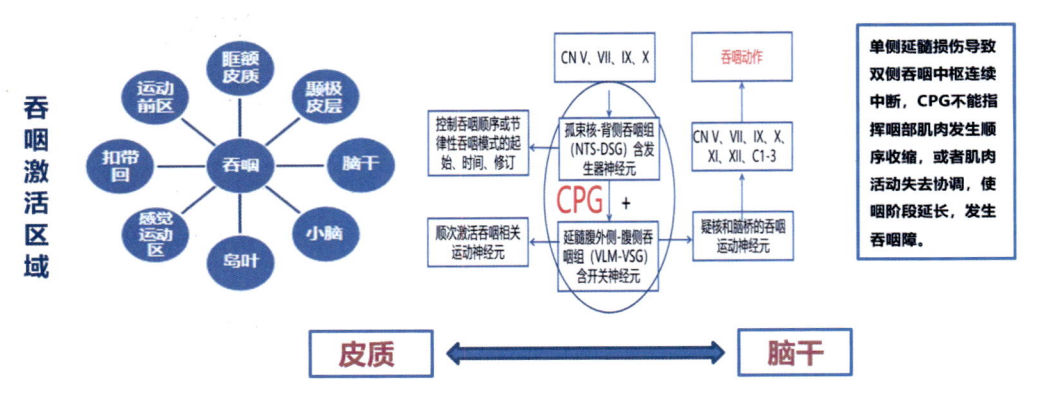

反射性吞咽中枢-延髓CPG

吞咽激活区域：眶额皮质、运动前区、聚极皮层、扣带回、脑干、感觉运动区、岛叶、小脑（围绕"吞咽"）

CN Ⅴ、Ⅶ、Ⅸ、Ⅹ → 孤束核-背侧吞咽组（NTS-DSG）含发生器神经元 → 控制吞咽顺序或节律性吞咽模式的起始、时间、修订

CPG + 延髓腹外侧-腹侧吞咽组（VLM-VSG）含开关神经元 → 顺次激活咽相关运动神经元

吞咽动作 ← CN Ⅴ、Ⅶ、Ⅸ、Ⅹ、Ⅺ、Ⅻ、C1-3 → 疑核和脑桥的吞咽运动神经元

单侧延髓损伤导致双侧吞咽中枢连续中断，CPG不能指挥咽部肌肉发生顺序收缩，或者肌肉活动失去协调，使咽阶段延长，发生吞咽障。

皮质 ⟷ 脑干

病例18图5　大脑皮层与脑干相互关联

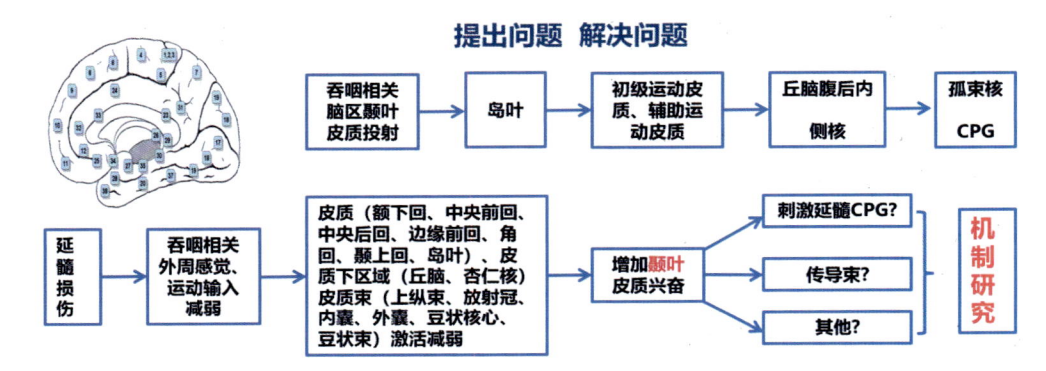

提出问题　解决问题

吞咽相关脑区颞叶皮质投射 → 岛叶 → 初级运动皮质、辅助运动皮质 → 丘脑腹后内侧核 → 孤束核 CPG

延髓损伤 → 吞咽相关外周感觉、运动输入减弱 → 皮质（额下回、中央前回、中央后回、边缘前回、角回、颞上回、岛叶）、皮质下区域（丘脑、杏仁核）、皮质束（上纵束、放射冠、内囊、外囊、豆状核心、豆状束）激活减弱 → 增加颞叶皮质兴奋 → 刺激延髓CPG？／传导束？／其他？ → **机制研究**

病例18图6　提出问题，解决问题

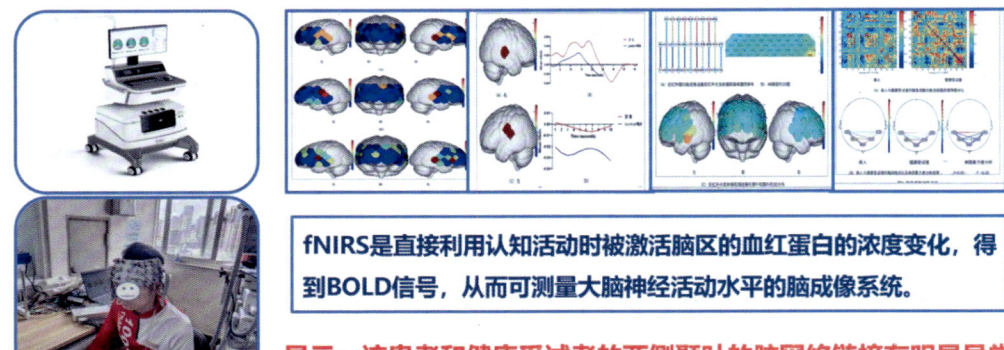

近红外脑功能成像(fNIRS)

fNIRS是直接利用认知活动时被激活脑区的血红蛋白的浓度变化，得到BOLD信号，从而可测量大脑神经活动水平的脑成像系统。

显示：该患者和健康受试者的两侧颞叶的脑网络链接有明显异常

病例18图7　近红外脑功能成像

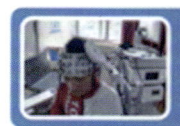

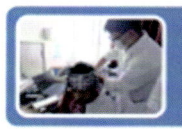

病例 18 图 8　使用 rTMS 探索性治疗

七、病例点评

此病例患者的康复之路并非一帆风顺，休克、慢性胆囊炎急性发作、气道息肉／气道狭窄，每一步都充满挑战，多学科专家的共同努力为患者的康复治疗赢得了机会。吞咽障碍的评估－治疗－评估是一个连续的过程：第一阶段，在抗休克治疗、纠正低氧血症、控制肺部感染、稳定生命体征的基础上，拔除气管切开套管，增强口腔运动感觉；第二阶段，改善舌根后索能力、舌－喉复合体上台迁移能力、环咽肌开放程度；第三阶段，患者逐渐实现完全经口进食。体现了重症康复与专科康复相结合治疗的优势，每一步紧密衔接，为患者的康复打下了坚实的基础。其次，运用近红外脑功能成像辅助康复治疗是本案例的特色，通过检测患者脑功能区的激活情况，选定目标脑区，予重复经颅磁刺激，有效改善了患者的预后。此外，患者顽强的意志和家属的全力支持，是该患者康复治疗疗效显著的重要因素。这一案例为脑干卒中后吞咽患者的康复诊疗提供了宝贵经验，值得广泛推广和应用。

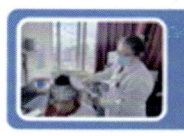

（病例提供者：施红萍　李晓宇　夏　绒　云南省第三人民医院）

（点评专家：周惠嫦　佛山市第一人民医院）

参考文献

[1] 连至炜, 祝春素, 刘远立. 我国中老年人抑郁和脑卒中发病风险关系的队列研究[J]. 中国全科医学, 2021, 24(07): 842-846.

[2] 楼敏, 王伊龙, 李子孝, 等. 中国卒中中心建设指南[J]. 中国卒中杂志, 2015, 10(06): 499-507.

[3] Wang T, Dong L, Cong X, et al. Comparative efficacy of non-invasive neurostimulation therapies for poststroke dysphagia: A systematic review and meta-analysis[J]. Neurophysiol Clin, 2021, 51(6): 493-506.

[4] Choi S, Pyun SB. Repetitive transcranial magnetic stimulation on the supplementary motor area changes brain connectivity in functional dysphagia[J]. Brain Connect, 2021, 11(5): 368-379.

[5] Wei X, Yu F, Dai M, et al. Change in excitability of cortical projection after modified catheter balloon dilatation therapy in brainstem stroke patients with dysphagia: A prospective controlled study[J]. Dysphagia, 2017, 32(5): 645-656.

[6] Hartnick CJ, Rudolph C, Willging JP, et al. Functional magnetic resonance imaging of the pediatric swallow: imaging the cortex and the brainstem[J]. Laryngoscope, 2001, 111(7): 1183-1191.

[7] Wilmskoetter J, Bonilha L, Martin-Harris B, et al. Mapping acute lesion locations to physiological swallow impairments after stroke[J]. Neuroimage Clin, 2019, 22: 101685.

第三章　气管切开合并吞咽障碍康复病例

第四节　脑外伤后气管切开合并吞咽障碍康复病例

病例 19　精准治疗，无缝衔接——气管切开患者吞咽障碍的个体化康复

一、病历摘要

患者女性，57 岁。

代　诉：车祸致全身多处外伤 3 小时。

现病史：患者 2021 年 3 月 30 日撞伤后呼之不应，伴有全身多处损伤，头面部、下肢有活动性出血，急诊收治重症医学科，给予补液、止血、控制血压、抑酸护胃、维持内环境稳定等对症支持治疗并请多科会诊。CT 提示肝脏破裂出血，于 2021 年 3 月 30 日急诊全身麻醉下行"开腹探查止血，肝部分切除、腹腔引流术"。2021 年 4 月 2 日予以患者左侧胸腔闭式引流术。2021 年 4 月 4 日急诊全身麻醉下行"开腹探查止血、脾切除术"。于 2021 年 4 月 6 日行气管切开。2021 年 4 月 9 日在全身麻醉下行"剖左胸探查，血胸廓清，肺修补术＋右侧肋骨骨折切开复位内固定术＋胸腔闭式引流术"。2021 年 4 月 12 日行右下肢骨牵引术并择期行骨盆及下肢手术治疗。2021 年 4 月 20 日于全身麻醉下行"右胫骨骨折复位内固定＋骨盆骨折外支架固定术"，术后给予持续机械通气辅助呼吸、吸痰、保持呼吸道通畅、输血、镇静镇痛、补液、维持内环境稳定及对症支持治疗。ICU 治疗 45 天，患者神志清楚，精神差，体力差，进食量较少，睡眠差，体重较前有所减轻，胃管、尿管、气管切开管固定在位，失语，气管切开状态（病例 19 图 1）。为求继续康复治疗，于 2021 年 5 月 14 日从重症医学科转入康复医学科。

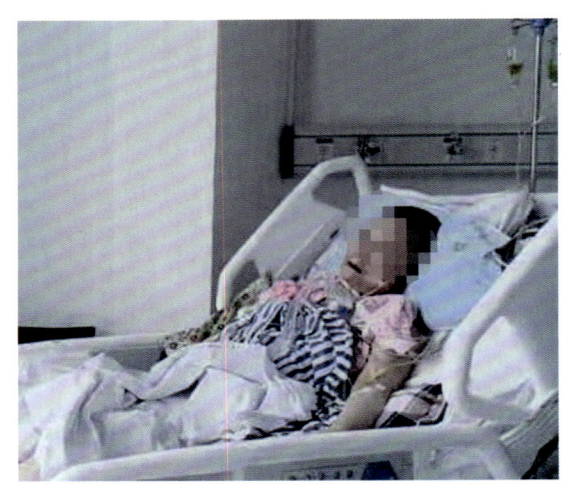

病例 19 图 1　患者入院时情况

临床诊断：车祸伤；肝、脾破裂伴出血部分切除术后；右侧血气胸；肺挫伤修补术后；创伤性湿肺；蛛网膜下隙出血；多发脑挫伤；右侧胫骨开放性粉碎性骨折切开复位内固定术后；骨盆骨折外支架固定术后；颌面部多发骨折；胸 8 椎体、腰 3/4/5 横突骨折；多根肋骨骨折；右侧肋骨骨折切开复位内固定术；全身皮肤软组织多处挫裂伤；电解质紊乱；低蛋白血症；高血压 3 级（很高危组）；气管切开术后。

功能诊断：①认知功能障碍；②言语、吞咽功能障碍；③呼吸功能障碍；④肢体运动功能障碍，不能独立行走；⑤大、小便功能障碍。

二、功能评估

1. 吞咽功能评估

（1）临床评估（2021 年 5 月 14 日）：失语，GCS 评分：睁眼 4 分，语言 T，运动 1 分。堵住气管切开导管后可发单音，PSST：30 秒内完成 1 次吞咽动作，吞咽启动延迟，喉上抬不足；改良饮水试验（MWST）2 级，有吞咽动作，没有呛咳，但有显著的呼吸变化（提示可能有隐性误吸）；标准吞咽功能评定量表（standardized swallowing assessment，SSA）评分 36 分，阳性，提示吞咽功能差。

VVST-CV（2021 年 5 月 25 日）结果显示：患者进食中稠、高稠 3 mL 食物均存在明显有效性受损表现，存在口腔期、咽期吞咽功能障碍伴有效性受损。

(2)喉镜吞咽功能检查（2021年6月16日）：双侧鼻咽部分泌物正常，腭咽关闭正常，双侧会厌谷、梨状窦存在微量分泌物，喉前庭无分泌物（病例19视频1），吞咽频次≥3次/分，舌根后缩，咽壁活动正常；左侧声带内收及外展均减弱，屏气正常，轻触双侧杓状软骨反应正常，无其他结构异常。进食酸奶残留在会厌谷及左侧梨状窦，细泥残留在左侧梨状窦，左转头代偿方法有效；残留分级：会厌谷及梨状窦微量残留；渗漏误吸分级：1级，食物未进入气管。提示：存在口、咽期吞咽功能障碍。因患者骨盆及双下肢骨折不能坐及站立，暂未行吞咽造影检查。

病例19视频1　患者2021年6月16日的喉镜吞咽功能检查

2. 呼吸功能评估　临床评估（2021年5月14日）：患者意识清楚，气管切开状态。双肺呼吸音粗，双肺可闻及湿啰音，呼吸频率23次/分。经气管切开处吸氧4L/分，氧饱和度维持在96%～99%。口水量较大，有白色黏痰，气紧，吸痰管给予吸出。咳嗽力量弱，咳嗽力量2级。

3. 营养功能评估　NRS-2002评分（2021年5月14日）：疾病状态3分，营养状态3分，营养风险筛查评估结果为6分，白蛋白26.52 g/L，患者有营养不良的风险，需营养支持治疗。

4. 护理评估

(1)口腔卫生状况评估（2021年5月14日）：有大量牙垢；舌：干燥、有大量舌苔或覆盖黄色舌苔；口腔唾液黏稠，不能自行排出；口腔有异味，总分评分为24分。

(2)Barthel指数评定（2021年5月14日）：大便、小便、用厕、进食、转移、行走、穿衣、上下楼梯、洗澡、修饰等方面评分均为0分，完全依赖。

(3)疼痛评定（2021年5月14日）：疼痛性质为撕扯痛伴随抑郁症状，评定结果为3分。

三、主要问题

1. 吞咽功能方面　患者有轻度的残留及误吸。张口受限，伸舌居中，舌向各方向活动受限，咽反射、呕吐反射减弱，咽后壁感觉减退，吞咽启动延迟，喉上抬不足；左侧梨状窦有残留。

2. 呼吸功能方面　重度混合型肺功能障碍，气管切开状态，咳嗽力量弱，咳嗽力量2级。

3. 运动功能方面　不能独立完成床上翻身动作及从卧到坐；坐位维持不能独立完成；从坐到站不能独立完成；站位维持不能独立完成；步行功能无法完成；不能站立及行走；上下楼梯不能完成。

4. 营养问题　营养不良。

5. 护理相关问题　口腔卫生、误吸。

四、干预措施

1. 治疗思路

（1）临床治疗：药物治疗：抗感染、祛痰、营养神经、促进骨折愈合、调节情绪、营养支持对症等治疗；纤维支气管镜灌洗；胸腔穿刺引流。

（2）康复治疗：①语言康复治疗。口腔感觉训练、口腔运动训练、气道保护手法、佩戴吞咽说话瓣膜、吞咽障碍电刺激治疗、摄食训练、言语语言综合训练；②肺康复治疗。手法膨肺、咳嗽训练、呼吸训练、有氧训练、膈肌训练；③运动康复治疗。肢体综合运动训练、肌力训练、耐力训练、转移训练、平衡训练、坐立及行走功能训练等；④传统康复治疗。针灸。

（3）护理管理：口腔护理及气道管理；营养指导及饮食管理；体位管理（预防压疮、血栓等并发症）；心理护理及健康宣教。

2. 吞咽功能治疗

（1）间接训练：①口腔感觉运动训练。应用深层咽肌神经刺激疗法、气脉冲感觉训练、冷刺激训练提高患者口腔感觉功能；舌肌主被动训练、张口训练提高患者口腔运动功能；②气道保护训练。应用门德尔松吞咽训练加强患者吞咽过程中的气道保护能力，减少吞咽过程中渗漏及误吸的发生；吞咽障碍电刺激训练改善咽部感觉，增强咽反射，促进吞咽启动；③佩戴说话瓣膜。佩戴说话瓣膜后，应用主动发"啊"音训练，2021年5月23日首次佩戴吞咽说话瓣膜成功，佩戴时长2分钟（病例19视频2）。改善患者吞咽、说话及排痰功能，并为拔除气管导管创造条件，促进吞咽与语言功能恢复。

（2）直接训练：待患者吞咽功能改善后行摄食训练，从布丁样食物逐渐过渡到软食；摄食训练过程中为了保护气道，减少咽部残留，选择坐位进食、转头吞咽、点头吞咽等合适的代偿方式及进食酸奶后再进食凝胶交互吞咽，减少口腔酸奶残留（病例19视频3）。

（3）鼻空肠管＋鼻胃管＋间歇经口至食管置管管饲＋经口进食：进食方式的逐步改变。

病例19视频2　患者首次佩戴说话瓣膜　　　　**病例19视频3　进食训练**

3. 呼吸功能治疗　①建立气道呼吸模式：佩戴吞咽说话瓣膜进行气道呼吸训练，改善呼吸功能及呼吸控制能力；②主动呼吸循环技术：采用缩唇呼吸、腹式呼吸等训练清除肺中的分泌物，尽可能减少分泌物的误吸，提高肺活量和肺通气，改善肺部的气体交换能力（病例19视频4）；③咳嗽排痰训练：在患者无法完全主动咳嗽前，采用被动咳嗽训练，帮助患者建立正确的咳嗽模式，逐步过渡至完成功能性咳嗽（病例19视频5）；④膈肌训练：采用膈肌刺激治疗仪，增加膈肌的收缩能力；⑤徒手膨肺技术：1次/日，以促进呼吸道黏性痰液的排出，降低呼吸道阻力和压力，提高肺顺应性及血氧饱和度，促进肺复张（病例19视频6）。

病例19视频4　佩戴说话瓣膜吹气训练

病例 19 视频 5　佩戴说话瓣膜咳嗽训练

病例 19 视频 6　佩戴说话瓣膜咳嗽肺复张训练

4. 转移功能治疗　①转移动作训练：床上的翻身；从卧位到坐位，坐位维持；从坐位到站位，站位维持；训练转移能力；②步行功能训练：通过观察患者步长、步宽及协调、步行的节律性来判断步行的形态及安全性；③腰背部核心肌力训练：臀桥训练（双桥）；④上肢稳定性训练：上肢多方位稳定性训练（治疗师与患者之间）；轮替训练（患者自己完成左右搭肩、手心手背交替翻转训练）；⑤协调性训练：根据治疗师的口令进行患者与治疗师之间的对指训练。

5. 治疗间相互作用　从鼻空肠管过渡到间歇经口至食管置管管饲再到经口进食的逐步改善，减少了吸入性肺炎的发生率，保证了患者的营养供给。佩戴说话瓣膜及吞咽功能的改善促进吞咽与语言功能恢复，为拔除气管导管创造条件。呼吸功能的改善为患者的气道提供了保障，提高肺活量和肺通气，促进肺复张。转移能力的改善提高患者四肢主动运动及核心肌力的稳定性，提高坐位及站立平衡，提高 ADL 能力。各种治疗措施相互作用，共同促成了该患者的功能恢复。

五、治疗结局

经过长达 5 个月的康复治疗，咳嗽、咳痰症状好转，痰量减少，咳嗽有力，患者肺部感染得到控制。2021 年 7 月 14 日试堵气管切开套管，堵管后血气分析提示二氧化碳分压无明显上升，氧分压无明显下降，堵管 6 小时后拔除气管切开套管。2021 年 7 月 15 日复查白蛋白为 37.24 g/L。2021 年 7 月 28 日复查喉镜吞咽功能检查：残留分级：会厌谷微量，梨状窦微量。渗漏误吸分级：1 级，食物未进入气道。与 2021 年 6 月 16 日喉镜吞咽功能检查对比：残留减少；能经口进食，一口量为 5～10 mL，进食体位为坐位，注意保护气道，防止误吸、窒息、吸入性肺炎。日常生活活动能力 Barthel 指数评分 60 分，ADL 中度依赖，能基本正常沟通交流及独立行走；患方要求出院，经家属同意后于 2021 年 10 月 31 日顺利出院。

第三章 气管切开合并吞咽障碍康复病例

六、病例分析

1. 病例特点　该患者总体病程7个月余。最初因车祸伤导致头面部、全身多处损伤，肝、脾破裂导致失血性休克险些丧命，又因创伤性湿肺导致双肺不张，全身多处损伤后续出现肺部感染、腹壁切口感染，在住院治疗期间出现认知功能障碍、吞咽、言语功能障碍、呼吸功能障碍、肢体运动功能障碍等问题，经过4次手术及长达5个月的康复治疗，患者仍存在步态异常、双上肢及右下肢肿胀、认知功能下降、言语欠清晰、口咽吞咽障碍（会厌及梨状窦微量残留）、咳痰能力弱等问题需要继续康复训练。

2. 成功的经验

（1）创伤性湿肺的管理：针对车祸伤后创伤性湿肺导致的重度混合型肺功能障碍，考虑到患者气管切开、通气障碍、膈肌收缩能力差、咳嗽力量差等多方面因素的变化。这些可能是加重患者肺部感染的风险，也会影响患者拔管及吞咽功能的训练。在创伤性湿肺的管理中，需要多方面考虑问题。首先，在气管切开管的选择上需谨慎，确保选择适当型号，以最大限度降低误吸的潜在风险。其次，在饮食和营养方面，根据患者每个阶段评估情况从鼻空肠管过渡到间歇经口至食管置管管饲再到经口进食的逐步改善，减少了吸入性肺炎的发生率，保证了患者的营养供给。最后，根据患者肺部感染情况，给予患者抗感染、祛痰、间断纤维支气管镜治疗、加强气道管理等积极有效措施，降低并发症的风险。这种全面及系统的管理方法，不仅能够有效控制感染的发生，还有助于患者康复。因此，在制订治疗方案时，对气管切开、肠内营养、肺部感染等方面的管理都需要我们更加规范及谨慎。

（2）说话瓣膜对吞咽误吸的影响：佩戴说话瓣膜可恢复上气道闭合状态，对于言语中枢未受累的脑损伤患者即刻就可发声。利用流体力学的原理，佩戴说话瓣膜可使嗅区感受器重新被激活，向上级传递至中枢神经系统从而感受到味觉，对气道分泌物也可感知，引起反射性咳嗽、清嗓子等气道廓清的反应，降低了误吸率及肺部感染率，促进肺复张、改善呼吸功能、改善通气和氧合。气管切开后使声门下气压降低至 $0\sim1\ cmH_2O$，是引起误吸的主要原因，气管切开口的封堵可重塑声门下压力，恢复闭合的上呼吸道系统，但部分患者尤其是带管时间长的患者不能耐受气管切开口全堵，说话瓣膜可作为堵管过程的过渡方法，为拔除气管导管创造条件，恢复接近正常的吞咽环境。

七、病例点评

该病例为车祸伤导致全身多处脏器损害及肢体功能受损的重症康复病例，为患者的生命健康和生活质量带来了严重威胁。本案例的成功治愈充分体现了多学科间紧密协作的优势，特别是重症康复的早期介入，为后续的全面康复打下了坚实基础。也大大降低了患者长期卧床和 ICU 综合征带来的影响，每一步康复治疗都紧密衔接，医-护-康体现各自专长，从身体到心理全程监管，充分践行规范化的全面康复。该案例有效的运用整合思维，充实专业知识，最终帮助患者回归家庭、回归工作岗位，不仅是医-护-康团队共同努力的成果，也与其个人坚强意志及家庭强有力的支持密不可分。这个病例让我们看到重症康复早期介入的重要性！

（病例提供者：魏继鸿　绵阳市中心医院）

（点评专家：朱伟新　金华市中心医院）

参考文献

[1] 刘萍, 欧翠玲, 敖友爱, 等. 早期评估与分级管理的康复护理模式对脑卒中后吞咽功能及误吸的影响 [J]. 中华物理医学与康复杂志, 2017, 39（12）：934-936.

[2] 万桂芳, 张耀文, 史静, 等. 改良容积粘度测试在吞咽障碍评估中的灵敏性及特异性研究 [J]. 中华物理医学与康复杂志, 2019, 41（12）：900-904.

[3] 中国吞咽障碍康复评估与治疗专家共识组. 中国吞咽障碍评估与治疗专家共识（2017 年版）第一部分：评估篇 [J]. 中华物理医学与康复杂志, 2017, 39（12）：881-892.

[4] 黄妍, 张军, 安旭, 耿尚勇, 等. 纤维鼻咽喉镜吞咽功能检查对脑卒中气管切开拔管指征的指导意义 [J]. 中华保健医学杂志, 2019, 21（6）：568-569, 583.

[5] 段昱, 孙伟铭, 冯珍. 说话瓣膜在气管切开患者康复中的应用进展 [J]. 中华物理医学与康复杂志, 2020, 42（10）：948-952.

[6] 中国吞咽障碍膳食营养管理专家共识组. 吞咽障碍膳食营养管理中国专家共识（2019 版） [J]. 中华物理医学与康复杂志, 2019, 41（12）：881-888.

[7] 黄绍春, 徐建珍, 刘莉, 等. 直接摄食训练对脑卒中吞咽障碍患者吞咽功能恢复的影响 [J]. 中华物理医学与康复杂志, 2019, 41（12）：920-923.

[8] 张萍, 李蕊, 房红梅, 等. 徒手膨肺联合胸廓震动挤压在重症康复病房气管切开患者中的应用 [J]. 中国保健营养, 2020, 30（32）：14.

[9] 王赛华，熊键，高李侠，等．徒手呼吸训练干预脑卒中后吞咽功能障碍患者的疗效观察[J]．中华物理医学与康复杂志，2019，41（10）：735-739．
[10] 贾秀贤，雷少军，刘卫霞，等．综合康复训练对脑卒中后吞咽障碍及吸入性肺炎发生率的影响[J]．河北医药，2018，40（5）：778-780，783．
[11] 朱应征，侯丽敏．早期拔管联合吞咽功能障碍训练对脑卒中气管切开患者吞咽功能康复的影响[J]．医药论坛杂志，2017，38（2）：91-92．
[12] 中国吞咽障碍康复评估与治疗专家共识组．中国吞咽障碍评估与治疗专家共识（2017年版）第二部分：治疗与康复管理篇[J]．中华物理医学与康复杂志，2018，40（1）：1-10．

第五节　小脑肿瘤后气管切开合并吞咽障碍康复病例

病例 20　康复漫道真如铁，而今迈步从头"咽"——严重吞咽障碍合并气管切开

一、病历摘要

患者女性，67岁。

主　诉：小脑肿瘤术后右侧肢体活动不利伴吞咽困难4个月余。

现病史：2023年2月患者无明显诱因出现步态不稳，呈进行性加重，伴头晕、头痛等，于外院行头颅CT提示：小脑占位性病变。2023年5月8日收住我院神经外科行相关手术治疗，术后患者因肺部感染于2023年5月12日行气管切开术，病情平稳后出院。患者术后曾于外院行康复治疗，现仍遗留右侧肢体活动不利、吞咽障碍、言语困难、面神经麻痹等症状，为求进一步康复治疗于2023年6月21日收住我科。患者长期留置鼻胃管，持续气管造口状态，流涎较多，自患病以来体重下降约5 kg（病例20 图1）。

体格检查：神清，认知可，记忆力、定向力、计算力均正常，查体配合。双侧瞳孔等大等圆，直径约3.0 mm，对光反射存在，右眼球活动不自如。右侧中枢性面瘫，伸舌右偏，头部术口干燥、无渗血。颈软，气管切口通畅，可见白色黏痰附着。双肺呼吸音粗，可闻及散在湿性啰音。腹软不胀，无明显压痛及反跳痛。双侧肢体可自主活动，右上肢肌力约3级，右下肢肌力约3+级，左侧肢体肌力约4级，双侧巴氏征阳性。

辅助检查：头颅磁共振平扫＋DWI＋MRAMR（2023年5月21日14:05:21我院）（病例20 图2）：①脑桥、延髓右份及右侧桥臂片状脑梗死（新鲜）伴局部少许出血可能；②右侧桥小脑角池增宽，右枕部术后改变；③双额顶叶、辐射冠区散在小斑点白质异常信号，Fazekas 2级；④右侧胚胎型大脑后动脉（先天解剖变异）。

临床诊断：①小脑肿瘤切除术后；②面神经减压术后；③肺炎克雷伯杆菌性肺炎；④气管切开拔管困难。

功能诊断：①吞咽困难；②偏瘫；③言语障碍；④日常生活能力部分帮助。

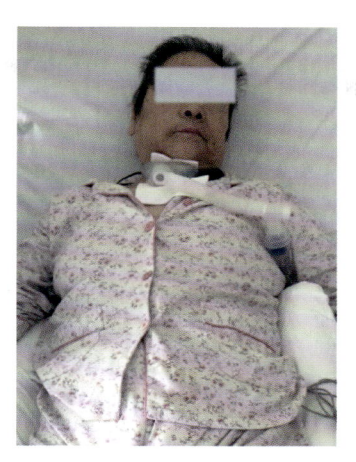

第三章　气管切开合并吞咽障碍康复病例

病例 20 图 1　患者状态

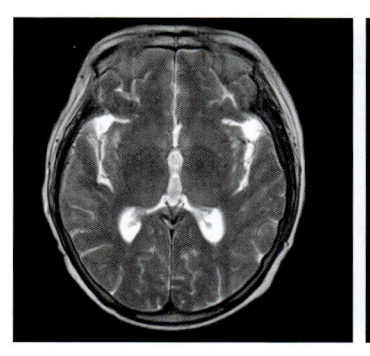

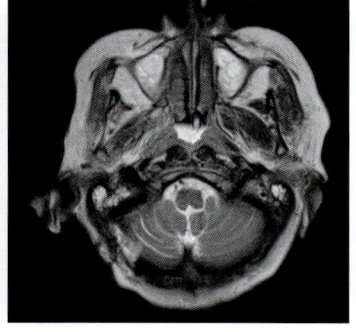

病例 20 图 2　头颅磁共振（2023 年 5 月 21 日）

患者入院后反复示意咽部疼痛不适，口水难以下咽，2023 年 6 月 22 日行颈部 CT 示：颈部软组织结构对称，颈部小淋巴结影。甲状腺、双侧颌下腺及腮腺大小形态及密度未见异常。鼻胃管影，气管插管影。扫描层面所见鼻咽、口咽、喉咽部显示欠佳。双侧咽旁间隙对称，未见狭窄，咽旁间隙未见肿大淋巴结。副鼻窦炎。2023 年 6 月 25 日完善喉镜检查结果提示：口咽部黏膜肿胀，口咽、会咽、声带部不能窥清，提示存在：①过敏性鼻炎；②慢性鼻窦炎；③左侧下鼻甲息肉（病例 20 图 3、病例 20 图 4、病例 20 视频 1）。

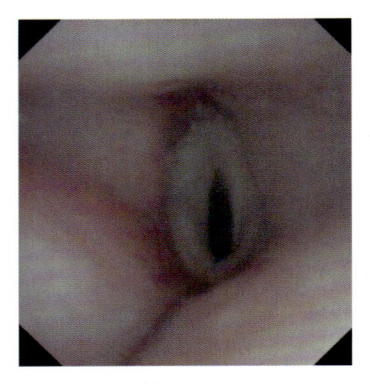

病例20图3　电子喉镜（2023年6月25日） 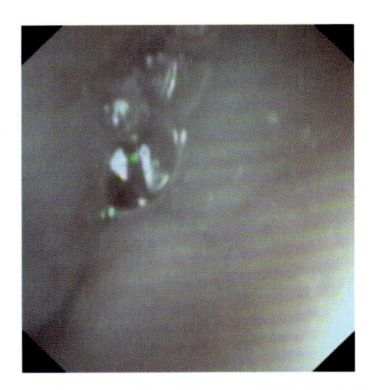　　病例20图4　电子喉镜（激素静脉滴注3天后）

病例20视频1　喉镜吞咽功能检查

2023年7月2日患者突然出现意识障碍伴呼吸、心率、血压下降。2023年7月10日患者携带多巴胺泵入住我科，入科后予改善循环等治疗。2023年7月12日撤除多巴胺泵。

2023年8月2日训练中发现患者脱氧、堵管时指脉氧呈进行性下降，完善气管镜检查提示：气管上段前壁肉芽增生，管腔狭窄。2023年8月7日行气管镜下肉芽肿冷冻切除术（病例20图5）。

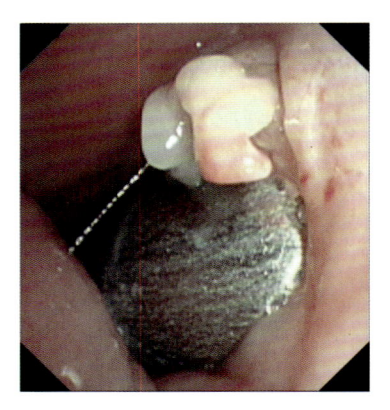

病例20图5　气管镜下肉芽肿冷冻切除术（2023年8月7日）

二、功能评估

1. 吞咽功能评估

（1）临床评估：（2023年6月21日）神清，右侧面瘫，头颈部活动正常，持续鼻饲，气管切开状态，佩戴塑料套管；流涎状态，舌面痰痂明显；张口幅度2 cm，轻度受限，唇运动不对称；舌体存在萎缩，舌向左和向上运动明显受限；软腭上抬不对称；气管切开状态无法发声，吞咽动作上抬＜1 cm；自主清嗓能力减弱，咽反射迟钝，咳嗽反射减弱，呕吐反射减弱。反复唾液吞咽试验2次/30秒，饮水试验5级，染色试验：10秒内可见喉上抬，血氧下降超3%，气管切开口处可吸引出着色分泌物。（2023年7月10日）吞咽动作上抬＜2 cm，反复唾液吞咽试验3次/30秒，饮水试验4级，余相同。（2023年8月1日）饮水试验3级，染色试验：5秒内可见喉上抬，血氧下降超3%，气管切开口处可吸引出着色分泌物，余相同。

（2）多功能纤维鼻咽喉镜检查（2023年6月25日）　双侧梨状隐窝、会厌部及声带上方可见大量分泌物，喉、会厌明显水肿，口咽、会厌及声带不能窥见。

（3）吞咽造影检查（2023年7月15日）　患者自然坐位进食中稠3 mL和高稠3 mL两种食物，头部控制正常，口腔控制轻度障碍，运送轻度障碍，吞咽启动明显延迟，鼻腔无反流。会厌谷双侧少量残留，梨状窦双侧少量残留，Yale分级1级，经反复点头交互吞咽能清除大部分；进食中稠3 mL和高稠3 mL可见明显的渗漏和误吸，PAS分级2级，咳嗽反射正常，咳嗽力量不良。提示：①吞咽功能障碍（口腔期、咽期）；②显性误吸（病例20图6、病例20视频2）。

吞咽造影检查（2023年8月9日）：患者自然坐位进食中稠、高稠、低稠和水（3 mL、5 mL和10 mL）4种食物，头部控制正常，口腔控制轻度障碍，运送轻度障碍，口腔轻度残留，分次吞咽，吞咽启动明显延迟，鼻腔无反流。会厌谷双侧少量残留，梨状窦双侧少量残留，Yale分级1级，经反复点头交互吞咽能清除大部分；进食中稠10 mL、低稠3 mL、5 mL和水3 mL、5 mL可见明显的渗漏；进食水5 mL明显误吸，PAS分级2级，咳嗽反射正常，咳嗽力量不良。提示：①吞咽功能障碍（口腔期、咽期）；②显性误吸；③同前比较患者吞咽功能改善，建议可行经口治疗性进食（病例20图7、病例20视频3）。

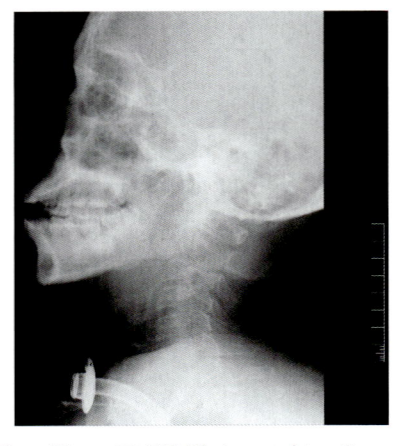

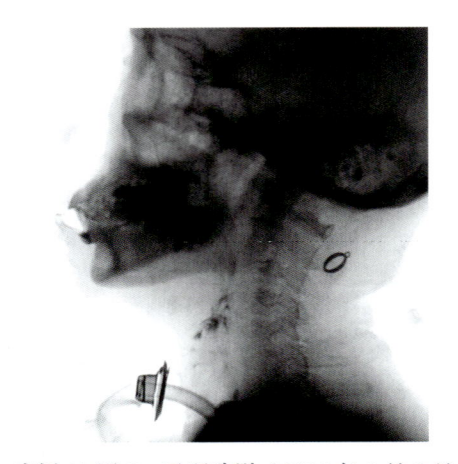

病例 20 图 6　吞咽造影（2023 年 7 月 15 日）　　病例 20 图 7　吞咽造影（2023 年 8 月 9 日）

病例 20 视频 2　2023 年 7 月 15 日吞咽造影检查　　病例 20 视频 3　2023 年 8 月 9 日吞咽造影检查

2. 呼吸功能评估　（2023 年 6 月 21 日）气管切开状态，高流量辅助通气，呼吸频率 18 次 / 分，呼吸幅度弱，胸廓形态正常、胸廓活动度＜ 1.5 cm，痰多，不可经口自行咳出，咳嗽功能弱，SCSS 2 分，改良呼吸困难指数（modified medical research council，mMRC）分级 2 级，Borg 呼吸困难评分：静息状态 0 分，运动状态 4 分。（2023 年 8 月 3 日）气管切开，气管上段前壁肉芽增生，管腔狭窄，呼吸频率 19 次 / 分，胸廓活动度接近正常，痰明显减少，质稀，大部分可经口自行咳出，咳嗽效力 SCSS 3 分，mMRC 分级 3 级，Borg 呼吸困难评分：静息状态 0 分，运动状态 3 分，6 分钟步行试验 180 米，2023 年 8 月 10 日可佩戴说话瓣膜进行呼吸训练，脱氧状态下，血氧饱和度可维持在 94%～ 96%。

3. 营养功能评估　（2023 年 6 月 21 日）身高 152 cm，体重 40 kg，BMI 17.3。（2023 年 7 月 10 日）体重 40.5 kg，BMI 17.5，偏瘦，NRS-2002 评分 4 分，存在营养不良风险。（2023 年 8 月 1 日）体重 42.8 kg，BMI 18.52，正常。

4. 护理评估 （2023年6月21日）患者留置塑料气管切开套管，口腔内存有大量分泌物。（2023年7月10日）口腔内存有少量分泌物，准备更换金属套管。（2023年8月1日）患者留置金属套管，口腔内存有少许分泌物。

三、主要问题

1. **临床问题** （2023年6月22日）患者上气道弥漫性水肿。（2023年7月10日）患者生命体征不平稳，血压偏低，波动于80～90/40～50 mmHg。

2. **吞咽功能** （2023年6月21日）右侧面瘫，舌萎缩明显和舌运动不足，咽痛、喉水肿明显，气道分泌物多，咽反射、咳嗽反射减弱，提喉动作不足，存在误吸。（2023年7月10日）较上一阶段舌萎缩情况改善；无明显咽痛；喉水肿明显减轻；气道分泌物减少；其余问题改善不明显。新增问题：吞咽启动延迟，咽缩肌力量不足，声带麻痹，有显性误吸。

3. **呼吸功能** （2023年6月21日）气管切开，痰液潴留，胸廓活动度减小，咳嗽功能下降，呼吸肌及辅助呼吸肌肌力下降，气道廓清障碍。（2023年8月1日）气管切开，气管上段前壁肉芽增生，管腔稍狭窄，上气道水肿，通气功能障碍，呼吸肌力量不足。

4. **营养问题** 轻度营养不良。

5. **护理相关问题**

2023年6月21日：①自主清理呼吸道无效，喉头水肿，呼吸道分泌物增多，不能自主排除呼吸道分泌物，口腔分泌物增多，存在呼吸道梗阻及误吸的风险；②口腔自净能力下降，有肺部感染风险；③吞咽功能障碍，不能经口进食，低于机体的需要量；④肢体功能障碍；⑤焦虑：与长时间疾病状态，语言沟通障碍有关。

2023年7月10日：①生命体征不平稳；②鼻饲管理：留置胃管改经口间歇性置管。

2023年8月1日：脱氧、堵管均不耐受，氧饱和下降。

四、干预措施

1. **治疗思路**

2023年6月21日—2023年7月2日：加强营养管理，治疗气道水肿，提高咳嗽能力，改善吞咽及肢体活动功能，降低误吸、坠积性肺炎发生风险，采用MDT协作模式。

2023年7月10日—2023年7月19日：营养支持，补液、维持水电解质平衡，稳定生命体征，更换金属套管。

2023年8月1日—2023年8月20日：行气道内肉芽肿冷冻切除术，改善气道狭窄，间断试堵管，佩戴说话瓣膜，加强吞咽、心肺及肢体功能康复训练。

2．吞咽功能治疗

2023年6月21日：①头颈部的控制训练：应用颈部主动及抗阻运动，增加颈部活动范围及力量，降低肌紧张，改善吞咽功能；②面部、口腔及咽深部感觉刺激训练：应用神经肌肉电刺激，改善咽部感觉；应用冰刺激、震动棒和气脉冲技术改善患者面部、口腔及咽部的感觉，增强咽反射，促进吞咽启动；③唇舌运动训练：应用唇舌的主动及抗阻训练改善唇舌的运动功能；④吞咽肌群力量增强训练：应用用力吞咽法及舌制动吞咽法（Masako手法），增加口咽压力；增强咽缩肌功能；应用主动发"啊"音训练，改善软腭上抬功能；应用门德尔松吞咽训练，增强喉上抬能力；⑤气道保护训练：应用声门上吞咽法加强患者吞咽过程中气道保护能力，减少吞咽过程的渗漏和误吸。

2023年7月10日：新增发音训练。应用主动发"一"音训练，改善声带闭合功能。

2023年8月10日：①佩戴说话瓣膜训练：应用佩戴说话瓣膜，恢复喉和上气道中的压力和气流，改善吞咽功能，恢复语言交流能力；②直接治疗性摄食训练：在治疗师监督下直接进食糊状，改善吞咽能力。

3．呼吸功能治疗　①气道廓清：进行高频胸壁振荡（high frequency chest wall oscillation, HFCWO）以及手法振动，通过手法在胸壁产生一定的震动波，并通过胸壁向肺部传送，振动波可以帮助气道分泌物从支气管壁松动、促进纤毛运动和引起刺激咳嗽；每日2次，每次20分钟。利用ACBT胸廓扩张运动期间，塌陷区域的肺泡重新通气，再通过用力呼气排出更多的外周分泌物；每日1次。利用徒手过度通气技术（manual hyperinflation, MIH）达到促进痰液排出，改善氧合；每日1次；②呼吸肌力训练及有氧训练：缩唇呼吸训练，体外膈肌起搏治疗，上下肢等速肌力训练，增加肺部通气功能，改善呼吸模式；每日20分钟；③胸廓扩张度训练及咳嗽功能训练：Huff哈气训练咳嗽，增加呼气流速；每日2次，每次3～5组。2023年8月10日间断性佩戴说话瓣继续呼吸训练，每日20～30分钟。

4．营养管理　根据营养评估结果及患者胃肠功能情况，肠内营养液由最初的1000 mL/d调整至1500 mL/d长期维持。

5. 康复护理

（1）呼吸道护理：适时吸痰，严格无菌操作，保持呼吸道通畅；做好气管切开口护理1次/日，充分湿化，予合适的氧疗；口腔护理：2次/日，应用冲洗式口腔护理，在吸干净口腔内的痰液同时，有效的清洁口腔，降低口腔及肺部的感染率，避免吸入性肺炎。

（2）病情观察：观察患者意识、生命体征情况，观察氧疗的效果。

（3）营养管理：从保留胃管到间歇置管供营养摄入，选择营养液TPF 3次/日，间歇置管4次/日（操作时轻、稳、速度适宜，掌握送管时机），避免加重喉头水肿，提高患者舒适度。帮助患者由替代到自我护理。

（4）协助并指导生活护理。

（5）心理护理：鼓励患者，树立战胜疾病的信心。

五、治疗结局

经过2个多月的治疗，患者生命体征平稳，上气道水肿基本消退，肢体功能好转明显，可独立步行。唇舌运动改善，咳嗽力量增强，更换金属套管，少量经口治疗性进食，2023年8月20日家属决定出院，暂时带管生存。

六、病例分析

1. 病例特点　该病例病程较长，病情复杂，3次住院康复治疗期间均有病情变化，可谓"一波三折"。上气道水肿、生命体征不平稳、气道肉芽增生相继发生，我们是"关关难过关关过"。经过手术以及漫长的康复治疗，患者院外仍有上气道水肿反复发生，需长期带管生存。2023年12月25日患者因反复出现一过性意识丧失再次入院，行脑电图检查提示：癫痫发作，予抗癫痫治疗，未再出现上述症状后出院。

2. 治疗经验

（1）气管切开伴严重吞咽、肢体功能障碍的患者管理：由于近年科室收治的吞咽障碍合并气管切开患者数量明显增多，长期的临床探索下，我们在管理该类型患者时不再单纯强调某一方面的功能障碍，而是更加注重患者整体的情况。患者在入院后不论是医师对患者的病情、营养把控，还是治疗师的精准评估和功能训练，以及护理的体位、呼吸道管理均缺一不可。在患者吞咽治疗过程中，通过积极佩戴说话瓣膜来恢复声门下气压、提高喉部敏感性、改善自主咳嗽能力等，促进患者吞咽功能的恢复。护理团队对患者的病情紧密跟踪，适时行 IOE，通过患者每次吞咽导管的动作，不断对相关吞咽肌群进行有效的强化训练，有利于改善及恢复口腔和咽喉部肌肉的运动与感觉。其次，肢体功能也在患者的整个康复过程中起到了关键作用，良好有效的肢体活动对心肺功能的改善、坠积性肺炎的预防、营养状态的调整有着积极影响，也间接促进了患者吞咽功能的恢复。另外，患者在康复过程中的心理状况也需密切关注，在患者对康复丧失信心时医、治、护对其及时有效的心理疏导对患者的长期预后也尤为重要。

（2）患者整体病情把控：该患者病情反复多变，在康复治疗过程中曾多次"节外生枝"，能够及时有效甄别和处理，多依赖医、治、护三方团结协作，定期院内 MDT 讨论模式为患者的疾病诊疗提供了强有力的技术支持。

3．患者最终未成功拔除气管切开套管，因患者后期仍有不明原因的反复喉头水肿，在院期间已相继排除术中气管插管刺激、遗传性血管神经水肿、胃食管反流等易导致喉头水肿的相关因素，但至今未能明确水肿原因，患者及家属商议后决定长期带气管切开管生存。

七、病例点评

该病例历时较长，康复过程险象环生、坎坷曲折。在整个治疗过程中，康复团队对于该患者精准的诊断与评估是患者能顺利回归正常生活的关键，多次病情变化都能及时有效的做出应对，制订有针对性的康复方案，也离不开 MDT 的团队协作模式。其次，针对该患者气管切开合并吞咽障碍的特殊病情，不仅关注吞咽功能，还综合考虑患者的整体内科疾病控制情况、肺功能、肢体功能及营养状况等，为其制定了个体化的康复方案。呼吸功能训练与吞咽康复的相结合，既减少了患者的误吸风险，又有效提高了患者的吞咽能力，两者相辅相成，为患者后续的康复奠定了基础，肢体功能的快速恢复更是为其锦上添花，整个治疗过程充分体现了康复医学的整体性和全面性。而且在漫长的康复治疗过程中，医、治、护不单诊治着患者躯体疾病，还不断为其提供强大的心理支持，最终在医患双方的共同努力下，达到了改善患者远期生存质量的目标。虽然患者及家属选择带管生存，但康复让其拥有了回归社会的能力与信心。

（病例提供者：宋凤杰　昆明医科大学附属延安医院）

（点评专家：朱伟新　金华市中心医院）

参考文献

[1] 中国康复医学会吞咽障碍康复专业委员会.中国吞咽障碍康复管理指南（2023版）[J].中华物理医学与康复杂志，2023，45（12）：1057-1072.

[2]《成人气管切开拔管中国专家共识》编写组，中华医学会物理医学与康复学分会心肺康复学组，中国康复医学会重症康复专业委员会.成人气管切开拔管中国专家共识[J].中华物理医学与康复杂志，2023，45（06）：481-487.

[3] 中华医学会耳鼻咽喉头颈外科学分会咽喉学组，中华医学会耳鼻咽喉头颈外科学分会嗓音学组，中华医学会中华耳鼻咽喉头颈外科杂志编辑委员会咽喉组.喉气管狭窄诊断与治疗专家共识[J].中华耳鼻咽喉头颈外科杂志，2018，53（6）：410-413.

[4] 中国康复医学会康复护理专业委员会.吞咽障碍康复护理专家共识[J].护理学杂志，2021，（15）：1-4.

[5] Coscarelli S, Verrecchia L, Le Saec O, et al.Rehabilitation protocol of dysphagia after subtotal reconstructive laryngectomy[J].Acta otorhinolaryngologica Italica: organo ufficiale della Societa italiana di otorinolaringologia e chirurgia cervico-facciale, 2007, 27（6）: 286-289.

[6] Kang Yujeong, Chun Min Ho, Lee Sook Joung.Evaluation of salivary aspiration in brain-injured patients with tracheostomy[J].Annals of rehabilitation medicine, 2013, 37（1）: 96-102.

[7] 韩晓晓，张可，杨清露，等.Passy-Muir 说话瓣膜对脑损伤气管切开术后患者吞咽功能的影响[J].中华物理医学与康复杂志，2020，42（01）：24-28.

[8] 宗敏茹，庞灵，郑兰娥，等.间歇性管饲结合吞咽训练对脑卒中吞咽障碍患者的影响[J].中华物理医学与康复杂志，2017，39（12）：932-933.

第四章　头颈部肿瘤术后吞咽障碍康复病例

第一节　鼻咽癌术后吞咽障碍康复病例

病例 21　鼻咽癌合并多次脑梗死吞咽障碍患者的精准评估与治疗

一、病历摘要

患者男性，62 岁。

主　诉：右侧肢体乏力伴吞咽困难 3 年，加重 2 个月余。

现病史：患者于 30 年前确诊为鼻咽癌，曾接受放疗 2 个月。2014 年首次发生脑梗死，恢复可，未遗留明显后遗症。2019 年自觉右侧肢体乏力逐渐加重，伴饮水呛咳，到当地医院就诊，考虑脑梗死，予对症治疗 1 周后出院，未遗留明显后遗症。2021 年 12 月在家不慎摔倒，外院查头颅 CT 提示（病例 21 图 1）：脑梗死，给予对症支持治疗后病情好转。后因出现误吸转 ICU 抗感染、止咳化痰、解痉平喘等对症支持治疗，转普通病房后又再次误吸转 ICU 治疗。目前患者右侧肢体乏力，右侧上肢可上抬至胸前，肩部活动受限，吞咽言语障碍，鼻肠管在位，消瘦，焦虑，为求进一步康复治疗于 2022 年 3 月 27 日入住我院（病例 21 图 2）。

临床诊断：①脑梗死恢复期；②鼻咽恶性肿瘤史；③肺部感染。

功能诊断：①吞咽障碍；②右侧肢体活动障碍；③言语障碍。

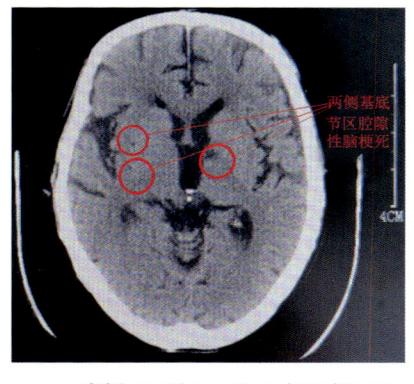

病例 21 图 1　2022 年头颅 CT　　　　病例 21 图 2　入院照片

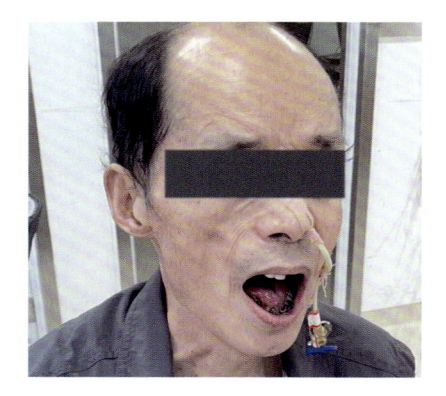

二、功能评估

1. 吞咽功能评估

（1）临床评估（2022年3月27日）：颈部活动受限，不能充分完成转头、仰头、低头动作；口腔有黏液附着，牙齿缺失，舌肌萎缩，伸舌运动、舌抬高运动、舌向双侧的运动及抗阻运动均受限，软腭抬升差，鼻腔漏气；喉上抬幅度＜2 cm，声音沙哑且音量低；咽反射减弱，咳嗽反射减弱，呕吐反射缺失（病例21图2）。FOIS分级：1级，鼻饲，不能经口进食。VVST-CV评估：中稠5 mL血氧下降大于3%，高稠10 mL分次吞咽，口腔、咽部均有残留，吞咽安全性和有效性均存在问题。

（2）喉镜吞咽功能检查（2022年3月30日）：鼻咽喉部、双侧会厌谷、梨状窦、喉前庭存在重度分泌物，Murray分泌物严重程度分级3级。舌根后缩减弱，咽壁活动减弱，双侧声带内收及外展均减弱，屏气不能，轻触双侧杓状软骨反应减弱。进食后均有提前溢出现象，吞咽启动延迟，咳嗽反射减弱，咳嗽效果差，进食2号食物3 mL出现误吸，PAS分级8级。高稠度食物5 mL，咽部重度残留，Yale分级5级。提示：存在口腔期、咽期吞咽功能障碍，建议加强吞咽功能训练并禁止经口进食（病例21视频1）。

病例21视频1　2022年3月30日喉镜检查

（3）吞咽造影检查（2022年3月30日）：自然坐位下，头部控制差，口腔控制不良，运送不良，吞咽启动延迟。进食2号钡剂（3 mL），双侧会厌谷大量残留，双侧梨状窦大量残留，经多次反复吞咽残留不可清除，可部分咳出至口腔，有少量误吸，咳嗽反射缺失，咳嗽力量不良，进食过程中环咽肌无开放，因食物未能到达食管，无法判断食管情况。提示：①口腔期、咽期吞咽功能障碍，食管期不能判断；②存在隐性误吸，大量残留；③环咽肌开放不能（病例21视频2）。

病例 21 视频 2　2022 年 3 月 30 日吞咽造影检查

（4）舌压检查（2022 年 3 月 31 日）：采用我院自主研发的舌压测量装置（病例 21 图 3）。此装置是一款基于气压传感器的舌压测量系统，主要有 3 个部分：压力球囊、压力的转换系统和舌压指标的统计，主要包含间歇多次测量和持续测量两种模式。采集舌压数据时，将气囊放入到参与者口中的舌尖和硬腭中间，用舌头挤压气囊按照 PC 端发出的语音提示进行规范化测量。间歇多次测量模式：通过语音 1～10 的报数，每次报数间隔 1 秒，提示参与者在 20 秒按照指令用舌头挤压气囊 10 次；持续测量模式：间歇多次测量完成后，间隔 20 秒，进入持续测量模式，期间要求参与者以最大力挤压球囊并维持 10 秒。间歇多次测量模式下，在 20 秒不能完成 10 次舌压测定，提示舌的灵活度差；持续测量模式下，无法以最大力挤压球囊并维持 10 秒，提示舌肌耐力差。

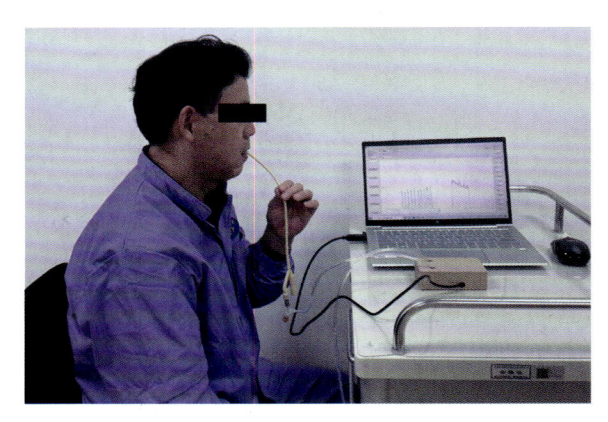

病例 21 图 3　舌压测量装置

（5）咽腔测压检查（2022 年 3 月 31 日）：采用的是高反应频率的腔内测压导管，带有压力微感受器，这些感受器接触咽壁或食管壁后，可直接感受量化腔壁肌肉收缩过程中的压力变化，并将信号以电信号的方式传导至计算机进行整合及分析。

UES：静息压 12.4 mmHg，明显低于正常值，提示其咽喉部整体压力低；UES 松弛残余压 74.2 mmHg，明显高于正常值，提示其 UES 松弛不全；UES 松弛到达底值时间 382 ms，略高于正常值，提示其 UES 松弛的协调性欠佳。咽腔测压检查总结：咽喉部整体压力低，咽缩肌无力，环咽肌失弛缓（病例21图4）。

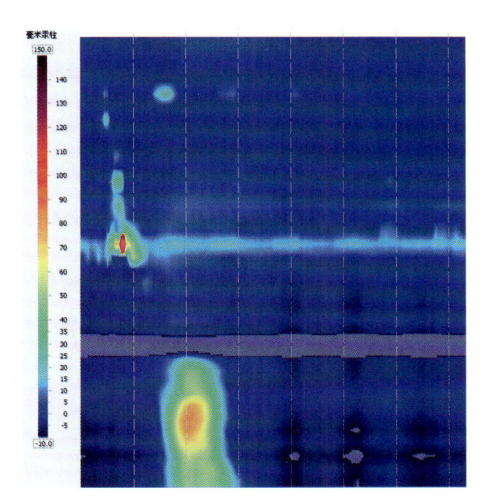

病例21图4　咽腔测压检查

2. 呼吸功能评估（2022年3月27日）　主观评估：咳嗽咳痰，中等痰量，黏稠，黄绿色。咳嗽力量差，难咳出；Brog 呼吸困难评分：静息为 0 分，运动为 4 分；肌力分级（MRC）3 级。客观评估：呼吸模式为胸式，浅、快，25 次/分，双侧胸廓活动度小，下胸廓基本无扩张，头颈部肌肉纤维化。临床评估：肺部 CT 提示两肺上叶肺气肿伴肺大疱，两肺炎症伴右肺局段性实变影，胸腔积液。肺功能评估：FVC：0.783 L；MEP：33 cmH$_2$O；MIP：21 cmH$_2$O，提示重度限制性通气功能障碍，小气道功能异常。心肺运动负荷能力：患者自觉劳累要求停止试验，每分通气量、氧脉搏升高，未测出最大摄氧量，提示摄氧量偏低，无氧阈偏低，心肺运动负荷能力低下。

3. 营养功能评估　筛查：NRS-2002 评分 5 分；临床评估（2022年3月27日）：患者身高 175 cm，体重 55 kg，BMI 17.9；低盐、低脂、半流质鼻饲；膳食调查：全天能量摄入约 1500 kcal，碳水化合物摄入量未达标；实验室检查：血红蛋白 95 g/L，白蛋白 33.6 g/L。

4. 护理评估　临床评估（2022 年 3 月 27 日）：口腔内存在大量分泌物，消瘦，消极、焦虑，安全意识薄弱。

三、主要问题

1. 吞咽功能方面　重度吞咽功能障碍，存在隐性误吸和残留。原因分析：①残留原因考虑为口咽部感觉减退，舌肌萎缩，向后推送力不足，舌－喉复合体向前向上移动不充分，咽缩肌无力，环咽肌失弛缓；②隐性误吸原因考虑为气道保护功能差，咳嗽力量弱，吞咽启动延迟，食物提前溢出，吞咽协调性差。

2. 呼吸功能方面　咳嗽咳痰困难，咳嗽力量弱，呼吸模式错误，呼吸肌肌力弱，四肢肌力、耐力减退，重度限制性通气功能障碍，小气道功能异常。

3. 营养方面　重度营养不良和贫血，目标体重：（男性）标准体重＝［身高 cm－100］×0.9（kg）＝（175－100）×0.9＝67.5 kg，目标能量：脑卒中膳食指导：目标体重（kg）×30＝2025 kcal，计划总摄入量为 2000 mL。

4. 护理相关问题　口腔卫生情况差，每日摄入量不足。

四、干预措施

1. 护理方面　①口腔护理：使用负压冲洗牙刷，提高口腔清洁度，防止刷牙时误吸，预防口腔和肺部感染，按摩牙龈，促进血液循环，增加组织的抵抗力；②间歇置管：患者自主插入间歇管，护士确认位置后，管饲注食；③健康宣教采取 Teach-Back 形式，指导患者及家属安全进食方式，保证每日营养摄入；④心理护理，给予患者鼓励与支持，树立康复信心；⑤加强患者及家属防跌倒、误吸等安全内容宣教，提高患者及家属安全意识。

2. 营养方面　根据患者消化和营养改善情况进行动态调整，采取肠内营养联合匀浆膳营养补充，着重增加鱼虾类、蔬菜及油脂的摄入，营养方式为经口至胃间歇管饲（病例 21 表 1）。

病例 21 表 1　患者的营养计划

时间	饮食类型	进食量
6:00～6:30	自制匀浆膳 200 mL＋乳清蛋白粉 50 mL＋水 50 mL	300 mL
8:30～9:00	自制匀浆膳 100 mL＋水 100 mL	200 mL

第四章 头颈部肿瘤术后吞咽障碍康复病例

续表

时间	饮食类型	进食量
11:00～11:30	自制匀浆膳 250 mL＋乳清蛋白粉 50 mL＋水 100 mL	400 mL
13:30～14:00	自制匀浆膳 150 mL＋水 100 mL	250 mL
15:30～16:00	自制匀浆膳 150 mL＋水 100 mL	250 mL
19:00～20:00	自制匀浆膳 250 mL＋乳清蛋白粉 50 mL＋水 100 mL	400 mL
20:00 以后	禁止进食	

3. 吞咽功能训练　患者吞咽训练的项目和目的如病例 21 图 5 所示。①舌肌训练：针对舌肌萎缩问题，采用舌压抗阻反馈训练和舌肌主被动康复训练，增加舌肌力量，增加舌灵活性；②口咽部感觉训练：采用冰酸柠檬棒和震动棒进行深层咽部刺激，改善咽部感觉，增强咽反射，促进吞咽启动；③喉上抬训练：采用门德尔松吞咽训练和下颌抗阻训练增强吞咽时喉上台幅度；④气道保护功能训练：采用吹蜡烛、吹气球等训练，应用声门上吞咽法加强患者吞咽过程中的气道保护能力，减少吞咽过程中渗漏及误吸的发生，同时配合体外膈肌起搏治疗，增强咳嗽咳痰能力；⑤球囊扩张－生物反馈训练（病例 21 图 6）：针对环咽肌失弛缓和咽缩肌无力，采用导管球囊扩张训练，前期以被动牵拉扩张为主，后慢慢转变为主动和被动扩张结合的方法，强化大脑神经调控，使环咽肌功能恢复更佳。再创新地将球囊连接压力传感器后作用于咽部来刺激咽部黏膜，再通过计算机图像反馈，使患者主动刺激和控制咽缩肌收缩，增强咽缩肌肌力（病例 21 图 7）。

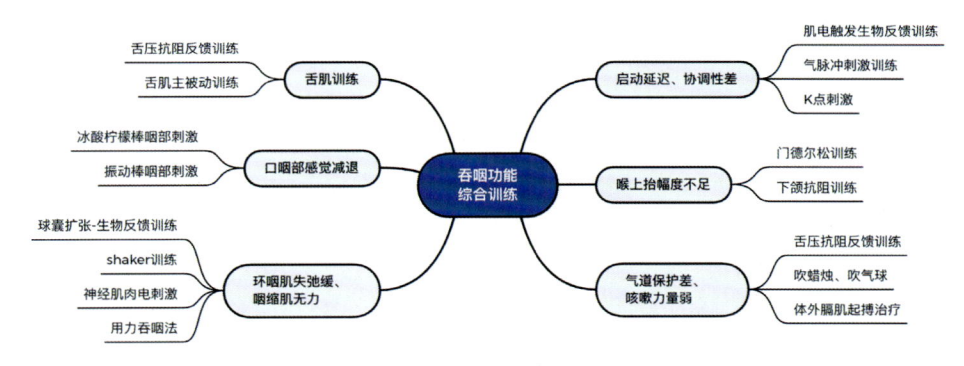

病例 21 图 5　吞咽功能综合训练构架

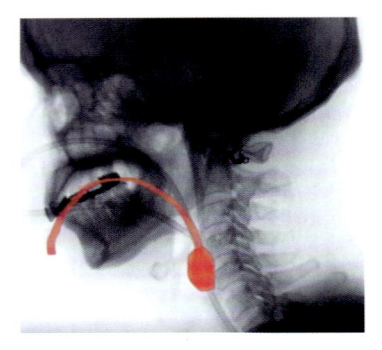

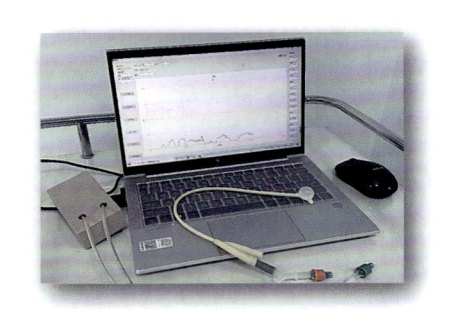

病例21图6　球囊放置示意图　　　　病例21图7　球囊扩张-生物反馈训练装置

4. 呼吸功能训练　①针对呼吸模式错误：采用柔韧性训练，放松、拉伸颈部，改善肩关节活动度，胸廓牵伸，提高胸廓活动度，配合腹式呼吸和缩唇呼吸；②针对咳嗽咳痰困难：采用高频振动排痰和体位引流，主动呼吸循环技术和振荡呼气正压技术，促进痰液排出；③针对呼吸肌肌力弱：进行赛克吸气抗阻训练和呼气抗阻训练；④针对四肢肌力耐力减退：为患者设定运动处方，采用各种有氧（四肢联动、跑步机）及抗阻（弹力带）训练，提高肌力耐力。

五、治疗结局

经过30天左右的治疗，患者的体重由入院时的55 kg增长为58.5 kg；进食低、中、高稠食物均无误吸，少许残留，可通过低头及交互吞咽清除大量；进食稀流质一口量5 mL时无误吸，一口量10 mL时存在误吸，但咳嗽咳痰力量可。现已拔除鼻肠管，经口进食浓流质、糊状食物，满足日常营养需求，其余通过间歇胃管补足。因治疗效果已达到患者及其家属预期，后出院回家行居家康复。

1. 喉镜复查　会厌谷及两侧梨状隐窝分泌物明显减少，吞咽动作时白屏期较前明显，进食中稠食物后残留明显减少；反复吞咽可清除大量（病例21视频3）。

病例21视频3　2022年4月16日喉镜检查

2. 吞咽造影复查　进食低、中、高稠食物均无误吸，少量残留，可通过低头吞咽及交互吞咽清除大量，进食稀流质一口量 5 mL 时无误吸；一口量 10 mL 时存在误吸，咳嗽反射存在，咳嗽力量可（病例 21 视频 4）。

病例 21 视频 4　2022 年 4 月 16 日吞咽造影检查

3. 舌压前后对比　舌压较前明显增高，舌肌耐力改善明显（病例 21 图 8）。

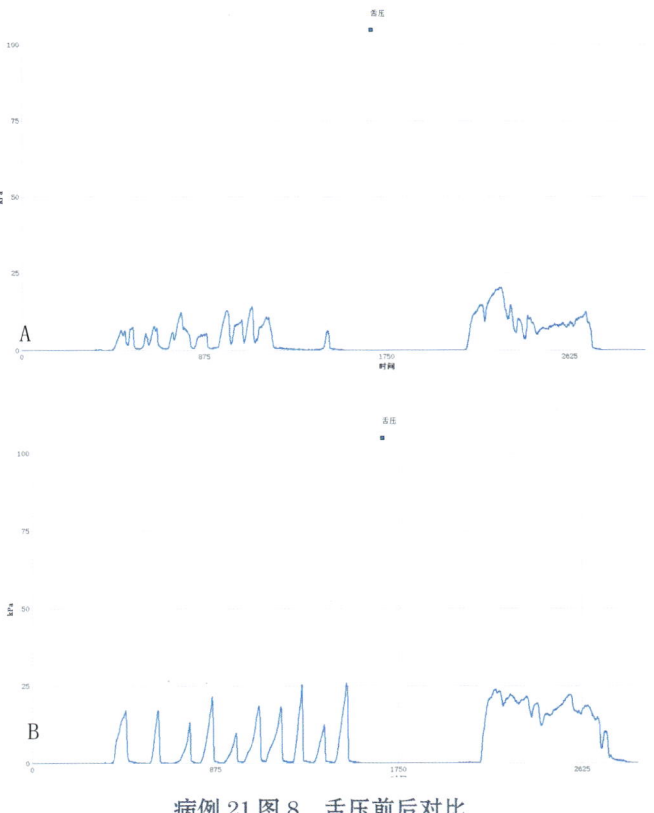

病例 21 图 8　舌压前后对比

A：2022 年 3 月 30 日；B：2022 年 4 月 16 日。

4. 咽腔测压前后对比 吞咽时环咽肌开放，咽腔整体压力增强，咽缩肌力量较前增加（病例 21 图 9）。

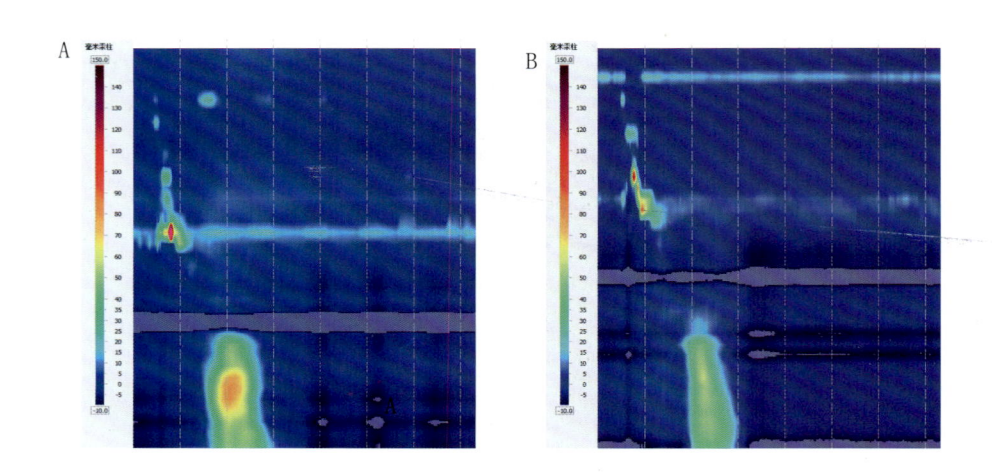

病例 21 图 9 咽腔测压

A：2022 年 3 月 30 日；B：2022 年 4 月 16 日。

患者治疗前后功能情况对比见病例 21 表 2。

病例 21 表 2 患者治疗前后功能情况对比

	治疗前	治疗后
FOIS 分级	1 级	4 级
营养状况（BMI）	17.9	19.1
呼吸功能	FVC：0.783 L	FVC：2.616 L

出院指导及回访：①食物种类。经口进食浓流质、糊状食物，稀流质由间歇胃管补足；②进食方式。5～10 mL 为一口量，缓慢进食，采用声门上吞咽法和用力吞咽法并进行转头吞咽、反复吞咽以减少残留，进食结束后反复咳嗽清除咽腔残留（病例 21 视频 5）；③合理膳食，增加体重；④保持有氧运动，提高运动耐力；⑤保持积极良好心态。

第四章 头颈部肿瘤术后吞咽障碍康复病例

病例21 视频5 患者进食

六、病例分析

1. 从发病机制上来分析，鼻咽癌放疗后吞咽障碍的发病机制为多因素所致：①放射性后组脑神经损伤导致吞咽动力障碍，舌咽神经和迷走神经损伤，出现咽部感觉障碍和咽喉部肌群麻痹，导致吞咽反射启动延迟、误吸；②舌下神经损伤引起舌肌瘫痪、萎缩，咽部肌肉推进力差导致口腔内食物提前进入咽喉部，出现呛咳或误吸；③放疗引起颞颌关节和咀嚼肌纤维化，导致张口受限；④放疗致吞咽肌群纤维化，如环咽肌纤维化和食管失弛缓，使肌肉活动性下降，加剧吞咽动力障碍；⑤放疗引起腮腺和颌下腺损伤，导致唾液分泌明显减少，食团传输速度直接减慢。而脑卒中后吞咽障碍的发病机制相当复杂，可能原因有：①大脑皮质损伤引起口咽期出现障碍，表现为不能启动吞咽动作，咽反射的延迟；②延髓吞咽中枢的病变主要引起咽阶段延长；③皮质下白质的前部受损中断了皮质吞咽中枢与对侧皮质及皮质下纤维的联系，干扰了双侧皮质之间的联系，从而引起误吸等吞咽问题；④与吞咽相关的脑神经受损，出现咽部肌肉无力，推送差，喉口不能完全关闭，环咽肌无力，最终使得咽阶段延长；⑤锥体外系受损，可能因吞咽相关的肌肉出现肌张力障碍，使吞咽动作不灵活、不协调，从而使吞咽阶段的时间延长。目前仍然不清楚吞咽控制和延髓-皮质传入途径的完整模式，也不完全清楚皮质及皮质下结构的具体作用。该方面的研究报道目前较多，也有部分研究仍在进行中。本患者30年前确诊为鼻咽癌并放疗2个月，后逐渐出现吞咽问题但未予以重视，后又前后反复发生3次脑梗死，并发生两次严重的误吸，导致肺部感染严重，严重营养不良，整体来看该病例病程长且病情复杂，引起其吞咽功能障碍的可疑原因众多，给该病例的吞咽康复增加不少难度。

2. 治疗重点

（1）首先需要明确引起该患者吞咽功能障碍的主要病因。该患者头颅CT显示右侧小脑、左侧内囊膝部、基底节区多发脑梗死，由此我们初步考虑吞咽障碍主要由鼻咽癌引起，可由多次脑梗死加重。

（2）治疗过程中，除了关注环咽肌功能以外，还需重点改善咽缩肌力量。在此病例中，我们从球囊扩张术对环咽肌的作用机制和充盈的球囊可以刺激食管黏膜中得到了启发，创新运用了球囊咽部刺激结合生物反馈的方法，通过患者的主动刺激和控制，在增强咽缩肌肌力方面得到了巨大的康复效果。

（3）针对此类反复误吸导致肺功能明显减退的病例，除了吞咽功能的康复治疗外，必须配合增加呼吸功能康复。吞咽康复与呼吸康复息息相关，相辅相成，互相作用。

七、病例点评

本病例为鼻咽癌放疗后脑多发病变导致吞咽障碍的案例，患者真性、假性延髓性麻痹并存，舌肌及咽缩肌力量差。医务人员在进行常规治疗的同时，创新性地运用了自主研发的舌肌抗阻训练器，并将大家熟知的球囊咽部刺激整合上了生物反馈技术，通过患者的主动刺激和控制，在增强咽缩肌肌力方面得到了巨大的康复效果。这体现了在日复一日的常规工作中动脑筋、想办法、求创新的工作理念，值得我们医务人员学习。

（病例提供者：顾梦笔　林　琳　唐　敏　宁波市康复医院）

（点评专家：招少枫　中山大学附属第八医院）

参考文献

[1] 中国吞咽障碍膳食营养管理专家共识组. 吞咽障碍膳食营养管理中国专家共识（2019版）[J]. 中华物理医学与康复杂志，2019，41（12）：881-888.

[2] 国家卫生和计划生育委员会. 脑卒中患者膳食指导：WS/T 558-2017[S]. 国家卫生和计划生育委员会，2017.

[3] 窦祖林. 吞咽障碍评估与治疗（第2版）[M]. 北京：人民卫生出版社，2017：234-239.

[4] 窦祖林，万桂芳. 吞咽障碍康复技术[M]. 北京：电子工业出版社，2019：41-46.

[5] [美]Debra M.Suitor,（美）Memorie M.Gosa. 吞咽障碍评估与治疗一生透视[M]. 窦祖林，主译. 北京：中国科学技术出版社，2021：324-325.

[6] Pearson WG, Molfenter SM, Smith ZM, et al. Image-based measurement of post-swallow residue: the normalized residue ratio scale[J]. Dysphagia, 2013, 28 (2): 167-177.

[7] Byeon H. Effect of the masako maneuver and neuromuscular electrical stimulation on the improvement of swallowing function in patients with dysphagia caused by stroke[J]. J Phys Ther Sci, 2016, 28 (7): 2069-2071.

病例 22　基于 ICF 框架下鼻咽癌放化疗术后患者的康复之路

一、病历摘要

患者男性，65 岁。

主　诉：咽部不适近 5 个月，吞咽困难半个月。

现病史：患者 5 个月前出现咽部不适，声音嘶哑，且症状逐渐加重。半个月前出现吞咽困难，就诊于我院耳鼻喉科，行颈部（口咽）CT 轴位平扫＋增强（十排及以上）示：①鼻咽右侧软组织略增厚并轻度强化，右侧咽隐窝略变浅；喉咽左侧软组织增厚并轻度强化，喉咽腔狭窄；②甲状腺密度异常；③双侧颈部Ⅰ、Ⅱ区散在淋巴结；④颈 7 椎体水平皮下结节灶；⑤双侧上颌窦、左侧蝶窦炎。遂收住我院耳鼻喉科再次行放化疗治疗，院内加速康复外科（enhanced recovery after surgery，ERAS）会诊，我科给予患者床旁语言康复治疗，化疗结束后转入我科进一步康复治疗。病程中，患者一般状况可，可进软食，无饮水呛咳，无胸闷、气短，无腹痛、腹胀，大小便正常，周身无骨痛，体重未见明显变化。

既往史：2016 年诊断鼻咽癌（7 年前），多次行放化疗治疗。

临床诊断：鼻咽癌术后。

功能诊断：①吞咽障碍；②构音障碍。

二、功能评估

1. 呼吸功能评估　患者意识清楚，口腔干燥，口鼻分离呼吸差，呼吸模式异常，呼吸肌耐力差，呼吸节律失调。安静时血氧饱和度为 91%，低强度运动时血氧饱和度下调幅度为 3%～5%，夜间患者打鼾，无呼吸睡眠暂停。

2. 吞咽功能评估

（1）临床评估（病例 22 图 1 至病例 22 图 3）：口腔期：唇运动可，牙齿松动，舌体偏小，舌上抬，摆舌，环转运动范围小，软腭塌陷明显。咽期：咽启动延迟，进食后音量低沉，剧烈咳嗽。

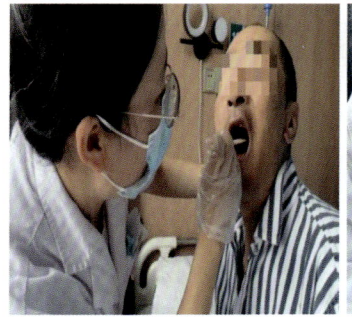

第四章 头颈部肿瘤术后吞咽障碍康复病例

| 病例 22 图 1　软腭上抬评估 | 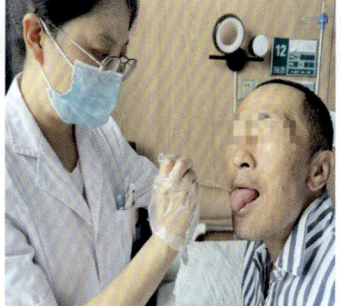 病例 22 图 2　伸舌评估 | 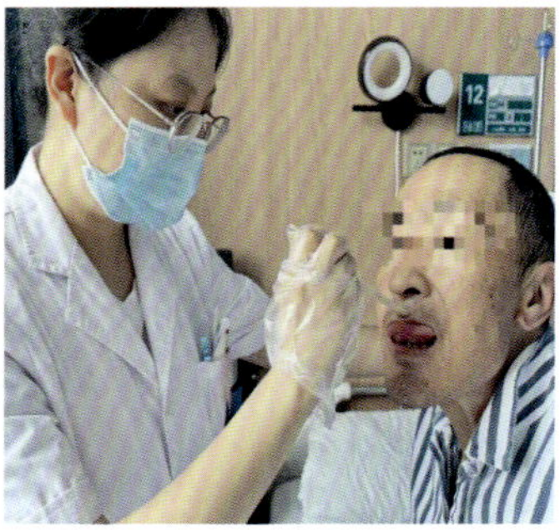 病例 22 图 3　摆舌评估 |

（2）风险评估：VVST-CV 结果提示：吞咽安全性及有效性均受损。

（3）吞咽造影检查：进食流质食物、稀糊食物 2 mL 口腔停留时间长，吞咽动作不连续；进食中糊食物一口量 15 mL，吞咽费力，咽部残留，环咽肌开放不完全；进食浓糊食物，食团形成困难，咽缩肌力量弱，会厌反转不足，舌－喉复合体上抬前移不足及环咽肌失弛缓明显，出现隐性误吸（病例 22 图 4）。

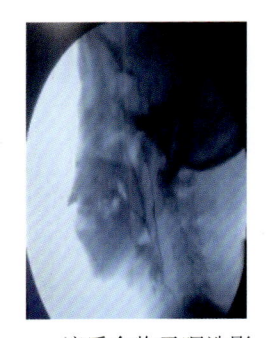

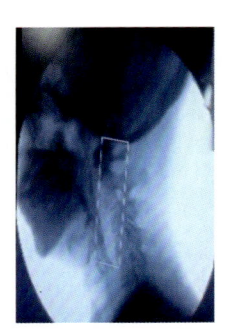

| 流质食物吞咽造影 | 稀糊食物吞咽造影 | 中糊食物吞咽造影 | 浓糊食物吞咽造影 |

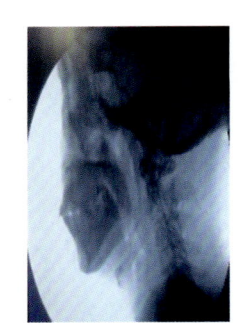

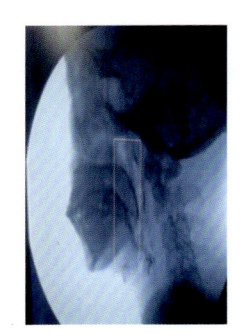

病例 22 图 4　吞咽造影

3. 消化功能评估　患者进食欲望低，口腔黏膜有破损，进食后偶有呃逆，针灸治疗后有缓解，腹部听诊肠鸣音减弱。

4. 护理评估　吞咽功能问卷筛查：EAT-10 评分 13 分；饮水试验 3 级；反复唾液吞咽试验 30 秒 1 次；口腔黏膜脆弱，口腔感觉减退。NRS-2002 评分 3 分，患者存在营养风险。

5. 心理评估　汉密尔顿焦虑量表评分 12 分、抑郁量表评分 8 分。

6. 认知功能评估　文化程度中学，MMSE 评分 27 分，蒙特利尔认知评估量表

(montreal cognitive assessment，MoCA）评分 25 分。

7. 活动、参与方面　吞咽相关生活质量量表评分 180 分。无法参加家庭聚会。

8. 言语功能评估　舌运动不灵活，舌体偏小，翘舌音发音不充分，存在置换，舌根音发音音调单一，长句有不恰当停顿，运动性构音障碍明显。

9. 躯体功能　颈椎活动受限，颈部肌肉弹性差，肌肉弹性成像提示：颈部肌肉弹性模量降低。

三、主要问题

1. 吞咽功能方面　临床患者为鼻咽癌反复进行放疗治疗，吞咽障碍为远期并发症，累及口腔期、咽期、食管期。舌肌无力、口腔干燥、嗅觉味觉减退、环咽肌失弛缓。

2. 呼吸功能方面　呼吸肌耐力差，呼吸节律失调。无法完成屏气动作。

3. 消化功能方面　食欲差，进食量少。

4. 营养问题　存在营养风险，时间越长，营养摄入不得当，并发症增多。

5. 护理相关问题　口鼻腔干燥，黏膜破损。间歇经鼻食管管饲、间歇经口食管管饲时存在风险，黏膜容易再次受损。

四、干预措施

医、康、护团队紧密协作，综合分析患者功能障碍，根据患者病情及治疗情况制订阶段性康复目标。临床方面，在放化疗期间，多科室协同配合，通过院内 ERAS，我科床旁康复早期介入，重视患者营养状态，保障营养供给，提高患者免疫力。康复方面，改善吞咽功能，降低误吸、渗漏的风险。护理方面加强进食宣教，监测进食温度，改善其生活质量。

1. 治疗思路　改善唇、舌运动，保证舌肌肉强度和灵活性；调整进食体位姿势，改善颈部肌肉弹性，提高吞咽效率；增强自主进食意愿，保障营养供给，提高免疫力可配合放化疗，提高生存质量。

2. 治疗方法　在改善营养、加强口腔护理的基础上，通过思维导图筛选适宜技术，进行吞咽针对性训练（病例 22 图 5）。

第四章　头颈部肿瘤术后吞咽障碍康复病例

治疗计划思维导图：

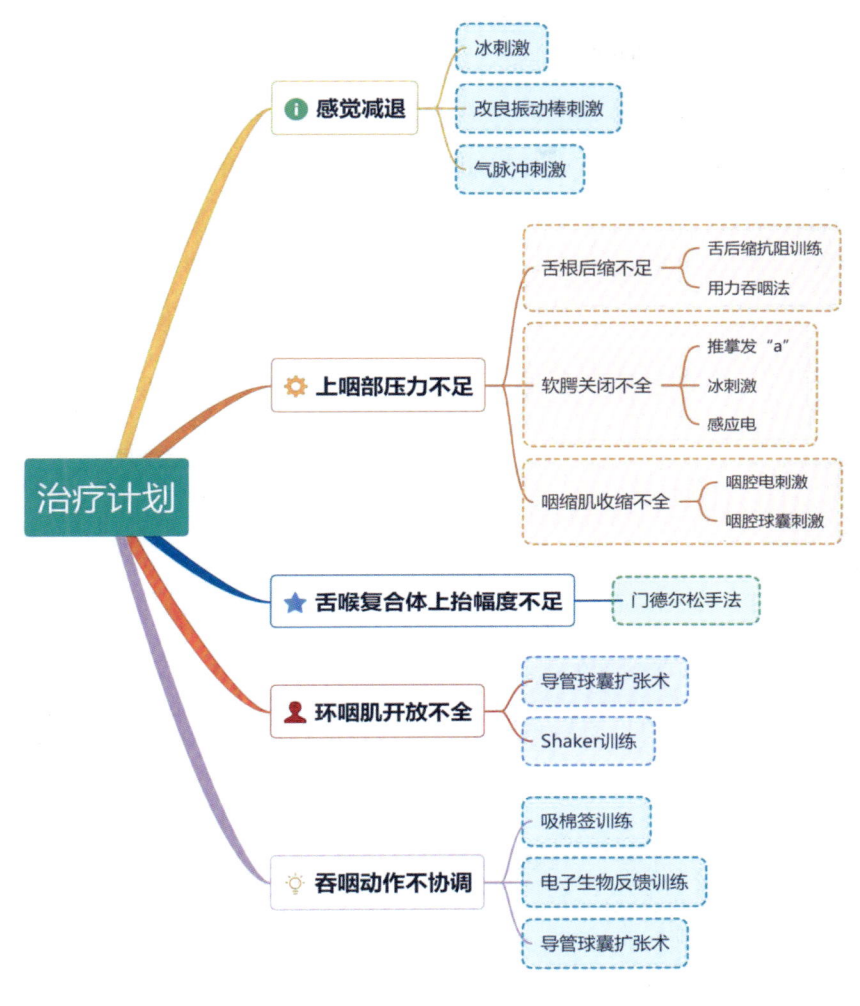

- 感觉减退
  - 冰刺激
  - 改良振动棒刺激
  - 气脉冲刺激
- 上咽部压力不足
  - 舌根后缩不足
    - 舌后缩抗阻训练
    - 用力吞咽法
  - 软腭关闭不全
    - 推掌发"a"
    - 冰刺激
    - 感应电
  - 咽缩肌收缩不全
    - 咽腔电刺激
    - 咽腔球囊刺激
- 舌喉复合体上抬幅度不足
  - 门德尔松手法
- 环咽肌开放不全
  - 导管球囊扩张术
  - Shaker训练
- 吞咽动作不协调
  - 吸棉签训练
  - 电子生物反馈训练
  - 导管球囊扩张术

病例22 图5　治疗计划思维导图

（1）深层肌肉刺激疗法：每日2次，改善咽喉的感觉运动功能，刺激时着重强调3个反射区：舌根部、软腭、上咽与中咽缩肌，达到强化口腔肌肉功能、增加口腔感觉。

（2）气脉冲治疗：通过气流刺激口咽腔黏膜，加快吞咽启动，减少误吸风险，提高口咽黏膜敏感性。

（3）导管球囊扩张术：患者鼻腔黏膜脆弱，经口和经鼻扩张相结合，主动、被动相结合，在改善环咽肌功能的同时加强吞咽动作协调。

（4）Shaker训练：提高食管上段括约肌开放时间和宽度，促进清除吞咽后食管上括约肌开放不全而引起的咽部残留食物。

（5）气道保护法：采用Masako训练结合门德尔松吞咽训练，制动舌体，使咽后壁向前运动与舌跟相贴近，增加咽的压力，加快食团推进；同时可增加舌根的力量，延长舌根与咽后壁的接触时间，促进咽喉壁肌群代偿性向前运动。通过被动抬升喉部，增加环咽肌开放的时间与宽度，避免误吸，改善整体吞咽的协调性。

（6）咽腔电刺激、呼吸功能训练、滑音训练：意在改善吞咽与呼吸协调关系的同时，增加舌咽肌和喉部肌群的力量。

（7）吞咽功能电刺激：一对电极分别颈部前后对置，治疗强度为患者可耐受的最大强度。

（8）体位调整：摄食训练结合用力吞咽法。

（9）进食建议：一口量的大小，保证患者能量需求和黏稠度的食材，进食水的量制作适合该患者这段时间的黏稠程度的液体，调整摄食姿势，低头吞咽。

（10）宣教：在进行吞咽障碍训练之前，给予患者家属吞咽障碍的健康宣教，包括进食前准备：环境、物品、体位、食物的准备。并根据评估结果，动态给予调整饮食指导。

3. 言语训练

（1）头颈部伸展训练：口颜面按摩；张口练习；舌体主动伸展训练；舌制动吞咽法；冰刺激。

（2）声带运动训练：第一步按摩，颈部肌肉、舌骨下肌群、喉部肌肉放松按摩。第二步发"u""i"音，口唇轮替30组。第三步腹式呼吸，早晚各2～3组。第四步膈肌弹跳激活，两快一延长（延长＞6秒），20个就是（shsh-sh）（2周后停）20个一次过完成。第五步合掌推长（ha）叹出a元音，暂时A3基调，先小剂量一天10次。

4. 专科护理 餐前对食物测温，餐后含漱口腔，记录患者进餐情况，检查患者口腔黏膜，宣教进食注意事项（噎食、窒息的处理）。

五、治疗结局

治疗2周后复查吞咽功能：V-VST示安全性不受损，有效性受损；FOIS分级5级。吞咽造影结果提示患者可安全进食流质食物、稀糊食物、中糊食物，分次吞咽后可完全吞完，进食浓糊食物咽部有滞留，侧方用力吞咽可吞咽完全。

六、病例分析

1. 病例特点　该病例所涉及的疾病较为复杂，癌症患者病程长，需反复放化疗治疗。而放疗是治疗鼻咽癌的主要手段，由于射线的破坏，颈部肌肉逐渐出现纤维化、颅底神经受损、口腔黏膜干燥脆弱、吞咽障碍等并发症不可避免。

2. 成功的经验　治疗中参阅发表在吞咽顶刊《Dysphagia》的研究性论文已经证实吞咽康复训练可以在一定程度上逆转吞咽障碍的发生发展，改善患者的进食功能，提高生活质量，并且越早期的全方位介入效果越好。因此团队在此病例中将吞咽治疗贯穿始终，在放疗前、放疗中、放疗后均进行指导与治疗。治疗中通过观察该患者舌压与吞咽造影时吞咽器官的形态学变化，舌肌、舌骨运动、咽腔活动的互相影响，治疗中多考虑患者口腔期、咽期相互关联机制。

治疗技术方面，鼻咽癌放疗后患者直接摄食训练应具备个体化治疗。对于居家训练措施的实施应评估风险，避免不当训练引发的其他并发症。治疗方面注重将舌骨位移与咽腔收缩率（pharygeal constriction ratio，PCR）关系的处理贯穿始终，舌骨向上、向前的位移能力可使 UES 开放时间延长，可增加食物通过时间，从而改善患者咽腔食物残留情况。

鼻咽癌患者嗅觉味觉器官神经传导通路受损，造成口腔感觉刺激治疗事倍功半。在舌尖和唇部存在触觉小体（Meissner），对很轻物体在黏膜表面上的移动和对低频率的振动非常敏感，由此我们可以通过舌肌气脉冲感觉训练、舌压训练，进行口腔内本体觉训练，但需注意刺激部位以舌尖为主。同时在摄食训练时，对食团的要求提高，食团内张力、外在牵引力和食管上括约肌的松弛程度及压力变化，注重采用口腔压力训练仪（iowa oral performance instrument，IOPI）进行舌肌肉力量和准确性抗阻训练，包括等长收缩训练和反馈式舌压精准任务训练。

针对鼻咽癌放化疗患者，康复专科护理应多加思考，康复护理方面鼓励患者积极参加康复训练，每日一计给予有效的心理疏导，每餐一测。

七、病例点评

这例鼻咽癌放化疗后导致的吞咽障碍患者，病情较为复杂，病程长，反复放化疗治疗后，吞咽障碍逐渐加重，治疗难度大，通过医-技-护团队的协同合作，最终该患者取得了较满意的治疗效果。该病例评估全面，吞咽障碍累及的多个系统均进行了相应的功能评估。同时采取了具有治疗性兼预防性的特点综合分析，治疗团队应用思维导图的形式筛选适宜患者的治疗技术，充分体现了对患者的康复有效性，为鼻咽癌放化疗后导致的吞咽障碍提供了宝贵的经验，值得在临床广泛推广和借鉴。

（病例提供者：刘　剑　宁夏医科大学总医院）

［点评专家：张　洪　绵阳市第三人民医院（四川省精神卫生中心）］

参考文献

[1] 中国吞咽障碍康复评估与治疗专家共识组. 中国吞咽障碍评估与治疗专家共识（2017年版）第一部分：评估篇[J]. 中华物理医学与康复杂志, 2018, 40（1）：1-10.

[2] 中国康复医学会吞咽障碍康复专业委员会. 中国吞咽障碍康复管理指南（2023版）[J]. 中华物理医学与康复杂志, 2023, 45（12）：1057-1072.

[3] 中国吞咽障碍膳食营养管理专家共识组. 吞咽障碍膳食营养管理中国专家共识（2019版）[J]. 中华物理医学与康复杂志, 2019, 41（12）：881-888.

[4] 张启富, 周开斌, 陈在娟, 等. 鼻咽癌放疗后常见并发症的发病机制与康复评定及治疗进展[J]. 中国耳鼻咽喉颅底外科杂志, 2023, 29（4）：102-107.

[5] 许娟, 蔡长青, 李玉婵, 等. 鼻咽癌放疗后颈部纤维化的研究进展[J]. 医学综述, 2018, 24（22）：4480-4485.

[6] Zhao F, Dou ZL, Xie CQ, et al. Effect of intensive oropharyngeal training on radiotherapy-related dysphagia in nasopharyngeal carcinoma patients[J]. Dysphagia, 2022, 37（6）：1542-1549.

第二节 喉癌术后吞咽障碍康复病例

病例 23 喉癌术后吞咽功能障碍个体化康复治疗

一、病历摘要

患者男性，70 岁。

主　诉：吞咽困难 3 年余。

现病史：患者 2019 年因喉癌行水平半喉切除术，术后联合放射治疗（具体不详）。2020 年因"吸入性肺炎"行气管切开，胃造瘘术，积极抗感染治疗后感染控制，拔除胃造瘘管，予以留置胃管。多次自行拔除胃管，因误吸导致反复肺部感染。现患者吞咽困难，气管造口状态，伴咳痰困难，为求进一步治疗来我院就诊。

临床诊断：①喉恶性肿瘤术后；②气管造口状态；③肺部感染；④贫血；⑤低蛋白血症。

功能诊断：①吞咽功能障碍；②肺功能障碍；③言语功能障碍。

二、功能评估

1. 临床评估　见病例 23 表 1。

病例 23 表 1　临床评估

评估项目		初期评估结果（2022 年 4 月 8 日）	中期评估结果（2022 年 5 月 6 日）	末期评估结果（2022 年 5 月 20 日）
吞咽功能评估	染色试验	阳性	阳性	阴性（浓流质）
	反复唾液吞咽试验	1 次	1 次	3 次
	口部运动功能评估	张口幅度 2.8 cm，喉上抬幅度 1.5 cm，舌肌上抬轻度受限，唇的圆展转换减弱	张口幅度 3.5 cm，喉上抬幅度 1.5 cm	张口幅度 3.5 cm，喉上抬幅度 1.5 cm
	颈部活动度	颈前屈 20°，后伸 20°，左右侧屈 30°，左右旋转 45°	颈前屈 25°，后伸 25°，左右侧屈 35°，左右旋转 45°	颈前屈 30°，后伸 30°，左右侧屈 40°，左右旋转 50°

续表

评估项目		初期评估结果 （2022年4月8日）	中期评估结果 （2022年5月6日）	末期评估结果 （2022年5月20日）
吞咽功能评估	V-VST 提示	进食浓流质、糊状食物 5 mL 时血氧饱和度下降 5%，提示安全性、有效性均受损，未进食稀流质	进食浓流质、糊状食物 5 mL 时音质有改变，提示安全性、有效性均受损	糊状食物 10 mL 时，出现多次吞咽，咽腔残留，提示有效性受损
呼吸功能评估	呼气峰流速	1.97 L/s	2.315 L/s	2.634 L/s
	吸气峰流速	1.149 L/s	2.003 L/s	2.087 L/s
	最大吸气压（正常预计值 95 cmH_2O）	17 cmH_2O	29 cmH_2O	32 cmH_2O
	最大呼气压（正常预计值 95 cmH_2O）	33 cmH_2O	41 cmH_2O	42 cmH_2O
	呼吸频率	18 次/分	18 次/分	18 次/分
	脱氧状态血氧饱和度	95%	95% 试堵管: 90%～85%	95% 试堵管: 90%～85%
	说话瓣膜佩戴	5 分钟	60 分钟	70 分钟
营养功能评估		身高 175 cm，体重 55 kg，BMI 18.0，NRS-2002 评分 5 分，存在营养风险	体重 55 kg，BMI 18.0，NRS-2002 评分 5 分，存在营养风险	体重 56.5 kg，BMI 18.44，NRS-2002 评分 3 分，无营养风险
护理评估		口腔干燥唾液分泌减少，气管切开套管口径 10 mm，气管造口处与气管外套管缝隙较大	口腔干燥情况无变化，造口处缝隙无变化	套管更换为声门下吸引气囊式气管切开套管，造口处干燥、无分泌物。囊内压不低于 25 cmH_2O
焦虑自评量表		60 分	52 分	46 分

2. 仪器检查

（1）电子喉镜检查（2022年4月10日）：会厌形态正常，喉部见半喉切除术后改变，声门处软组织肿胀，声带水肿，左侧声带开闭欠佳、右侧声带增厚。咽腔狭窄，呼吸时有哮鸣音（病例23图1）。

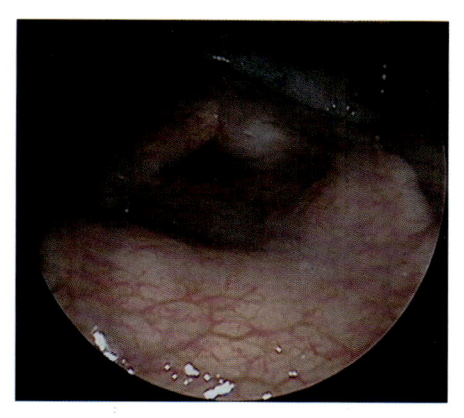

病例 23 图 1　电子喉镜检查

（2）呼吸内镜检查（2022年4月12日）：声门软组织肿胀；声带活动异常；气管上段稍狭窄，黏膜充血水肿。左侧支气管可见范围内黏膜充血水肿，少许黏稠分泌物淤积，予以吸引。右侧支气管可见范围内黏膜充血水肿，少许黏稠分泌物淤积，予以吸引（病例23图2）。

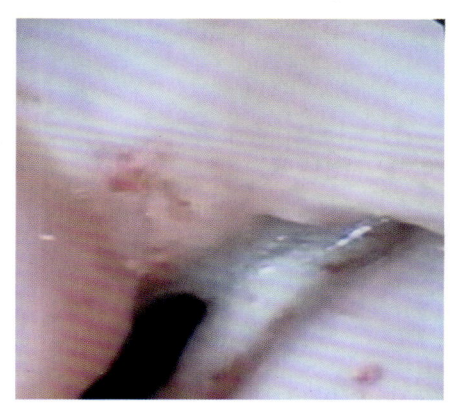

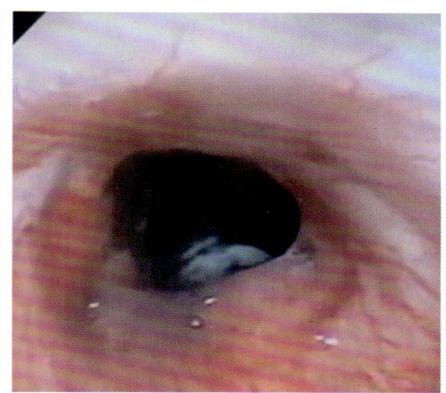

病例 23 图 2　呼吸内镜检查

3. 吞咽造影检查　自然坐位1号、2号、3号食物误吸，PAS分级6级。口腔控制及运送缓慢，会厌谷及梨状窦双侧大量残留，反复吞咽无法清除，吞咽启动延迟，环咽肌开放不完全；误吸，但无呛咳表现；标准化吞钡造影功能障碍评价量表评分：食物的准备和咀嚼能力2分；口腔残留1分；咽期吞咽的起始1分；喉上抬2分；舌骨前移1分；会厌运动1分；喉前庭闭合1分；咽部剥离波1分；咽食管段（PES）的开放1分。舌基部的收缩1分，总分：23分（病例23视频1）。

病例23 视频1　第一次吞咽造影

三、主要问题

1. 吞咽功能障碍　误吸、残留问题严重，吞咽相关器官形态发生改变、喉部分切除术后，会厌活动异常、声带活动异常，导致吞咽时气道保护能力下降，气道压力降低；呼吸—吞咽协调模式异常；头颈部放射治疗导致颈部肌肉纤维化、咽喉狭窄、张口轻度受限；环咽肌开放不全、舌推送能力下降、咽腔残留量大。

2. 呼吸功能障碍　长期气管造口状态、误吸导致肺功能下降，目前存在气道廓清障碍、肺容量降低、运动耐力下降。

3. 营养问题　营养摄入不足，白蛋白偏低，体重偏低。

4. 护理问题　气管造口状态，存在堵管以及脱管风险，长期佩戴鼻胃管，存在胃食管反流风险，患者唾液分泌减少，口腔干燥。

5. 神经心理问题　患者因长期无法经口进食以及咽喉分泌物无法彻底清除而感到焦虑。

四、干预措施

1. 个体化治疗目标

（1）近期目标（6周）：①呼吸功能。提升气道廓清能力，纠正异常呼吸模式，说话瓣膜佩戴时间延长；②吞咽功能。减少分泌物误吸、增强吞咽反射，改善环咽肌开放程度、增加颈部活动度。

（2）远期目标（3月）：①呼吸功能。提升整体呼吸能力，尝试拔除气管切开套管；②吞咽功能。拔除胃管，经口进食。

2. 第一阶段综合康复治疗（2022年4月8日—2022年5月6日）

（1）颈部肌群松解：①颈部推拿。颈部肌群按摩、放松，面部颊肌与咬肌、两侧胸锁乳突肌、后侧斜方肌、颈夹肌、头夹肌、肩胛提肌10分钟/次，5次/周；

②颈部肌群牵伸。颈前屈、侧屈及后伸肌群的牵伸 10 分钟/次，5 次/周（病例 23 图 3）。

（2）吞咽功能训练：①冰棉棒冷刺激。冰棉棒刷擦舌根，软腭后嘱患者空吞咽，5 分钟/次，5 次/周；②舌肌力量训练。用吸舌器将舌体吸出，嘱患者用力后缩，并空吞咽 5 分钟/次，5 次/周；③球囊舌压训练。将球囊置于患者舌面，嘱患者舌面上抬挤压球囊并保持 3～5 秒，5 分钟/次，5 次/周；④球囊扩张治疗。将导管经口插入食管，确认位置，将 4 mL 冰水注入导管，后缓慢牵拉导管，直至到达环咽肌下缘，嘱患者用力吞咽，治疗师配合将导管拉出，共计 8 个/组，5 次/周（病例 23 图 4）；⑤舌骨上下肌群训练。低频电刺激，贴至舌骨上肌群，上下并置法，20 分钟/次，5 次/周；改良 Shaker 训练，10 个/组，2 组/日，5 次/周；⑥咽腔压力训练（吮吸吸管）。将吸管一头堵住，另一头放入口中，嘱患者用力吸并保持，咽部用力收缩保持 6～10 秒，10 个/组，2 组/日，5 次/周。

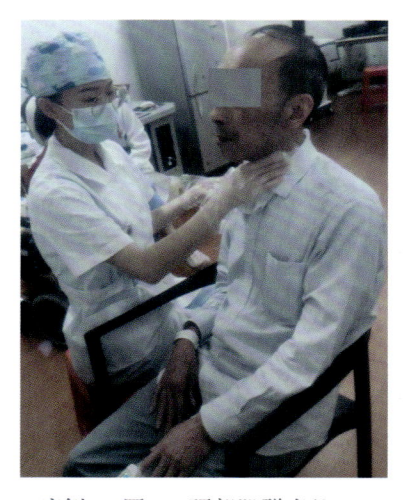

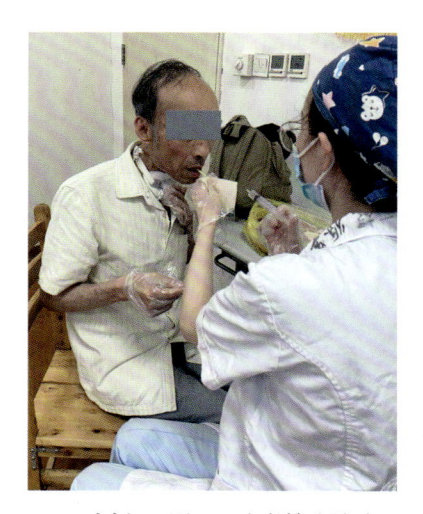

病例 23 图 3　颈部肌群牵伸　　　　病例 23 图 4　球囊扩张治疗

（3）肺康复训练：①佩戴说话瓣膜。逐日延长佩戴时间；②体外膈肌起搏器刺激。脉冲频率 40 Hz，刺激频率 9 次/分，治疗时间 15 分钟/次，刺激强度以患者能耐受且舒适为宜，1 次/日，5 次/周；③呼吸阈值负荷训练。根据评估结果将最大吸气负荷的 50% 作为吸气训练阻力，每次吸气活动结束后平静呼吸 2～3 次减少呼吸疲劳及过度通气。30 次/组，2 组/次，1 次/日，5 次/周。

（4）康复护理：①采取间歇管饲方法进食，制订营养菜谱与进食时间表，4次/日，500 mL/次，间隔4～5小时，保证每日能量约1800 kcal；②指导患者掌握有效咳嗽的方法，结合胸部排痰或腹部冲击排痰法，或利用体位引流、机械振动排痰等，排出呼吸道阻塞物并保持肺部清洁；③每日更换内套管，检查套管是否通畅；④妥善固定气管切开套管，防止管道脱出。护理操作时动作轻柔，避免患者频繁刺激性咳嗽。

3. Teamwork团队讨论（参与者：管床医生、护士、治疗师、患者及家属） 治疗4周后，患者呼吸及咳嗽能力提高，舌肌力量及吞咽反射增强，肺部感染得到控制，营养状况好转，但患者佩戴说话瓣膜最长时间只能达1小时，超过1小时患者会出现较强的憋闷感，呼吸困难，呼吸费力、辅助呼吸肌代偿、呼吸频率加快、血氧饱和度降至90%以下。

（1）喉镜报告提示：声带形态及运动异常，喉气道狭窄。

（2）吞咽造影检查提示：口腔控制及运送改善，环咽肌开放程度增大，梨状窦残留减少，1号稀流质食物误吸，2号浓流质、3号糊状食物渗漏；标准化造影评分：唇闭合0分，含住食物时的舌控制能力1分，食物的准备和咀嚼能力1分，食团转运和舌运动0分，口腔残留1分，咽期吞咽的起始1分，软腭上抬0分，喉上抬1分，舌骨前移1分，会厌运动1分，喉前庭的关闭1分，咽部剥离波1分，咽部的收缩3分，咽食管段（PES）的开放1分，舌基部的收缩1分，咽部残留3分，食管清除0分，总分：17分（病例23视频2）。

病例23视频2　第二次吞咽造影

患者的进步并没有达到预期的目标，我们治疗的团队面临严峻的挑战。经过讨论我们分析导致该患者拔管失败的原因为以下几点：①喉气道狭窄（病例23图5）；②声带形态及运动异常；③喉部肌肉纤维化僵硬、弹性降低。患者气管造口拔管困难，呼吸-吞咽协调模式难以恢复，误吸风险大，吞咽功能难以达到完全拔除胃管经口进食的远期目标。但患者本人有强烈经口进食的愿望，如今后无法品尝食物对患者的打击是致命的，我们医－技－护查阅资料，反复讨论，在不拔除套管的前提下，经口进食如何避免误吸是当下急需解决的问题，根据国内人工气道气囊的管理专家共识，提出气管切开套管在完全充气状态下可以防止误吸。根据专家共识提出的方法，我们考虑采用声门下吸引气囊式气管切开套管，进食前气囊冲压，防止食物误吸入肺的方式尝试予以患者摄食训练，进食后气囊放气，避免长期压迫气管壁引起缺血坏死。

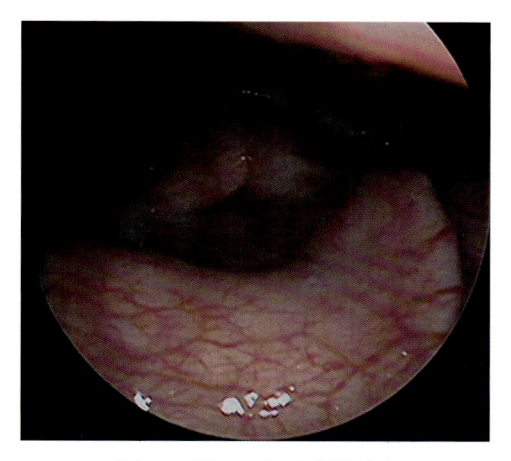

病例23图5　电子喉镜检查

4. 第二阶段治疗（2022年5月6日—2022年5月20日）　此阶段我们的康复目标设定为：气管切开套管内置气囊充盈状态下经口进食部分食物、主动廓清大气道分泌物。在第一阶段治疗的基础上增加以下康复项目：

（1）吞咽功能训练：①气道保护手法、声门上吞咽法、超声门上吞咽法；②摄食训练：在气囊充盈状态下摄食训练，进食2号食物，逐日增量。

（2）肺康复训练：气囊放气佩戴说话瓣膜，并逐日延长瓣膜佩戴时长。呼吸阈值负荷训练、气道廓清训练。

（3）康复护理：①气囊管理。定期监测气管内导管的套囊压力保持不低于25 cmH_2O，在进食后及时冲吸声门下的囊上滞留物，然后放气引导患者咳嗽排出气道分泌物；②体位管理。进食后半小时内尽量不平卧，防止反流；③口腔护理。进食后及时漱口，保持口腔卫生。

经过近 2 周的治疗，患者在套管气囊充气后可进食糊状食物，液体予间歇管饲，营养状态好转，但佩戴说话瓣膜超过 1 小时后依然存在较强憋闷感，拔管失败，患者计划出院回家，我们为其制定了居家康复训练以及注意事项。

5. 居家康复　①冰刺激用力吞咽法：5～10 分钟/次，1 次/日；②舌后缩吞咽训练：配合吞咽动作，10 个/组，2 组/日；③球囊舌压训练：10 次/日；④咽腔压力训练（吮吸吸管）：咽部用力收缩保持 6～10 秒，休息，重复 10 次；⑤改良 Shaker 训练法：保持 6～10 秒，重复 10 次；⑥颈部自我锻炼操：5～10 分钟/次，2 次/日；⑦自我进食计划：气管切开套管气囊充气后经口进食糊状食物，进食后主动咳出残留物；⑧气管切开套管护理：进食前监测囊内压不低于 25 cmH$_2$O，进食后及时冲洗囊上滞留物并放气，定期至医院复诊消毒更换。

五、治疗结局

患者出院 1 周后我们对其进行微信随访，目前患者可以经口进食糊状食物，并开始尝试进食软烂食物，液体使用间歇管饲方式，偶有咳嗽咳痰，无发热。

患者居家康复 1 个月后，门诊复诊自觉吞咽软烂食物较前费力，我们考虑患者喉癌术后，曾行放疗可能出现咽部、食管生理结构变化引起食管近端狭窄。研究表明此类狭窄可通过球囊扩张的即时效应得到改善，随后对该患者行造影下球囊扩张技术，观察其效果。结果提示球囊扩张后即时效果明显，建议将球囊扩张技术列为家庭训练手段之一，同时患者咽部感觉良好，自主意识较强，在吞咽治疗师的指导下，成功学会此技术，落实长期球囊扩张的计划（病例 23 视频 3 至病例 23 视频 5）。

病例 23 视频 3　第三次吞咽造影（球囊扩张前）　　病例 23 视频 4　第三次吞咽造影（球囊扩张下）

病例23 视频5　第三次吞咽造影（球囊扩张后）

目前患者可在进食时充盈套管气囊，进食后及时咳嗽，液体使用间歇管饲方式，并在治疗师的指导下学习自主球囊扩张训练，1次/日吞咽康复训练以及球囊扩张训练，维持吞咽功能，恢复进食能力。

六、病例分析

1. ICF框架下的全面分析　①身体结构与功能方面：喉癌术后，气管造口状态，器质性吞咽功能障碍；②活动方面：日常活动能力下降：进食需别人帮助；③参与方面：患者进食依赖胃管，影响社会参与能力；④环境因素：患者家庭居住及经济环境良好，家人对其生活照顾及心理支持良好；⑤个人因素：患者对康复有强烈的诉求，治疗配合度强，希望尽早能拔除气管切开套管及胃管，恢复自主进食，回归社会。

2. 病因讨论　患者喉部分切除术不同程度地损伤喉部及食管入口处的解剖结构和有关神经，进而引起吞咽困难，造成呛咳和误咽。正常吞咽时食管上括约肌开放，食物从高压力的咽部进入负压的食管，此时声门下正压高达 $8 \sim 10 \ cmH_2O$，此正压可帮助清理声门上的残留物从而保护气道，防止食物误吸入声门以下。患者一侧声带切除，导致声门下压力不足，气道保护机制减弱，可造成反复误吸引发肺部感染。

患者行放疗后，头颈部放化疗可影响整个吞咽过程。在口咽阶段，放疗可导致舌头的运动范围减少和舌后坠，有报道称放射性喉损伤可导致颈部活动受限、呼吸困难、食管狭窄，加重吞咽障碍。造成这种损伤的原因可能有：神经损伤、器官结构变化以及感觉障碍。

患者因病情需行气管造口，长期气管造口状态使气道保护能力下降，吞咽动作协调性减退，呼吸道解剖结构损伤，保护性咳嗽反射变弱，造成不同程度的吞咽功能障碍，使分泌物和食物残渣更容易误吸，气管切开后使声门下气压降低至 $0 \sim$

$1~cmH_2O$，导致声带闭合能力减弱，引起误吸。有调查显示，气管切开后误吸发生率高达50%～87%，同时气管切开对咽部的生理结构造成破坏，长期气管造口状态可使咽肌力量减弱，加上吞咽时声门下气压下降，导致咽部食物残留增加。综上所述，多重因素导致该患者出现较为严重的吞咽障碍、拔管困难等。代偿手段的选择，使患者的生存质量得到了较好的提升，对于肿瘤患者，我们无法延伸生命的长度，但可以通过康复治疗来拓宽生命的宽度。

3. 病例特色　吞咽障碍是喉癌患者术后常见的并发症，直接影响患者的生存质量。据部分统计，头颈部肿瘤术后及放化疗后吞咽障碍的发生率为50%～75%，吞咽功能障碍的严重程度与病情呈现一致，并非所有患者都能恢复至完全经口进食的良好状态。合适的代偿方式也是提高患者生存质量的重要手段，通过医－护－技的共同努力和探讨，找到适合该患者的进食方法，让其品尝人间美味，找回生活希望。

七、病例点评

该患者漫漫康复之路中，康复医师、吞咽治疗师、康复护师彼此精诚合作，医患彼此信任，秉承"以人为本"，大胆创新，攻克层层难关，为患者开拓出了一条气管造口状态下的特殊"进食之路"。该患者存在生理结构损伤、肌肉纤维化、肺功能障碍等，精确的诊断为治疗方案的制订提供了可靠的依据，个体化的治疗促进患者吞咽、呼吸功能的恢复。但因其生理结构问题气管切开套管暂时无法拔除，考虑患者常年饱受病痛折磨，经口进食的欲望强烈，团队成员们大胆设想，采取套管气囊充气下经口和间歇管饲相结合的管理方案，让患者成功摆脱"大象鼻"。值得一提的是，出院前为患者量身定制的居家康复计划，让患者逐步掌握自我球囊扩张术以维持吞咽功能，并密切随访，成功实现从医疗康复到居家康复的全周期康复管理模式，让患者"吃得放心、吃得安心"。此案例为该类型吞咽功能障碍的康复开拓了新思路。

（病例提供者：徐　婷　徐　曼　湖北省中西医结合医院）

（点评专家：卫小梅　中山大学附属第三医院）

参考文献

[1] 中华医学会呼吸病学分会呼吸治疗学组. 人工气道气囊的管理专家共识（草案）[C]. 第七届东北地区呼吸疾病学术会议，2015.

[2] Hu HT, Shin JH, Kim JH, et al. Fluoroscopically guided balloon dilation for pharyngoesophageal stricture after radiation therapy in patients with head and neck cancer[J]. AJR Am J Roentgenol, 2010, 194（4）：1131-1136.

[3] Gross RD. Deglutitive subglottic air pressure and respiratory system recoil[J]. Dysphagia, 2012, 27（4）：452-459.

[4] 邓翀. 鼻咽癌患者放射治疗后吞咽功能及味觉变化的临床研究[D]. 苏州大学. [2024-02-23].

[5] 谭茗丹，李咏雪，温红梅. 吞咽说话瓣膜在气管切开合并吞咽障碍患者中的应用及研究进展[C]. 中华医学杂志社有限责任公司，2017：3.

[6] Dwivedi RC, Chisholm EJ, Khan AS, et al. An exploratory study of the influence of clinico-demographic variables on swallowing and swallowing-related quality of life in a cohort of oral and oropharyngeal cancer patients treated with primary surgery[J]. European Archives of Oto-Rhino-Laryngology, 2012, 269（4）：1233-1239.

第五章　婴幼儿吞咽障碍康复病例

第一节　幼儿吞咽障碍康复病例

病例 24　口咽期合并食管期吞咽障碍患儿的康复治疗
—— 疑难罕见病的康复之路

一、病历摘要

患儿男性，2 岁 4 个月。

代　诉：喂养困难、反复肺炎 2 年余。

现病史：患儿 G3P2，早产，31^{+5} 周，因"宫内缺氧"剖宫产出生，出生身长 36.0 cm（-2.3 s），出生体重 1290 g（-1.3 s）。出生后反复呛奶、呕吐，喂养困难，多次因误吸引起发热、咳嗽咳痰、吸入性肺炎住院，诊断为"MIRAGE 综合征，吞咽障碍，胃食管反流，吸入性肺炎"，后长期鼻胃管喂养及进行吞咽康复训练。于 2020 年 11 月 3 日患儿（15 月龄）到我院就医，行吞咽康复治疗 2 个多月后症状好转，吞咽造影检查达到拔除鼻胃管标准，予以拔除鼻胃管经口进食软食，治疗结束回家。近半年随诊发现患儿再发肺炎 2 次，外院吞咽造影检查（2021 年 11 月 18 日）提示患儿存在咽期障碍、隐性误吸及食管蠕动缓慢的症状，故再次到我院就医，行吞咽康复改善吞咽功能（病例 24 图 1）。

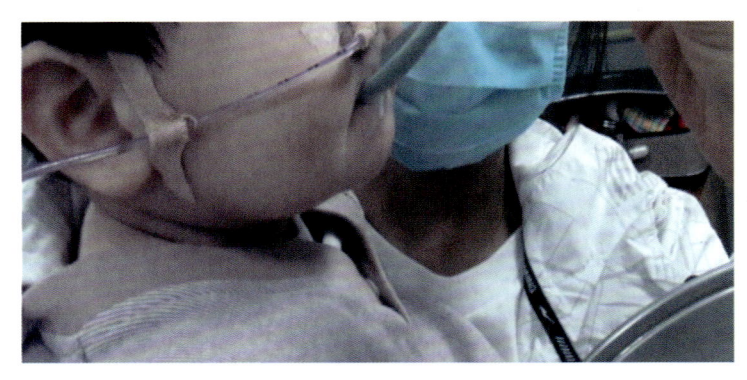

病例 24 图 1　患儿照片

第五章 婴幼儿吞咽障碍康复病例

发育史：生长发育较正常同龄人落后，4^+个月抬头，6个月翻身，8个月独坐，15个月扶站；混合喂养。

体格检查：患儿伸舌居中，咽部稍充血，咽反射减弱，能发单音。双肺呼吸音粗，未闻及明显干湿性啰音。四肢肌力5级，肌张力基本正常。

辅助检查：外院吞咽造影检查结果提示患儿存在咽期障碍、隐性误吸、食管蠕动缓慢等功能障碍。

临床诊断：① MIRAGE 综合征；②贲门失弛缓症。

功能诊断：①吞咽障碍；②语言障碍。

二、功能评估

1. 营养功能评估（2岁4月龄） 患儿体重11.1 kg，身高86.6 cm。儿科营养不良筛查表（strength training activity movement play，STAMP）评分5分，高营养风险。

2. 食管功能评估 24小时咽喉pH监测提示患儿存在食管咽喉病理性酸反流。贲门失弛缓症临床症状评分（Eckardt 评分）4分，Ⅱ级（0～Ⅲ级）。

3. 吞咽功能评估

（1）口腔功能（2021年12月13日）：见病例24表1。

病例24表1 口腔功能评估

检查内容	检查所见		
口腔感觉	未见异常		
口腔运动	唇肌		闭合力量尚可，活动范围尚可
	颊肌		吸吮力量稍弱
	下颌		可见咀嚼运动
	舌肌		可前、后、上、下、左、右运动，舌后缩力量减弱
	反射		咽反射减弱，呕吐反射未见异常

（2）进食功能评估（2021年12月13日）：根据《吞咽障碍膳食营养管理中国专家共识2019版》的食物分级，采用1～6级食物对患儿进行喂食，患儿出现咀嚼和吸吮动作，下颌稳定性尚可，但吸-吞-呼协调动作稍弱，出现吞咽延迟，

舌后移力量欠佳，进食10分钟后出现吞咽困难，患儿自主暂停进食，休息10分钟后可继续喂食10分钟，如此反复，喂食总时间为40～50分钟，随着进食时间延长，舌肌张力升高。

（3）吞咽造影检查（2021年11月18日）：患儿抱位下，由家属用勺子进行喂食，患儿进食1号食物3 mL以上，有渗漏误吸，无咳嗽反射，进食2、3号食物、自备米饭，咀嚼可，未见渗漏误吸，进食自备食物可见食管内蠕动缓慢，诊断为吞咽障碍（咽期、食管期），PAS分级8级（病例24图2，病例24视频1）。

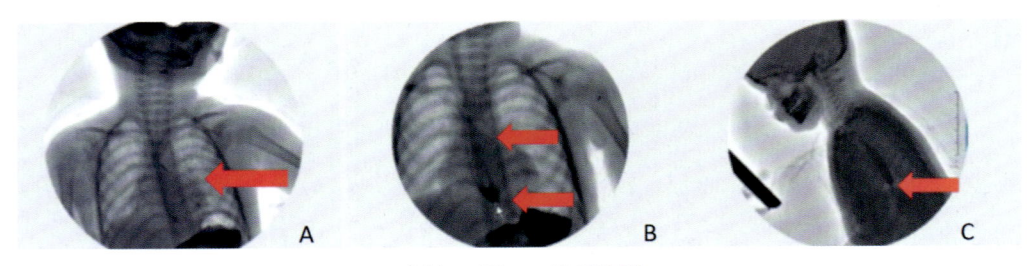

病例24图2　吞咽造影

A. 存在隐性误吸；B. 贲门失弛缓；C. 食物在食管内蠕动缓慢。

病例24视频1　治疗前吞咽造影

A. 治疗前隐性误吸；B. 治疗前贲门失弛缓；C. 治疗前贲门失弛缓侧位。

4. 智力、语言能力评估（2021年12月14日）　理解能力：3-2阶段，能听指认100个高频词，表达能力：单音节，20词，诊断为语言发育迟缓。

5. 护理评估　从5个维度的高级健康维度进行评估（2021年12月13日）：①症状与体征：存在吞咽障碍、贲门失弛缓、腹泻症状明确；②整体健康状况：患儿身高体重增长缓慢；③生理功能：患儿的消化系统、呼吸系统、生长发育、心理社会状况存在问题，需要临床关注；④自理能力：认知功能语言发育落后，进食功能为婴幼儿喂养困难调查问卷（the montreal children hospital feeding scale, MCH-FS）评分58分，提示喂养困难轻度障碍，躯体活动移动功能无特殊，自理能力需依赖照顾者，感觉功能无特殊，排泄功能存在腹泻，每天大于 3 次，交流功能为恐惧、依赖心理；⑤风险与并发症：存在营养风险和肺部感染风险。

三、主要问题

该患儿为再次就医治疗，一年前治疗效果良好，一年后出现吞咽功能倒退的现象，考虑原因包括原发病、贲门失弛缓导致胃食管反流、反复肺炎，尽管引起症状的病因不明确，但是患儿存在的功能障碍相对明确。

1. 吞咽障碍　患儿存在舌推动力量不足，吞咽启动延迟，进食 1 号留置食物存在渗漏误吸，食管蠕动缓慢，贲门失弛缓。

2. 语言障碍　诊断为语言发育迟缓，语言理解与表达的水平处于 1.5～2 岁。

3. 营养不良。

四、干预措施

1. 治疗总体思路

（1）控制肺部感染、腹泻：增强免疫力，肺康复治疗；调整食物性状、饮食结构，调整肠道微生态，避免过敏原等。

（2）改善吞咽困难、贲门失弛缓症：予吞咽康复训练，必要时行经口内镜括约肌切开术治疗。

（3）改善生长发育迟缓：予营养神经药物、语言康复治疗等。

2. 治疗目标

（1）短期目标：2 周内，控制患儿的反流症状，改善喉舌复合体活动，提高肺部功能。2 个月内改善食管期功能、咽期功能和提高语言水平。

（2）长期目标：实现安全经口进食，避免反流，智力、语言水平和运动功能水平达到同年龄水平阶段。

3. 吞咽功能治疗　患儿存在口腔期障碍、咽期障碍和食管期障碍。口腔期以增加力量训练为主；咽期以加快吞咽启动、提高咳嗽能力、减少咽腔残留、改善误吸为主；食管期障碍目前在吞咽康复关注度降低，相关干预手段较少，本案例采用自创的食管调节技术进行针对性治疗，具体方法介绍如下。

（1）口咽期吞咽治疗：目的为加快吞咽启动和加强吞咽肌群力量训练为主。

1）力量训练：应用任务训练模式联合电刺激的方法。早期患儿吞咽爆发力和吞咽耐力：爆发力训练采用感应电刺激口腔内肌群，加强舌后缩力量，并在电刺激舌骨上肌群的同时让患儿做门德尔松吞咽训练，通过主动和被动的方式加强吞咽力量训练，提高喉部上抬和环咽肌开放程度，促进食团通过咽期进入食管。为提高进食耐力，治疗师对患儿进行固体食物训练的同时，应用手动控制模式的Vocastim-Master 电刺激，吞咽的同时予以功能性电刺激，以加强进食耐力（病例24 图3）。

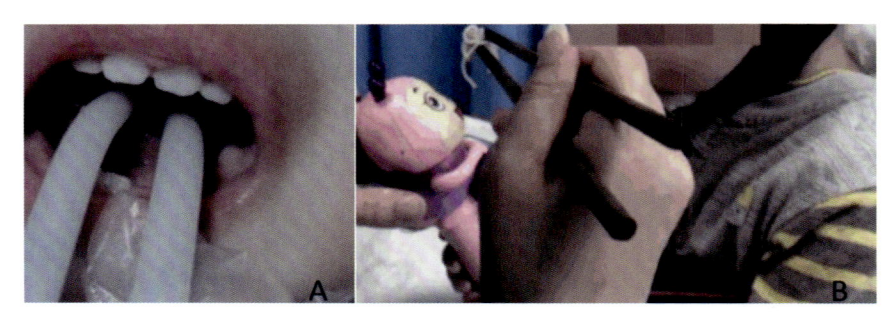

病例24 图3　任务训练模式＋电刺激

A. 爆发力训练：感应电刺激＋门德尔松吞咽训练；B. 耐力训练：摄食训练＋手动控制式 Vocastim-Master 电刺激。

2）提高咳嗽能力：运用神经肌肉电刺激，将电极片贴于患儿环甲肌体表部位，然后采用球囊扩张术同步神经肌肉电刺激，利用球囊对食管上段和咽腔的压力变化，调节患儿的呼吸状态，同时手动控制环甲肌的神经肌肉电刺激电流启动和电流强度，强度以强直收缩为宜，诱导咳嗽反射的出现（病例24 图4）。

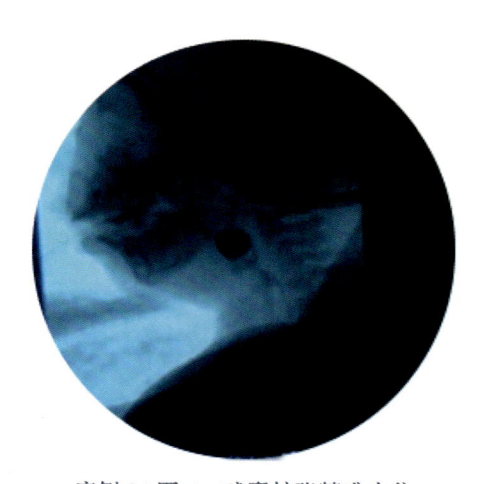

病例24 图4　球囊扩张精准定位

3）加快吞咽启动：患儿对食物的吞咽启动延迟，尤其进食超过 10 分钟后，吞咽延迟尤为明显，我们采用咽部刺激技术，通过 6 号胃管，由吞咽造影中测量鼻尖到环咽肌的长度为 113.6 mm，将胃管置于环咽肌上方的咽腔，对患儿的咽腔注入不同温度的液体（奶、水、果汁），每次注入量 0.4～1 mL，通过舌咽神经上行通道，刺激吞咽中枢模式发生器，兴奋相关皮层，促进吞咽动作，对进食时间延长时出现的吞咽疲惫、吞咽启动速度减慢有重要改善意义。

（2）食管期治疗：患儿本次存在的吞咽问题主要由于食管蠕动缓慢，食物排空障碍，导致咽下困难和吞咽疲惫，并出现反流和误吸，患儿普遍进食需要自行停歇，待食物排空后才能继续进食，团队创新性采用"双管齐下"的方法，即食管调节技术，旨在改善食管功能和食物排空。

"双管齐下"技术：采用胃管和球囊扩张管同时作用于患儿，对患儿的食管进行功能调节，具体操作如下：第一条管采用球囊扩张管，根据患儿的年龄和吞咽造影测量出患儿从鼻尖到贲门的距离为 252.7 mm，因此该患儿选用 12 号导尿管，把导尿管的球囊置于贲门以下的胃区，注水 1～2 mL 充盈和收缩球囊，往胃管注入通过球囊对贲门进行机械牵拉，调节食管下括约肌的压力。第二条管是采用 8 号胃管，把胃管置于患儿的咽腔，通过奶或稀米糊等食物对咽腔的刺激产生吞咽动作，根据吞咽造影提示的食物在食管内蠕动 6 秒后到达贲门，因此治疗上，胃管注入食物 6 秒后进行球囊扩张，利用吞咽动作抑制食管下括约肌（LES）的肌张力，以及食物到达食管，刺激食管壁上的机械感受器的原理，从而反射性引起食管-胃括约肌的舒张（病例 24 图 5）。

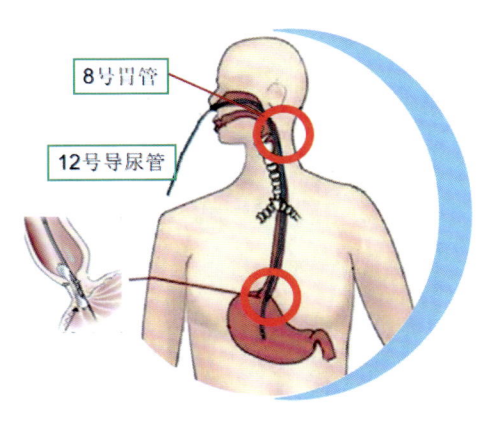

病例 24 图 5　"双管齐下"技术示意图

4. 护理指导　护理以预防并发症为主。

（1）心理管理：通过社交互动、促进语言交流等缓解患儿恐惧心理，增强家属信心。

（2）肠道管理：建议患儿做过敏原检测，避免接触过敏原，必要时更换氨基酸奶粉，建议家属加强臀部护理。

（3）体位管理：睡觉采用侧卧或抬高头部约15°的仰卧位，头偏一侧，进食后坐位或前倾位保持30分钟。

（4）气道管理：及时评估呼吸道功能并处理，睡眠采用高流量湿化仪，指导家属居家护理、窒息处理等方法，必要时给予雾化、吸氧。

（5）饮食管理：根据吞咽造影检查所示，患儿进食3 mL以下液体相对安全，故指导患儿进食2 mL低温水，约25℃共喝3次，用食团诱发吞咽启动，改善进食前口咽腔感觉。由于患儿存在贲门失弛缓，进食固体食物时容易滞留在食管内甚至出现反流。因此进食过程中采用交互吞咽和声门上吞咽，普食4～5口（5 mL/口）和2～3口稀流质（2 mL/口）交互吞咽，有利于增加吞咽动作，吞咽动作的产生可以抑制食管下括约肌。进食后减少刺激，30～45分钟躺下，晚餐不晚于睡前3小时。

五、治疗结局

经过2个多月合计29次的治疗，患儿进食无误吸，食物在食管内蠕动较前加快，已拔除胃管，可经口进食普食，见病例24视频2、病例24表2。在1年的随访中，患儿进食功能良好，未见吞咽功能倒退现象，患儿继续在当地进行语言功能训练。

病例24视频2　治疗后吞咽造影

病例 24 表 2　治疗前后结果对比

项目	治疗前（2021 年 11 月）	治疗 2 个多月后（2022 年 1 月）
吞咽造影检查	进食 1 号食物 3 mL 以上，有渗漏误吸，无咳嗽反射 进食 2、3 号食物、自备米饭，咀嚼可，未见渗漏误吸 进食自备食物可见食管内蠕动缓慢 PAS 分级 8 级	进食 1 号食物 3～5 mL 有渗漏无误吸 进食 2、3 号、自备米饭，咀嚼可，未见渗漏误吸 进食自备食物可见食管内蠕动较前加快 PAS 分级 2 级
Eckardt 评分	4 分，2 级	1 分，0 级
STAMP 评分	5 分，高营养风险	3 分，中营养风险
FOIS 分级	Level 3	Level 7

六、病例分析

1. 案例特点　治疗对象为儿童，依从性差，治疗难度大，另外，针对罕见病 MIRAGE 综合征，现有疾病症状和治疗方案相关研究相对局限，患儿存在吞咽障碍、胃食管反流，吸入性肺炎，且伴有语言发育落后等功能障碍，无论疾病本身还是依从性上对治疗难度都存在很大挑战。

2. 疾病特点　MIRAGE 综合征是因 *SAMD9* 基因变异引起的常染色体显性遗传病。该疾病中位死亡年龄为 3 岁，60% 死因为感染性疾病。文献累计报告病例不足 100 例，是一种罕见病。疾病存在 6 方面特点：①骨髓异常增生（Myelodysplasia），出现血小板减少及贫血；②生长受限（Restriction of growth），生长发育迟缓；③感染（Infection），常见上呼吸道感染、肺部感染；④肾上腺发育不全（Adrenal hypoplasia）；⑤生殖系统异常（Genitalphenotypes），伴阴茎短小、尿道下裂；⑥肠道病变（Enteropathy），出现吞咽困难、呕吐、胃食管反流、腹泻。目前治疗以对症支持为主，针对肠道病变中的进食障碍予吞咽训练等康复治疗，早期干预，若反复发作吸入性肺炎建议十二指肠置管喂食，因此在吞咽康复方面需要探索前行。

3. 治疗亮点　针对本案例中出现的棘手问题，我们团队在诊治思路上有 3 个治疗亮点。

（1）亮点一：自创咽部刺激技术。对患儿的咽腔进行直接的感觉刺激和液体刺激，来强化患儿的吞咽功能。

(2)亮点二：妙用球囊扩张术。用法一：球囊扩张可以调节患儿的咽部感觉运动神经，以强化吞咽动作。用法二：球囊扩张同步神经肌肉电刺激（NMES），可以改善患儿的咳嗽能力。用法三：球囊扩张术同步咽部刺激技术，可以调节患儿食管下括约肌的压力，从而促进食管的排空。

(3)亮点三：精准康复。采用吞咽造影检查下确定存在问题，根据吞咽造影检查确定咽部刺激和球囊扩张的长度、剂量。

4. 个案反思　我们团队在该患儿1岁时进行诊治并成功拔除胃管离院，但半年后又出现肺炎，吞咽再次出现误吸，存在吞咽功能倒退的现象，考虑为两个原因：①食管期障碍：随着进食种类增加，患儿的食谱由稀流质向固体食物转变，食管期功能障碍突显，食管蠕动障碍导致食物输送障碍，咽下困难，加剧吞咽疲惫感，又进一步加剧吞咽困难，经过针对性的食管期功能训练，能有效改善吞咽困难，可见食管期的评估和治疗是吞咽障碍患者不能忽视的一方面；②疾病本身：MIRAGE综合征为罕见病，疾病发展不明，持续随访跟进功能状况，慎防功能倒退。

七、病例点评

本病例展示了针对罕见病MIRAGE综合征合并吞咽障碍及食管蠕动缓慢患儿的成功康复治疗过程。该患儿的治疗经历充满挑战，不仅因为疾病的罕见性和复杂性，还因为患儿年龄小、依从性差等因素。治疗团队在评估上采用了多维度的评估方法，包括营养功能、食管功能、吞咽功能、智力及语言能力等，为制订精准的治疗方案提供了依据。在治疗上，团队结合患儿的实际情况，创新性地采用了多种治疗手段，如自创的咽部刺激技术、妙用球囊扩张术以及食管调节技术等，这些治疗方法不仅针对性强，而且效果显著。治疗亮点在于：首先，通过咽部刺激技术和球囊扩张术改善患儿的吞咽功能和咳嗽能力；其次，通过食管调节技术改善食管功能和食物排空，有效解决了食管蠕动缓慢的问题；最后，治疗团队还注重心理管理、肠道管理、体位管理和饮食管理，为患儿提供了全方位的康复护理。最后，建议继续加强对该患儿的长期随访和康复管理，以巩固治疗效果，预防吞咽功能倒退。

（病例提供者：周惠嫦　陈丽珊　佛山市第一人民医院）

（点评专家：朱伟新　金华市中心医院）

参考文献

[1] 窦祖林. 吞咽障碍评估与治疗（第2版）[M]. 北京：人民卫生出版社，2017.

[2] 周惠嫦，张盘德，陈丽珊，等. 口肌训练对自闭症儿童摄食行为的影响[J]. 中国康复理论与实践，2013，19（7）：647-650.

[3] 中国吞咽障碍康复评估与治疗专家共识组. 中国吞咽障碍评估与治疗专家共识（2017版）第一部分：评估篇[J]. 中华物理医学与康复杂志，2017，39（12）：881-892.

[4] 中国吞咽障碍康复评估与治疗专家共识组. 中国吞咽障碍评估与治疗专家共识（2017版）第二部分：治疗与康复管理篇[J]. 中华物理医学与康复杂志，2018，40（1）：1-10.

[5] 周惠嫦，张盘德，黄楚莹，等. 个性化康复治疗Pierre-Robin综合征吞咽障碍患儿一例[J]. 中华物理医学与康复杂志，2019，41（3）：218-220.

[6] 吞咽障碍膳食营养管理中国专家共识组. 吞咽障碍膳食营养管理中国专家共识（2019版）[J]. 中华物理医学与康复杂志，2019，41（12）：881-887.

[7] 张庆苏. 吞咽障碍康复治疗技术[M]. 北京：人民卫生出版社，2019.

[8] 周惠嫦. 儿童摄食吞咽障碍评估与治疗[M]. 北京：人民卫生出版社，2023.

病例 25　背着氧气筒生活的喂养障碍孩子 —— 如何稳步摆脱"双管"

一、病历摘要

患儿嘉嘉（化名），男性，2岁3个月。

代　诉：完全依赖鼻胃管2年3个月，出生以后经口进食量较少，后拒绝经口进食2年。

现病史：患儿系早产儿（32^{+1}周）、低体重儿，出生诊断支气管肺发育不良、新生儿重症肺炎、新生儿呼吸窘迫综合征等。急诊胸片提示新生儿肺透明膜病。出生后2天转上级医院ICU治疗158天（病例25图1），出院后反复因重症肺炎、二型呼吸衰竭等入儿童重症监护室（pediatric intensive care unit，PICU）共146天。2022年8月9日胸部CT平扫＋气道三维重建显示：双肺广泛病变，间实质均有，伴部分实质改变。现患儿完全靠鼻胃管喂养，经口进食时出现呛咳、呕吐等现象。全天鼻氧管吸氧，氧流量0.5L/min。无明显痰音，体重增长较慢。2022年9月19日该患儿为求改善吞咽喂养功能、拔除鼻胃管、鼻氧管等问题来我中心门诊就诊治疗。

临床诊断：①肺发育不良；②全面发育迟缓。

功能诊断：①吞咽功能障碍；②喂养行为障碍；③运动功能障碍；④呼吸功能障碍；⑤感觉统合调节障碍。

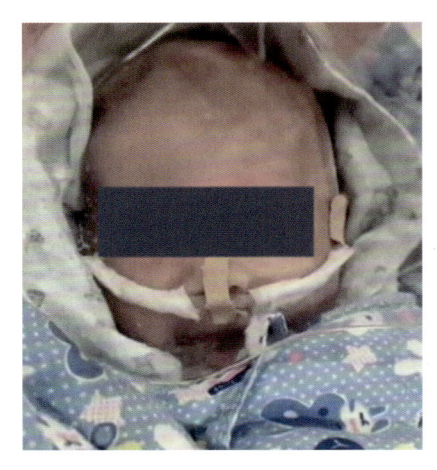

病例25图1　嘉嘉重症肺炎、Ⅱ型呼吸衰竭住院

二、功能评估

1. 呼吸功能评估（2023年9月20日） 桶状胸，2 L/min，呼吸急促，54次/分，胸廓活动度下降，横膈动作下降，咳嗽力量尚可，无痰。

2. 吞咽功能评估

（1）临床评估（2023年9月20日）：①基础状态。意识清醒，精神状态良好，颈部活动无明显异常；②口颜面功能评估。口腔内部清洁完整，牙齿正常，双侧唇角流涎，嘴唇包裹能力差，鼓腮动作无法完成，舌头侧向运动轻度受限，舌舔上唇中度受限，可自主咳嗽，咳嗽反射稍延迟，其余不配合；③进食功能评估。持续吸氧 2 L/min 下，患者以跪坐位勺子喂食液体（温开水）一勺约 1 mL，出现哭闹、躲避和拒绝，举手拍打喂食者，推开勺子及食物；食物进入口腔后落在口底，主要集中在舌尖和舌底，撅起嘴唇以防止食物流出，含着食物无法送入咽喉启动吞咽（病例25图2）。

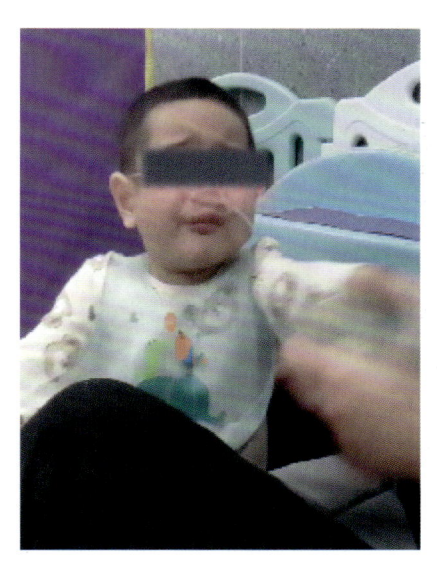

病例25图2 初次进食评估：撅起嘴唇防止食物流出唇外，含着食物

（2）吞咽造影检查（2023年9月22日）：家人抱端坐位，注射器结合勺子进食 2 mL 碘海醇，头部控制良好，口腔期启动延迟，无误吸，环咽肌开放正常（病例25视频1）。PAS分级1级。

病例 25 视频 1　吞咽造影检查

3．感统功能评估（2023 年 9 月 20 日）　触觉：高敏（+++）；前庭觉：高敏（+++）；味觉：高敏（+++）；本体觉：低敏（---）；内脏觉：高敏（+++），经常在体位改变时呕吐（病例 25 图 3）。

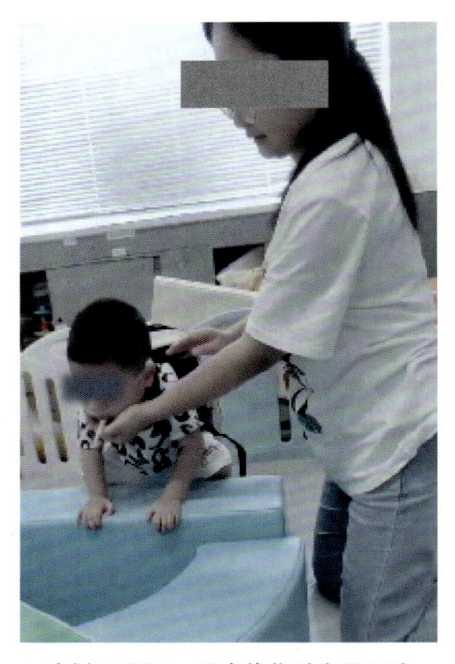

病例 25 图 3　改变体位时出现呕吐

4．运动功能评估（2023 年 9 月 20 日）　①运动技能：可自主卧坐转移，坐站转移，可站扶走，不可独走；②运动耐力：运动耐力不足，长期吸氧。

5．肺部螺旋 CT 平扫（2023 年 9 月 22 日）　双肺多发囊性灶、马赛克衰减，不除外先天性肺气道畸形（congenital pulmonary airway malformation：CPAM）合并先天性大叶性肺气肿（病例 25 视频 2）。

病例 25 视频 2　肺部螺旋 CT

三、主要问题

追根溯源：治疗分析思维导图见病例 25 图 4。

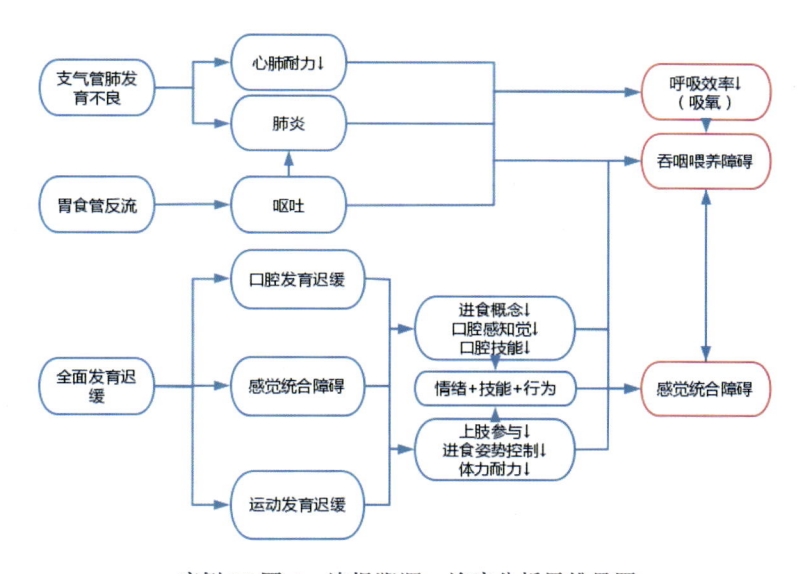

病例 25 图 4　追根溯源：治疗分析思维导图

1. 在呼吸功能方面　由于出生时支气管肺发育不良，房间隔缺损，三尖瓣中重度反流，多次发生重症肺炎，桶状胸等引起胸廓活动度下降，横膈膜运动和心肺耐力下降，需长期吸氧维持呼吸。

2. 消化系统方面　胃食管反流，引发呕吐，导致进食体验不佳，进一步加重吞咽困难和喂养障碍。

3. 感觉统合方面　由于前庭觉、触觉、内脏觉、味觉处于高敏状态，本体觉处于低敏状态，进食姿势维持困难，导致感觉统合障碍。

4. 运动能力方面　由于运动耐力不足，难以维持进食姿势，无法进食时消耗能量以及独立行走，需要长期吸氧。

5. 吞咽及喂养方面　由于缺乏对食物和餐具的概念，进食技能极差，无特别喜欢的食物，看到食物会躲避，拒绝参与进食活动。口腔感知觉低下，对食物的前期处理能力不足，导致进食认知能力低下。

支气管肺发育不良引起的心肺耐力下降，加上多次的重症肺炎等疾病导致呼吸效率下降，因此需要吸氧来维持生存，胃食管反流引起的呕吐也进一步加重了吞咽困难和喂养障碍；全面发育迟缓包括口腔发育迟缓，感觉统合障碍，运动发育迟缓等因素也影响了饮食概念的发展，口腔感知觉低下、口腔技能低下，对进食的参与积极性降低，进食姿势调节困难，体力耐力不足，情绪调节困难，技能缺失，行为调控困难都会导致感觉统合障碍并进一步加重吞咽困难和喂养障碍。

四、干预措施

1. 长期目标（6周内）　①在完全脱氧的状态下进行正常的日常生活活动；②拔除鼻胃管并完全通过口腔进食，摄取足够营养。

2. 短期目标（2周内）　①能够在脱氧状态下进行功能训练，持续12小时；②接触的食物种类从3种增加至20～30种；③坐位下，每天经口摄入米糊200 mL；④减少每日呕吐的次数。

3. 原则　①以整体发育为原则，从孩子的天性出发考虑；②结合家庭训练，重视社会示范进餐方式；③促进多方面功能的提高，以达到全面康复。

4. 初期训练

（1）训练思路分析（病例25图5）：患儿因为肺部发育不良，合并重症肺炎后遗留了明显的呼吸问题，只能靠一侧肺部进行呼吸，因此训练的重点先放在提高呼吸功能上；呼吸功能与吞咽喂养、感觉统合、运动功能相互影响；在侧重于训练呼吸功能的同时，也需要为吞咽喂养和感觉、运动功能运动打好基础。

第五章 婴幼儿吞咽障碍康复病例

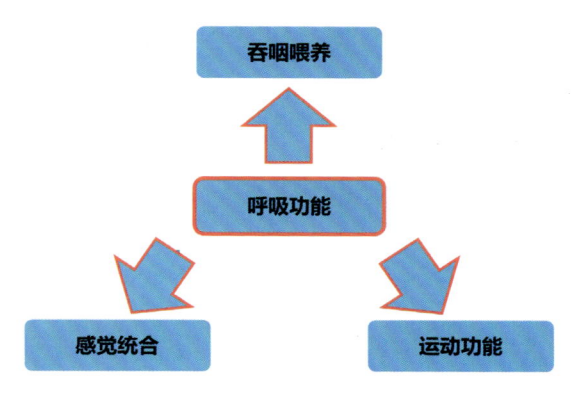

病例 25 图 5　初期训练思路分析

（2）具体实施措施

1）呼吸功能训练方面：康复训练侧重于呼吸功能训练，运用腹式呼吸、缩唇呼吸、渐进式引导呼吸等方法。从孩子的兴趣出发，选择了吹泡泡（病例 25 图 6）、吹卷龙、吹乒乓球（病例 25 图 7）等趣味性训练游戏，将训练重点融入游戏中，让孩子在游戏中学习，同时采取错峰训练等措施预防交叉感染。

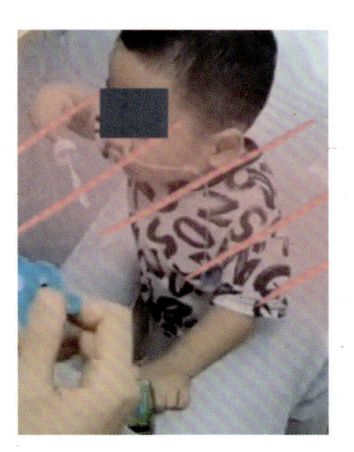

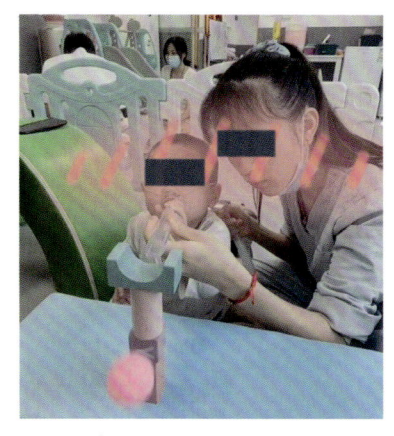

病例 25 图 6　戴指脉氧监测血氧饱和度吹泡泡与扶走　　病例 25 图 7　乒乓球游戏训练

2）吞咽喂养功能训练：首先，建立食物和餐具概念（病例 25 图 8），进行进食情绪调节：采用 SOS 系统脱敏疗法与认知疗法相结合；运用正强化方法开展多方面的食物泛化训练，并在游戏环节中接触各种食物，通过与食物互动，循序渐进地建立手与口连接大脑反射通路与食物之间的联系。

接下来，针对口腔感知差、口腔前期处理能力不足的问题：采用食物刺激，结合 Beckman 口腔肌肉功能训练；将电子生物反馈疗法和治疗性的食用米糊训练结合起来，帮助建立正常的吞咽模式。

此外，为了解决拒绝参与进食活动的情况：引入行为纠正疗法（applied behaviour analysis，ABA），创造一个轻松愉悦的进食环境，确保患者能体验到愉悦的进食过程。

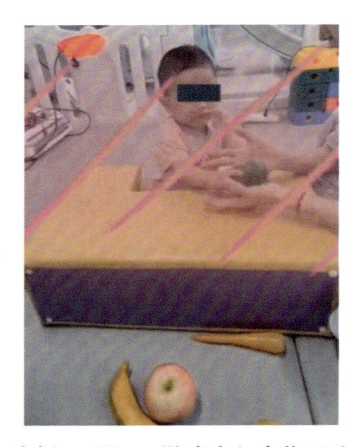

病例 25 图 8　游戏中与食物互动

3）感觉统合训练：维持吸氧以保持呼吸，密切关注孩子在体力和耐力方面的状况，并进行相应的感觉统合训练。主要采用经典感觉综合技术认证课程（CCSI）的感觉统合技术，通过联合前庭觉、本体觉和触觉等多感官调节内脏觉，减少呕吐。在维持吸氧以保持呼吸时，进行月亮船活动刺激前庭觉（病例 25 图 9）。通过跪爬和套圈圈游戏加强本体觉以及触觉（病例 25 图 10）；同时进行喂养行为干预，例如在地板时光中进行感觉调节与处理，实施游戏与文化介入（play and culture intervention，PCI）、人际关系发展干预（relationship development intervention，RDI），让孩子在游戏中学习，以孩子的兴趣为导向，鼓励在游戏中与人互动、体验和表达情感，改善情绪调节，为喂养发展训练打下基础。

第五章 婴幼儿吞咽障碍康复病例

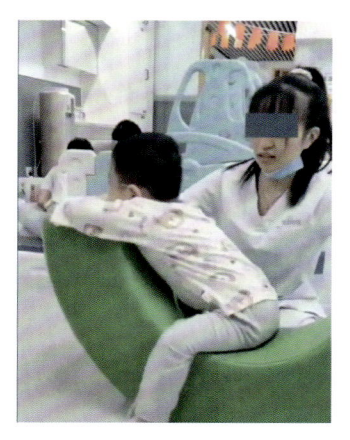

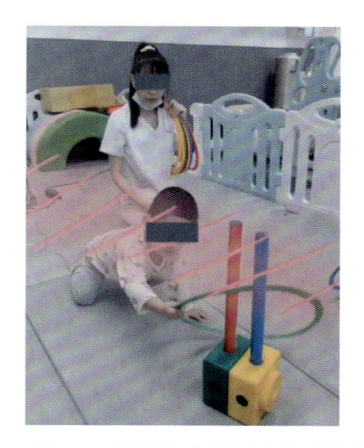

病例 25 图 9　月亮船前庭觉训练　　病例 25 图 10　跪爬和套圈圈多种感觉训练

4）居家康复：①体位管理。在家采取使用斜坡枕头的睡眠方式，若有呕吐现象，需改变体位以助排痰，预防胃食管反流和呕吐；②结构化的饮食作息。制订一整天的活动计划表，规律用餐时间，调整每餐饮食量，促进胃肠蠕动；③家庭训练。鼓励孩子在家中参与有趣的牙刷咬合训练，以增强下颌的本体感知能力；通过与青菜的互动游戏，让孩子从多感官层面认识青菜，并锻炼精细的手部抓取动作；通过完成搓米的动作，可以调整上肢的触觉和本体感觉协调性；练习吹笛子不仅能够加强唇部的肌肉运动还能通过调节呼吸来调整呼吸节奏，并提高呼吸耐力（病例 25 图 11）。

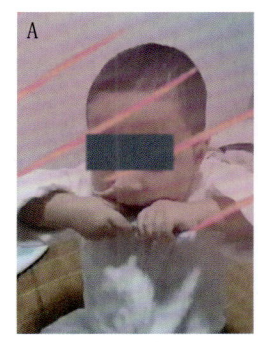

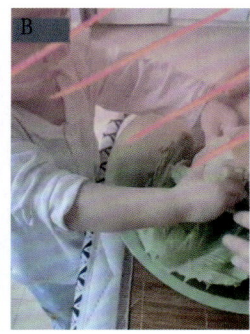

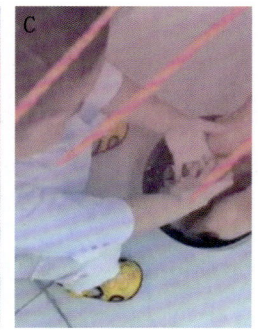

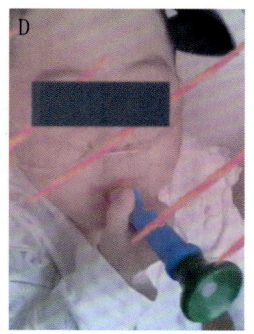

病例 25 图 11　居家康复训练

A. 厨卫牙刷练习咬合功能；B. 与青菜互动练习手的精细运动；C. 搓米降低触觉敏感性；D. 吹笛子练习唇和呼吸节律。

（3）初期治疗结局（2023年11月7日） 血常规检测（2023年10月11日）的指标均显示正常，因此进食是安全的。现阶段可经口摄入各种质地单一的糊状食品（病例25图12），在2023年11月7日，经口摄入量达到780 mL，占整体饮食量的80%，体重为10.7 kg，体重减轻了0.3 kg。

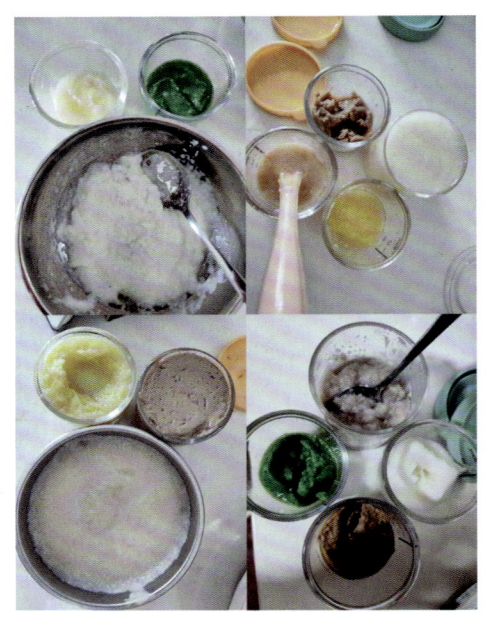

病例25图12　各种糊状食物

5. 中期训练调整（2023年11月10日） 初期的功能训练，患儿的各项主要功能都有所提高。①在呼吸功能方面：能够脱氧1～2小时；②在吞咽和喂养功能方面：能够接受经口喂食，经口进食量达到了总进食量的80%。食物种类已从3种增加到30～40种不同口味的糊状食物，但是还不能安静地坐在桌椅前，需要喂养者在后面"追喂"，可以自己使用勺子进食5～6口米糊；③在感统功能方面：触觉、前庭觉、内脏感觉以及味觉的高度敏感度都有所降低，本体觉的低度敏感性增强，每日的呕吐次数明显减少；④在运动功能方面：能独立行走；能脱氧1～2小时，耐力提升。

现阶段问题：还未完全脱氧、食物质地单一、需依赖喂养者"追喂"。干预策略：结合上述现有功能情况，我们将进一步查房讨论。呼吸功能已经得到明显的改善，

第五章　婴幼儿吞咽障碍康复病例

我们将把训练重心转移到吞咽喂养功能上，并辅助进行感觉统合和运动训练，以促进嘉嘉的经口进食量进一步增加，提高进食技能，并规范进食行为（病例25图13）。

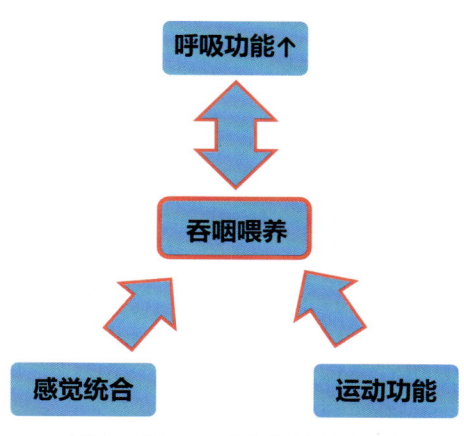

病例25图13　中期训练思路分析

（1）吞咽及喂养训练：在加强SOS系统脱敏法的基础上，增加示范疗法，通过儿童社会化的示范进行模拟行为训练，以促进规范的进食行为；同时，增加消退疗法，减少外界刺激，并增加暗示疗法等手段来树立儿童的进食自信心。此外，重视循序渐进地引入过渡性食物，选择增加可溶性食物与软食，孩子可以在餐椅上与妈妈互动，通过相互喂食的方式，来培养孩子的主动进食行为（病例25图14）。

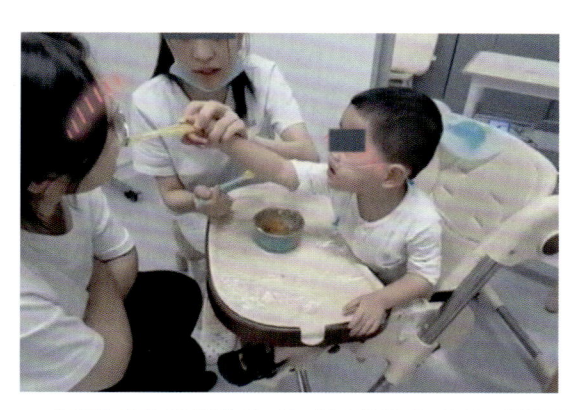

病例25图14　在餐椅上与妈妈进行互相喂食的进食活动，训练主动进食行为

（2）感觉统合训练：主要应用前庭觉进行姿势调控和自我空间定位，如荡秋千、转陀螺、跨越障碍物等。在趣味游戏中锻炼前庭觉，增强核心肌群的稳定性，训练安定地坐在餐椅上进食，达到规范进食行为的目的。

（3）运动训练：加强核心肌群的稳定性，采用逐渐增加的引导呼吸方法进一步提高进食时的体力和耐力。

患儿在中期训练调整之下，于2023年11月7日开始拔掉鼻胃管，完全通过口进食，同时在2023年11月7日—2023年11月17日，每天的经口进食总量保持在800 mL的正常量，体重重新回归到11 kg。此外，嘉嘉初步成功实现食物过渡，可以经口进食多种软食（病例25图15）：如未加工处理的香蕉、番茄炒蛋、肠粉等食品。

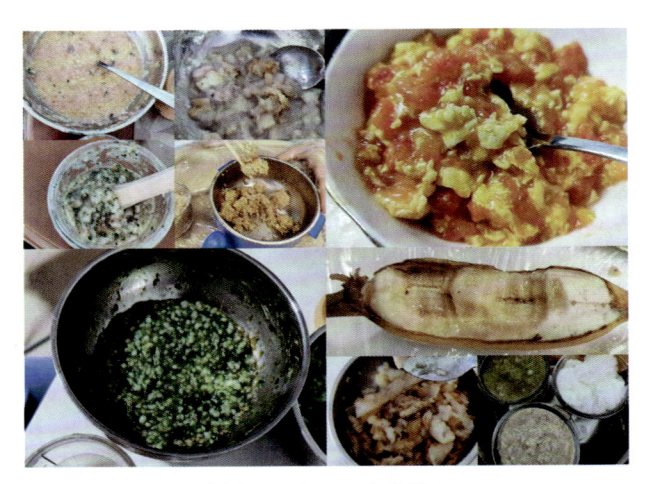

病例25图15　多种软食

6. 线上指导居家康复与随访

（1）线上指导居家康复与随访思路分析（病例25图16）：吞咽和喂养训练、感觉统合训练、运动功能和呼吸功能训练，这些训练之间相互辅助，以此提高心肺耐力，目标是移除鼻氧管。

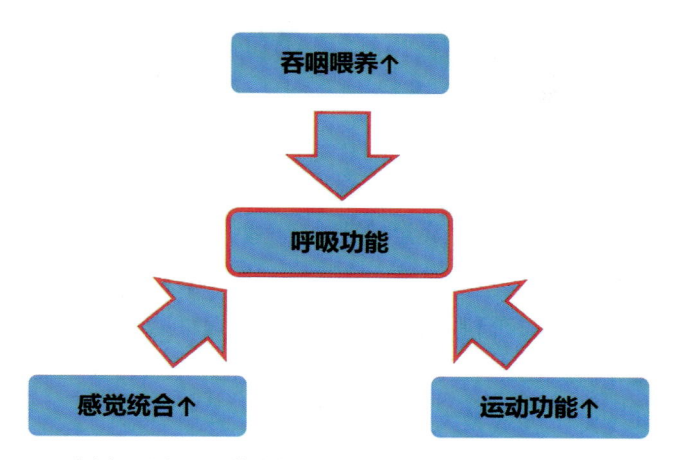

病例 25 图 16　线上指导居家康复与随访思路分析图

（2）线上指导居家训练与随访

1）吞咽及喂养训练：通过在线视频指导，进一步加强口腔的本体感觉等，提高口腔运动和对食物的处理能力，为过渡到高难度的食物（固体）做准备。

2）感觉统合训练：通过鼓励患儿帮助母亲搬移一定重量的快递物品，以及摘菜、洗菜等日常生活活动来强化感觉输入，完成感觉统合训练。

3）运动功能训练：引导家长在家中鼓励孩子自己上下楼梯、跨越、慢跑等运动，以此完成运动功能训练并提升体力和耐力。

4）治疗的延伸与随访：利用微信打卡监督上述各种训练方案的实施，使治疗效果延伸到家庭中，从而巩固疗效；叮嘱做好居家护理，比如勤洗手、保持通风，以预防交叉感染并减少影响治疗的因素。

五、治疗结局

1．摆脱"双管"，正常参与家庭进餐。

2．实现能进食各类食物，享受自主进食的乐趣。

3．回归社会后，返回幼儿园上学，并能进行正常的体力活动。

4．孩子完全融入家庭生活，重新回到社会的怀抱（病例 25 图 17）。

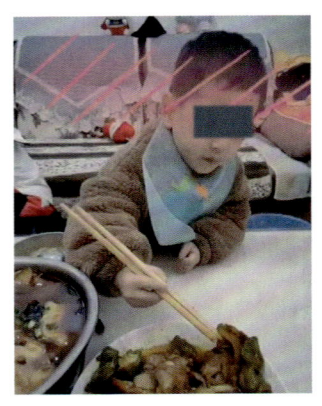

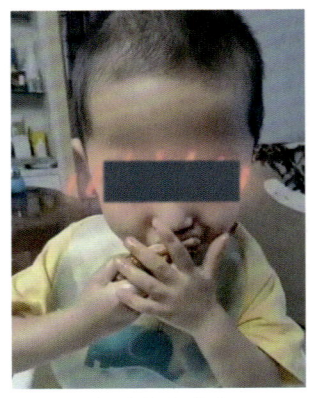

| 正常参与家庭进餐 | 享受自由进食 | 在校进行体力活动 |

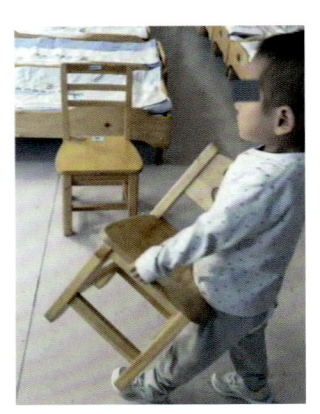

病例25图17　回归家庭，回归社会

六、病例分析

在儿童康复领域中，每个案例都是独特的挑战，要求专业人员不仅具备医学知识，还需拥有创造性思维和深厚的人文关怀。本文将分析一项成功的儿童康复案例，提炼其中的关键特点和成功经验，并探讨其在实际操作中的应用。

首先，本案例的显著特点是其循序渐进的治疗方案。针对患儿的具体状况，首要关注的是呼吸功能的恢复，这是基础且关键的一步。紧接着，辅以吞咽及喂养能力的提升，以及感觉统合能力的强化。这种分阶段的治疗策略不仅科学有序，而且符合儿童生长发育的自然规律，为后续的综合康复奠定了坚实基础。

其次，案例中强调创造一个互相促进的良性循环。呼吸康复训练不是孤立的过程，它与吞咽、喂养以及感觉统合能力密切相关。通过跨领域的专业训练相互衔接，形成协同效应，加速了整体康复进程，体现了全面治疗的理念。

内外联合团队的构建是另一个成功要素。医生、治疗师和家长形成了一个紧密的合作体。门诊的接诊保障了患儿的生命安全，而院内治疗师的专业指导和家长的居家护理则共同确保了康复效果的持续和稳定。这样的模式不仅优化了资源配置，还降低了家长的焦虑，增强了家庭对治疗的信心和参与感。

多学科合作是本案例的一大亮点。呼吸科、营养科、行为发育科等不同学科的专家齐心协力，共同明确患儿的疾病影响因素，并在治疗方案设计时将这些因素综合考虑。这种全方位的协作模式有助于提出更为全面和个性化的治疗方案。

康复全周期管理是本案例的核心理念。从制订到调整治疗方案，都充分考虑了患儿在不同阶段的运动、感觉统合、认知等多方面的需求。医院内部高度重视居家康复的延续性，确保了患儿在出院后仍能获得有效的支持和指导。

本案例还特别强调从孩子的天性出发，将训练融入到游戏中。这种方式不仅吸引了孩子的兴趣，还有助于提高他们参与训练的积极性。成为孩子的朋友，意味着治疗师可以更好地理解和引导孩子的内在动机，使康复过程更加顺利。

此外，案例中对孩子进食的认知功能给予了足够的重视。遵循进食发育的原则，注重过渡性食物的选择，帮助孩子先学会正确的进食方式，然后享受进食的乐趣，这对于孩子的长期健康发展至关重要。

最后，打造良性进食环境氛围，以及线上指导延伸治疗的实施，都是本案例成功的重要组成部分。家庭作为康复的重要环境，其配合不可或缺。同时，通过线上平台的指导，治疗得以延伸到家庭之中，这不仅巩固了治疗效果，也使得康复服务更加便捷和可持续。

综上所述，本案例之所以成功，在于其系统化、人性化和科学化的康复策略。从医疗团队的紧密合作到治疗方案的精心设计，从关注患儿的个体需求到家庭和社区的广泛参与，每一步都体现了对儿童康复科学的深刻理解和对患儿福祉的深切关怀。这些经验无疑为同领域的专业人士提供了宝贵的参考，为更多的小患者带来健康和希望。

七、病例点评

患儿的康复之路，展现了一名严重吞咽障碍患儿在跨学科团队精心治疗下的显著进步。首先，值得肯定的是治疗方案的系统性和全面性。从呼吸功能训练入手，逐步过渡到吞咽、喂养及感觉统合等多方面的康复，每一步都紧密衔接，为患儿的全面康复打下了坚实基础。其次，多学科合作是本案例成功的关键。呼吸科、营养科、行为发育科等多学科的专家共同参与，确保了治疗方案的针对性和有效性。同时，这种合作模式也为类似病例的治疗提供了宝贵的经验。在治疗过程中，家庭指导也是非常重要，这不仅有效延伸了治疗效果，还减轻了家长的负担，提高了患儿的生活质量。通过在线视频指导，家长能够在家中继续为患儿提供必要的康复训练，巩固了治疗效果。此外，治疗团队还充分考虑了患儿的心理需求，通过游戏化的方式吸引其参与训练，提高了其康复积极性。这种人文关怀的精神，在康复医学中尤为重要。最后，患儿能够成功摆脱"双管"，恢复正常生活，不仅是治疗团队辛勤努力的成果,也是其个人坚强意志的体现。这一成功案例为吞咽障碍患儿的康复提供了宝贵的经验,值得广泛推广和应用。

(病例提供者:万桂芳　中山大学附属第三医院　胡凤英　容春杜　王常昊　广州明心康复医疗中心)

(点评专家:周惠嫦　佛山市第一人民医院)

参考文献

[1] 邹映雪,赵顺英,刘瀚旻. 儿童重症肺炎临床预警及早期决策专家共识[J]. 中国实用儿科杂志,2023,38(03):177-182.

[2] 杨晓光,王晓黎. 中国居民膳食指南2022|准则一:食物多样,合理搭配[J]. 中国食物与营养,2022,28(08):2.

[3] 马冠生. 专家解读——《中国学龄儿童膳食指南(2022)》核心推荐[J]. 中国食物与营养,2022,28(06):89.

[4] 颜密,李渠北. 儿童气管支气管软化症的诊治研究进展[J]. 现代医药卫生,2020,36(12):1851-1853.

[5] 宫玉翠,陈洁雅,李平东,等. 慢性呼吸疾病肺康复护理专家共识[J]. 中华护理杂志,2020,55(05):709-710.

[6] 董明驹,史莉,杨富强,等. 医务人员洗手依从性管理与医院感染[J]. 中华医院感染学杂志,2011,21(03):508-509.

[7] 赵宝英,卫宏江,郝哲,等. 肺高分辨率CT"马赛克"衰减与肺功能的相关性研究[J]. 放射学实践,2003,18(07):479-482.

[8] 万桂芳,张耀文,史静,等. 改良容积粘度测试在吞咽障碍评估中的灵敏性及特异性研究[J]. 中华物理医学与康复杂志,2019,41(12):900-904.

第二节 早产儿吞咽障碍康复病例

病例26 团队超早期接力干预，小小宝如期获得功能
—— 超早产儿康复

一、病历摘要

患儿男性，孕周 29⁺w。

代　诉：出生后喂养困难 3 周。

现病史：患儿因"规律宫缩发动"于 2020 年 8 月 27 日在我院产科剖宫产娩出，脐带绕颈一周。其母 38 岁，存在甲状腺功能亢进病史，产前曾进行保胎治疗。患儿出生孕周 26⁺w，出生体重 1040 g，1 分钟新生儿评分（Apgar 评分）4~5 分，出生当日即收入我院新生儿重症监护室（NICU）。NICU 随即给予患儿对症支持治疗，以有创呼吸机辅助通气，并使用肺泡表面活性物质改善肺泡功能，以静脉输入维持患儿营养。2020 年 9 月 19 日，患儿进入孕周 29⁺w（病例 26 图 1），生命体征逐渐稳定，体重增长缓慢，纳入营养方式仍为静脉营养为主，尝试进行胃管微量饲养，以提高患儿胃肠耐受。此时患儿口腔基本无动作，对棉签触碰及奶嘴触碰毫无反应，NICU 为尽早改善患儿进食功能，遂邀请我科进入 NICU 对患儿进行吞咽康复会诊。

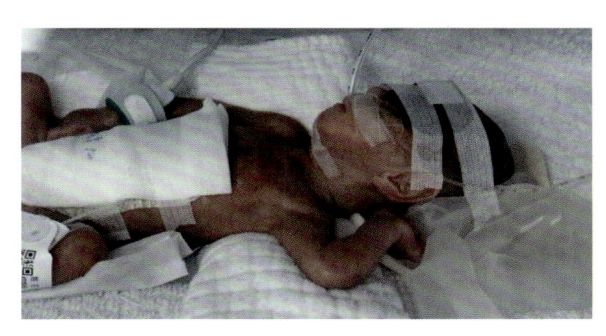

病例 26 图 1　患儿摄于 29⁺w

临床诊断：①超早产儿；②新生儿呼吸窘迫综合征；③极低出生体重儿；④新生儿窒息；⑤下腔型房间隔缺损。

功能诊断：吞咽喂养障碍。

第一阶段（29～31 w）

二、功能评估

1. 主观评估（进食相关）　患儿采用鼻胃管微量喂养，尚未采用经口喂养。鼻饲 6～8 mL/次，1次/3小时。

2. 客观评估（功能相关）　①口颜面外观检查：患儿口颜面形态完整，无明显结构异常，无明显喉鸣音；②反射检查：觅食反射及吮吸反射无法引出，吞咽反射及咬合反射可引出，反射较弱。咽反射正常；③口腔运动功能检查：患儿口腔动作较难诱发，下颌、唇、舌均处于无反应状态；④口腔感觉检查：分别刺激患儿唇周、颊侧、牙龈、上颚及舌，反应较低，口腔处于低敏感状态；⑤呼吸循环功能检查：患儿以无创呼吸机辅助通气，血氧饱和度维持94%以上，血气分析无异常；⑥照护关系评估：护士为主要喂养者，未安排"袋鼠抱"等亲子接触，患儿无明确信息传递，未能感知照护关系；⑦进食情绪及行为评估：患儿处于持续浅睡期，无明显情绪反应。

3. 标准化量表评估　①非营养性吮吸（non-nutritive suck，NNS）量表评分 18 分，小于 33 分，为经口进食高危患儿，提示口腔运动能力不足，无法连续吮吸；②早产儿经口喂养准备量表（preterm lnfant oral feeding readiness assessment scale，PROFRS）评分 10 分；③新生儿口腔运动评分量表（neonatal oral-motor assessment scale，NOMAS）评分：正常吮吸 0 分，吮吸紊乱 9 分。

三、主要问题

患儿出生 3^+ w，经过临床对症支持性治疗，生命体征逐渐平稳，已进入微量管饲建立胃肠耐受并逐步尝试经口喂养阶段。但综合评估结果，患儿目前各项功能无法达到可尝试经口营养程度，具体问题如下：

1. 吮吸、吞咽功能方面　口腔运动及感知觉均较弱，无法进行有效吮吸，无法完成超过一次的连续吞咽。

2. 呼吸功能　依赖无创呼吸机给氧，自主呼吸功能较弱。

3. 营养方式　依赖静脉营养，全胃肠营养未建立。

4. 情绪行为及照护者关系　觉醒度低，对照护者及进食无反应。

四、干预措施

1. 建立患儿专属 MDT　至少囊括 NICU 医生、康复科医生、NICU 责任护士、康复治疗师 4 种角色，必要时纳入消化科医生、营养师。

2. 呼吸方向（医疗建议）　无创呼吸机间断性脱机训练，尝试采用鼻导管给氧。

3. 胃肠耐受（医疗建议）　减少静脉营养，逐步增加管饲喂养量，建立全胃肠营养。

4. 口腔护理及 NNS 训练（护理指导）　口腔护理过程中，增加颊侧、唇、齿、舌面等部位的感觉输入。指导护士每日进行 NNS 训练，增强非营养性吮吸功能。

5. NNS 评分每日记录（护理指导）　指导护士每日进行 NNS 评分，评分接近 33 分，可尝试经口喂养。

第二阶段（32～34 w）

二、功能评估

1. 主观评估（进食相关）　患儿采用鼻胃管喂养，尝试采用经口喂养。鼻饲 10～15 mL/次，1 次/3 小时，仍少量依赖静脉营养。

2. 客观评估（功能相关）　患儿觅食反射、吮吸反射、吞咽反射及咬合反射均可引出，但反射较弱。患儿口腔动作较前增多，下颌、唇、舌均存在不连贯动作。口腔敏感度较前提升，反应增加。患儿仍依赖无创呼吸机，血氧维持 96% 以上，可短时间耐受鼻导管给氧。患儿处于浅睡期，对照护者及喂养行为稍有反应。

3. 标准化量表评估　NNS 量表评分 29 分，接近 33 分，可尝试经口喂养。PROFRS 量表评分 13 分。NOMAS 量表评分：正常吮吸 3 分，吮吸紊乱 5 分。

三、主要问题

患儿出生 6^+ w，经过康复前期的干预，其各项功能均有所提升，综合评估结果，患儿目前可尝试经口营养，需解决的具体问题如下：

1. 吮吸、吞咽功能方面　偶有连续吮吸，但持续性不足。可完成两次以上连续吞咽，但吮吸吞咽无法连续。

2. 呼吸功能　欠佳，呼吸模式异常。

3. 营养方式　未达到全胃肠营养，尝试经口营养，能力欠佳。

四、干预措施

1. 呼吸干预　无创呼吸机脱机训练；呼吸操及呼吸模式干预（病例 26 图 2）。

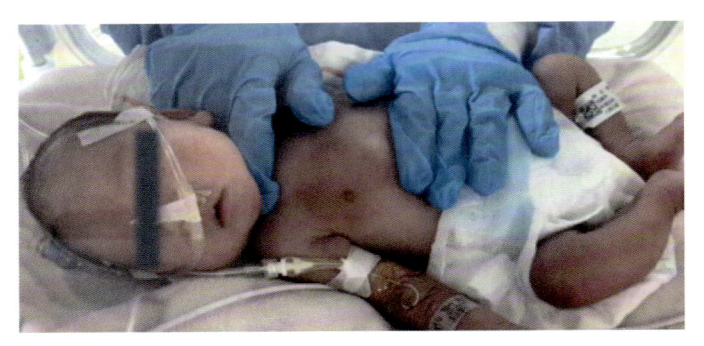

病例 26 图 2　呼吸训练

2. 口腔运动干预（oral motor interventions，OMIS）　包括口颊部刺激、唇周刺激、唇闭合刺激、舌中部刺激、吮吸反射诱导、NNS 训练等（病例 26 图 3）。

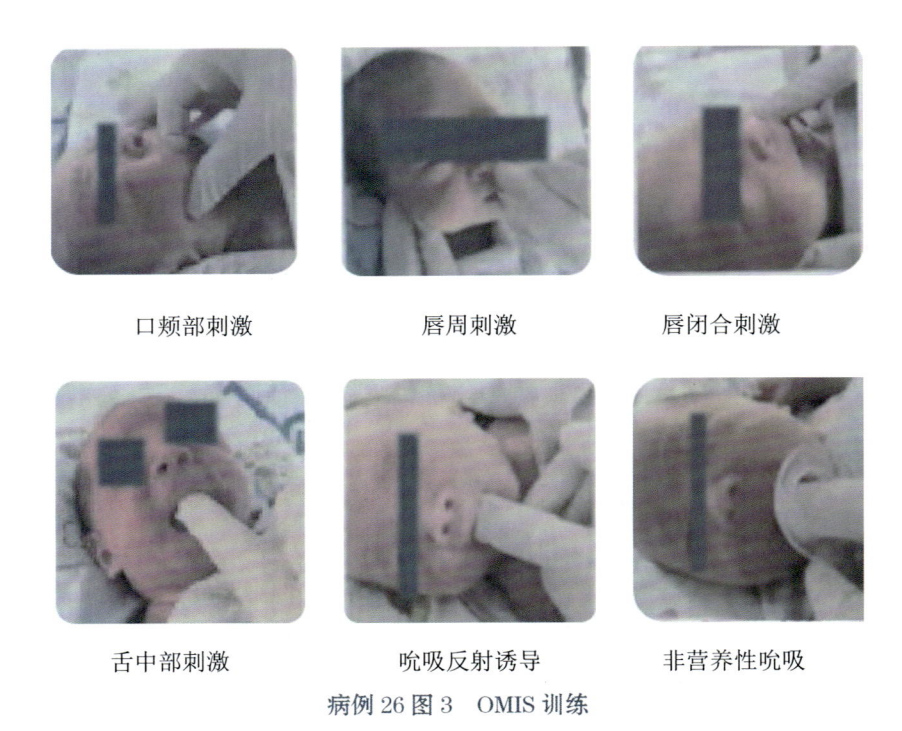

口颊部刺激　　　　　唇周刺激　　　　　唇闭合刺激

舌中部刺激　　　　　吮吸反射诱导　　　　非营养性吮吸

病例 26 图 3　OMIS 训练

3. 口腔支持训练（oral support，OS）　吮吸时给予支持性手法。
4. 经口喂养训练　注射器滴注进行单口吞咽训练、吮吸 - 吞咽连续性诱导。

第三阶段（35～36 w）

二、功能评估

1. 主观评估（进食相关） 患儿采用一次性新生儿奶瓶，经口喂养进食，20～25 mL/次，1次/3小时，侧卧进食。

2. 客观评估（功能相关） 患儿口腔动作较前增多，下颌、唇、舌可配合运动，整体协调性和节律性欠佳。鼻导管给氧，血氧可维持100%，喂奶时偶有血氧饱和度波动。患儿觉醒状态良好，照护者可感知其进食欲望。

3. 标准化量表评估 NNS量表评分57分。PROFRS量表评分30分。NOMAS量表评分：正常吮吸6分，吮吸紊乱2分。

三、主要问题

患儿出生 9^+ w，目前可经口营养，但进食状况不稳定，问题表现如下：

1. 吮吸-吞咽-呼吸协调欠佳 吮吸-吞咽速度较慢，连续性易中断。吞咽过程中呼吸支持欠佳，吮吸-吞咽-呼吸未达稳定节律1∶1∶1或2∶2∶1，血氧波动频繁。

2. 自主呼吸功能不足，无法完全脱氧 进食过程中依赖鼻导管给氧。

3. 治疗师喂养与护士喂养速率及稳定性存在差异 治疗时间之外，护士喂食较困难，进食能力不稳定。

4. 体重增长不足。

四、干预措施

1. 吮吸-吞咽-呼吸协调训练 吞咽连续性训练、呼吸抗阻训练、进食时呼吸模式干预。

2. 脱氧训练 临床支持性治疗、体位训练（病例26图4）、呼吸功能训练、脱氧训练（病例26图5）。

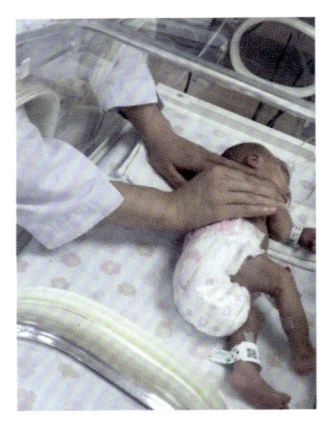

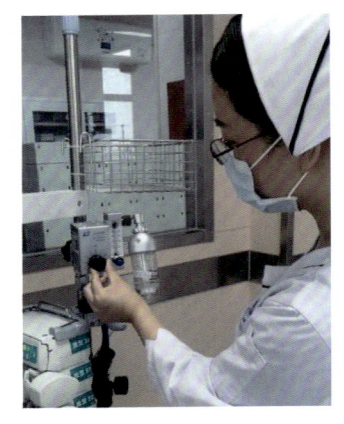

病例 26 图 4　体位训练　　　　病例 26 图 5　辅助给氧-脱氧训练

3. 营养调整　MDT 团队营养师介入；调整高热量奶粉，增加母乳强化剂；增加互动，改善患儿喂养体验；尽可能增加经口摄入奶量。

4. 喂养者培训　由治疗师对患儿责任护士进行喂食技巧的培训，提高治疗时间之外的进食状态及进食稳定性。

第四阶段：母婴同室-定期随访阶段（37$^+$w）

1. 本阶段重要性及干预目标　患儿由于超早产及极低体重，其进食相关技能的发展历程都较长，成熟度与足月婴幼儿存在一定差距。患儿对喂食状态的稳定性要求较高，例如：稳定的喂食手法、促进连续吞咽的刺激手法、区别于正常儿童抱喂的侧卧喂食体位等。同时奶瓶与奶嘴的选择、流速的控制等也是极为重要的因素。好的喂食状态，可给患儿提供稳定的技能发挥土壤，可使患儿最大限度发挥其已有技能，并连续进食，反之如果任一喂养环节紊乱不适，都有可能造成患儿找不准节律进食的节奏而出现喂养困难，甚至出现呛咳、拒食等风险。

本阶段干预目标如下：对患儿家属进行喂养相关技巧的培训，使其获得稳定的喂养能力；对患儿进行喂养护理知识的宣教，使其可完成患儿的独立喂养护理；建立随访通道，给家属提供定期随访计划及途径。

2. 培训及宣教具体内容

（1）喂养相关技巧培训：奶瓶选择（奶嘴长度、柔软度、滴度）；喂养体位；喂养过程中的技术要点；喂养时机的选择；喂养过程中亲子互动情况把握。

（2）喂养护理宣教：奶量计算；喂养时间选择；冲配奶粉方法；数据记录方法；营养监测；风险应对等。

五、治疗结局

经过 4 个阶段的团队合作及康复干预，患儿在 36^+w 进食技能已逐步完善，进食速度 $\geqslant 5$ mL/min，吞咽连续，呼吸节律稳定，并可在父母独立喂养情况下维持良好进食状态，已基本接近同月龄婴幼儿正常进食标准。体重增至 2.12 kg，达到出院标准（病例 26 表 1）。

病例 26 表 1　患儿干预期间疗效观察

日期	第一阶段	第二阶段		第三阶段				第四阶段
	2020年9月3日	2020年10月1日	2020年10月9日	2020年10月15日	2020年10月22日	2020年10月29日	2020年11月1日	2020年11月8日
RT（mL/min）	0	0.5	1	2.5	3	3.5	4	5
PRO（进食熟练度）	0	0.13	0.42	0.5	0.66	0.68	0.71	0.85
摄入奶量比	0%	10%	40%	66%	75%	88%	93%	100%
血氧波动次数	0	0	6	4	4	1	1	0
压力反应次数	7	7	7	6	4	4	2	0
体重（kg）	1.04	1.35	1.40	1.58	1.69	1.88	1.98	2.12

六、病例分析

1. 病例特点　患儿出生 26^+w，属超早产、极低体重高危儿。其出生时身体各项体征都极不稳定，伴随较多并发症，其心脏功能、肺功能、胃肠功能等都未发育完善。经过临床 3 周治疗后，患儿生命体征稍稳定，但各项进食相关反射及动作几乎为零，等待其自行发展进食技能显得极为困难，预后也较差。

2. 案例成功的经验

（1）超早期介入，放大 MDT 团队力量，分工合作，各司其责。患儿 26^+w 入院。29^+w 体征稍稳定，康复即已介入，并第一时间对患儿当前能力进行评估。此时患儿虽不具备直接接受喂养训练的条件，但早期评估，可掌握口腔功能、消化功能、呼吸功能及营养供给的当前状态，以及支持下一阶段喂养所需的功能目标，并在 MDT 团队中，进行最合适的分工：医疗团队负责基础治疗，通过药物及通气方式调整，提高患儿消化能力及基础呼吸能力；护理团队负责配合医疗团队和康复团队进行 NNS 训练及量表纪录，提升口腔功能，为吮吸－吞咽做准备；康复团队负责量表跟踪及下一步康复治疗的安排。在后续整个治疗环节，MDT 团队亦紧密合作。

（2）分阶段干预，循序渐进达成各期目标，建立良性进食行为。超早产婴儿，其能力提升跨度较大，周期亦较长，不同于成人患者。对于此类早产儿，应该遵循"有多大能力做多大事"的原则，不可强行喂养。在本案例中，我们耐心且有规划，并未"接诊即开始治疗"，而是据其能力本身，逐步设计小目标（病例 26 图 6），逐个击破，最终达到全营养。适宜其能力的分阶段干预，亦可辅助患儿逐步接受感觉输入及喂养刺激，不至于感知过载，出现不良情绪及压力反应。对其建立稳定的、良性的喂养行为，从而更加主动进食，具有非常重要的意义。

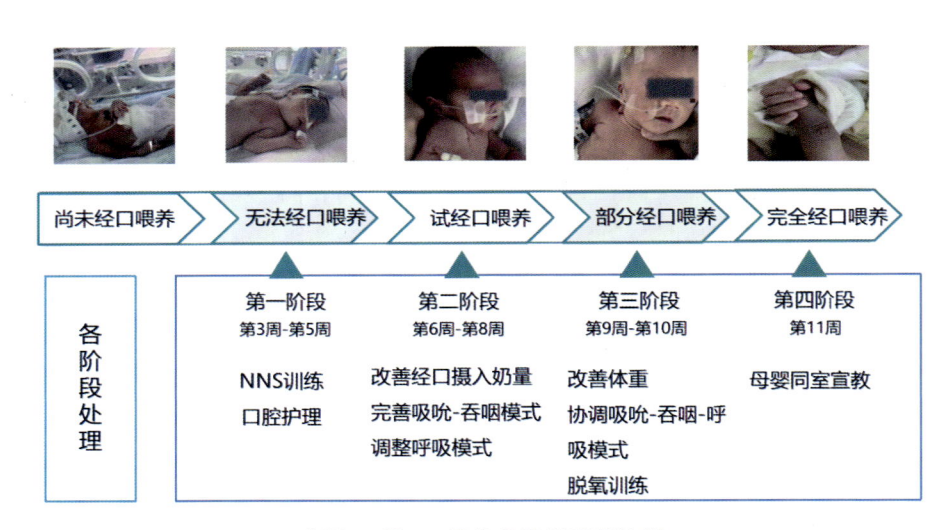

病例 26 图 6　患儿各阶段干预计划

（3）呼吸训练及呼吸模式干预的重要性。在本案例中，呼吸训练从第二阶段即开始，一直贯穿始终。呼吸支持是进食的基础，是吮吸－吞咽－呼吸整个环节得以节律性进行的关键。对于超早产高危儿，其肺功能发育本就不成熟，较多早产儿依赖呼吸机和导管给氧，始终无法在进食过程中自主协调换气，表现为进食中间断换气或不换气，血氧频繁波动甚至下降。本例从脱机训练、自主呼吸训练、呼吸抗阻及节律训练到进食中的呼吸模式干预、脱氧训练，都将呼吸能力的提升作为重点，并循序提升。以此为基础的进食训练才得到有较稳定的保障。

（4）喂养者的训练与指导，是扩大治疗效果的关键。不同于成人患者，不具备认知能力的婴幼儿以被动状态接受喂养者喂养，其进食能力的逐步熟练，需直接在被动喂食中得以稳定和增强。每一次稳定的喂食，可带来一次有效熟练，而不稳定的喂食行为，则可能达不到效果，甚至起到反作用，例如喂食时奶瓶握持不稳定，患儿始终裹不住奶嘴，或者喂食时一动不动，无法诱发连续吮吸，甚至奶瓶及一口量不合适，患儿暴露在呛咳风险中。在康复治疗阶段，治疗师每日对患儿进行一次治疗及喂养，其余时间，均由责任护士完成，后续由其家属完成喂养。故本案例中，我们对护士和家属都进行较为认真的喂养训练，手把手演示并验收喂食技能，确保康复治疗的一致性和可持续性，最终缩短康复时间，达到较好疗效。

七、病例点评

早产儿喂养障碍是目前吞咽康复学习的热点。该病例为大家展示了一个超早产患儿在 NICU 期间即接受的吞咽、呼吸和营养康复治疗。首先，病例特点鲜明，按照早产儿发育阶段进行分阶段评估，阶梯式安排治疗方案，同时建立了由 NICU 医生、康复科医生、NICU 责任护士、康复治疗师、消化科医生以及营养师组成的 MDT 团队，共同提升患儿进食和呼吸功能。其次，该病例呈现了一个完整的、全面的早产儿吞咽相关的康复评定和治疗方案。最后，该病例还强调了喂养者（NICU 护士和患儿家属）的训练与指导是扩大治疗效果的关键。对该病例的学习可以了解早产儿喂养障碍的相关知识，对初接触这部分内容的从业人员有很大的指导意义。

（病例提供者：裴 亚 古 娇 张 华 王 双

华中科技大学同济医学院附属协和医院）

（点评专家：朱伟新 金华市中心医院）

参考文献

[1] Gulati IK, Zakia S, Jadcherla SR. Approach to feeding difficulties in neonates and infants: a comprehensive overview[J]. Clin perinatol, 2020, 47(2): 265-276.

[2] Quinn JM, Sparks M, Gephart SM. Discharge criteria for the late preterm infant: a review of the literature[J]. Adv Neonatal Care, 2017, 17(5): 362-371.

[3] Hasenstab KA, Nawaz S, Lang IM, et al. Pharyngoesophageal and cardiorespiratory interactions: potential implications for premature infants at risk of clinically significant cardiorespiratory events[J]. Am J Physiol Gastroint Liver Physiol, 2019, 316(2): G304-312.

[4] 周梅, 尹华英, 程茜, 等. 无明显脑损伤早产儿早期口腔吸吮模式与6月龄时神经发育结局相关性研究[J]. 中国循证儿科杂志, 2016, 11(1): 8-12.

[5] Jadcherla S. Dysphagia in the high-risk infant: potential factors and mechanisms[J]. Am J Clin Nutr, 2016, 103(2): 622S-628S.

[6] 何洋, 李文星, 唐军, 等. 早产儿喂养不耐受临床诊疗指南(2020)[J]. 中国当代儿科杂志, 2020, 22(10): 1047-1055.

[7] Shubert TR, Sitaram S, Jadcherla SR. Effects of pacifier and taste on swallowing, esophageal motility, transit, and respiratory rhythm in human neonates[J]. Neur Motil, 2016, 28(4): 532-542.

[8] 孙静, 李东雅. 早产儿口腔运动干预的研究进展[J]. 现代临床护理, 2020, 19(3): 76-81.

[9] Grassi Angela, Sgherri Giada, Chorna Olena, et al. Early intervention to improve sucking in preterm newborns: A systematic review of quantitative studies[J]. Adv Neonatal Care, 2019, 19(2): 97-109.

[10] Constanza AP, Ana GM, Mariana RP, et al. Standardization of early feeding skills (EFS) scale in preterm infants[J]. Revista chilena de pediatría, 2019, 90(5): 508-514.

[11] Wang YL, Hung JS, Wang LY, et al. Development of a wireless oral-feeding monitoring system for preterm infants[J]. IEEE J. Bio Health Inform, 2015, 19(3): 866-873.

第六章 特殊类型吞咽障碍康复病例

第一节 ICU 经历综合征吞咽障碍康复病例

病例 27 殊途同治，万法归咽——一名 ICU 经历综合征患者的吞咽康复之路

一、病历摘要

患者男性，60 岁。

主　诉：突发左侧肢体无力、吞咽困难 6 个月余。

现病史：2022 年 12 月 10 日，患者无明显诱因突发左侧肢体无力，完善头颅 CT 提示"右侧基底节区脑出血"（病例 27 图 1），于当地医院神经内科行保守治疗。起病后，患者有饮水呛咳，但可安全经口进食糊状食物。2022 年 12 月 17 日，患者因新冠病毒加重，转该院中心 ICU 进一步治疗。ICU 治疗期间，患者有行气管插管、呼吸机通气等，进食方式改为管饲。2023 年 2 月 19 日，患者病情稳定转回普通病房。此时患者饮水明显呛咳，咀嚼无力、食物下咽困难，完全依赖管饲。后期患者在该院康复科进行了肢体康复训练及吞咽功能训练。经治疗，患者吞咽功能改善不明显，仍以管饲，于 2023 年 3 月 25 日出院。出院后，患者居家休养，继续管饲。为求改善吞咽功能、拔除鼻胃管，患者于 2023 年 6 月 28 日就诊于我科。

临床诊断：①脑出血恢复期；②气管切开状态。

功能诊断：①吞咽困难；②构音障碍；③共济失调；④呼吸功能障碍。

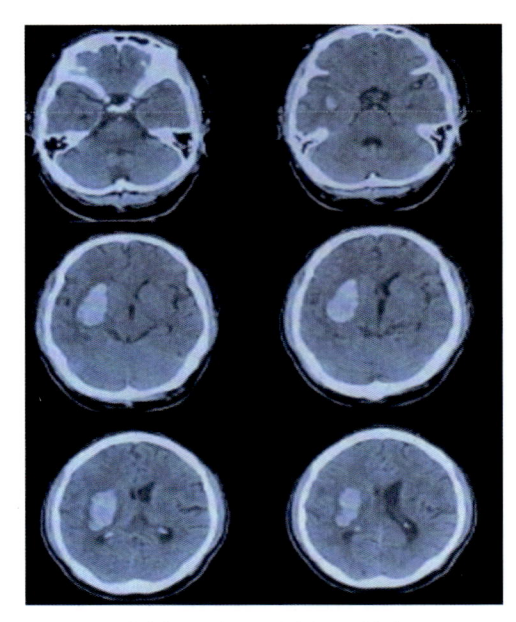

病例 27 图 1　头颅 CT 检查

二、功能评估

1. 吞咽功能评估

（1）临床评估（2023 年 6 月 28 日）：意识清楚，查体尚合作，留置鼻胃管。左侧口角下垂，流涎，缩唇、鼓腮、拢唇不能，咀嚼无力。张口幅度 1.5 cm（中度受限）。左侧面部痛触觉减退。舌体存在轻微震颤，无明显萎缩。伸舌困难，左右摆舌不能，舌舔上唇不能。左侧舌面触觉减退。左侧腭弓低垂，软腭上抬右偏。咽反射减弱，咳嗽反射减弱，呕吐反射消失。喉上抬幅度小于 2 cm，说话声音沙哑、音量低，嗓音颤抖。无自主咳嗽及清嗓。反复唾液吞咽试验 1 次 /30 秒。饮水试验 5 级。VVST-CV 提示：进食 1 号稀流质食物 3 mL 存在明显安全性受损表现，进食 3 号稀流质食物 3 mL 存在明显有效性受损表现。FOIS 分级 2 级。

（2）吞咽造影检查（2023 年 6 月 29 日）：端坐位下进食中稠（3 mL）、高稠（3 mL）两种食物。头部控制佳，口腔期：口腔控制中度障碍，食物推送重度障碍，吞咽启动延迟，存在食物唇外露和大量口腔残留。咽期：进食中稠食物显性误吸，经提示后不能将误吸食物清除。食管期无法完成评估。提示：①吞咽功能障碍（口腔期、咽期）；②显性误吸。吞咽造影检查：4 分，PAS 分级 7 级，DOSS 分级 1 级。

2. 呼吸功能评估　胸式呼吸，呼吸浅快，28 次 / 分，血氧饱和度 93%，左侧胸廓活动度下降，咳嗽有效性下降。肺部听诊闻及双下肺少许啰音。胸部 CT 提示双下肺少许炎症。膈肌超声检查（2023 年 6 月 29 日）：膈肌厚度 1.2 mm，膈肌增厚率 12.5%，膈肌移动度 8.5 mm。因患者唇闭合差，肺功能检查较迟完成。肺功能检查（2023 年 7 月 11 日）：FVC 2.47 L 65%，FEV_1 1.61 L 60%，PEF 3.9 L/min 45%，MIP 65 cmH_2O 57%。

3. 肢体功能评估　被动体位，轮椅转移。四肢肌肉萎缩，左侧肢体肌力 0～2 级，右侧肢体肌力 4～5 级。坐位平衡 1 级，站立平衡不能维持。MBI 评分 35 分。

4. 认知功能评估　神情淡漠，反应稍迟钝，对答基本切题，文化程度初中，MMSE：26 分，MoCA：23 分。

5. 营养评估　起病后体重减轻 12.5 kg，BMI 17.4，血红蛋白 95 g/L，白蛋白 31 g/L，钠 132 mmol/L，钾 3.4 mmol/L，氯 137 mmol/L，NRS-2002 评分 5 分。

6. 护理评估　口腔内分泌物残留，舌面附着白色絮状物，改良 Beck 口腔评分 16 分，口腔真菌培养阳性。

7. 心理评估　情绪低落、兴趣下降，无幻觉、妄想，自制力存在；入睡困难、早醒。HAMD 评分 21 分，HAMA 评分 10 分，PSQI 评分 15 分。

三、主要问题

1. 吞咽问题　重度的吞咽器官运动及感觉功能障碍，包括张口受限，唇舌运动、感觉差，食物推送差，咽反射减弱，吞咽启动延迟，咽喉部运动控制差，咽部分泌物残留多，显性误吸。

2. 呼吸问题　呼吸模式异常，胸廓活动度下降，膈肌萎缩及移动度下降，气道廓清能力下降，中度通气功能障碍。

3. 肢体及认知问题　左侧偏瘫（Brunnstrom 分期 3 期），平衡功能障碍。轻度认知功能障碍。

4. 营养问题　中重度蛋白质 - 能量营养不良、低蛋白血症、贫血、电解质紊乱。

5. 护理问题　口腔内真菌感染。

6. 心理问题　焦虑抑郁状态、睡眠障碍。

四、干预措施

1. 治疗思路　改善吞咽器官的运动及感觉功能,降低误吸风险;纠正呼吸模式,提高呼吸肌肌力和气道保护能力,强化吞咽-呼吸协调性;改善肢体运动及平衡功能,提高独立进食能力;纠正不良营养状态及心理状态;改善口腔清洁。

2. 吞咽功能治疗　①感觉训练:利用冷热交替刺激、味觉刺激、气脉冲刺激等改善口腔及咽部感觉,强化吞咽反射,加快吞咽启动;②运动训练:予颞下颌关节周围肌群主动、抗阻训练,改善张口幅度;予舌肌、口轮匝肌主被动训练,加强唇闭合、舌主动运动能力;练习长时程发"a"音,改善软腭上抬功能;予Masako、Shaker训练,强化咽缩肌收缩力、口舌及舌根的运动范围;予神经肌肉电刺激结合门德尔松吞咽训练,改善喉上抬;予口面部运动体操、神经肌肉电刺激、针灸,改善面瘫;③气道保护训练:应用声门上吞咽法、声带内收训练强化气道保护能力,减少渗漏与误吸;④摄食训练:强化坐位平衡,进行独立摄食的作业训练,依据VVST-CV结果展开摄食练习;⑤经颅磁刺激治疗:参考文献研究及利用近红外脑功能成像技术为患者定位刺激靶点,予双侧小脑rTMS(10 Hz,80% rMT,250脉冲)治疗。

3. 呼吸功能治疗　①体位管理:逐渐增加坐位、站立时间,增加功能残气量,改善通气功能;卧位下尽可能右侧卧;②呼吸模式纠正训练:深慢腹式呼吸,吸呼比1:(1.5~2);③胸廓活动度训练:左侧胸廓松动训练、膈肌松动训练、辅助呼吸肌松解、呼吸操训练;④呼吸肌训练:呼吸训练器训练、体外膈肌起搏器训练、徒手膈肌肌力训练逐渐过渡到最大吸气肌肌力训练;⑤咳嗽训练:咳嗽练习,呼气肌力量练习,主动呼吸循环技术;⑥强化吞咽-呼吸协调训练:训练顺序为先吸气-憋气-用力吞咽-呼气。

4. 肢体功能治疗　进行物理因子治疗及运动疗法强化肢体肌力、改善坐位平衡、降低肢体肌张力,以提高摄食中的躯干控制能力;进行独立摄食的作业训练,提高生活自理能力。

5. 护理处置　采用碳酸氢钠溶液漱口,进行负压冲洗式刷牙、清洁舌苔及鼻腔等。

6. 营养及心理治疗　①营养治疗:制订个性化食谱纠正营养状况,如提供热量30~35 kcal/(kg·d)、蛋白质1.2~1.5 g/(kg·d),补充电解质、益生菌、钙、活性维生素 D（VD）等；②心理治疗：支持性心理治疗、认知行为治疗、药物治疗（盐酸度洛西汀、右佐匹克隆胶囊）、背外侧前额叶经颅磁刺激治疗。

五、治疗结局

历时 1 个月余康复治疗，患者可安全经口饮水、进食中高稠度食物，进食量约 500 mL/餐，无误吸。呼吸平稳，腹式呼吸，可自主咳嗽、清嗓，无明显通气功能障碍。营养及心理问题明显改善。在吞咽末评后予以拔除鼻胃管。后期患者回当地医院继续进行脑卒中后遗症的康复治疗。

六、病例分析

1. 病例特点　患者起病为右侧基底节区脑出血，存在左侧肢体偏瘫及吞咽障碍（饮水呛咳，可安全经口进食糊状食物）。患者因感染新冠病毒后病情加重，在 ICU 治疗长达 2 个月之久。在转出 ICU 时，患者吞咽障碍症状较脑卒中发病时明显加重（进食困难、完全依赖管饲）。因此，患者的吞咽障碍存在由不重到重的转变。尽管患者后期在当地医院有行短期的常规吞咽治疗，但未能有明显改善。患者就诊于我科时病程已 6 个月余，存在重度的口腔期和咽期吞咽障碍、中度通气功能障碍。

2. 成功的经验

（1）重视对吞咽障碍病情转变的剖析：脑出血后的吞咽障碍因符合其疾病特点，症状在起病时即达高峰，后期并不会存在明显的症状变化。该患者起病时仅是饮水呛咳，在转入 ICU 前吞咽症状亦无改变。但患者转出 ICU 后，其吞咽障碍明显加重，完全依赖管饲。这样的症状变化，其原发疾病脑出血是不能进行合理解释的。因此，症状转变期间的 ICU 治疗经历可能会是症状加重的转折点。ICU 经历综合征（post-ICU syndrome，PICS），是指患者在 ICU 出院后新出现的或加重的身体、认知和心理功能障碍。其中身体功能障碍是 PICS 最突出症状，主要表现为肌无力、肌肉萎缩等。吞咽障碍是 PICS 患者身体功能障碍中的一种，有文献报道 ICU 患者吞咽障碍的发生率为 3%～62%。ICU 患者由于长期卧床、气管插管、机械通气、镇静等原因，可出现吞咽器官（舌、咽、喉肌等）的无力，口、咽、喉部感觉功能减退、反射减弱，甚至由于插管、气管造瘘对吞咽器官造成的直接损伤等，这都将造成吞咽功能的损害。同时，呼吸肌、躯干等肌肉发生失用性萎缩，会降低呼吸运动效率，破坏吞咽与呼吸间的协调，降低气道保护力（病例27图2）。而这又进一步增加了吞咽时的误吸风险。在本病例中，该患者吞咽障碍在ICU治疗前后发生了从不重到重的转变，我们考虑是因患者长时间的ICU治疗发生了PICS，加重了原有的吞咽障碍所导致。患者入院后的吞咽评估（重度的吞咽器官运动及感觉功能障碍、误吸）、呼吸功能评估（胸廓活动度下降、呼吸肌萎缩、中度通气功能障碍等）都支持我们对PICS的推断。与此同时，我们也曾考虑患者的吞咽障碍是否为感染新冠病毒所导致。但经过相关文献检索，大多数研究均考虑是病毒感染后的吞咽障碍与长期卧床、插管等操作有关，并未发现病毒感染与吞咽障碍间的直接关联。因此，我们认为该患者的吞咽障碍症状加重与PICS密切相关。综上，当患者存在不合理的病症时，应当追根溯源，对疾病的发生发展过程进行充分的剖析，这将有利于掌握病情及制订个性化治疗方案。

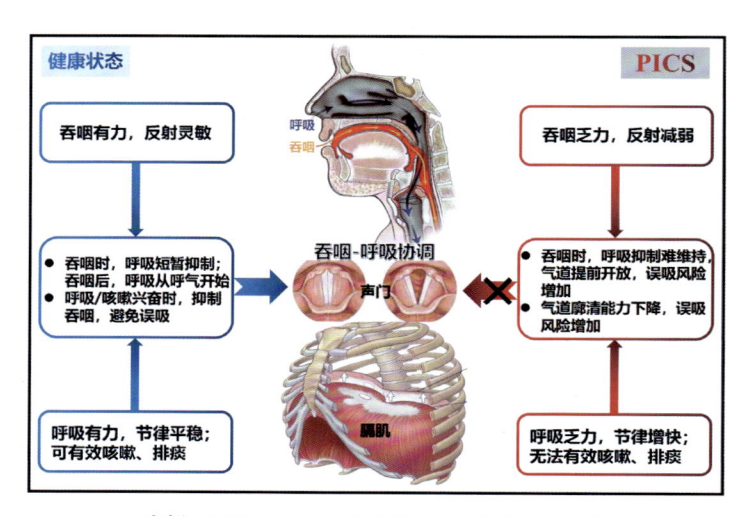

病例27图2　PICS吞咽及呼吸功能下降机制

（2）PICS吞咽障碍患者需重视呼吸功能的评估与治疗：在正常的吞咽过程中，启动吞咽时将短暂地抑制呼吸。食物下咽后，呼吸又将从呼气相开始。若在吞咽过程中气管感受到异常信号，呼吸和咳嗽行为将被兴奋，而抑制吞咽行为，这将有助于保持氧供以及排除气道异物，避免误吸。因此，精准的吞咽-呼吸协调是安全吞咽的前提。ICU治疗患者由于长时间的卧床或其他形式的制动，会导致呼吸肌乏力、疲劳、活动度下降。这将使患者的呼吸频率增快以及咳嗽保护能力下降，

第六章　特殊类型吞咽障碍康复病例

从而破坏吞咽-呼吸协调（喉闭合、呼吸暂停、食管上括约肌的精确协调）、降低气道廓清能力，增加误吸风险。由此可见，PICS 吞咽障碍患者不仅是吞咽功能本身的减退，呼吸功能的下降也将对吞咽功能造成进一步打击。因此，PICS 吞咽障碍患者的呼吸功能评估和治疗同样需要重视。在本病例中，我们对患者进行了较为详细的呼吸功能评估（如膈肌超声、肺功能检查等），这为呼吸训练的方案提供了准确的指导，例如加强呼吸模式的纠正、呼吸肌训练（体外膈肌起搏器、呼吸训练器等）、咳嗽训练、主动呼吸循环技术、吞咽-呼吸协调训练等（病例 27 图 3）。经强化呼吸训练后，患者的呼吸肌力及气道保护能力得到明显改善，误吸明显缓解。综上，我们需要重视 PICS 吞咽障碍患者的呼吸功能评估与治疗。

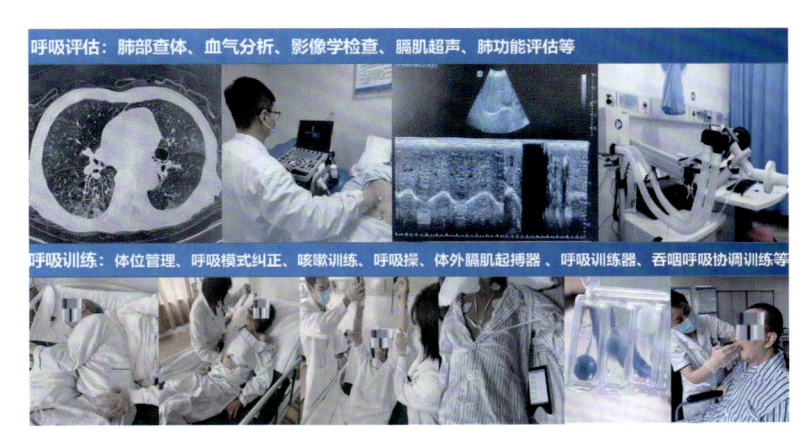

病例 27 图 3　常用呼吸功能评估及治疗技术

（3）无创神经调控技术的个性化治疗：目前，无创神经调控技术广泛应用于临床，其在吞咽障碍中的应用也得到学者们的广泛关注。目前文献报道了 M1 区、辅助运动区、小脑等部位的 rTMS 均对吞咽障碍有治疗作用。然而，如何为该患者选择最适宜的靶点尚不明确。在本病例中，我们通过近红外脑功能成像技术比较了不同刺激靶点对于该患者大脑皮层的激活程度（病例 27 图 4）。结果发现在双侧小脑 rTMS 时，患者的大脑皮层兴奋最为明显，更接近于健康人吞咽时的皮层活动状态。因此，我们最终为该患者选择了双侧小脑高频 rTMS 治疗。然而，这仅仅是在该病例中的一次探索。后期我们将继续开展无创神经调控技术精准化应用的探索，为将来吞咽障碍患者的个性化无创神经调控治疗提供参考。

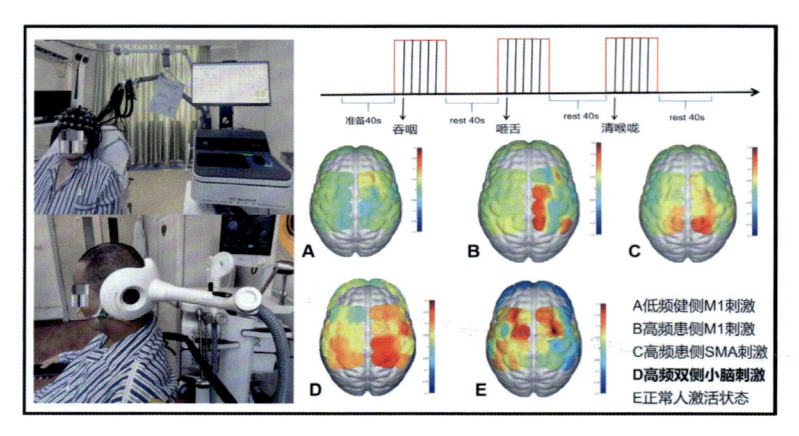

病例27图4　利用近红外脑功能成像观察不同靶点刺激后皮层兴奋性

M1：初级运动皮层；SMA：辅助运动区。

七、病例点评

　　该案例的特点在于病情疑点的抽丝剥茧，依据患者的重症经历分析出吞咽障碍加重的病因源于ICU经历综合征。这展现了该吞咽康复团队对案例病情分析的细致程度。目前，较多医疗机构的康复科已在开展重症康复，这将使得康复科需掌握重症患者常见的功能障碍。该案例给我们展示了ICU经历综合征患者的吞咽障碍表现，分析了吞咽与呼吸功能均受累的发病机制，并强调了有力的呼吸是安全吞咽的基础，呼吸功能的评估与治疗同样需要被重视。重症康复的治疗团队应掌握呼吸评估及呼吸训练的常见技术，如膈肌超声、肺功能检查、体外膈肌起搏器等。该案例还值得肯定的是为患者制定了个性化的经颅磁刺激方案。无创性脑调控技术是康复科重要的治疗手段，该案例展示了采用近红外脑功能成像技术为患者精准化选择刺激靶点。尽管这仅是该案例中的一次探索，但该精准康复治疗的思路值得认可。"重症经历寻疑点，呼吸同治把关键，精准康复疗效显，万法归咽笑容现"，这一成功案例为ICU经历综合征患者的吞咽康复提供了宝贵的参考，值得广泛推广。

（病例提供者：王微晶　陈　琳　龚秋文

中国人民解放军陆军军医大学第一附属医院）

（点评专家：施红伶　云南省第三人民医院）

参考文献

[1] 中国康复医学会吞咽障碍康复专业委员会．中国吞咽障碍康复管理指南（2023版）[J]．中华物理医学与康复杂志，2023，45（12）：1057-1072．

[2] 窦祖林．吞咽障碍的评估与治疗（第2版）[M]．北京．人民卫生出版社，2017．

[3] 中国吞咽障碍膳食营养管理专家共识组．吞咽障碍膳食营养管理中国专家共识（2019版）[J]．中华物理医学与康复杂志，2019，41（12）：881-888．

[4] 窦祖林，戴勇．ICU经历综合征的吞咽障碍与呼吸康复[J]．中华医学杂志，2023，103（26）：1975-1979．

[5] Voiriot Guillaume, Oualha Mehdi, Pierre Alexandre, et al. Chronic critical illness and post-intensive care syndrome: from pathophysiology to clinical challenges[J]. Ann Intensive Care, 2022, 12（1）: 58.

[6] Tutor James D. COVID-19 and Dysphagia in Children: A Review[J]. Dysphagia, 2023, 38（1）: 122-126.

[7] Frajkova Zofia, Tedla Miroslav, Tedlova Eva, et al. Postintubation dysphagia during COVID-19 outbreak-contemporary review[J]. Dysphagia, 2020, 35（4）, 549-557.

[8] Eren Fettah, Ozkan Bengu, Demir Aysegul. The relationship between dysphagia, respiratory functions and anthropometry in patients with multiple sclerosis[J]. Mult Scler Relat Disord, 2021, 55（undefined）: 103192.

[9] Dai Meng, Qiao Jia, Shi Zhonghui, et al. Effect of cerebellar transcranial magnetic stimulation with double-cone coil on dysphagia after subacute infratentorial stroke: A randomized, single-blinded, controlled trial[J]. Brain Stimul, 2023, 16（4）, 1012-1020.

第二节 环舌骨会厌吻合术后吞咽障碍康复病例

病例 28 环舌骨会厌吻合术后吞咽障碍患者的病例分享

一、病历摘要

患者男性，64岁，于2023年5月17日入我院耳鼻咽喉头颈外科。

主　诉：声嘶5个月，加重2个月。

现病史：患者5个月前受凉后出现声音嘶哑，噤声休息后可缓解，未与特殊处理，症状反复出现。2个月前声嘶持续加重，伴讲话费力，无失声、咽痛等不适。既往吸烟40余年（40支/日）。入院后电子喉镜（病例28图1）提示：左侧声带全程、右侧声带前1/2有外生性新生物，表面欠光滑，双侧声带活动正常，闭合时有明显裂隙。内镜窄带成像（narrow band imaging，NBI）可见大量粗大颗粒。经病理活检，最终临床诊断为：喉高分化鳞状细胞癌（声门型，$T_{1b}N_0M_0$）。此时吞咽及呼吸功能无异常。

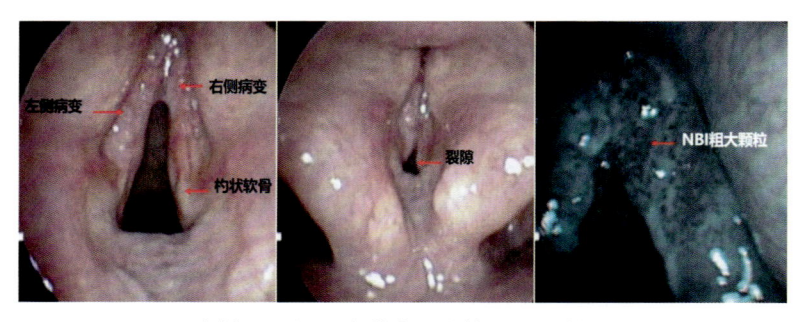

病例28图1　术前电子喉镜及NBI结果

2023年5月23日全身麻醉插管下行环舌骨会厌吻合术（crico hyoido epiglottopexy，CHEP）+气管切开。首先在2~4气管环做预防性气管切开。之后在环甲膜平面做10cm水平弧形切口，切开皮肤、皮下组织及颈阔肌，肌肉深面分离皮瓣并固定。沿颈白线切开并分离两侧带状肌直至喉体外缘，充分游离喉体。切除双侧4/5甲状软骨（遗留甲状软骨下角，避免损伤喉返神经），切开环甲膜进入喉腔，在肿块外周0.5cm完整切除肿瘤（左侧声带、左侧部分环状软骨、左侧喉室、右侧声带前4/5及部分杓会厌皱襞被切除）。先吻合右侧残余声带，保证术后发声，

第六章　特殊类型吞咽障碍康复病例

之后将舌骨与环状软骨拉拢缝合 2 层,封闭喉腔(病例 28 图 2),逐层缝合颈部组织,结束手术。

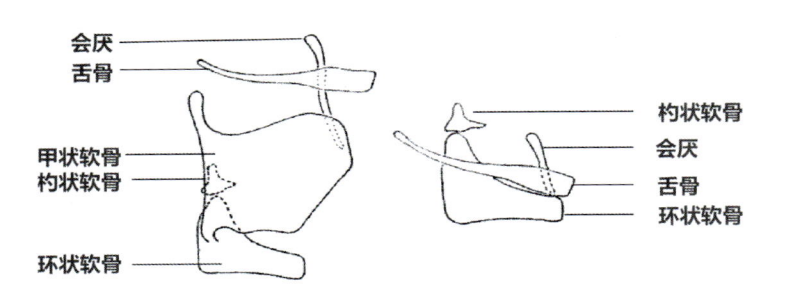

病例 28 图 2　环舌骨会厌吻合术手术示意图

2023 年 5 月 29 日封堵气管切开套管无明显呼吸困难,尝试经口进食时出现饮水呛咳,难以忍受,喉镜提示:吻合后喉腔、左侧梨状隐窝黏膜肿胀明显,唾液潴留。左侧声带全程、左侧杓状软骨大部及右侧声带前端缺如,右侧残余声带活动可,闭合可见裂隙(病例 28 图 3)。为求进一步治疗,请康复科会诊,力求改善吞咽功能(病例 28 图 4)。

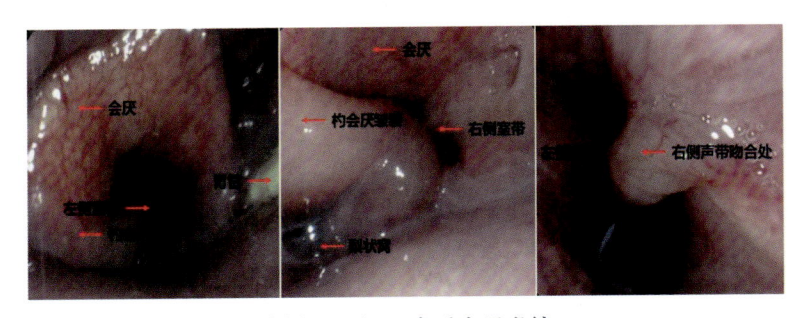

病例 28 图 3　术后电子喉镜

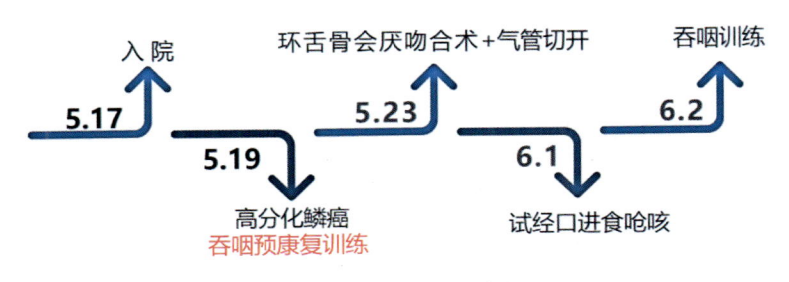

病例 28 图 4　在院流程

临床诊断：喉环舌骨会厌吻合术后。

功能诊断：①口腔期吞咽功能障碍（舌根后缩力量弱）；②咽期吞咽功能障碍（咽缩肌无力，舌骨上下肌群力量弱）；③吞咽与呼吸不协调（呼吸紊乱）；④呼吸肌力量弱；⑤咳嗽效力差。

二、功能评估

1. 吞咽功能评估

（1）吞咽筛查（2023年6月1日）：饮水试验5级；安德森吞咽困难量表评分18分；反复唾液吞咽试验1次/30秒。

（2）临床评估：舌根后缩力量较弱，喉上抬不充分，咳嗽反射减弱、咳嗽力量较弱，呕吐反射减弱，咽反射消失，其余口颜面功能均正常；颈部听诊异常，SSA评分30分，FOIS分级2级，患者依赖管饲进食，最小量的尝试进食食物或液体；才藤式分级1级，有明显的唾液误咽；喉镜吞咽功能检查（2023年6月1日）：患者进食1号食物中稠5 mL、2号食物高稠5 mL和3号食物低稠5 mL均有明显呛咳和误吸，且食物几乎全部误吸；咽期吞咽启动延迟，吞咽费力，屏气不能，咽缩肌收缩力量较弱、会厌翻转差；双侧梨状隐窝、会厌谷有明显食物残留（病例28视频1）；简易心理压力评估量表（MPAS）评分4~5分，耶鲁残留分级（YPR-SRS）：3级。

病例28视频1　2023年6月1日喉镜吞咽功能检查

2. 呼吸功能评估　①临床评估（2023年6月1日）：患者意识清醒，血氧饱和度正常，气管切开试堵管状态，痰多，质浓，黄色，可自行咳出部分黄色黏稠痰液；②呼吸模式：经口呼吸，吞咽与呼吸不协调；③呼吸频率：呼吸浅快，25次/分。

3. 嗓音功能评估　最长发声时间（maximal phonation time, MPT）：3秒，GRBAS听感知评估：G3 R2 B3 A1 S0。

4. 营养功能评估　患者身高160 cm，体重39 kg，BMI 15.2，NRS-2002评分4分，

白蛋白 41.9 g/L，血清前白蛋白 174.6 mg/L；存在营养风险。

5．护理评估

（1）健康史：患者 64 岁，已婚，孕有一子，发现高血压 10 余年，规律服用苯磺氨氯地平片 5 mg 降血压，控制可，无过敏史。

（2）症状和体征评估（2023 年 6 月 1 日）

1）全身评估：患者鼻肠管鼻饲营养，携带 9 号金属气管导管，伤口恢复良好，夜间能间断入睡，每日可自行散步。体温 36.6 ℃，脉搏 65 次 / 分，血压 142/86 mmHg。

2）局部评估：患者空吞咽时伴有呛咳；食物从气管导管溢出，痰液分泌物较多为 3 度黄色，无恶心、发热。

（3）心理 - 社会状况：患者及家属清楚病情并积极配合治疗，医疗费用的支付方式为农合医保。担心疾病预后问题，进食问题。

三、主要问题

1．吞咽功能方面　由于术后解剖结构改变，吞咽时有明显的误吸及咽部残留，呼吸道入口闭合不足；咽反射消失，呕吐反射减弱，咽期吞咽启动延迟；舌根后缩及咽缩肌力量较弱，喉上抬不充分。

2．呼吸功能方面　异常的呼吸模式，经口呼吸，呼吸与吞咽不协调，咳嗽力量较弱，呼吸肌力量较弱。

3．嗓音功能方面　患者有明显的声嘶伴费力感。

4．营养问题　存在营养不良的风险。

5．护理相关问题　①感染的危险与口腔清洁及误吸有关；② SAS 评分 64 分，中度焦虑；③疼痛视觉模拟评分法（visual analogue scale，VAS）评分 6 分，中度疼痛；④清理呼吸道低效与气管切开及气道分泌物浓稠有关。

四、干预措施

1．治疗思路　①纠正错误的吞咽与呼吸模式；②吞咽 - 呼吸协调训练；③增大咽腔压力，使食物顺利进入食管；④气道保护，尽可能降低误吸风险；⑤增强异物清除能力；⑥医 - 护 - 技紧密协作。

2．吞咽功能治疗

（1）口腔感觉训练：主要应用 DPNS 技术增进口腔肌肉功能，改善咽反射，加快吞咽启动。

（2）口腔运动训练：主要采用 Shaker 训练及 Masako 训练，增强舌骨肌群肌肉力量，改善喉上抬，降低下咽腔食团内的压力，增强咽后壁向前收缩及舌根力量，加快推进食团，减少会厌谷及梨状隐窝的食物残留。

（3）气道保护手法：主要采用超声门上吞咽法、用力吞咽法、门德尔松吞咽训练及下颌-舌-喉复合运动等手法来增加患者口、舌、咽等结构本身运动范围，增强运动力度，增强患者对感觉及运动性协调性的自主控制，保护气道，避免误吸。

（4）姿势训练结合摄食训练：选择中度稠液体及糊状食物，通过调整患者头颈部和躯干的角度，帮助食团更顺利地进入食管，防止或减少误吸。

3. 呼吸功能治疗

（1）吞咽-呼吸协调训练：纠正患者经口呼吸的错误模式，建立腹式呼吸，调整呼吸频率，嘱咐患者在深吸气后低头，让下颌尽量靠近胸骨柄，而后用力吞咽，屏住呼吸 2～3 秒放松呼气，协调吞咽与呼吸。

（2）主动呼吸循环技术：①呼吸控制训练：缓解患者紧张的呼吸肌，改善吞咽与呼吸的协调性；②胸廓扩张训练：可以松动分泌物，增强呼吸肌力量，从而增大咳嗽力量，减少痰液误吸；③用力呼气技术训练：可以移动分泌物，支撑塌陷的气道，增加气道的气流，从而增大咳嗽力量。

（3）呼吸肌力量及咳嗽训练：嘱患者深吸气同时收缩腹肌，保持喉咙和口腔张开，然后屏住呼吸 2 秒，接着用力呼气，然后正常呼吸。咳嗽训练主要采用咳嗽辅助、强制呼气法等增强咳嗽力量，促进痰液排出。

4. 护理相关治疗

（1）营养方面：经鼻肠管泵入整蛋白肠内营养液 1500 mL 及蛋白粉 40 g。将香蕉及鸡蛋调制成细碎型进行第一阶段训练，患者第 3 天顺利经口进食 460 mL 食物，鼻饲营养液降到 1000 mL。第二阶段由细泥型过渡到糊状再到流质，同时增加食物种类，患者第 5 天可以进食达到 1300 mL，鼻饲营养液 500 mL，伴随患者一口的增加，第 6 天可完全经口进食，拔除鼻肠管。

（2）心理方面：患者参加病友会，加强沟通，增加患者的信心。

（3）疼痛方面：转移患者注意力或应用氟比洛芬酯药物止痛。

（4）口腔护理：应用冲吸式口腔吸痰管空腔护理 2 次/日，保持口腔清洁。

（5）气道护理：保持气管导管通畅，予以文丘里加温加湿。

（6）出院指导：坚持舌骨肌群力量训练；超声门上吞咽法等训练；呼吸训练，维持吞咽与呼吸的协调性；进食时间不宜超过30分钟，耐力运动后不宜进食；进食需缓慢；严格控制一口量，不宜过快或太大口进食；进食体位逐渐过渡至正常体位（头部中立位）；注意清洁咽喉部及口腔，防止食物残留误入气道；不宜过早进食较硬质地的食物，以温软食物为主，不宜进食较辛辣食物。

5. 治疗间相互作用

（1）针对性的口腔感觉训练、口腔运动训练，改善患者口咽感觉，强化舌肌力量，进而增强咽肌收缩力，改善吞咽功能，使食团顺利送入食管，降低误吸风险。

（2）气道保护手法训练增强患者对感觉和运动协调性的自主控制，避免误吸、保护气道。

（3）姿势训练通过改变患者吞咽姿势，减少患者吞咽时的误吸发生率。

（4）ACBT中的呼吸控制可在一定程度上改变患者错误的呼吸方式，增强呼吸肌功能，减少呼吸做功，加快呼吸频率，增加肺泡通气，使机体运动耐受程度提高，有效改善呼吸功能。

（5）胸廓扩张运动有利于肺组织的重新扩张，并协助移除和清理过量的支气管分泌物。

（6）用力呼气技术，利用胸内等压点可以解释其在呼吸道清理方面的有效机制，由于呵气时胸内压力比咳嗽低，这种较小的气道挤压力更有利于痰液的清除，加上痰液的黏稠度成剪切力依赖关系，呵气产生的纵向剪切力可以降低痰液的黏稠度，有效地改善患者肺功能，改善患者咳嗽、排痰能力，促进患者气道的有效管理，减少肺部误吸的发生概率。

（7）营养支持为患者功能提供最基本的保障。

五、治疗结局

经过1周的治疗，患者成功拔除气管切开套管和鼻肠管，饮水试验2级，安德森吞咽困难量表73分；反复吞咽唾液试验4次；SSA评分20分；FOIS分级6级，患者可完全经口进食不需要特殊的准备，但有特殊的食物限制；才藤式分级6级，不一定要进行吞咽训练；MPT值达到15秒，声嘶也明显改善，GRBAS听感知评估G2 R1 B2 A0 S0；SAS评分36分，患者无焦虑；营养评分2分；VAS评分1分；

BMI 15.9。

喉镜吞咽功能检查（2023年6月8日）：患者进食1号中稠食物10 mL、2号高稠食物10 mL和3号低稠食物10 mL均无明显呛咳和误吸；吞咽启动正常，咽缩肌收缩力量及会厌翻转明显改善；双侧梨状隐窝、会厌谷无食物残留（病例28视频2）；MPAS评分1分，YPR-SRS分级：0级，无残留。

病例28视频2　2023年6月8日喉镜吞咽功能检查

六、病例分析

1. 病例特点　该例患者左侧声带全程和右侧声带前1/2有肿瘤生长，肿瘤分期 $T_{1b}N_0M_0$，需行环舌骨会厌吻合术。该术式需要切除绝大部分甲状软骨、声带、左侧杓状软骨、室带及部分会厌和声门下结构，导致气道保护三大屏障（会厌倒伏遮蔽喉口、室带内收、声带内收）均遭破坏，再加上咽部感觉减退和术区黏膜的肿胀，患者术后势必会出现呛咳和误吸。

2. 成功的经验　①专业技术：时序性是关键，CHEP切除部分喉体组织，致使喉解剖结构变化，损伤了喉的生理保护功能，使食团很容易呛入气管，造成误吸。且术中需行预防性气管切开来维持正常的呼吸功能，气管切开致使患者呼吸道阻力改变或消失，吞咽时无法形成声门下气压，导致患者咳嗽力量下降，降低了排痰功能，无法有效清除咽部残留物，导致气道保护机制受损。加上CHEP术后患者呼吸肌肌力低下，导致胸廓过度紧张，呼吸急促，所以需使用张口辅助呼吸，吞咽的时候呼吸也在进行，咽喉与气管同时处于开放状态，呼吸与吞咽动作协调紊乱，导致患者易出现呛咳、误吸。所以吞咽的时序性是解决患者吞咽障碍的关键，首先通过纠正患者呼吸模式，调整呼吸频率、建立正确的呼吸模式是基础，然后进行吞咽-呼吸协调训练，提高呼吸肌肌力，增大咳嗽力量，增强患者清除异物能力，建立正确的吞咽模式，有利于后续的吞咽强化训练顺利进行，最后是吞咽训练，即加强舌骨肌群的训练，改善喉上抬，增强舌根后缩及咽后壁往前膨出力量,增大咽腔压力,使食团快速通过咽腔进入食管,强化气道保护功能,避免误吸;②团队合作:医生精湛的手术为前提,治疗师专业的技术为关键,护士卓越的护理为辅助,构建了医-技-护为一体的精准康复模式,实现对患者的个体化、精细化的管理,减少术后并发症的发生,促进患者吞咽功能恢复;③患者配合:医-护-患通过"五习惯"方法充分沟通,即尊重示善,融洽关系;采集信息,引导观点;表达共情,建立信任;风险告知,知情同意;提供诊断,协商决策。患者及家属的积极配合,医患之间的有效沟通,很大程度上提高了患者的自信心,促使康复疗效达到最大化。

七、病例点评

此次病例分享了一位喉癌患者环舌骨会厌吻合术后吞咽障碍的恢复全程。首先,此类病例为器质性吞咽障碍,患者术前不存在或仅有轻度吞咽障碍,术后因为喉屏障结构的改变,呼吸、吞咽、嗓音功能均遭严重破坏,甚至出现心理障碍。因此,术前术后系统化评估、医-护-技亲密协作是成功关键,也是最值得推广的。耳鼻咽喉头颈外科、康复科、护理等多部门专家共同参与,从纠正错误吞咽、呼吸模式出发,逐渐增加吞咽、呼吸协调训练,最终达成吞咽恢复、气道保护、嗓音改善、营养康复等多重目的。其次,治疗过程中,患者因畏惧吞咽,容易出现心理障碍,拒绝配合,医-护-患通过"五习惯"方法充分沟通,抑郁持续状态得以显著缓解,促使康复疗效达到最大化。通过此次病例,为喉癌患者环舌骨会厌吻合术后的身心康复提供宝贵经验,值得广泛推广。

(病例提供者:郜 儒 谢文亮 吴建红 中南大学湘雅三医院)

(点评专家:温红梅 中山大学附属第三医院)

参考文献

[1] 林刃舆,陈建福,郭志强,等.扩大垂直半喉切除术和环状软骨舌骨会厌吻合术疗效观察和术后评估[J].中华耳鼻咽喉头颈外科杂志,2010,45(04):305-305.

[2] 中国吞咽障碍康复评估与治疗专家共识组.中国吞咽障碍评估与治疗专家共识(2017年版)第一部分:评估篇[J].中华物理医学与康复杂志,2017,39(12):881-892.

[3] 中国吞咽障碍康复评估与治疗专家共识组.中国吞咽障碍评估与治疗专家共识（2017年版）第二部分：治疗与康复管理篇[J].中华物理医学与康复杂志，2018，40（1）：1-10.

[4] 窦祖林，万桂芳.吞咽障碍康复技术[M].北京：电子工业出版社，2018.

[5] 窦祖林，孙建琴.吞咽障碍膳食营养管理中国专家共识（2019版）[J].中华物理医学与康复杂志，2019，41（12）：881-888.

[6] 窦祖林，温红梅.中国吞咽障碍康复管理指南（2023版）[J].中华物理医学与康复杂志，2023，45（12）：1057-1068.

[7] 王清燕，尹兰义，闫雅鑫，等."五习惯"医患沟通评价量表的构建及信效度研究[J].中国全科医学，2022，25（16）：1990-1994.

第三节　肌少症吞咽障碍康复病例

病例 29　兵马未动，粮草先行 —— 肌少性吞咽障碍患者康复之路

一、病历摘要

患者女性，51 岁。

主　诉：吞咽困难 8 个月余，加重 3 个月余。

现病史：患者 2022 年 10 月 4 日突起头疼头晕、步态不稳等症状，立即就诊于当地医院，经检查诊断为"脑出血（左侧额叶）"，出血量约为 10 mL，给予脱水降颅压、护脑等对症支持处理。入住 ICU 35 天病情好转转普通病房，一直留置胃管进食，期间多次给予吞咽功能筛查评估均为异常，临床表现为饮水呛咳、进食感费力、口咽腔残留多，住院期间给予常规口颜面器官功能训练，症状无明显改善，于 2023 年 1 月 12 日出院。出院后在家一直给予鼻胃管进食，2023 年 2 月起感吞咽困难进一步加重，伴有进行性体重减轻（入院前 3 个月体重减轻 20 kg）（病例 29 图 1），每天总摄入量不足 500 mL 流食，量多易反流，期间辗转多家医院进行康复治疗，无明显效果。门诊以"吞咽困难查因"于 2023 年 5 月 12 日收住我科。

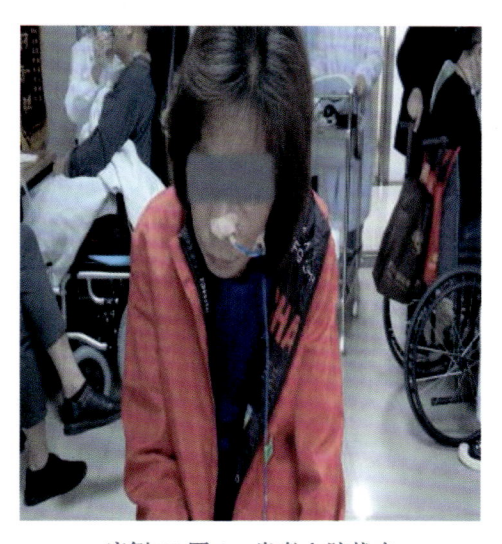

病例 29 图 1　患者入院状态

临床诊断：①肌少症；②脑出血后遗症。

功能诊断：①肌少性吞咽障碍；②认知障碍（轻度）。

二、功能评估

1. 营养评估（2023年5月12日） NRS-2002评分6分，存在营养不良风险。微型营养筛查表评分2分。患者身高158 cm，体重38.9 kg，BMI 15.6（偏瘦）。咬肌和下颌舌骨肌厚度较正常人明显变薄（病例29图2、病例29图3）。实验室检查：白蛋白29 g/L，前白蛋白99 g/L，提示重度营养不良。

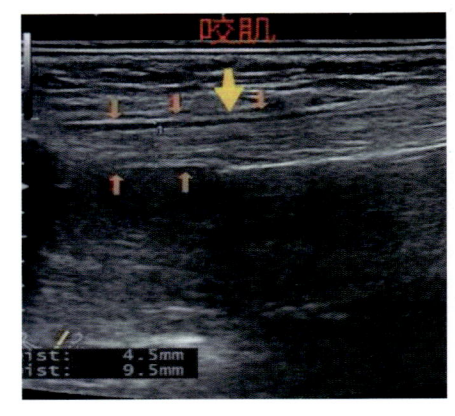

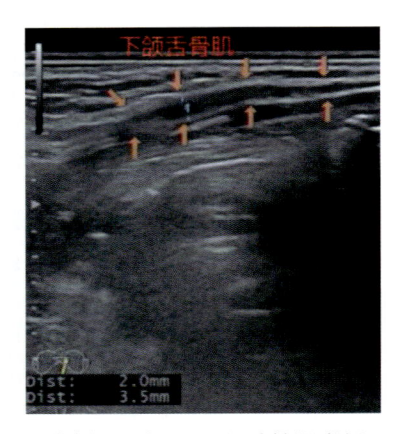

病例29图2　咬肌彩超　　　病例29图3　下颌舌骨肌彩超

2. 吞咽功能评估

（1）临床功能评估（2023年5月12日）：颈部活动喜前屈，后伸轻度受限；张口幅度2.5 cm，轻度受限；咀嚼力量不足，身体前倾或精力不集中时流涎，唇拢：略微能控制，鼓腮：偶尔漏气，舌体震颤，伸舌偏右，伴有明显震颤，伸出幅度不足，摆左/右：活动幅度不完全，舔上/下唇：小幅度动作，最长发音：4秒，自主咳嗽、清嗓减弱，喉上抬＜2 cm，反复唾液吞咽试验3次；V-VST结果显示：患者进食2号食物5 mL存在明显安全性及有效性受损表现。饮水试验5级。

（2）喉镜吞咽功能检查（2023年5月13日）：咽腔腔隙明显增宽，自发吞咽次数正常，左侧声带及杓状壁活动欠佳（考虑与胃管有关），咽腔Murray分泌物严重程度分级1级；舌根后缩、咽壁活动、双侧声带内收及外展均减弱，屏气可完成，轻触双侧杓状软骨反应正常。进食低稠度食物5 mL，会厌谷及梨状窦Yale

分级 4 级。可见食物进入气道，无用力清除表现。PAS 分级 8 级。提示：存在口、咽期吞咽功能障碍（病例 29 视频 1）。

病例 29 视频 1　治疗前喉镜检查

（3）吞咽造影检查（2023 年 5 月 13 日）：自然坐位进食中稠食物（5 mL），头部控制障碍，口腔控制轻度障碍，运送轻度障碍，咽腔腔隙明显增大，吞咽启动延迟，舌根后缩力及咽缩肌肌力稍差，会厌谷双侧有残留，梨状窦双侧较多残留，经多次反复、左转头、右转头吞咽可清除部分，进食中稠食物（5 mL）有明显误吸，有咳嗽表现，咳嗽力量稍减弱，经提示后不可将食物清除干净。提示：①吞咽功能障碍（口腔期、咽期）；②误吸（病例 29 视频 2）。

病例 29 视频 2　治疗前吞咽造影检查

3. 消化功能评估（2023 年 5 月 16 日）　超声垂直双径线法测量胃窦横截面积（cross-sectional area, CSA）（病例 29 图 4）来预估胃残余量（gastric residual volume, GRV），其估算公式为 CSA ＝ 3.142×（AP×CC）/ 4。（AP 为胃窦前后径；CC 为胃窦头骶径），GRV（mL）＝ 27.0 ＋ 14.6×CSA（cm^2）－ 1.28×年龄（y）。

该患者结果为：AP：1.48 cm，CC：4.26 cm，根据公式计算：CSA：4.95，GRV：33.99 mL。胃容量明显减少。

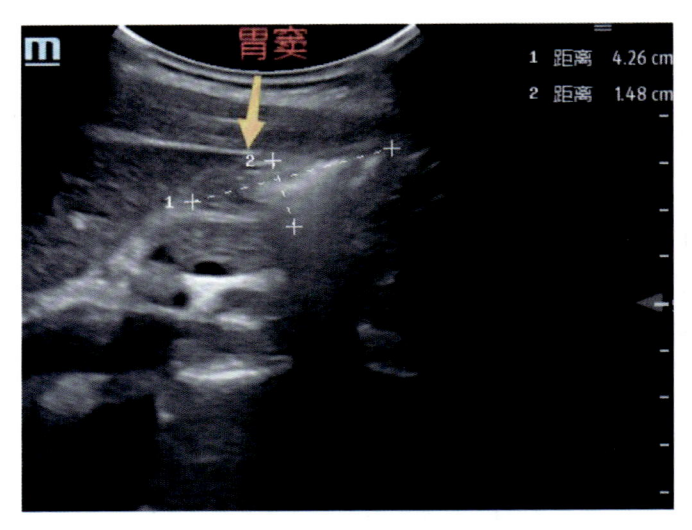

病例29 图4　超声垂直双径线法测CSA

4. 肌力肌耐力评估（2023年5月14日）　肌肉质量指数双能X线骨密度仪（densitometer or dual-energy x-ray absorptiometry, DXA）检查：低于正常对照组峰值的-2个标准差；生物电阻阻抗分析提示：体脂、骨骼肌肉量均小于正常；表面肌电图提示：舌骨上肌群波幅降低，肌电信号弱，提示肌肉收缩减少（病例29图5）；四肢肌力4级，握力：3.7 kg，小腿围：29.7 cm，步速小于1 m/s。

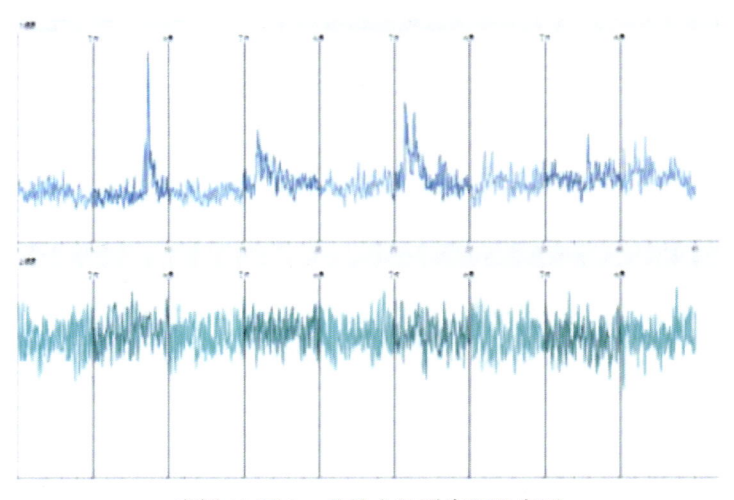

病例29 图5　舌骨上肌群表面肌电图

5．认知功能评估（2023年5月12日） MMSE（高中文化）：17分。

6．呼吸功能评估（2023年5月12日） 呼吸浅，呼吸频率20～22次/分，最长呼气时间：2分；咳嗽反射减弱。

7．护理评估（2023年5月12日） 口腔分泌物多，间歇管饲，跌倒风险评估为14分，为跌倒高风险，静脉血栓栓塞症（VTE）风险评估为低危，口腔清洁度评分10分。EAT-10评分35分。

三、主要问题

1．营养问题 存在重度营养不良；患者有吞咽功能障碍，同时伴有胃容量减少，导致能量摄入严重不足（病例29图6）。

2．吞咽功能方面 患者喉镜吞咽功能检查和造影评估显示有明显残留及误吸，同时伴有吞咽肌肌力、肌耐力不足，主要表现在进食1～2分钟即出现吞咽启动延迟、明显费力、食物含在口腔等表现。该患者吞咽功能障碍考虑与肌少性吞咽障碍可能性大，但也不排除与认知障碍导致的吞咽障碍有关。肌少性吞咽障碍的诊断标准为：①存在吞咽障碍；②存在广泛性肌少症（骨骼肌质量和力量广泛丧失）；③影像学检查（CT、MRI、超声）结果与吞咽肌肉质量的损失一致；④排除肌少症外的吞咽障碍病因；⑤肌少症是吞咽障碍的主要原因（可能存在吞咽障碍的其他原因，如脑卒中、脑损伤、神经肌肉疾病、头颈癌和结缔组织疾病）。符合①、②、③、④可明确诊断，符合①、②、④或①、②、⑤为可能诊断。该患者符合①、②、③、⑤，因此考虑该患者肌少性吞咽障碍可能大。虽然该患者有脑出血认知障碍病史，但出血量少，认知障碍程度轻。因此，综述所述，引起该患者吞咽障碍的主要原因为肌少性吞咽障碍。

3．消化功能问题 超声垂直双径线法测量CSA显示该患者胃容量减少，营养摄入严重不足。

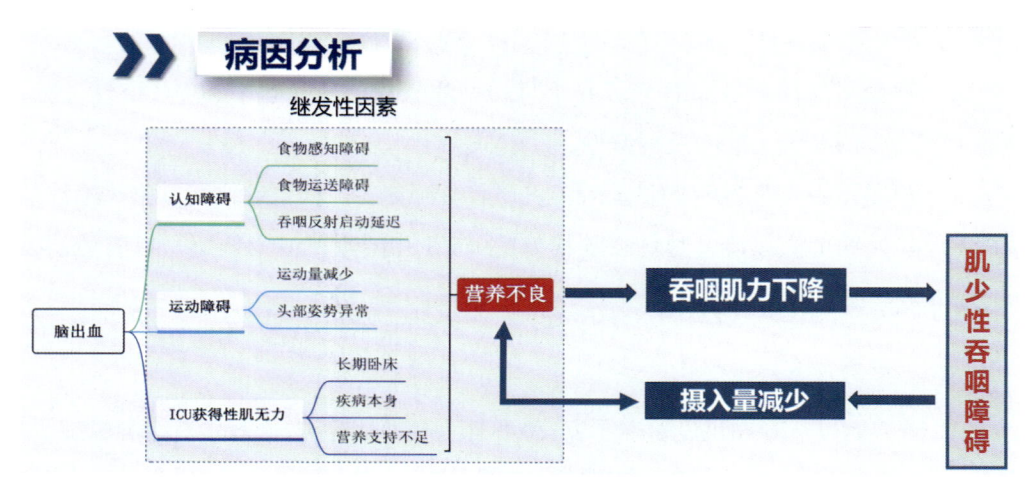

病例 29 图 6　患者主要问题分析

四、干预措施

1. 治疗思路　首先解决营养摄入问题，在营养改善的前提下进行吞咽肌肌力、肌耐力训练，改善吞咽功能，降低渗漏误吸风险，增强咳嗽功能，提高气道保护能力，医－技－护团队协同合作。

2. 吞咽功能训练　①头颈部姿势控制训练：患者肌耐力差，早期进行最大范围的自主活动以维持活动控制能力；②口腔感觉训练：应用 DPNS 技术、神经肌肉电刺激改善咽部感觉，增强咽反射，促进吞咽启动；手持感应电刺激，对唇、颊、舌内外肌、软腭用电极棒进行针对性刺激，以防止肌肉萎缩及吞咽动作的强化；③口腔运动训练：形式多样，包括口唇主被动训练、舌抗阻训练、舌肌等长/等张训练，运动方法包括使用压舌板、IOPI、或者联合肌电生物反馈疗法进行抗阻训练等；应用主动、抗阻训练结合口腔感应电刺激技术改善舌肌萎缩，促进舌运动功能；应用舌制动吞咽训练，增强咽缩肌收缩功能；下颌抗阻力训练（chin tuck against resistance，CTAR），加强舌骨肌群力量，增加咽部压力。患者端坐位，将一充气皮球放置于患者下颌处，告知患者努力缩拢下颌，使其尽量挤压皮球，如此反复做 30 次，或反复该动作 1 分钟，再放松 1 分钟，如此反复 30 次，30 次为 1 组，每天做 3 组；应用主动发"啊"音训练，改善软腭上抬功能；含纽扣牵拉做颊肌抗阻；不同硬度的牙胶进行咬肌肌力及耐力训练；舌压反馈抗阻，通过水囊大小及放置前后位置不同，通过浮标反馈来进行舌肌肌力、肌耐力训练；

利用吸舌器对舌肌进行各方向的抗阻训练；④气道保护训练：应用声门上吞咽法加强患者吞咽过程中的气道保护能力，减少吞咽过程中渗漏及误吸的发生。

3. 营养方面治疗　根据患者实际情况，通过计算得到患者营养供给目标值。患者体重为＝实际体重＋0.25×（53－37.5）＝41.37 kg，计算出患者每日所需总热量＝41.37 kg×35≈1450 kcal，蛋白质需要量＝37.5×1.2＝45 g。早期尽量给予全肠内营养干预，考虑患者胃容量小、易反流等情况，给予均浆膳＋安素粉配比成高能量密度饮食（相同容积的食物，可提供更多热卡量），同时加用了肠道菌群和促胃动力药物、中频等理疗改善胃肠蠕动，以及中医治疗：采用天枢、中脘、足三里穴位针灸治疗等。

4. 体力耐力训练　患者喜头前倾，头颈部肌肉控制力差，头部和躯干体位对吞咽功能有显著影响，因为它们可以改变吞咽通道的走向、腔径的大小以及某些吞咽器官的位置，从而影响吞咽过程的效率和安全性。因此给予头颈部肌肉放松、牵伸、抗阻训练；同时加强全身体力耐力训练，包括悬吊训练系统（Redcord 技术）等。

5. 改善认知功能　认知和吞咽息息相关，根据最新认知康复指南我们加用了美金刚、多巴丝肼、艾地苯醌等药物治疗；康复治疗：运动干预治疗、认知训练干预治疗、双重任务训练干预治疗、神经调控技术［经颅重复磁刺激（具体参数为：刺激部位左侧前额叶背外侧，频率 20 Hz，刺激时间 1 秒，刺激个数 20 个，间歇时间 35 秒，重复次数 50 次，治疗时间 21 个月）、经颅直流电］。

6. 护理方面　强化病房延伸训练，指导患者进行吞咽器官及吞咽感觉训练。关注患者口腔卫生情况，每天指导患者使用负压冲洗牙刷进行口腔清洁，选择合适的抗菌漱口液，帮助患者保持口腔清洁卫生，降低口腔感染的风险。要求患者每日记录饮食情况并坚持在科内吞咽障碍膳食群打卡，根据患者膳食情况进行调整，并定期复查患者各项营养指标。同时对患者及家属给予预防跌倒宣教。

7. 治疗间相互作用　首先，肌少性吞咽障碍会导致营养不良，营养不良反过来会加重吞咽障碍的严重程度。营养不良是导致肌少性吞咽障碍的重要继发因素。研究认为，吞咽肌萎缩是肌少性吞咽障碍的主要原因。而吞咽相关肌群如舌肌、颏舌骨肌等，Ⅱ型肌纤维占比较多，生理活动易受营养不良的影响。研究发现，营养不良导致蛋白质和维生素 D 不足，从而导致吞咽肌群功能及质量下降，引起肌少性吞咽障碍。反之，肌少性吞咽障碍由于累及全身骨骼肌及吞咽相关肌肉，肌力及肌耐力下降，导致吞咽障碍，引起进食困难、进食意愿和进食能力等均下降，造成口腔摄入量减少，进食能力减退从而增加营养不良及脱水等风险。其次，患者重度营养不良与胃容量减少之间存在治疗上的矛盾。当胃容量减少时，喂养输注过多过快容易导致反流误吸，引发吸入性肺炎。针对该患者我们选择高能量密度食物，相同体积食物能提供更多热卡。

五、治疗结局

经过2个月的康复治疗，患者体重增加了5.5 kg，各项指标均有明显改善（白蛋白36.63 g/L，前白蛋白173 g/L，血红蛋白120 g/L，BMI 17.4），实现部分经口进食，经口安全进食量可达到700 mL左右，剩余部分给予间歇管饲。转回当地医院继续康复治疗。

六、病例分析

1. 病例特点　患者中年女性，病程8个月，表现为进行性吞咽困难伴有明显消瘦，有脑出血、入住ICU病史，前期在多家医院进行常规吞咽基础训练但效果欠佳。

2. 成功的经验　首先，我们早期着重关注营养，改善营养状况，而非盲目仅进行吞咽治疗。其次，针对由于喂养输注过多过快导致的吸入性肺炎，除了常规治疗外，我们给予高能量密度食物调配。最后，吞咽训练从刚开始的感觉治疗、运动技巧为主到后期重视肌力及肌耐力提升。在临床治疗中，医务人员更多关注于疾病本身导致的吞咽障碍，而忽略肌少症等继发因素。但是，在疾病发展过程中，继发因素有可能会变成主导因素，严重影响疾病的预后和转归，使患者深陷恶性循环。这个病例让我们正确认识到：早期的识别和认知观念的改变正是成功改善肌少性吞咽障碍的关键！

改善营养状况的同时，进行吞咽肌群及全身肌肉的抗阻训练。研究表明，收缩的咬肌肌肉厚度每减少1个单位，吞咽困难的风险就会增加9.6～14.1倍，而收缩的颏舌骨肌肌肉的肌肉厚度每减少1个单位，吞咽困难的风险就会增加9.1倍。结论：老年人吞咽肌质量下降是吞咽困难的独立危险因素。尤其是收缩咬肌厚度的减少，会增加吞咽困难的可能性。

低强度的运动、蛋白质的摄入不足、合成减少以及消耗过多均会导致肌肉原料不足，机体功能障碍与营养不良，形成恶性循环，对患者预后产生不良影响。

营养干预通过调整饮食结构，有利于控制病情进展及加快疾病恢复。运动能显著增加肌肉量和肌肉力量，尤其是抗阻运动。抗阻运动对老年人的肌肉量、肌力和身体功能都有积极的生理效应，能够调节炎症因子、改善线粒体功能和神经肌肉功能，也能改善内分泌功能。因此对预防肌少症有保护和有益的作用，而缺乏运动的人群患肌少症的风险或严重程度会增加。

目前研究证实，抗阻训练联合营养补充可显著提高躯体功能、肌肉量和力量。有氧运动与抗阻运动的作用可谓并驾齐驱。有氧运动可以减少身体脂肪比例，减轻机体的慢性低度炎症，降低代谢性疾病的风险，且有氧运动还可以改善心肺功能、肌肉代谢以及整体肌肉协调能力，进一步提高老年人的活动能力。

七、病例点评

肌少性吞咽障碍是一类骨骼肌、吞咽肌质量及功能下降的吞咽障碍，常继发于高龄及失用综合征等。在临床治疗中，医务人员更多关注于疾病本身导致的吞咽障碍，而忽略肌少症等继发因素。但是，在疾病发展过程中，继发因素有可能会变成主导因素，严重影响疾病的预后和转归，使患者深陷恶性循环。这个病例资料完整、详细，评估和治疗技术紧跟吞咽障碍康复前沿，让我们正确认识到：早期的识别和治疗观念的改变正是成功改善肌少性吞咽障碍的关键！这一成功案例为肌少性吞咽障碍的康复提供了宝贵的经验，值得推广和借鉴。

[病例提供者：李媚希　吴亚岑　胡婷婷　赵　婷

湖南省人民医院（湖南师范大学附属第一医院）]

（点评专家：唐志明　佛山市第一人民医院）

参考文献

[1] de Sire A, Ferrillo M, Lippi L, et al. Sarcopenic dysphagia, malnutrition, and oral frailty in elderly: A comprehensive review[J]. Nutrients, 2022, 14 (5): 982.

[2] 李梦玲, 王艳娟, 冯辉. 一种新的概念：肌少性吞咽障碍[J]. 实用老年医学, 2021, 35 (01): 90-94.

[3] 杨明，游利．肌少症发病机制［J］．中华骨质疏松和骨矿盐疾病杂志，2018，11（04）：408-414.

[4] 李博宁，陈健尔．肌少症相关吞咽障碍的研究进展［J］．中国康复理论与实践，2020，26（03）：344-349.

[5] 黄艳能，毛忠南，高嘉敏，等．肌少症性吞咽障碍生理病理机制及治疗进展［J］．中国临床研究，2022，35（08）：1151-1155.

[6] 赵文婷，杨茗，张雪梅，等．肌少症所致吞咽障碍的研究进展［J］．国际老年医学杂志，2019，40（1）：55-58.

[7] 李雯艳，路娜，阮海慧，等．老年人肌少症性吞咽障碍患病率及危险因素的系统评价［J］．实用老年医学，2022，36（04）：390-394.

[8] Wakabayashi H, Kishima M, Itoda M, et al. Japanese working group on sarcopenic dysphagia. diagnosis and treatment of sarcopenic dysphagia: A scoping review[J]. Dysphagia, 2021, 36（3）: 523-531.

[9] 梁碧娟，李华，代林玲，等．营养干预联合抗阻运动对脑卒中继发性肌少症患者的响［J］．中国疗养医学，2024，33（01）：38-41.

[10] 冯臣，欧阳柳青，王梅．抗阻运动对老年性肌少症的改善效应研究进展［J］．中国疗养医学，2021，30（10）：1044-1047.

[11] Kang L, Gao Y, Liu X, et al. Effects of whey protein nutritional supplement on muscle function among community-dwelling frail older people: A multicenter study in china[J]. Arch Gerontol Geriatr, 2019, 83: 7-12.

[12] Shur NF, Creedon L, Skirrow S, et al. Age-related changes in muscle architecture and metabolism in humans: the likely contribution of physical inactivity to age-related functional decline[J]. Ageing Res Rev, 2021, 68: 101344.

[13] Maeda K, Akagi J. Treatment of sarcopenic dysphagia with rehabilitation and nutritional support: A comprehensive approach[J]. J Acad Nutr Diet, 2016, 116（4）: 573-577.

[14] Veldee MS, Peth LD. Can protein-calorie malnutrition cause dysphagia?[J]. Dysphagia, 1992, 7（2）: 86-101.

[15] Traylor DA, Gorissen SHM, Phillips SM. Perspective: protein requirements and optimal intakes in aging: are we ready to recommend more than the recommended daily allowance?[J]. Adv Nutr, 2018, 9（3）: 171-182.

第四节　焦虑症吞咽障碍康复病例

病例 30　走出焦虑风暴，吞咽整个春天 —— 吞咽障碍合并焦虑状态患者的治疗历程引发的思考

一、病历摘要

患者男性，51岁，已婚。

主　诉：右侧肢体无力伴吞咽困难4个月余。

现病史：患者2021年10月23日因"突发右侧肢体无力，伴饮水呛咳"急至当地人民医院，查头颅MRI：左侧脑干、左侧小脑梗死。因病情较重，次日转院至郑州某医院行"气管切开术""主动脉弓造影术，全脑血管造影术＋经皮穿刺脑血管腔内血栓取出术（基底动脉），经皮穿刺脑血管腔内球囊成形术（左侧椎动脉V4段）＋支架植入术（左侧椎动脉V4段）"，住院期间复查头颅CT提示梗死后出血，给予营养神经、抗感染等对症治疗及康复治疗；后于当地外院行康复治疗。2022年2月12日肺部感染加重转郑州某医院RICU治疗，经治疗后病情稳定出院；现（2022年3月15日）该患者为求改善吞咽功能障碍至我院神经康复科就诊（病例30图1、病例30图2）。

临床诊断：①脑梗死恢复期；②肺部感染：肺真菌感染、坠积性肺炎；③营养不良。

功能诊断：①吞咽功能障碍；②右侧偏瘫；③构音障碍；④共济失调；⑤认知障碍；⑥ADL大部分依赖。

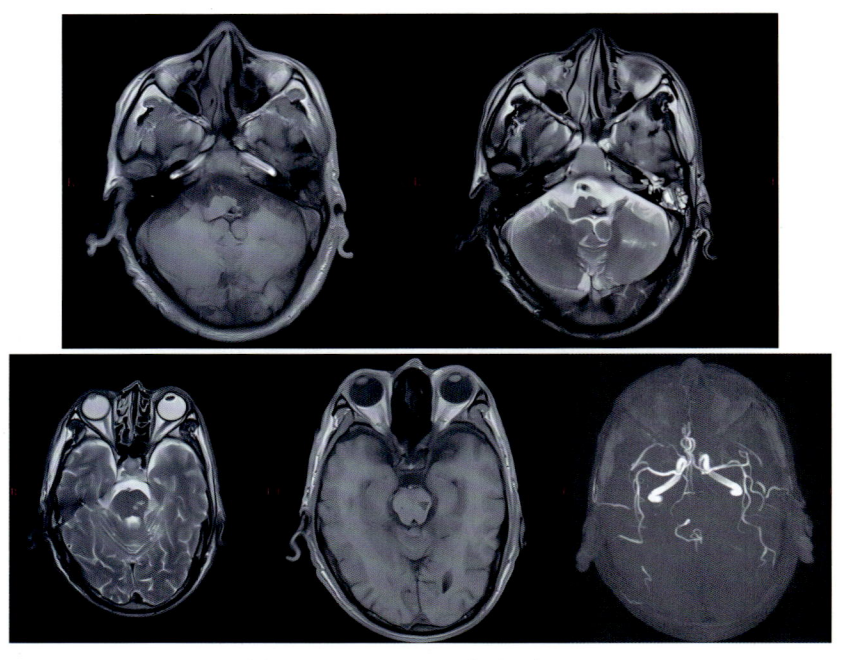

病例 30 图 1　患者入院时头颅 MRI

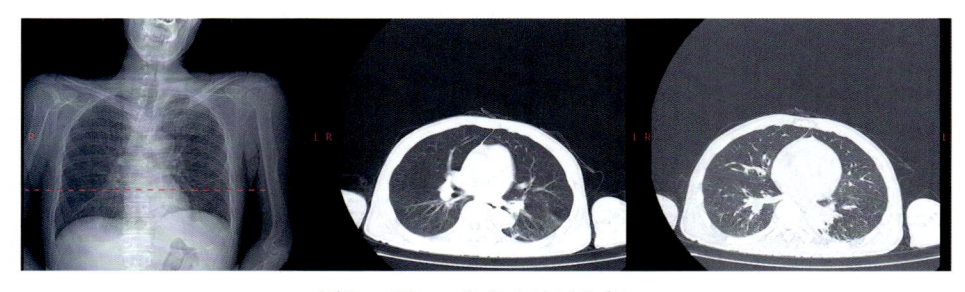

病例 30 图 2　患者入院时胸部 CT

二、功能评估

1. 吞咽功能评估

（1）临床吞咽功能评估（2022 年 3 月 16 日）：口颜面功能：颈部活动：颈部肌肉僵硬、头部明显震颤（病例 30 视频 1）；下颌运动：张口受限 0.5 cm；唇运动：垂涎不能控制、唇拢唇缩均在最小范围、鼓腮不能；舌体运动：无法配合；软腭运动：无法配合。自主咳嗽：减弱；自主清嗓：减弱；咳嗽反射：右侧缺失，左侧减弱；呕吐反射：减弱；吞咽动作：小于 2 cm；反复唾液吞咽试验（RSST 试验）：小于 5 次。

（2）喉镜吞咽功能检查（2022 年 3 月 16 日，病例 30 视频 2）：腭咽关闭（空吞）不完全；咽喉部分泌物分级：2级；Murray评分分级：2分；无自主吞咽动作；舌根后缩（空吞）减弱；咽壁活动（高调"yi"）减弱；双侧声带内收不完全；双侧声带外展不完全；屏气不能；轻触咽壁无反应。进食观察：2号食物，容积：3 mL、5 mL；无提前溢出、吞咽启动；有残留、渗漏及误吸；无咽反射、咳嗽反射；会厌谷、梨状窦中度残留。PAS分级6级：食物进入气道达气道声带以下，但可被清除气道或清除入喉部。Yale分级4级；评估结果：吞咽障碍（咽期）。

（3）吞咽造影检查（2022年3月19日，病例30视频3）：半卧位60°下，进食2号食物，头部控制差，口腔控制不良，运送不良，吞咽启动不能，进食过程中可见大量渗漏、误吸，咳嗽反射延迟，咳嗽力量差；进食过程中环咽肌开放不全；考虑：①吞咽功能障碍（口腔期、咽期）；②隐性误吸；③环咽肌开放不全。

病例30视频1 患者头部震颤明显　　病例30视频2 喉镜吞咽功能检查　　病例30视频3 吞咽造影检查

2. 呼吸功能评估　临床评估（2022年3月16日）：患者意识清醒，气管造口闭合状态，口水量大，不可自行吐出，痰量多，黄色，痰液黏稠度呈Ⅲ度，弱功能咳嗽，SCSS 2分，呼吸肌力量差，呼吸频率过快。

3. 消化功能评估　患者胃肠蠕动缓慢，反复出现胃食管反流；消化道造影提示胃体部无蠕动，胃排空缓慢；反流症状指数评分量表（reflux symptom index，RSI）＞13分；喉镜下反流体征评分（reflux findings score，RFS）9分（喉室消失2分；黏膜充血/红斑2分，声带水肿1分，喉水肿2分，喉内黏稠分泌物2分）。

4. 营养功能评估　临床评估（2022年3月16日）：患者身高178 cm，体重55 kg，BMI 17.40，体重过轻。NRS-2002评分5分，存在营养不良风险。白蛋白（2024年3月16日）38.6 g/L；总蛋白（2024年3月16日）61.7 g/L。

5. 护理评估　临床评估（2022年3月16日）：患者口腔内存在大量分泌物残留，口腔清洁度评分21分；静脉血栓栓塞症风险评估（PADUA）评分6分（高血栓风险）；

改良 Barthel 指数评分 30 分（重度依赖）。EAT-10 评分 35 分；饮水试验 5 级；反复唾液吞咽试验评分 0 分。

6. 其他量表评估　HAMA-17：27/28 分（明显焦虑）；HAMD-17：29/29 分（中度抑郁）；SAS 评分 62 分（中度焦虑）；抑郁自评量表（SDS）评分 66 分（中度抑郁）。

三、主要问题

1. 吞咽功能方面　头颈部僵硬及震颤，不可控制；张口严重受限；舌体运动差；延迟触发吞咽启动；喉上抬幅度不足；口咽腔残留；吞咽力量差；隐性误吸；吞咽呼吸协调性差；环咽肌开放不全。

2. 呼吸功能方面　阻塞性通气功能障碍；呼吸肌力差；咳嗽咳痰能力减弱；呼吸量不够。

3. 消化功能方面　胃肠动力较弱，反复胃食管反流。

4. 营养问题　营养不良。

5. 护理相关问题　口腔卫生，误吸。

6. 情绪问题　卒中后焦虑（明显）；卒中后抑郁（中度）。

四、干预措施

1. 药物治疗　脑血管疾病二级预防；控制肺部感染：抗感染、化痰等及气道管理；硫必利片（50 mg　1 次/日）控制震颤；营养管理：肠内营养（IOE 注食）；营养剂量：2044 kcal/d。MTD 模式（营养科）制订营养计划。营养科会诊共同制订营养方案。定期复查前白蛋白、肝功能、血常规等指标；每周测量体重；咬肌及腮腺肉毒毒素注射，提高下颌运动范围，减少口水分泌。

2. 综合康复治疗　运动康复：提高运动耐力；加强头控，改善肢体协调；认知功能训练：提高认知功能；语言康复：改善构音障碍；中枢调控：经颅直流电刺激（阳极：患侧咽部运动皮质区；阴极：对侧眶额叶）改善吞咽功能。

3. 吞咽功能治疗　①头颈部僵硬及震颤：给予头颈部肌肉放松按摩、PNF 牵伸放松肌肉及加强头颈部控制能力；②口咽腔感觉：给予 DPNS 技术、吞咽神经肌肉电刺激、改良气脉冲训练改善口咽部感觉，提高口咽腔黏膜敏感性，促进吞咽启动；③口咽腔运动：给予下颌肌群按摩放松肌肉、被-主动张口训练，改善张口幅度及下颌的运动范围，降低翼内肌肌张力；给予被动牵拉舌体-主动伸舌训练、舌体感应电刺激，提高舌体力量及灵活度；给予感应电刺激、改良 Shaker 训练，以改善舌骨运动范围，增加咽缩肌力量；④气道保护训练：应用超声门上吞咽联合门德尔松吞咽训练，加强患者吞咽过程中的气道保护能力，减少吞咽过程中渗漏及误吸的发生；⑤环咽肌开放：应用导管球囊扩张治疗及治疗性进食帮助患者重新学习正确的吞咽动作，建立正确的吞咽模式，促进环咽肌的正常开放。

4. 呼吸功能治疗　①改善肺部通气：运用膈肌做深缓呼吸，改变辅助呼吸肌参与的不合理的浅速呼吸方式，以提高潮气容积，减少无效腔，增加肺泡通气量，降低呼吸功耗，缓解气促症状；②呼吸力量及协调性训练：利用体外膈肌起搏器，增加膈肌移动度；增加膈肌血流量；增加膈肌耐力；应用赛克训练阻力增加，提高呼吸肌力量及改善呼吸肌协调性；③气道廓清：应用咳痰机、主动呼吸循环技术以及振荡呼气正压技术，通过呼气时的气流振动，以更高的压力和频率来调动患者近端气道的痰液及分泌物，改善气道通畅性，同时尽可能减少分泌物的误吸；④咳嗽功能训练：在患者无法完成主动咳嗽前，以哈气训练代偿咳嗽动作，帮助患者建立正确的咳嗽模式，逐步过渡至完成功能性咳嗽。

5. 消化功能治疗　①药物治疗：促进胃动力：莫沙必利片；制酸、抗反流：泮托拉唑胶囊；②中医治疗：采用靳三针特色针法以调节胃肠功能。选穴胃三针（中脘、内关、足三里）、肠三针（天枢、关元、上巨虚）。

6. 改善情绪　①药物治疗：文拉法辛（75 mg/次，1 次/日，口服），通过抑制 5-羟色胺（5-HT）、去甲肾上腺素（NE）的再摄取而增强中枢神经系统的 5-HT、NE，达到调节情绪作用；②经颅直流电刺激：阳极：左侧前额叶背外侧阴极：右侧眶额叶（OFC）；③中医治疗：采用针灸心脑同治理论（选取百会、风府以调脑，心俞、神门以调心等）；④呼吸训练联合放松训练：节律的呼吸与放松运动相结合，缓解焦虑情绪；⑤MDT 团队（心理治疗师、音乐治疗师、言语治疗师）：支持性心理指导：了解→倾听→共情→安慰、鼓励→疏导；心理疏导：陪伴守护，让患者感到轻松和舒适；消除过多的刺激，减少言语、病房环境等刺激；应激状态下，鼓励控制呼吸、呼吸放松训练等方法改善症状；探讨减轻焦虑的措施；⑥音乐治疗（Music Therapy）：a. 音乐治疗：音乐＋治疗对象＋音乐治疗师；b. 支持性音乐治疗：个体音乐治疗；音乐放松训练：旋律优美、节奏舒适的音乐缓解焦虑；吞咽训练基础上结合音乐治疗增加治疗过程中的趣味性；⑦神经学音乐治疗

(neurological music therapy, NMT)：a. 口腔运动呼吸训练（言语治疗结合音乐治疗）：改善口腔运动功能；增强呼吸控制；b. 治疗性唱歌：诱导自主吞咽。

五、治疗结局

经过长达 2 个月的治疗，出院时复查胸部 CT 提示炎症好转明显（病例 30 图 3）；可咀嚼进食少量碎冰，每次可进食高稠食物 70 mL 左右。1 个月后随访，患者可进食糊状食物，过程顺利（病例 30 视频 4）。

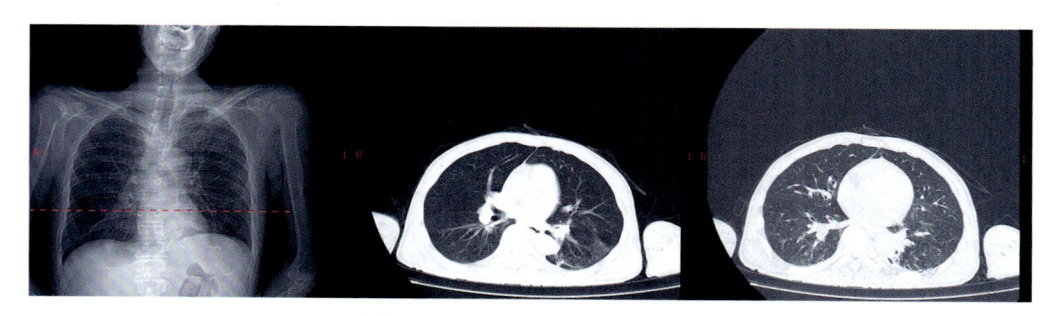

病例 30 图 3　患者出院时胸部 CT

病例 30 视频 4　出院随访进食

六、病例分析

1. **病例特点**　该患者总体病程 4 个月余，脑梗死及脑血管支架置入术后，出现重度吞咽功能障碍、右侧偏瘫、构音障碍、共济失调、认知障碍、ADL 大部分依赖等功能障碍；患者经过手术和长期的康复治疗，在疾病后期出现合并有卒中后情感障碍，甚至导致吞咽困难症状加重，影响康复疗效。

2. **治疗经验**　卒中后情感障碍是卒中后常见并发症之一，但是卒中后情感障碍与吞咽困难是否相关，并没有引起足够的重视，于是我们进行了大量的文献检索寻找依据。首先，从机制角度分析，吞咽障碍的症状及卒中后情感障碍的发生与发病部位有关。其次，卒中后情感障碍与社会心理、基因、神经内分泌等因素密切相关。有文献指出情感障碍会影响患者工作记忆、执行功能，从而影响吞咽功能。再次，我们将搜索词锁定在"吞咽障碍""情感障碍"，发现外文文献虽然有逐年增加的趋势，但是数量仍然偏少；增加"中风"这个关键词的话，文章更是少之又少。而卒中后吞咽障碍合并情感障碍发病率的数据未知。并且，在能够找到的小样本研究中，口咽性吞咽障碍合并情感障碍的发病率较高。有文章指出，高达41%的口咽性吞咽障碍患者在进餐时感到焦虑或恐慌，36%的患者因为口咽吞咽困难而避免与他人一起进餐。患有吞咽障碍的患者正在经历愤怒、焦虑和悲伤等情绪影响。在口咽性吞咽障碍患者人群中，37%（$N=34$）出现了临床相关的焦虑症状，32.6%（$N=31$）出现了临床相关的抑郁症状，其中21.3%的患者同时出现焦虑和抑郁症状。总体而言，该人群中有47.3%（$N=43$）表现出情感症状。

口咽性吞咽障碍（含卒中后）合并情感障碍两者之间的关系及预后这一领域并没有被特别关注；文献研究表明，尚不清楚这些症状是否与吞咽困难康复结果的预后较差以及吞咽困难合并症的发生率增加等有关。焦虑或抑郁对口咽性吞咽困难的发展或恶化的贡献及其在跨学科治疗策略中的作用值得进一步研究。吞咽障碍患者单纯的吞咽功能训练很难起到理想的效果。脑卒中后吞咽障碍患者在常规治疗的基础上增加心理干预能改善患者吞咽功能。

在该患者康复过程中，我们发现患者出现情绪紧张、焦虑不安、睡眠障碍等躯体症状，结合情绪情感评估，我们认为患者出现卒中后情感障碍。明确诊断后，及时调整方案，合并调整情绪的治疗方案，患者的康复疗效明显。反思过程，我们认为针对吞咽障碍患者，应该从细微处查找证据，心理问题筛查覆盖率应达到100%，必要时给予心理干预，减轻躯体症状，改善吞咽困难。同时拓展临床科研思路，开展临床研究，为临床提供更好的循证依据。

七、病例点评

这是一例脑干梗死后吞咽障碍患者，住院期间反复肺部感染、病情反复。反复的肺部感染与吞咽困难关系密切。在治疗过程中，除了给予常规的吞咽康复治疗之外，注意到了情绪问题给治疗带来的困难。查阅文献也发现，情绪情感对于吞咽困难患者来说是非常需要重视的一个部分。这给临床治疗吞咽功能障碍提供了一个思考的方向。另外我们也注意到，口咽性吞咽障碍（含卒中后）合并情感障碍两者之间的关系及预后这一领域并没有被特别关注,今后对于吞咽障碍的患者,我们应该重视这吞咽障碍患者的心理问题筛查,必要时给予心理干预,减轻躯体症状,改善吞咽困难。同时拓展临床科研思路,开展临床研究,为临床提供更好的循证依据。

(病例提供者:温小鹏 陈艳玮 郭鹏飞 李坤彬 郑州大学附属郑州中心医院)

(点评专家:卫小梅 中山大学附属第三医院)

参考文献

[1] 王少石,周新雨,朱春燕. 卒中后抑郁临床实践的中国专家共识[J]. 中国卒中杂志,2016,11(8):685-693.

[2] Lanctot KL, Lindsay MP, Smith EE, et al. Canadian stroke best practice recommendations: mood, cognition and fatigue following Stroke, 6th edition update 2019[J]. Int J Stroke, 2020, 15(4):668-688.

[3] 中国吞咽障碍膳食营养管理专家共识组. 吞咽障碍膳食营养管理中国专家共识(2019版)[J]. 中华物理医学与康复杂志,2019,41(12):881-888.

[4] 中国经颅直流电刺激脑卒中康复临床应用专家共识组. 经颅直流电刺激技术应用于脑卒中患者康复治疗的专家共识[J]. 中华物理医学与康复杂志,2021,43(4):289-294.

[5] 祁鸣,谢靖,张桂青,等. 音乐治疗配合吞咽功能训练对卒中后吞咽功能障碍患者的影响[J]. 重庆医学,2017,46(20):2823-2826.

[6] Xu C, He Z, Shen Z, et al. Potential benefits of music therapy on stroke rehabilitation[J]. Oxid Med Cell Longev, 2022, 2022: 9386095.

[7] Verdonschot RJCG. Symptoms of anxiety and depression assessed with the hospital anxiety and depression scale in patients with oropharyngeal dysphagia[J]. J Psychosom Res, 2013, 75(5):451-455.

[8] Ekberg O, Hamdy S, Woisard V, et al. Social and psychological burden of dysphagia: its impact on diagnosis and treatment[J]. Dysphagia, 2002, 17(2):139-146.

第五节 帕金森吞咽障碍康复病例

病例 31 帕金森病患者的吞咽康复

一、病历摘要

患者女性,51岁。

主　诉:右上肢不自主震颤、行动迟缓5年余,反复跌倒4年余,吞咽困难半年。

现病史:患者5年多前渐出现右上肢不自主震颤,行动迟缓,步伐变小,行走中不自主向前冲,面部表情呆板,并逐渐加重,曾就诊多家医院,诊断"帕金森病",给予"多巴丝肼、盐酸普拉克索、司来吉兰"等药物治疗有效,日常生活完全自理,可胜任从事的财务工作。4年多前做家务时不慎摔倒,致"右侧髋关节骨折",住当地医院行"髋关节置换术",术后曾卧床月余,肢体活动能力下降,且出现情绪低落、失眠,诊断"抑郁症",给予"文拉法辛"治疗。因无法胜任工作而病退。2年前和9个月前不慎跌倒,致"腰椎骨折、左侧髋关节骨折、多发性脊柱骨折、左侧肩胛骨骨折、左侧肩关节肩袖损伤、双侧多发肋骨骨折",手术治疗后卧床,原帕金森病病情也进一步加重。半年前家人发现患者言语含糊不清、声低、难以听清,张口困难、咀嚼困难、进食困难,流口水、呃逆、小便尿裤,情绪低落,精神差,体重下降约4kg,为解决吞咽问题入住我科康复治疗。

临床诊断:①帕金森病(Hoehn-Yahr分期5期);②肺部感染、低氧血症;③营养不良、低蛋白血症;④电解质紊乱、低钠血症;⑤下肢静脉血栓形成;⑥混合型焦虑抑郁;⑦脑器质性精神障碍;⑧多发性骨折术后;⑨双髋关节骨折并置换术后。

功能诊断:①吞咽障碍;②构音障碍;③运动功能障碍;④大小便功能障碍;⑤精神情绪障碍;⑥日常生活完全依赖;⑦社会参与受限。

二、功能评估

1. 帕金森病功能评估

(1) Hoehn-Yahr分期:5期。

(2) 帕金森病综合评分量表(unified parkinson's disease rating scale,

UPDRS）评分：①精神、行为和情绪：6 分；②日常活动：39 分；③运动功能：48 分；④并发症：10 分。

（3）HAMD 评分 23 分；HAMA 评分 20 分。

（4）改良 Barthel 指数评分：15 分（进食 0 分，转移 0 分，修饰 0 分，如厕 0 分，洗澡 0 分，行走 0 分，上下楼梯 0 分，穿衣 0 分，大便控制 10 分，小便控制 5 分）。

（5）拉德堡德帕金森病患者口腔运动调查问卷（ROMP-speech）评分：开期：27/35 分，关期：30/35 分。

（6）嗓音障碍指数量表（voice handicap index，VHI）评分：84/120 分。

（7）GRBAS 分级：3 级，无力声 / 气息声。

（8）疲劳严重度量表（fatigue severity scale，FSS）评分：58 分。

2. 吞咽功能评估

（1）临床评估：面具脸，强迫体位，嗅觉减退，卧床，右上肢肌力 5 级，余肢体肌力 4 级，四肢肌张力明显升高，双上肢可见不自主震颤，声低，言语含糊，无法听清，口颜面肌僵硬，张口困难，唇外展不充分，闭唇鼓腮无法配合，舌伸出、抬高重度受限，双侧和交替运动无法配合，口腔轮替率低，软腭上抬不充分，耸鼻不能，双侧睁闭眼、抬眉、皱眉轻度困难，唇、舌、下颌等器官静止状态不自主震颤，咀嚼困难，牙齿完整，进食进水口鼻均有漏出，进食困难，进食 200 mL 稀粥需 1 小时以上，咳嗽声低，咽反射减弱、呕吐反射减弱、咳嗽反射减弱、饮水试验 5 级，吞咽动作小于 2 cm，反复唾液吞咽试验 2 次 /30 秒。喉：具有发音能力，发音时间最长 5 秒，声低，音调单一，鼻化音重，言语清晰度在 10% 左右。V-VST 结果显示：患者进食 2 号食物 5 mL 呛咳，存在明显安全性受损表现。吞咽障碍问卷（swallowing disturbance questionnaire，SDQ）评分：37/45 分。慕尼黑吞咽障碍测试 - 帕金森病问卷（MDT-PD）评分：开期 68/78 分，关期 72/78 分。EAT-10 评分：开期 13/40 分，关期 16/40 分。流涎严重程度和频率量表评分：开期 4 分，关期 6 分；Radboud 口腔运动量表流涎部分（ROMP-saliva）评分：开期 20/45 分，关期 28/45 分。

（2）喉镜吞咽功能检查：咽部感觉减退、食物提前渗漏至会厌谷、吞咽启动延迟及咽缩肌运动不协调，吞咽之后双侧会厌谷、梨状窦存在少量残留，无误吸，无其他结构异常。提示：存在口腔期、咽期吞咽功能障碍，Murray 分泌物严重程度分级 1 级，Yale 分级 3 级，PAS 分级 1 级（病例 31 视频 1）。

病例 31 视频 1　喉镜吞咽功能检查

（3）功能性近红外光谱技术（functional near infrared spectroscopy, fNIRS）：吞咽皮层激活程度患侧较健侧降低（病例 31 图 1）。

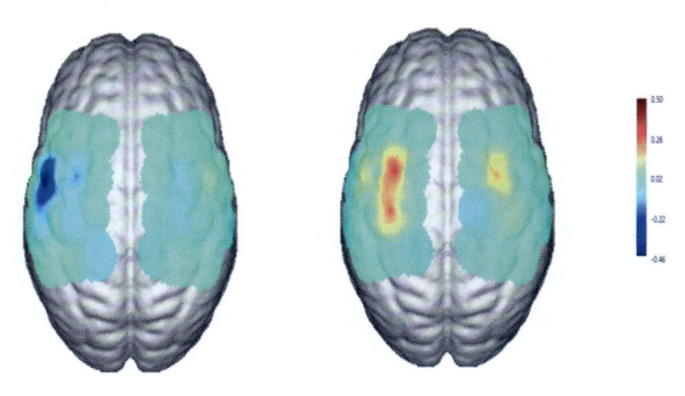

病例 31 图 1　fNIRS：吞咽皮层激活情况

3. 营养功能评估　临床评估：患者身高 160 cm，体重 45 kg，BMI 17.5，体重过轻。NRS-2002 评分 3 分，存在营养不良风险。辅助检查：肝功能：谷草转氨酶 50 U/L，谷丙转氨酶 62 U/L，总蛋白 54.7 g/L，白蛋白 33.5 g/L。

4. 呼吸功能评估　异常呼吸模式，吸气 - 吞咽 - 吸气，咳嗽反射减弱；呼吸动度减少，呼吸肌力量及耐力下降，易疲劳。

5. 护理评估　临床评估：患者口腔内存在分泌物残留、流涎，鼻胃管置管，有跌倒/坠床、压疮、误吸、VTE 的风险。

三、主要问题

1. 吞咽功能方面　存在口腔期运动功能障碍，咀嚼受损、下颌强直，食团控制不佳、口腔通过时间增加、口腔残留、食物提前渗漏至会厌谷，从而至吞咽启动延迟和咀嚼延长。咽期咽部收缩、舌-喉上抬减少，喉前庭闭合不协调至咽部残留。存在流涎及食管动力障碍，食管反流。

2．呼吸功能方面　咳嗽力弱、声低，咳嗽功能下降（半定量咳嗽强度评分 SCSS 2 分），胸廓活动度下降，呼吸肌力量及耐力下降。

3．言语功能方面　下颌/唇/舌等器官运动能力和协调能力均受到不同程度的影响，语言方面，音位后位聚焦，鼻音亢进，发音整体呈现无力声、气息声。

4．情绪问题　混合型抑郁焦虑。

5．营养问题　BMI 17.5，重度营养不良。

6．护理相关问题　口腔卫生，流涎。

四、干预措施

1．治疗思路　脑内多巴胺能神经元变性缺失及 α-突触核蛋白在神经元内蓄积是帕金森病最为突出的病理改变，这一病理改变累及脑干、皮质等非多巴胺能区域，导致吞咽皮层的激活程度降低，为吞咽障碍的中枢机制。在外周，α-突触核蛋白累及咽喉肌、食管平滑肌及咽部感觉神经，造成咽部运动及感觉功能减退，为帕金森病吞咽障碍的外周机制。帕金森病患者呼吸模式的改变，也是造成吞咽障碍的重要因素。依据帕金森病治疗指南，帕金森病治疗应当遵循三个原则，综合治疗：兼顾运动症状与非运动症状；多学科模式：采取药物治疗与运动疗法相结合，心理干预与照料护理相辅助，必要时采取手术治疗和肉毒毒素注射；全程管理：对患者做到立足当前，长期管理，以期得到长期获益。该病例治疗基于《国际功能、残疾和健康分类》（ICF）理念为患者进行个体化、针对性的评估与治疗：调整情绪；改善吞咽功能，降低渗漏、误吸风险；控制胃食管反流，减少呃逆频率；增强咳嗽功能，提高气道保护能力；纠正吞咽-呼吸时序性，全面营养支持，多学科团队协同合作。

2．吞咽功能治疗　针对口腔期口颜面肌无力、舌运动受限的问题，给予肌肉运动/感觉训练、电刺激、Masako 训练、舌压抗阻训练等，针对软腭上抬不足及吞咽启动延迟的问题，给予软腭发音、气脉冲训练、冰酸刺激及 DPNS 技术。在咽期，针对咽缩肌不协调的问题，除常规应用 Masako 训练、门德尔松吞咽训练、电刺激的治疗外，并采取了多国共识中所推荐的 LSVT-LOUD 嗓音训练，获得不错的疗效，LSVT-LOUD 嗓音训练同样应用于改善患者构音障碍，呼吸肌肉力量训练、吞咽-呼吸时序训练等帮助患者纠正错误的呼吸模式，流涎的问题通过提示性策略得到了很好的解决。患者发音较前清晰，喉头上抬和张口的幅度、反复吞咽次数及声音的响度明显提高，吞咽功能明显改善，洼田试验分级由 5 级下降到 1 级，下颌运动可以完成提升和下压动作，但负责研磨食物的侧移动、前凸、后缩没有明显改善，咀嚼能力仍然较差。针对这一问题，进一步进行超声量化评估，采取 M/B 型超声的方法对参与的舌肌、咬肌和颏舌骨肌分别进行形态学和运动速度的测定（病例 31 图 2 至病例 31 图 4），并且该病例尝试探索一种新的治疗方法——超声视觉反馈训练对患者的口腔期障碍进行强化训练，并且获得了不错的疗效。同时予 rTMS：左侧吞咽皮层，高频 5 Hz，20 分钟/（次·日）。

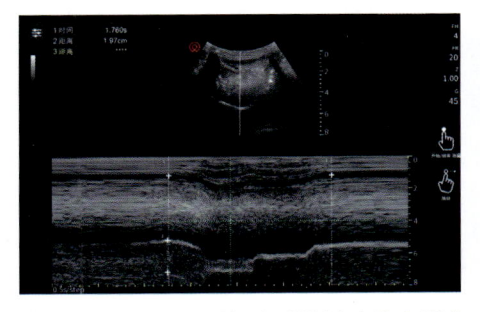

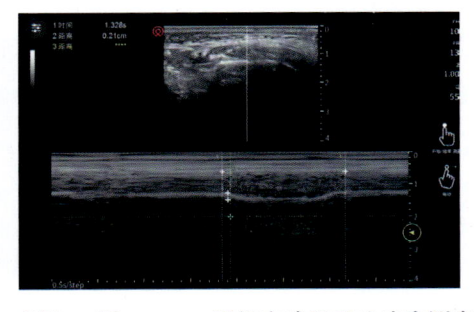

病例 31 图 2　M/B 型超声舌肌运动速度测定　　病例 31 图 3　M/B 型超声咬肌运动速度测定

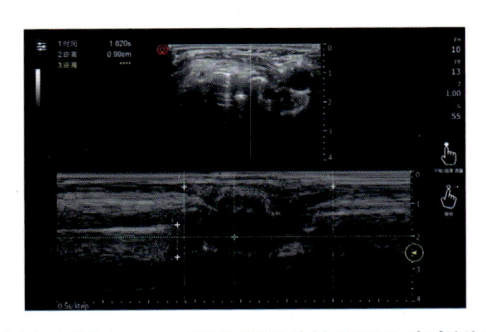

病例 31 图 4　M/B 型超声颏舌骨肌运动速度测定

3. 呼吸功能治疗　给予呼吸肌力量训练、吞咽-呼吸时序性训练、呼吸模式训练、咳嗽训练及膈肌电刺激等治疗。

4. **消化功能治疗** 药物治疗：应用莫沙必利调节胃肠动力，应用泮托拉唑制酸、抗反流。针灸：采用天枢、中脘、足三里等穴位治疗。

5. **帕金森病药物治疗** 多巴丝肼 6 小时 1 次，剂量分别为：250 mg、62.5 mg、62.5 mg、187.5 mg；盐酸普拉克索 0.5 mg 3 次/日；恩他卡朋 0.2 g 4 次/日、金刚烷胺 50 mg 2 次/日。

6. **调整情绪治疗** 文拉法辛缓释胶囊 150 mg 1 次/日，劳拉西泮 0.5 mg 1 次/晚；rTMS：左侧前额叶背外侧，高频 5 Hz，20 分钟/（次·日）；心理疏导、家属宣教。

7. **治疗间相互作用** 帕金森病口服药物治疗、运动功能康复训练、呼吸功能康复训练、调整心理药物及物理治疗、吞咽障碍康复治疗、胃肠动力药物干预等多方面综合治疗，有效降低了胃食管反流发生的频率及呃逆频率，减少了吸入性肺炎的发生风险；呼吸功能及节律的改善为患者的气道保护提供了保障，咳嗽力量的增强有效改善了患者对于气道及咽腔内分泌物的廓清能力；吞咽功能的改善有效减少了咽腔内分泌物的聚集情况；情绪的改善增加患者治疗的积极性，同时缓解了患者睡眠差、疼痛等问题，多种治疗措施相互作用，共同促成了该患者的功能恢复。

五、治疗结局

经过 27 天的治疗，患者营养不良纠正，Hoehn-Yahr 分期由 5 期提高至 4 期，UPDRS 各项评分均较入院时明显改善，UPDRS：①精神、行为和情绪：4 分；②日常活动：28 分；③运动功能：36 分；④并发症：6 分。HAMA 评分 13，HAMD 评分 10 分。改良 Barthel 指数评分 45 分。错误的呼吸模式得到纠正，吞咽和言语功能整体改善，喉头上抬距离、张嘴幅度、声音响度均提升，饮水试验 1 级，反复唾液吞咽试验 4 次/30 秒。吞咽造影检查：咽部启动延迟，咽部、会厌谷和梨状窦残留少量、环咽肌开发正常、无误吸，能够部分安全进食（病例 31 视频 2）。拔除胃管，经口进食，可完成日常简单交流，情绪明显好转，可独坐，一人辅助下可室内行走，患者出院回家。

病例31视频2　吞咽造影检查

六、病例分析

1. 病例特点　帕金森病是一种常见的中老年神经系统退行性疾病，以震颤、肌强直、动作迟缓、姿势平衡障碍的运动症状和睡眠障碍、嗅觉障碍、自主神经功能障碍、认知和精神障碍等非运动症状的临床表现为显著特征。吞咽障碍会发生在病程的某个阶段，且随着疾病进展到较重的阶段，吞咽障碍会更为常见和严重。该患者帕金森病诊断明确，缓慢加重，存在运动和非运动症状，患者反复跌倒，提示家属关注度不够，照护不佳，也是患者病情短期内进行性加重的原因之一。患者6个月前已出现张口咀嚼困难、无法进食、短期内体重下降明显、营养不良，提示吞咽障碍已长期存在，但未得到关注。患者同时存在吞咽障碍、构音障碍、运动功能障碍、大小便功能障碍、精神情绪障碍、日常生活完全依赖、社会参与受限等多方面功能障碍，致病情相对复杂。

2. 成功的经验

（1）依据帕金森病治疗指南进行诊治，帕金森病治疗应当遵循三个原则，综合治疗、多学科治疗模式、全程管理要求，进行基于ICF理念下的全面评估，为患者制订个体化、针对性的治疗方案，兼顾运动症状与非运动症状、药物治疗与运动疗法相结合、心理干预与照料护理相辅助，立足当前，长期管理，使患者长期获益。

（2）结合帕金森病患者吞咽障碍特点采取针对性治疗，予以肌肉运动/感觉训练、电刺激、Masako训练、舌压抗阻训练等，针对软腭上抬不足及吞咽启动延迟的问题，给予软腭发音、气脉冲训练、冰酸刺激及DPNS技术。在咽期，针对咽缩肌运动不协调的问题，除常规应用Masako训练、门德尔松吞咽训练、电刺激的治疗外，更采取了多国共识中所推荐的LSVT-LOUD嗓音训练，同时进行呼吸肌力量训练、吞咽-呼吸时序训练、提示性策略改善流涎问题。采取M/B型超声的方法对参与的舌肌、咬肌和颏舌骨肌分别进行形态学和运动速度的测定，并且尝试探索超声视觉反馈训练对患者的口腔期障碍进行强化训练。

（3）fNIRS作为一种脑功能神经成像技术，配合不同运动任务范式可以实时动态地监测任务状态下卒中患者皮层的激活模式并以此优化康复治疗方案。该例患者康复中期进行了fNIRS评估，结果显示左侧吞咽皮层激活程度降低。基于此，选用直接兴奋左侧吞咽皮层的神经调控模式（左侧吞咽皮层给予rTMS高频刺激）促进脑功能恢复，当然，这一个体化神经调控模式有待更大样本的研究证实其优于常规模式。

七、病例点评

帕金森病患者吞咽障碍的患病率差异很大，同疾病的严重程度有关，同时与患者、家属和医生是否意识到吞咽障碍的存在并及时评估治疗有关，以及患者是否存在认知功能障碍相关。该病例患者存在多种运动症状及非运动症状，患者入院前半年就出现张口咀嚼困难、无法进食、短期内体重下降明显，但未进行吞咽功能障碍相关康复评估及治疗，且未改善患者进食功能，致患者营养不良、吸入性肺炎，病情加重。经过基于ICF理念全面评估患者身体功能状态，并给予全面康复治疗，患者的吞咽功能、言语功能、运动功能、情绪均得到了明显的改善，从而说明在帕金森病患者中及时开展基于ICF理念全面康复评估及治疗尤为重要，针对运动症状及非运动症状全面干预将最大限度地维持患者最佳的功能状态，提高患者的生存质量。

（病例提供者：乔鸿飞　惠艳婷　西安交通大学第二附属医院）

（点评专家：张巧俊　西安交通大学第二附属医院）

参考文献

[1] [美]Debra M.Suitor，（美）Memorie M.Gosa. 吞咽障碍评估与治疗一生透视[M]. 窦祖林，主译. 北京：中国科学技术出版社，2021.

[2] 中华医学会神经病学分会帕金森病及运动障碍学组，中国医师协会神经内科医师分会帕金森病及运动障碍学组. 中国帕金森病治疗指南（第四版）[J]. 中华神经科杂志，2020，53（12）：

973-986.

[3] 中华医学会神经病学分会神经康复学组，中国微循环学会神经变性病专业委员会康复学组，中国康复医学会帕金森病与运动障碍康复专业委员会. 帕金森病康复中国专家共识[J]. 中国康复理论与实践，2018，24（7）：745-752.

第六节　皮肌炎吞咽障碍康复病例

病例32　皮肌炎吞咽障碍的康复

一、病历摘要

患者女性，68岁。

主　诉：恶心、食欲缺乏、消瘦、乏力1个月余。

现病史：患者于2020年4月5日因"恶心、食欲缺乏"在当地医院诊断为"霉菌性食管炎、反流性食管炎"，给予抑酸护胃、促进胃肠蠕动等药物治疗1周后，患者治疗效果欠佳，症状反而有所加重，为进一步治疗转入我院消化内科住院治疗。住院期间患者肺部感染加重，进食困难进行性加重，最后完全无法吞咽，卧床不起，日常生活完全无法自理。请多学科会诊检查后，患者肌酶谱升高，肌炎相关抗体阳性，副肿瘤抗体阳性；肌电图提示：神经运动神经波幅降低；头颅MRI提示：双侧额顶叶少许腔隙性脑梗死灶；胃镜提示：慢性非萎缩性胃炎；鼻咽喉镜提示：黏膜慢性充血；胸部CT提示：右肺上叶前段、中叶、左肺上叶舌段及双肺下叶基底段炎性病灶，右肺中叶大部分实变不张等。于2020年5月30日，确诊为"皮肌炎、双肺肺炎、反流性食管炎、慢性胃炎、低蛋白血症、腔隙性脑梗死、副肿瘤综合征？"等。2020年7月3日，患者肺炎控制稍稳定后，因遗留有吞咽障碍、四肢运动功能障碍、心肺功能障碍、嗓音障碍、平衡障碍等转入康复科康复治疗。

体格检查：患者精神差，鼻胃管进食，声音嘶哑，四肢肌力3级，平卧抬颈困难，伴有戈特隆征（Gottron征），眶周水肿性紫红色皮疹，头皮脱屑、红斑、颈肌萎缩，双肺呼吸音低，ADL完全依赖。

临床诊断：①皮肌炎；②双肺肺炎；③反流性食管炎；④慢性胃炎；⑤低蛋白血症；⑥腔隙性脑梗死；⑦副肿瘤综合征？

功能诊断：①吞咽功能障碍；②四肢运动功能障碍；③心肺功能障碍；④嗓音功能障碍；⑤平衡功能障碍；⑥ADL功能障碍。

二、功能评估

1. 吞咽功能及营养风险筛查（病例32表1）：

第六章 特殊类型吞咽障碍康复病例

病例 32 表 1　吞咽功能及营养风险筛查结果

症状筛查	鼻胃管进食，口腔痰液多，反复发热
EAT-10 评分	40 分
反复唾液吞咽试验	0 次
饮水试验	5 级
NRS-2002 评分	6 分

2．吞咽功能临床评估（2020 年 7 月 3 日）（病例 32 表 2）：

病例 32 表 2　吞咽功能临床评估结果

主观评估		嗜睡，精神差，鼻胃管进食，反复发热，痰多黏稠，体重减轻 10 kg
客观评估	口腔卫生差	痰液附着、分泌物多
	口颜面功能差	下颌运动：张口幅度 2 cm，咀嚼 c 级、下垂 b 级
		唇运动：流涎 c 级、唇缩 c 级、唇拢 d 级、鼓腮 d 级
		舌运动：伸舌 c 级、摆左 c 级、摆右 c 级、舔上唇 c 级、舔下唇 c 级
		软腭运动：d 级
	颈部活动度及肌力	活动度正常，肌力减退
	呼吸功能	最长呼吸时间 1 秒，胸腹式呼吸
	喉功能	音质嘶哑、自主咳嗽/清嗓均不能
	吞咽反射	咽反射减弱
		呕吐反射减弱
		咳嗽反射缺失
	吞咽动作	无
直接摄食评估	VVST-CV	安全性有效性均受损
	FOIS 分级	1 级，完全不能经口进食
	DOSS 分级	1 级，重度

3．吞咽造影检查

（1）2020 年 7 月 10 日（病例 32 视频 1 至病例 32 视频 3）：

病例 32 视频 1　1 号稀流质（侧位）　　病例 32 视频 2　2 号浓流质右转头（正位）

病例 32 视频 3　2 号浓流质左转头（正位）

从造影上可以看到患者进食 1 号和 2 号食物，口腔运送差，吞咽完全无法启动，头颈部控制差，环咽肌均完全不开放，食物完全无法咽下，且会厌谷、梨状隐窝有明显的食物残留，反复吞咽均不能清除，并伴有明显的反流，PAS 分级 8 级；咳嗽反射缺失，咳嗽力量不良。

吞咽造影检查结果：①吞咽功能障碍（口腔期、咽期）；②隐性误吸；③环咽肌完全不开放。

（2）2020 年 8 月 2 日（病例 32 视频 4 至病例 32 视频 6）：

病例 32 视频 4　1 号稀流质（侧位）　　病例 32 视频 5　2 号浓流质（侧位）

病例 32 视频 6　3 号糊状（侧位）

从造影上可以看到患者进食 1、2、3 号食物均可以咽下，环咽肌均明显开放，口腔运送尚可，吞咽启动稍有延迟，头颈部控制仍差，进食 2、3 号食物会厌谷、梨状隐窝仍有明显的食物残留，反复吞咽可清除部分，进食 1 号仍存在明显渗漏、误吸，PAS 分级 8 级，咳嗽反射缺失，咳嗽力量不良。

吞咽造影检查结果：①吞咽功能障碍（口腔期、咽期）；②隐性误吸；③环咽肌开放不完全。

三、主要问题

1. 营养障碍　体重下降 10 kg，BMI＜18，血清白蛋白低于正常。
2. 运动功能障碍　四肢乏力，不能久坐，站立不稳，不能独立行走。
3. 心肺功能障碍　活动累，气短，咳嗽无力，痰多不易咳出，反复发热。
4. 嗓音功能障碍　发音费力，声音嘶哑，音量低。
5. 吞咽功能障碍　患者鼻胃管进食，体重明显减轻，口腔卫生差，口腔感觉运动减退，颈部力量明显减退，咽反射、呕吐反射减弱，咳嗽反射缺失，自主咳嗽清嗓均不能，声音嘶哑，气短，无主动吞咽动作，直接摄食评估——VVST-CV：安全性和有效性均受损；FOIS 分级 1 级，完全不能经口进食；DOSS 分级 1 级，重度；吞咽造影检查结果：患者存在口腔期、咽期吞咽功能障碍，存在隐性误吸，PAS 分级 8 级，环咽肌完全不开放。
6. 护理问题　口腔卫生差，痰多，误吸。
7. 心理问题　焦虑、抑郁。

四、干预措施

1. 治疗思路　以患者为中心，嘱家属做好家庭支持，鼓励患者积极配合治疗，医－技－护团队协同合作，制定了综合的康复措施。医生积极治疗原发病——皮肌炎，采取了免疫抑制剂和激素治疗等，然后针对性的对症支持治疗，采用了药物治疗抗感染、祛痰止咳等降低肺部感染，痰液引流不畅及时进行纤维支气管镜治疗等。并联系了营养科为患者制定了个体化的营养方案，保障其营养供给。护理入科就对患者及家属进行了健康宣教，加强患者及家属对吞咽障碍的正确认识，同时为更好的保障患者营养供给，及时拔除了患者鼻胃管，予间歇性管饲肠内营养以及静脉肠外营养共同保障患者营养供给。同时加强了口腔护理，保障患者口腔清洁，减少误吸和肺部感染，加强了体位管理，定期为患者翻身叩背、机械辅助排痰促进痰液引流。同时进行心理疏导，缓解患者焦虑和抑郁，帮助患者建立康复的信心。针对患者存在的功能障碍，康复治疗团队安排了（运动康复、生活康复、呼吸治疗、语言康复、针灸等综合的康复治疗措施。运动康复、生活康复治疗师通过被动、助动、主动等运动方式加强患者四肢运动，维持关节活动度，防止肌肉萎缩，预防深静脉血栓，提高四肢肌力和耐力，提高活动能力。呼吸康复治疗师利用气道廓清技术等帮助患者将痰液排出，减少气道阻塞，改善通气，提高心肺功能。语言康复治疗师采用口腔感觉运动训练技术、气道保护手法、呼吸训练、嗓音训练、神经调控技术等，改善患者吞咽和嗓音功能。针灸医师采用辨证论治的方法进行针刺治疗等，改善肢体乏力和吞咽功能。

2. 营养干预措施　营养科为患者制订个体化营养计划，护理方面拔除患者鼻胃管，予间歇性管饲（IOG）肠内营养以及静脉肠外营养保障患者营养供给（病例32表3）。

病例32表3　患者营养管理处方

途径	肠内营养		肠外营养
	时间	量	
间歇管饲（IOG）	6：30～7：00	水200 mL	①复方氨基酸18-AA 250 mL 1次/日静脉滴注 ②脂肪乳250 mL 1次/日静脉滴注
	7：30～8：00	45 g营养粉＋200 mL水	
	10：30～11：00	45 g营养粉＋200 mL水	
	14：00～14：30	45 g营养粉＋200 mL水	
	17：30～18：00	45 g营养粉＋200 mL水	
	20：30～21：00	45 g营养粉＋200 mL水	
体位	进食后保持30°～60°		

第六章　特殊类型吞咽障碍康复病例

3. 运动功能干预措施　运动康复、生活康复治疗师通过被动、助动、主动运动方式加强患者四肢运动，维持关节活动度，防止肌肉萎缩，预防深静脉血栓，提高四肢肌力和耐力，提高活动能力。

4. 心肺功能干预措施　医生采用了针对性的抗感染、祛痰药物治疗和纤维支气管镜治疗，药物雾化吸入治疗，护理采取了俯卧位体位引流痰液，RT治疗师利用气道廓清技术等帮助患者将痰液排出，减少气道阻塞，改善通气，提高心肺功能。

5. 嗓音功能干预措施　发音的动力源是呼吸，通过呼吸训练，让患者吹口哨、纸巾等缩唇呼吸训练，推掌发"啊"训练，克服气息音和费力音。

6. 吞咽功能干预措施　语言康复治疗师采取了以下措施。

（1）口腔感觉运动训练技术：治疗师利用冰棉签刺激咽后壁、软腭、舌后根、两颊等增加口腔感觉输入，刺激软腭运动，诱发吞咽启动，加强吞咽反射；利用吸舌器牵拉舌肌，改善舌肌的活动度和力量；利用咬压棒让患者咀嚼训练改善下颌的控制，增加咀嚼肌的力量；利用气脉冲刺激咽后壁，诱发和加快吞咽启动；利用湿巾纸或纱布进行舌压抗阻训练，增加口腔压力（病例32图1、病例32图2）。

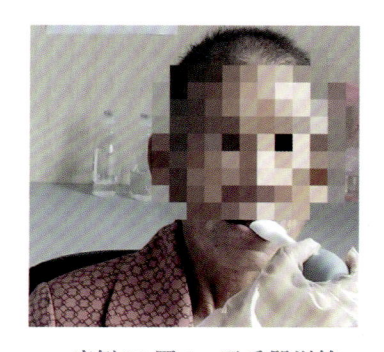

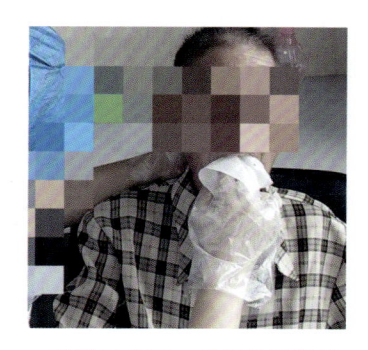

病例32图1　吸舌器训练　　　　病例32图2　舌压抗阻训练

（2）头颈部控制训练：治疗师指导患者头颈部的主动抗组训练，增强头颈部的控制（病例32图3）。

-339-

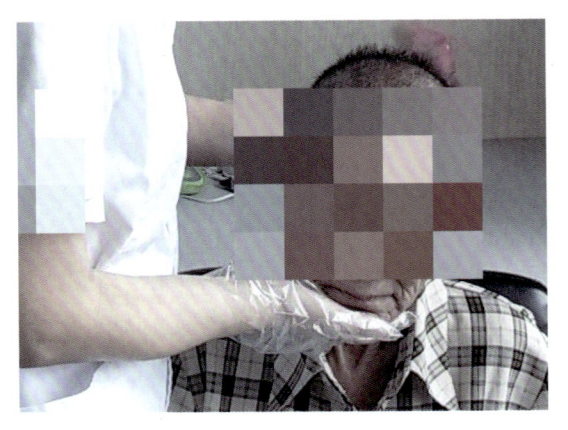

病例32 图3　下颌抗阻训练

（3）Masako训练（舌制动法）：治疗师嘱患者向外伸出舌体，让其用牙齿轻轻咬住舌中部分；治疗师用湿巾纸将患者舌部固定住，嘱患者做主动吞咽动作（病例32 图4）。此方法是让患者吞咽时通过对患者的舌头制动，增加舌根的力量，使咽后壁前突贴近舌根部，可延长舌根与咽喉壁的接触时间，从而增加咽腔内的压力，加快食团的推进。

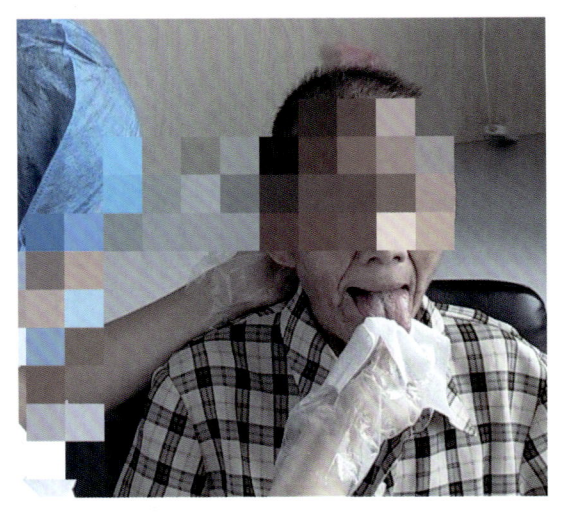

病例32 图4　Masako训练

（4）Shaker训练法（头抬升训练）：患者仰卧于床上，尽量抬高头，但肩不能离开床面，眼睛看向足趾，重复数次（病例32 图5）。此方法可增强舌-喉复合体

第六章 特殊类型吞咽障碍康复病例

向前运动，促使增强食管上括约肌开放的力量，降低下咽腔内的压力，从而使食团通过食管上括约肌入口时阻力减弱，改善吞咽后食物残留和误吸。

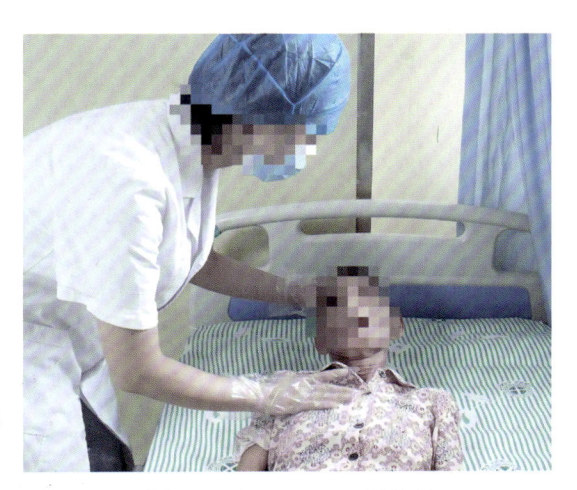

病例 32 图 5　Shaker 训练法

（5）吸吸管训练：治疗师指导患者口腔含住一端吸管，让其用力吸吮吸管维持几秒，重复数次训练，可增加患者舌喉上抬的幅度（病例 32 图 6）。

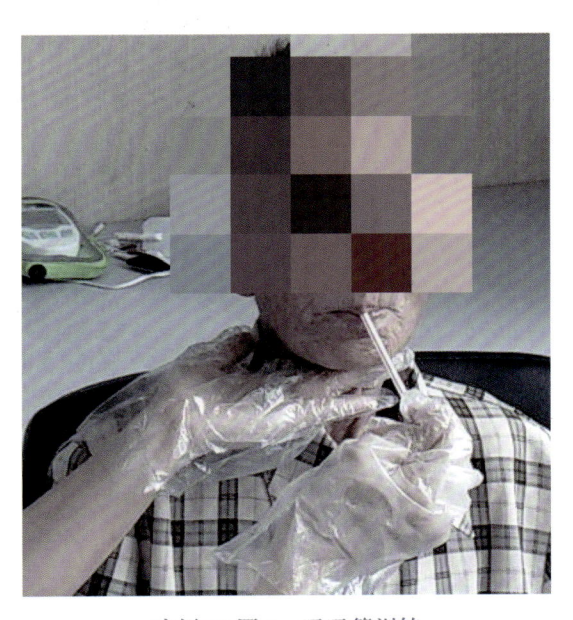

病例 32 图 6　吸吸管训练

（6）气道保护手法：①采用用力吞咽法。冰刺激、吸舌器等训练时，让患者吞咽时用力向下咽，可使吞咽相关的肌肉收缩，增加口咽腔内的压力，增加吞咽的力量；②采用声门上吞咽法和超声门吞咽法。让患者学会吸气后屏气维持几秒，再用力吞咽时并保持屏气，吞咽后再用力咳嗽，增加患者吞咽过程中的气道保护能力，减少吞咽过程中渗漏及误吸的发生；③采用门德尔松吞咽训练。嘱患者吞咽时用舌尖顶住硬腭，屏住呼吸，以此位置保持数秒，同时让患者两手指置于甲状软骨、环状软骨上方，感受喉部上抬。注意要让患者感觉喉部上抬，上抬诱发出来后，再让其有意识的保持上抬位置。此法可增加吞咽时喉抬升的幅度，并延长抬升后保持不降的时间，因而也能增加环咽肌开放的宽度和时间，起到治疗作用。

（7）呼吸训练：通过让患者吹气纸巾、口哨、气球等缩唇呼吸训练，训练呼吸控制能力，改善吞咽和呼吸的协调能力（病例32图7）。利用呼吸训练器训练，锻炼患者呼吸肌力量和耐力；有效咳嗽训练帮助患者提高咳嗽能力，增加气道保护能力，降低误吸的风险，具体操作就是让患者先吸气然后屏气，维持几秒，尝试腹部收缩用力咳嗽。

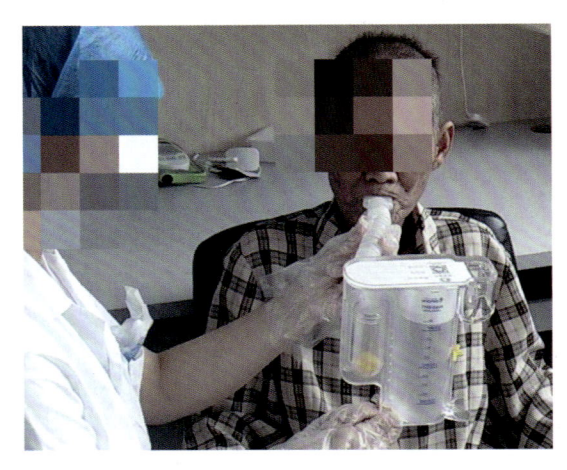

病例32图7　呼吸训练器训练

（8）神经调控技术：通过外周神经调控技术——神经肌肉电刺激治疗，促进颈部、咽部的神经肌肉收缩，增加颈部、咽部的肌肉力量，每天1次，时间20分钟左右。中枢神经调控技术，采用了阿米磁经颅磁刺激治疗进行中枢调控（病例

第六章 特殊类型吞咽障碍康复病例

32 表 4，病例 32 图 8 至病例 32 图 10），每天 1 次，时间 20 分钟左右，通过定位左侧前额叶背外侧皮质区，调整患者情绪，改善抑郁状态，定位咽部运动皮质区和舌骨上运动皮质区，改善其吞咽功能。

病例 32 表 4　阿米磁经颅磁刺激治疗

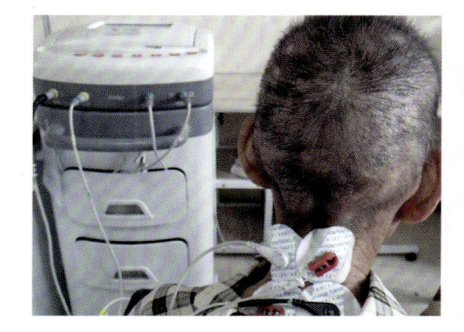

频率	刺激部位	刺激强度	刺激脉冲数	治疗时间
5 Hz	健侧咽部运动皮质区	90% rMT	500	14 天
1 Hz	舌骨上运动区	120% rMT	1200	5 天
5 Hz	左侧前额叶背外侧皮质区	100% rMT	1200	5 天

病例 32 图 8　颈部电刺激治疗

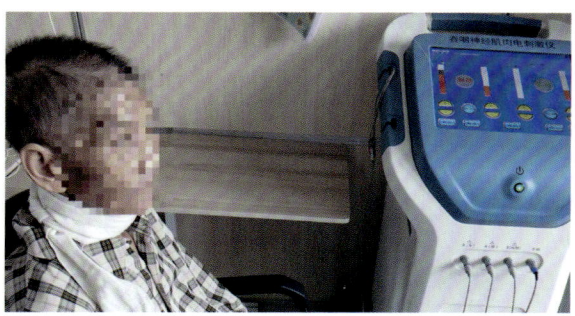

病例 32 图 9　咽部电刺激治疗

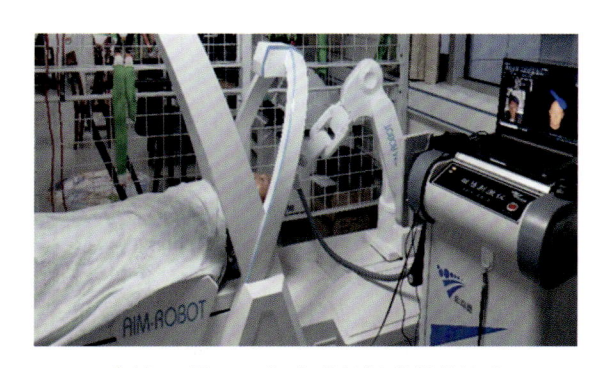

病例 32 图 10　阿米磁经颅磁刺激治疗

（9）针刺治疗：采用头项针治疗，取风池、翳明、廉泉等穴位，达到通经活络、供血、治呛、利咽开音之效。

（10）治疗性进食训练：当患者吞咽功能有所改善，治疗师通过麦克尼尔吞咽法，尝试给患者进食绿染的碎冰，回抽到有绿色的胃液，提示患者环咽肌已有部分开放，通过吞咽造影检查后，选择进食最安全的食物性状和一口量，指导患者安全有效吞咽。

7. 护理干预措施　通过 IOG 间歇管饲，保障患者营养供给，不仅锻炼其吞咽功能，而且可有效避免食物反流，也能减轻患者焦虑抑郁（病例 32 图 11）；同时加强患者口腔护理，保持患者口腔清洁；定时翻身叩背，按需对患者吸引痰液，采用机械辅助排痰等，促进患者痰液引流，防止和降低肺部感染（病例 32 图 12）。

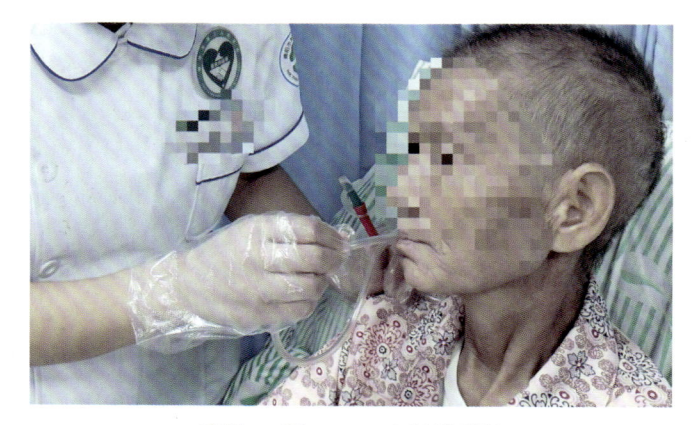

病例 32 图 11　IOG 间歇管饲

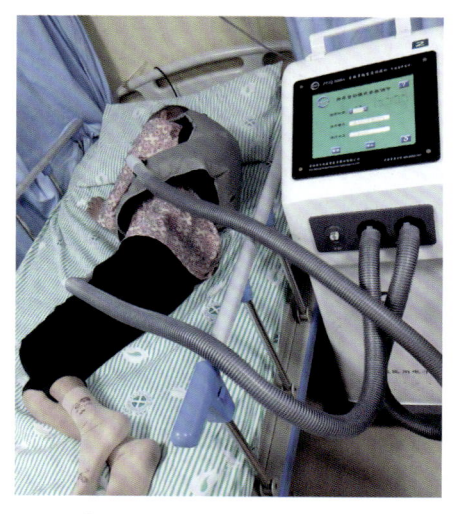

病例 32 图 12　机械辅助排痰

8. 心理干预措施　整个治疗过程中，医-技-护全程都会对患者及家属进行心理疏导，缓解焦虑抑郁，帮助建立康复信心，同时也采用了神经调控技术进行阿米磁经颅磁刺激，改善患者焦虑、抑郁状态。

五、治疗结局

出院前吞咽功能评估：患者精神好，口颜面功能恢复正常，颈部力量恢复正常，发音清晰，可以自主咳嗽清嗓，三大反射恢复正常，有主动吞咽动作。直接摄食评估：患者经口进食安全性未受损，有效性稍受损，功能性经口摄食分级 FOIS 分级由 1 级恢复到 6 级，DOSS 分级由 1 级恢复到 6 级。吞咽造影检查结果提示：患者吞咽功能恢复正常，可以安全进食任何性状的食物，无明显渗漏和误吸，环咽肌已完全开放。1 个月后远程微信电话随访，患者回家吃饺子、馒头、干饭都没问题，且体重明显增长。

1. 出院前吞咽功能临床评估（2020 年 8 月 12 日）（病例 32 表 5）：

病例 32 表 5　患者治疗结局汇总

评估内容	入院结果	出院结果
精神状态	精神差	精神好
口颜面功能	较差	正常
颈部力量	减弱	正常
最长发音时间	1 秒	7 秒
音质	嘶哑、低沉	清楚
自主咳嗽、自主清嗓	减弱	正常
咽反射、呕吐、咳嗽反射	减弱或缺失	正常
吞咽动作	无	≥2 cm
饮水试验	5 级	4 级
VVST-CV	有效性和安全性都受损	安全性正常，有效性稍受损
FOIS 分级	1 级	6 级
DOSS 分级	1 级	6 级
体重	40 kg	45 kg

2. 出院前吞咽造影检查（2020年8月12日，病例32视频7至病例32视频10） 从造影上可以看到患者进食1、2、3、4号食物，头部控制尚可，口腔运送尚可，吞咽启动尚可，环咽肌完全开放，可以安全进食任何性状的食物，无明显渗漏和误吸，PAS分级1级，咽部有少量食物残留，反复交互吞咽可清除。

吞咽造影检查结果：①吞咽功能正常；②环咽肌完全开放。

病例32视频7　1号稀流质（侧位）　　　病例32视频8　2号浓流质（侧位）

病例32视频9　3号糊状（侧位）　　　　病例32视频10　4号米饭（侧位）

六、病例分析

1. 病例特点　该患者的疾病早期诊断未明确，导致患者病程延长。针对早期存在的吞咽困难表现未予重视及干预，导致患者吞咽困难进行性加重，患者肺部感染反复加重。当患者疾病诊断明确确诊为皮肌炎后，首先是针对病因治疗，采取了免疫抑制剂和激素治疗，然后积极预防和治疗皮肌炎引起的并发症肺部感染等，同时针对患者存在的吞咽功能障碍等，针对性的采取了吞咽康复措施，最终患者获得了满意的治疗效果。其中，皮肌炎导致的吞咽障碍是影响患者预后的关键。有文献报道皮肌炎导致的吞咽障碍引起的吸入性肺炎是导致患者死亡的最主要原因，所以针对皮肌炎引起的吞咽障碍，改善吞咽功能尤为关键和重要。

2. 成功的经验　针对此例吞咽障碍的康复，首先是针对病因治疗，采取了免疫抑制剂和激素治疗等，然后针对性的对症支持治疗，采用了药物治疗抗感染、祛痰止咳等降低肺部感染，痰液引流不畅及时进行纤维支气管镜治疗等。营养科为患者制定了个体化的营养方案，保障营养供给，针对患者存在的功能障碍，医-技-护团队协同合作，采取了综合的康复治疗措施，患者在家属的陪伴和鼓励下，积极配合治疗，最终获得了满意的康复治疗效果。此例患者确诊为皮肌炎、腔隙性脑梗死等，而皮肌炎和脑梗死均可引起吞咽障碍，通过结合病史、患者的临床表现、吞咽功能临床评估及吞咽造影检查等综合评估，结果提示：患者存在口腔期、咽期吞咽障碍，而患者吞咽障碍最主要的问题是咽期环咽肌功能障碍。在临床上导致环咽肌功能障碍的常见的原因包括：神经源性疾病、肌源性病变、器质性结构性病变等。

通过患者的头颅 MRI 提示：患者有双侧额顶叶少许腔隙性脑梗死，但未波及脑干吞咽中枢，而大脑皮层损伤未有报道会导致环咽肌功能障碍，所以可以排除是神经性疾病导致的环咽肌功能障碍。喉镜检查提示：黏膜慢性充血，也排除了其器质性结构病变。患者确诊为皮肌炎，而皮肌炎会累及横纹肌，可累及颈肩、声带、食管、骨盆等多肌群。根据患者的吞咽障碍临床表现及吞咽造影检查结果，综合分析推断导致患者吞咽障碍最主要原因是肌源性疾病——皮肌炎导致的环咽肌功能障碍（病例 32 图 13）。因此首先针对其病因治疗，采取了免疫抑制剂和激素等药物治疗，然后对症治疗，解决其主要的吞咽障碍问题——环咽肌功能障碍。根据环咽肌功能障碍治疗方法的选择，首选是导管球囊扩张术配合吞咽功能基础训练，与患者家属沟通，因经济负担只接受吞咽功能基础训练，吞咽治疗师根据患者的实际情况，量体裁衣，决定采取个体化治疗方案。吞咽治疗师根据环咽肌开放的两个先决条件，必须满足 $A+B \geq C$，其中 A 食团的内张力和 B 舌-喉复合体向上向前的牵拉力必须大于等于 C 食管括约肌的阻力，环咽肌才得以正常的开放（病例 32 图 14）；又根据吞咽的生物力学原理，吞咽的动力是压力，吞咽和呼吸必须协调才可以安全正常吞咽，所以吞咽治疗师采取的吞咽康复措施。首先是增加吞咽的动力训练，采取用力吞咽法和口腔感觉运动训练增加口腔及咽喉肌群的力量；其次是实现环咽肌开放的条件，提高舌-喉复合体向上向前的牵拉力，通过 Masako 训练、Shaker 训练、吸吸管训练等，增加患者舌喉上抬的幅度和环咽肌开放的程度。通过呼吸训练和气道保护手法，改善吞咽和呼吸的协调性、增强气道保护力、减少误吸和渗漏、降低肺部感染；最后，通过治疗性进食训练、选择食物的性状和进食的姿势等，最终帮助患者实现经口进食（病例 32 图 15）。

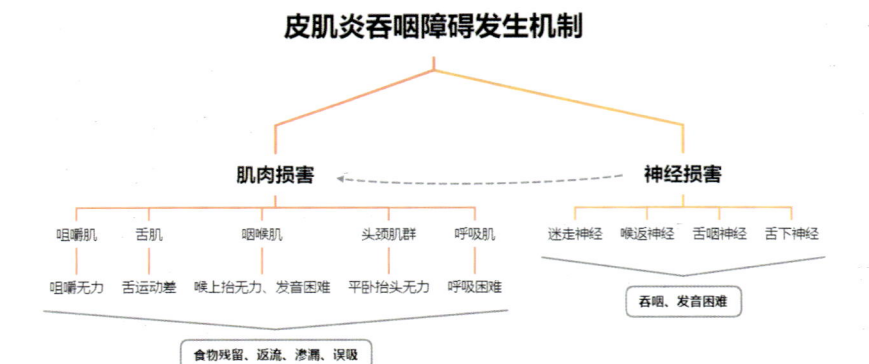

病例 32 图 13　皮肌炎吞咽障碍发生机制

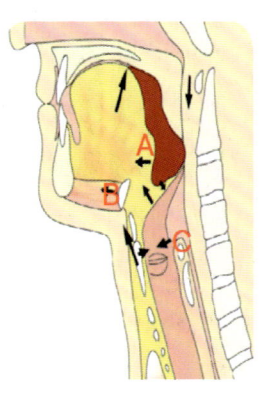

环咽肌开放的条件

A　食团的内张力

B　舌-喉复合体向上向前的牵拉力

C　食管括约肌的阻力

A+B>=C

病例 32 图 14　环咽肌开放的条件

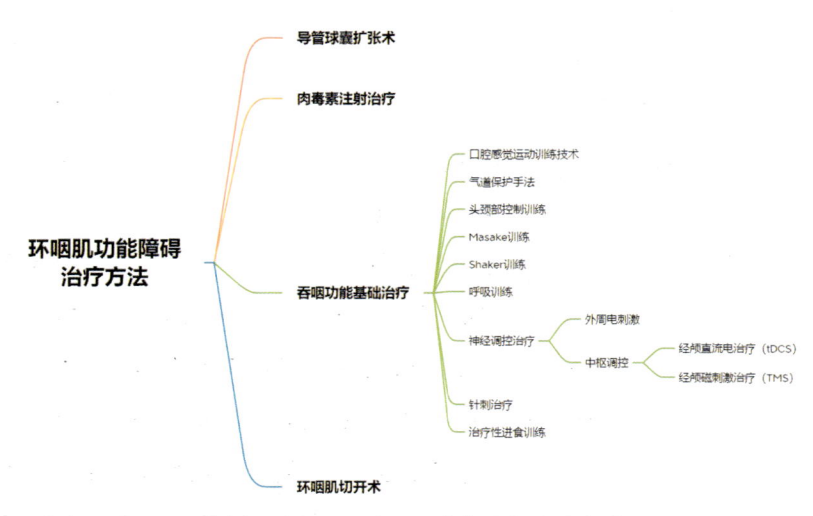

病例 32 图 15　环咽肌功能障碍治疗方法

七、病例点评

本病例是一起因皮肌炎导致严重吞咽功能障碍并伴有多脏器功能障碍的病例。该团队依托于个性化、综合性的康复治疗手段，多学科协作，最终获得了满意的康复治疗效果。该团队首先对引起吞咽障碍的病因－皮肌炎进行针对性的免疫抑制剂和激素治疗，然后给予抗感染、祛痰止咳等对症支持治疗从而降低肺部感染。同时应用纤维支气管镜解决痰液引流不畅的问题。其次，针对患者存在的多种功能障碍，运动康复、生活康复、语言康复等传统康复治疗手段综合介入，也对患者的全面康复起到了积极的作用。在进行传统康复治疗的同时，团队注重患者的营养和心理问题的管理。营养科为患者制定了个体化的营养方案，保障营养供给；全程对患者及家属进行心理疏导，并采用了神经调控技术——阿米磁经颅磁刺激，缓解患者焦虑抑郁，帮助患者建立了康复信心，积极配合治疗。本病例的成功治疗是临床与康复充分融合的结果，是多学科协作共同努力的成果，同时也体现了团队与患者及家属之间的良好沟通，充分信任和支持在康复治疗中的重要作用。另外，本病例着重强调了皮肌炎早期吞咽功能障碍筛查、评估和治疗的重要性，可以有效预防和减少吸入性肺炎、营养不良等并发症的发生，为皮肌炎导致的吞咽功能障碍的康复提供了宝贵经验，值得在临床实践中广泛推广和借鉴。

［病例提供者：张　洪　赵　虹　绵阳市第三人民医院（四川省精神卫生中心）］

（点评专家：代　欣　首都医科大学附属北京康复医院）

参考文献

[1] 中国吞咽障碍康复评估与治疗专家共识组. 中国吞咽障碍评估与治疗专家共识（2017年版）第二部分：治疗与康复管理篇[J]. 中华物理医学与康复杂志，2018，40（1）：1-10.
[2] 窦祖林. 吞咽障碍评估与治疗（第2版）[M]. 北京：人民卫生出版社，2017.
[3] 徐珍珍. 摄食指导联合吞咽功能训练在多发性肌炎合并吞咽障碍患者中的应用效果[J]. 中国民康医学，2022，34（11）：183-186.

[4] 何国霞，刘波，丁玉．摄食指导及功能训练对伴有吞咽功能障碍的多发性肌炎和皮肌炎患者吞咽功能的影响［J］．护理实践与研究，2017，14（08）：151-153.

[5] 张海嫦，李庆英，梁雪兴．皮肌炎患者吞水试验及吞咽困难的护理［J］．世界最新医学信息文摘，2015，15（14）：217.

[6] 刘湘玫，李杨．个体化摄食训练对多发性肌炎和皮肌炎吞咽障碍病人吞咽功能的影响［J］．护理研究，2013，27（36）：4171-4172.

[7] 周业青，项洁，吴洁，等．标准Shaker训练法对环咽肌失迟缓症的疗效观察［J］．中国继续医学教育，2021，13（31）：178-181.

[8] 袁永学，张庆苏．环咽肌功能障碍患者康复结局的影响因素［J］．中国康复理论与实践，2021，27（08）：973-977.

[9] 莫映楠，蓝嘉欣，金海鹏．针刺治疗脑卒中后吞咽障碍研究进展［J］．实用中医药杂志，2020，36（06）：821-823.

[10] 张祎辰，高正玉，王强，等．环咽肌失弛缓症的研究进展［J］．中国康复理论与实践，2020，26（03）：339-343.

[11] 阎淑贞．环咽肌失弛缓症治疗［J］．黑龙江医药科学，1986，（04）：389-391.

第七节　缺血缺氧性脑病吞咽障碍康复病例

病例33　青春不沉睡，促智享美味——缺血缺氧性脑病患者的吞咽障碍康复

一、病历摘要

患者男性，19岁，在校大学生。

代　诉：突发人事不省28天。

现病史：2022年7月22日患者在打篮球时突发人事不省，摔倒在地，伴心搏骤停，口唇发绀，同伴立即予心肺复苏5分钟后，患者恢复自主心跳，但仍呼之不应，伴反复四肢抽搐，急诊于当地医院，查头颅CT："未见明显异常"，考虑"缺血缺氧性脑病，心肺复苏后，症状性癫痫，肺部感染"，行气管插管，呼吸机辅助通气及抗癫痫、抗感染、脱水、营养支持等治疗。于2022年7月28日行气管切开术，患者仍神志不清，伴反复四肢抽搐、发热、气促等症状，为求进一步康复治疗，患者于2022年8月18日就诊我院（病例33图1）。

临床诊断：①缺血缺氧性脑病后遗症；②症状性癫痫；③心脏停搏复苏成功；④肺部感染；⑤Ⅰ型呼吸衰竭；⑥气管切开状态。

功能诊断：①意识障碍（昏迷）；②肺功能障碍；③吞咽功能障碍；④躯体运动功能障碍；⑤日常生活活动障碍；⑥二便功能障碍。

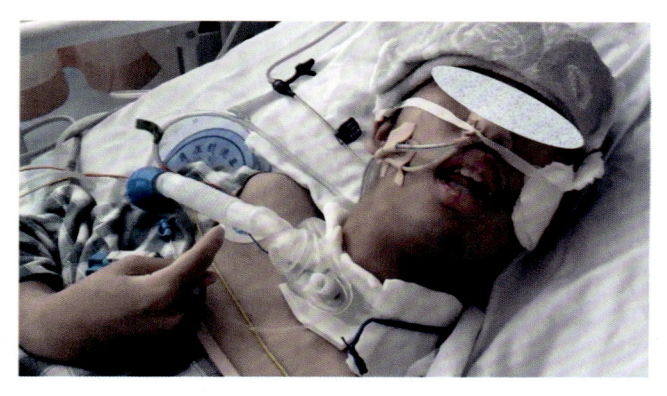

病例33图1　入院时状态

二、功能评估

1. 意识状态评估

（1）临床评估：患者神志昏迷，GCS 评分 E1VTM3，全面无反应性检查表（full outline of un responsiveness, FOUR）评分 13 分，昏迷恢复量表修订版（CRS-R）评分 5 分。反复四肢抽搐伴高热、大汗、心率增快。

（2）影像学：颅脑 MRI：符合缺血缺氧性脑病（病例 33 图 2）。颅脑 CT 灌注成像：双侧大脑代谢减低（病例 33 图 3）。

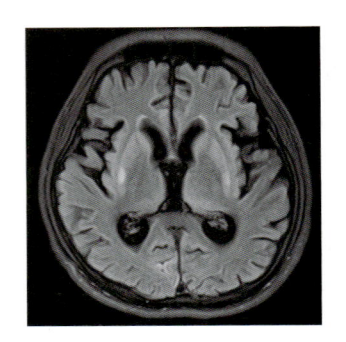

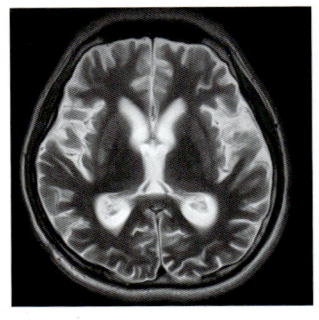

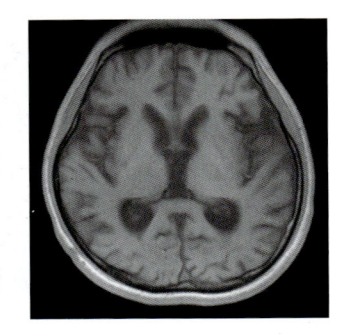

病例 33 图 2　颅脑 MRI

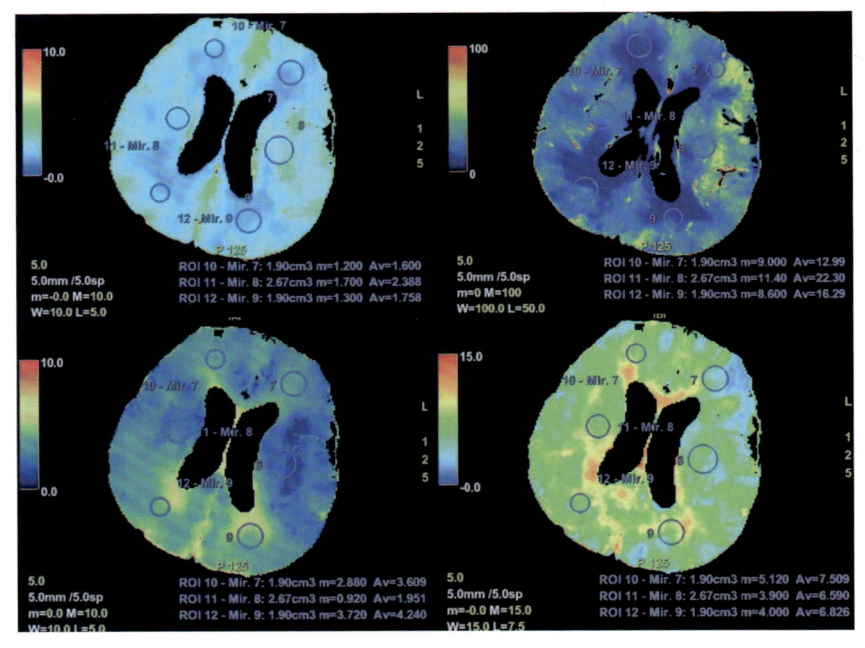

病例 33 图 3　颅脑 CT 灌注成像

（3）电生理检查：脑电图：全导联大量弥漫性伴基线不稳样低至少量中波幅2～4 Hz慢波，广泛重度异常脑电图（病例33图4）。体感诱发电位：双侧躯体感觉传导潜伏期延长，波幅降低（病例33图5）。

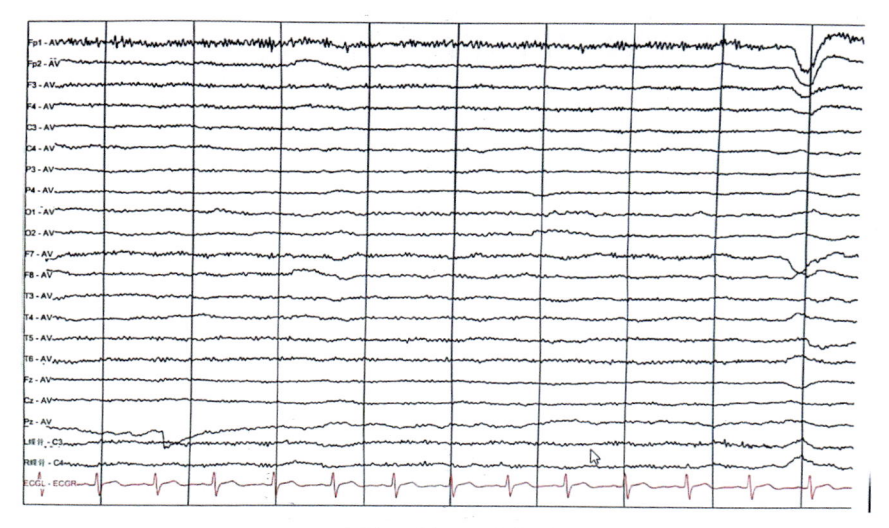

病例33图4　脑电图

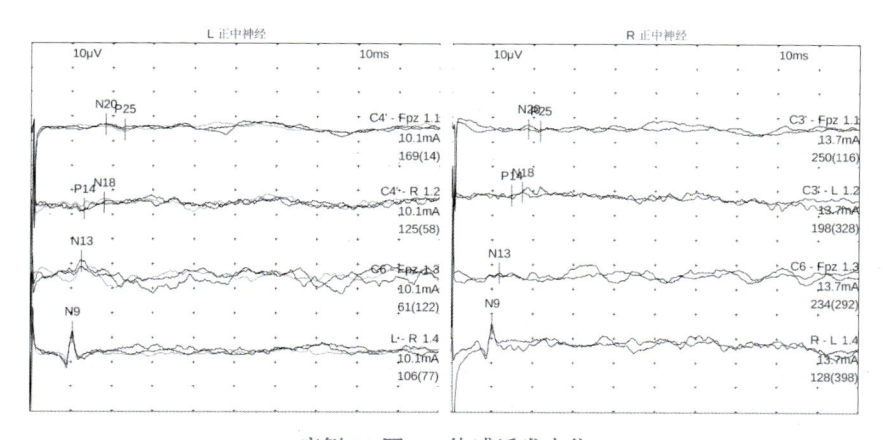

病例33图5　体感诱发电位

2. 呼吸功能评估

（1）临床评估（2022年8月18日）患者气管切开插管状态，自主呼吸，持续性吸氧2～5 mL/min，血氧饱和度波动在90%～97%，咳中等量痰，色白中带黄，痰黏，不易咳出，弱功能咳嗽。反复发作性呼吸频率增快，22～30次/分，2～3次/

日，每次持续 15～30 分钟。双肺呼吸音粗，可闻及湿性啰音。气管切开插管状态，严重呛咳，无法适应佩戴吞咽说话瓣膜。

（2）肺部 CT 平扫：双肺炎症，左下肺轻度肺不张（病例 33 图 6）。

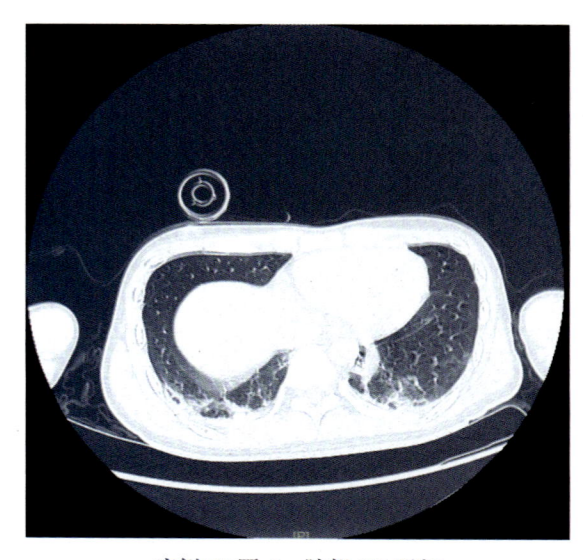

病例 33 图 6　肺部 CT 平扫

（3）气道廓清：咳嗽能力分级 0 级，无咳嗽反射，痰液分级 P1 级，1/3 脓液，2/3 黏液状液体，吸出大量分泌物＞150 mL/d，声门下吸引出中等量分泌物。

（4）膈肌超声：膈肌移动度 0.9 cm，呼吸末膈肌厚度 0.82 cm，膈肌增厚分数 28.1%。

3．吞咽功能评估

（1）临床评估：（2022 年 8 月 18 日）患者神志昏迷，头位控制不良，口唇闭合不紧，无自发吞咽动作，唾液量大，部分经口流出。

（2）改良染料测试：将 3 mL 的温开水与 2 mL 食用绿色染料混合得到的 5 mL 染料，用注射器注射到患者舌头中后三分一处并要求患者吞咽，其无自发吞咽动作，部分染料经口流出，15 分钟后通过气管切开口吸痰可吸绿色痰液，声门下吸引管处可吸出 2 mL 绿色分泌物，说明改良染料测试阳性，患者存在误吸。

（3）电子喉镜（2022 年 8 月 20 日）：双侧鼻咽部存在中量分泌物，双侧会厌谷、梨状窦、喉前庭存在重度分泌物，无自主吞咽动作，舌根后缩、咽壁活动减弱，双侧声带轻度闭合不全，重度外展受限，Murray 分泌物严重程度分级 3 级，进食高稠度食物 3 mL，双侧咽部中度残留，PAS 分级 7 级（病例 33 视频 1）。

病例 33 视频 1　电子喉镜检查

（4）吞咽造影（2022 年 9 月 30 日）：患者头位控制不良，抬头状态，咽腔面积增大，头位摆动，呼吸-吞咽模式失调。口唇闭合不佳，食物外流，口腔期失去运送食物至咽期的动力。无自发吞咽动作，食物运送不能，食物不能形成食团送入咽部，咽反射无法启动（病例 33 视频 2）。

病例 33 视频 2　吞咽造影检查

4. 营养功能评估　患者鼻饲饮食，入院前反复呕吐胃内容物，胃肠减压状态，身高 180 cm，体重 60 kg，BMI 18.52，NRS-2002 评分 6 分，存在营养风险。

5. 护理评估　患者嘴唇干燥，口腔有大量分泌物，口腔卫生评分 22 分，气管切开套管口径 7.5 mm，气囊压力维持在 20～30 kPa，声门下吸引管吸出分泌物 8 mL。

三、主要问题

1. 意识方面　患者神志昏迷，脑损伤严重，反复发生四肢抽搐，外院诊断为症状性癫痫。

2. 呼吸功能方面　患者气管切开状态，反复误吸，双肺感染迁延不愈，伴肺不张，Ⅰ型呼吸功能衰竭，咳嗽功能下降，呼吸肌力量及耐力下降。

3. 吞咽功能方面　患者神志昏迷，气管切开状态，存在声带麻痹和严重误吸，咽部分泌物和残留物多，食物辨别不能，无自发吞咽动作，咽反射无法启动。

4. 营养问题　营养不良，入院前反复呕吐胃内容物。

5. 护理相关问题　口腔卫生差，留置鼻胃及鼻空肠管、胃肠减压管，气管切开状态，反复误吸。

四、干预措施

1. 治疗思路　患者神志昏迷，自发吞咽少，无法启动吞咽动作，合并气管切开，导致声门下压力和咽腔压力不足，声带失用，引起患者声带麻痹，分泌物误吸；气管切开、分泌物误吸也会加重患者肺功能障碍，造成呼吸吞咽模式失协调。即使意识恢复后也常遗留严重的认知功能障碍，影响患者对食物的识别和运送功能，吞咽皮质中枢本身的损伤也会造成患者的吞咽障碍。因此，拔除气管切开套管，恢复意识是促进患者吞咽功能改善的必要条件，肺功能康复、认知功能康复是吞咽功能康复的重要影响因素（病例33图7）。

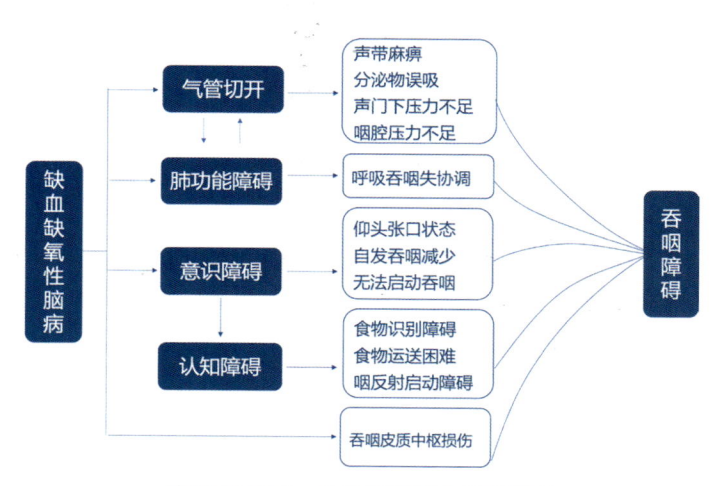

病例33图7　各功能障碍之间的联系

2. 意识障碍康复

（1）排除癫痫：患者反复出现四肢抽搐状，伴有大汗、呼吸急促、心率快、体温升高等交感神经兴奋的表现，脑电图未见痫样放电，可排除癫痫的诊断，符合"很可能交感风暴"的诊断，考虑交感风暴可能，通过抗交感风暴药物治疗，以及逐渐减少抗癫痫药物，患者四肢抽搐发作次数及持续时间明显减少。

（2）促醒治疗：采用高压氧治疗改善脑代谢。在排除癫痫后，我们突破传统理念，大胆创新地采用多项神经调控技术进行促醒治疗，在密切监护、确保安全，不额外增加交感风暴风险的前提下，逐渐增加右侧正中神经电刺激、经颅直流电刺激、重复经颅磁刺激、迷走神经电刺激、迷走神经磁刺激等神经调控治疗，结合听、视、味、嗅、本体感觉等多种感觉刺激及药物治疗等进行综合促醒。

3. 气道管理和肺功能康复

（1）减少分泌物形成：行胃造瘘术，拔除鼻胃、空肠管，减少咽喉部刺激引起的分泌物增多，行双侧腮腺、下颌下腺肉毒毒素注射减少唾液腺分泌口水。

（2）改善声带外展麻痹：患者双侧声带外展麻痹考虑与长期气管切开、声门下压力不足，以及声带失用有关，所以让患者声带再次活动起来，提高声门下压力，是解决双侧声带麻痹的方法。佩戴说话瓣膜是提高声门下压力、减少声带失用的有效手段，但双侧声带外展麻痹导致上气道狭窄是佩戴说话瓣膜的禁忌证，这种情况佩戴说话瓣膜会导致低氧血症，且患者误吸呛咳严重，无法适应佩戴瓣膜，我们创新性地使用高流量的氧气（10 L/min）接在患者声门下吸引管的位置（病例33图8），在声门下形成一道正压门，阻挡了分泌物误吸，达到提高声门下压力的目的，并可缓解患者的低氧血症。一段时间后患者逐渐适应佩戴吞咽说话瓣膜，声带外展麻痹明显改善。

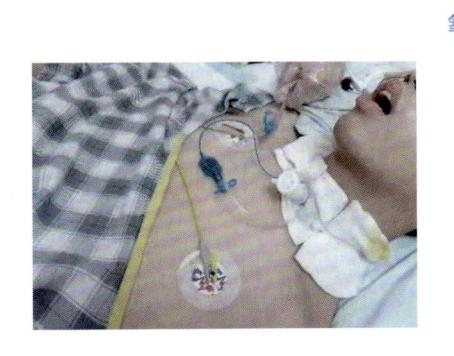

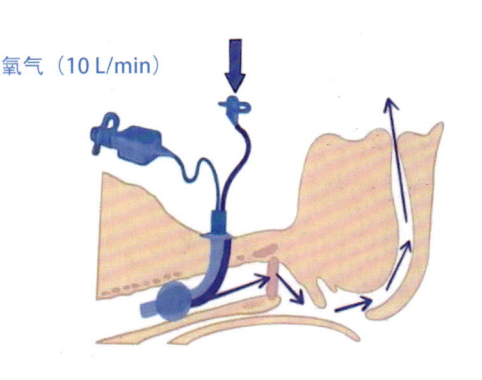

病例33图8　声门下正压条件佩戴说话瓣膜

（3）呼吸生理异化技术：应用口周加压、脊柱施压、前基底段抬举、肋间肌松动、腹肌协调收缩、肋骨弹跳等技术改善患者呼吸肌运动的协调性及控制能力。

（4）呼吸肌力训练：通过体外膈肌起搏、腹肌电针治疗、腹直肌中频脉冲电治疗等增强呼吸肌肉力量，完成腹式呼吸训练。

（5）气道廓清：应用气道湿化、主动呼吸循环技术、咳嗽功能训练、机械振动辅助排痰、电子支气管镜吸痰及肺泡灌洗促进患者分泌物及痰液排出。

（6）药物治疗：根据痰病原学培养药敏试验结果合理应用抗生素，配合雾化、化痰药物治疗，控制肺部感染。

4. 吞咽障碍康复　患者神志清醒之后，结合患者吞咽障碍的特点，考虑本阶段吞咽障碍与患者的认知障碍和吞咽中枢损伤有关，因此我们对患者认知障碍和吞咽中枢损伤进行联合康复治疗。

（1）认知功能训练：联合使用重复经颅磁刺激、经颅直流电等神经调控技术，以及同步眼动训练改善患者的注意力、头位控制能力及食物辨别能力。

（2）迷走神经刺激：我们前期研究发现迷走神经磁刺激能够同时兴奋认知中枢和吞咽中枢，增强认知和吞咽中枢之间的脑区连接。所以，我们创新性采用迷走神经刺激技术来同步改善患者认知功能和吞咽功能。

（3）吞咽中枢-外周联合磁刺激：我们的研究提示下颌舌骨肌皮层磁刺激联合下颌舌骨肌磁刺激，对吞咽中枢的激活及临床疗效优于单独的下颌舌骨肌皮层磁刺激或者单独的下颌舌骨肌磁刺激，因此我们根据研究成果创新性的采用吞咽中枢外周联合磁刺激治疗以改善患者的吞咽功能。

（4）吞咽训练：应用深层咽喉肌神经刺激疗法、神经肌肉电刺激、吸舌器训练、摄食训练等技术改善口腔、咽部感觉，诱发自主吞咽动作、促进吞咽启动。

5. 康复护理　在早期对患者进行全面的气道护理，避免反流及误吸，采用负压吸引刷牙法等护理，使患者的口腔保持清洁。康复护理饮食指导方面，根据患者营养风险的结果制订相应的营养策略。并随着患者认知和吞咽功能恢复，对患者进行食物的选择和调配。

6. 治疗间相互作用　行胃造瘘术后拔除鼻胃、空肠管及行唾液腺肉毒毒素注射术均可有效减少咽部分泌物形成，佩戴吞咽说话瓣膜可改善声带麻痹，配合呼吸肌训练、咳嗽能力训练、气道廓清等治疗可增强气道保护能力和减少误吸风险，有效控制肺部感染，有助于成功拔除气管切开套管，改善呼吸吞咽模式的协调性，通过迷走神经刺激、重复经颅磁刺激等神经调控治疗可促进患者神志清醒，改善认知功能，诱发自主吞咽动作，吞咽功能的恢复也有助于营养状态、认知功能和肺功能的康复。

五、治疗结局

经治疗 2 周后，患者双侧声带运动外展、内收正常，分泌物明显减少（病例 33 图 9），肺炎及肺功能好转，适应堵管训练，在入院后 1 个月成功地拔除了气管切开套管。治疗 2 个月后患者意识由昏迷转至清醒，可遵嘱进行睁闭眼、抬手、发单字音等。3 个月后患者能够流畅经口进食，摄食训练顺利，进食中稠食物 150 mL/次，3 次/日，吞咽造影检查提示患者无误吸（病例 33 视频 3），并且患者情绪和意愿表达能力改善，转回当地医院继续康复治疗。

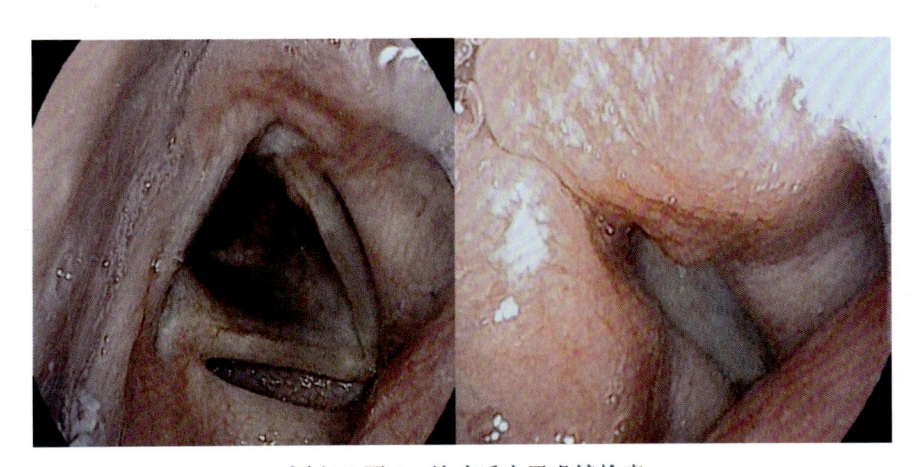

病例 33 图 9　治疗后电子喉镜检查

病例 33 视频 3　治疗后吞咽造影检查

六、病例分析

1. 病例特点　该患者年轻男性，运动中突发心搏骤停，出现缺血缺氧性脑病，脑损伤严重，入院时神志昏迷，肺部感染，带入气管切开套管、鼻胃、空肠管、胃肠减压管及尿管的各种管道，并频繁发作交感风暴，存在意识障碍、吞咽功能障碍、呼吸功能障碍等多种功能障碍。

2. 治疗经验

（1）细心辩证，勇于突破。患者反复出现四肢抽搐状态，如果症状性癫痫诊断明确，则不能接受任何中枢的神经调控治疗。但是患者每次四肢抽搐均伴有大汗、呼吸急促、心率快、体温升高等交感神经兴奋的表现，交感风暴可能性评分（DLTS）10分，临床特征评分（clinical feature scale，CFS）12分，符合"很可能交感风暴"诊断，多次复查动态脑电图均未见痫样放电，因此可排除患者癫痫的诊断，考虑患者反复抽搐是由于发生交感风暴，通过抗交感风暴药物治疗，以及逐渐减少抗癫痫药物，患者四肢抽搐发作次数及持续时间明显减少，因此我们大胆创新地在抽搐状态下神经调控促醒治疗，患者的神志由昏迷转至清醒，并且因交感风暴得到有效控制，口腔及咽部分泌物减少，可降低误吸风险，有利于拔除气管切开套管、肺功能和吞咽功能康复。

（2）打破屏障，创造条件。佩戴吞咽说话瓣膜可有效改善气管切开患者的声带麻痹，但是临床中，常常存在多种困难导致患者无法适应佩戴瓣膜。正如该患者由于存在严重的分泌物误吸呛咳，佩戴瓣膜非常困难，只要一戴进去就会被患者喷出来，遇到这种情况，如果轻易放弃势必会延长患者的康复周期，我们积极地创造有利条件，创新性地使用高流量的氧气接在患者声门下，吸引管在声门下形成正压门，既阻挡了患者的分泌物误吸又可缓解患者的低氧血症，成功地为该患者戴上了说话瓣膜，改善声带麻痹。

（3）基于临床，科学探索。患者清醒之后，吞咽障碍主要表现在口腔期，缺乏自主吞咽动作，无法启动咽反射，考虑与患者重度的认知功能损害相关，因此该阶段吞咽康复的关键是改善患者的认知功能和诱发自主吞咽动作及继续巩固气道保护功能和呼吸吞咽协调性训练。基于临床问题的探索，我们的研究团队发现迷走神经刺激治疗同时兴奋认知中枢和吞咽中枢，增强认知和吞咽中枢之间的脑区连接，可同步改善认知功能和吞咽功能。另一项研究结果发现吞咽中枢联合外周磁刺激，对吞咽中枢的激活效果及临床疗效优于单独吞咽中枢刺激或者单独外周刺激，因此除了进行常规吞咽治疗手法之外，我们还根据研究成果创新性的采用吞咽中枢外周联合刺激、迷走神经刺激等治疗以改善患者的吞咽及认知功能，我们将前期研究成果转化用于指导该患者的吞咽障碍治疗，实现了科研成果的临床转化（病例33图10）。

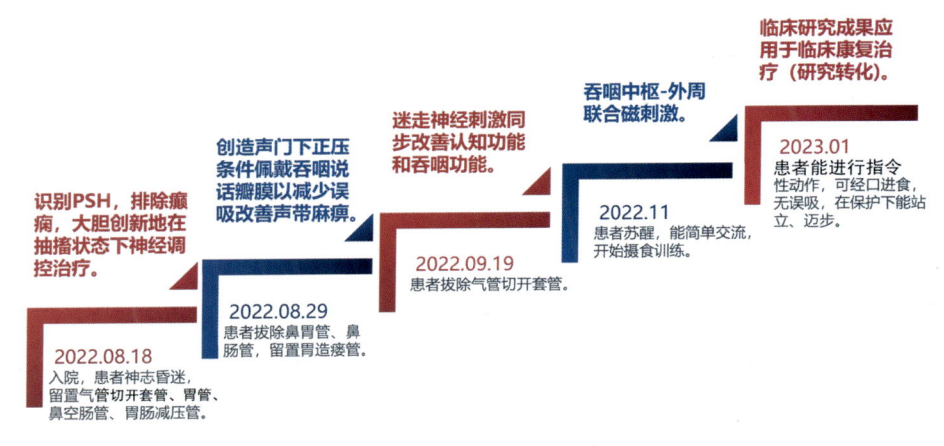

病例33图10　治疗经验

七、病例点评

这是一例昏迷合并气管切开、多种功能障碍并存的重症病例，整个吞咽障碍康复过程逻辑清晰、步步为营、勇于突破。首先，治疗团队对该病例吞咽障碍的病理生理特点进行全面、科学、深入的剖析，提出影响吞咽的关键问题是意识障碍、气管切开、肺功能障碍和认知障碍，直面痛点，采用综合的治疗方案逐一攻克，为吞咽康复创造有利条件。其次，值得肯定的是该治疗团队勇于挑战、科学创新的精神，面对患者反复抽搐、说话瓣膜佩戴困难、严重认知障碍等复杂问题，能够抽丝剥茧，提出独到的见解和有效的康复方法。此外，治疗团队从临床问题出发开展科学研究，将研究的成果应用于临床，促进科研成果的临床转化，这种科研思维和能力将促进康复医学持续发展。重症患者病情复杂，这一成功案例为重症患者康复提供了清晰的思路。

（病例提供者：王志勇　林俊含　张丽芳　福建医科大学附属第一医院）
（点评专家：温红梅　中山大学附属第三医院）

参考文献

[1] 中国康复医学会吞咽障碍康复专业委员会.中国吞咽障碍康复管理指南（2023版）[J].中华物理医学与康复杂志,2023,45（12）：1057-1072.

[2] 王志勇,柏俊惠,成柯岭,等.下颌舌骨肌外周磁刺激联合中枢磁刺激对脑卒中后吞咽障碍的影响[J].中华物理医学与康复杂志,2023,45（12）：1119-1124.

[3] Zhiyong Wang, Junhui Bai, Keling Cheng, et al. Effects of different mylohyoid muscle stimulation on the swallowing cortex excitability in healthy subjects[J]. Brain Stimulation, 2023, 16（1）：262-263.

[4] Cheng K, Wang Z, Bai J, et al. Research advances in the application of vagus nerve electrical stimulation in ischemic stroke[J]. Front Neurosci, 2022, 16：1043446.

[5] Bradley W Eichar, Thomas M Kaffenberger, Jennifer L McCoy, et al. Effect of speaking valves on tracheostomy decannulation[J]. Int Arch Otorhinolaryngol, 2023, 28（1）：e157-e164.

[6] Mengmeng Shao, Keyang Chen, Xiaoyun Wu, et al. Botulinum toxin in the treatment of sialorrhea in severe neurological patients with tracheotomy[J]. Brain Behav, 2023, 13（8）：e3164.

[7] Xile Wei, Zhuang Yan, Lihui Cai, et al. Aberrant temporal correlations of ongoing oscillations in disorders of consciousness on multiple time scales[J]. Cogn Neurodyn, 2023, 17（3）：633-645.

[8] Braun R, Han K, Arata J, et al. Establishing a clinical care pathway to expedite rehabilitation transitions for stroke patients with dysphagia and enteral feeding needs[J]. Am J Phys Med Rehabil, 2024, 103（5）：390-394.

第八节　视神经脊髓炎吞咽障碍康复病例

病例34　视神经脊髓炎患者吞咽障碍康复之路

一、病历摘要

患者女性，24岁，小学教师。

主　诉：吞咽困难、痰多、咳嗽吐痰无力2个月余。

现病史：患者2022年2月14日无明显诱因下出现吞咽障碍，食入即吐，腹部闷胀感，肢体乏力，头晕，当地医院诊断为：视神经脊髓炎。入住神经内科治疗，期间曾因误吸呼吸衰竭转ICU插管呼吸机辅助呼吸治疗。影像学检查：①头颅MRI提示左侧延髓背侧异常信号；考虑脱髓鞘疾病，视神经脊髓炎（病例34图1）；②胸部CT：两肺各叶见多发片状、条索状、磨玻璃样密度增高影（病例34图2）。2022年5月6日经远程会诊转至我科继续康复治疗。转入时遗留的问题：吞咽障碍，痰多、声音沙哑。患者间歇性胃管进食，近2个月不定时发热。发病后体重减轻16 kg（病例34图3）。

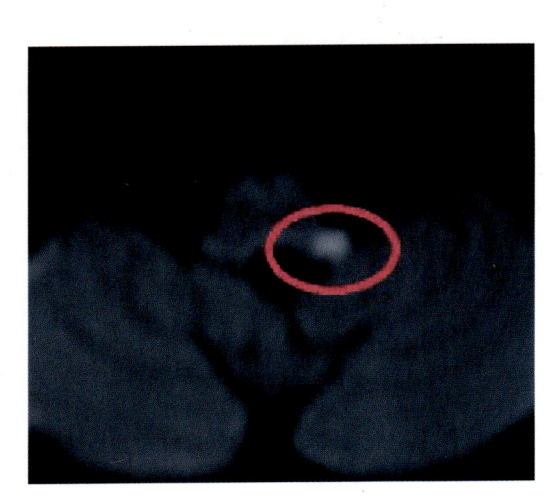

病例34图1　左侧延髓背侧异常信号

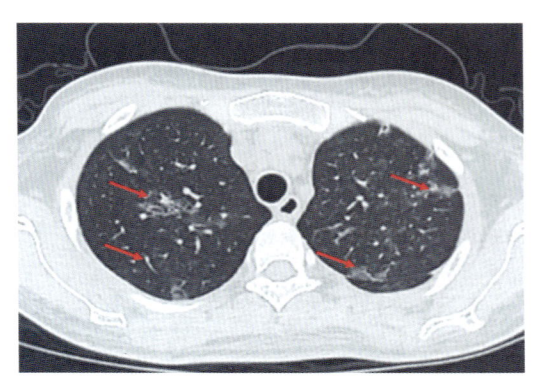

病例 34 图 2　两肺各叶见多发片状、条索状、磨玻璃样密度增高影

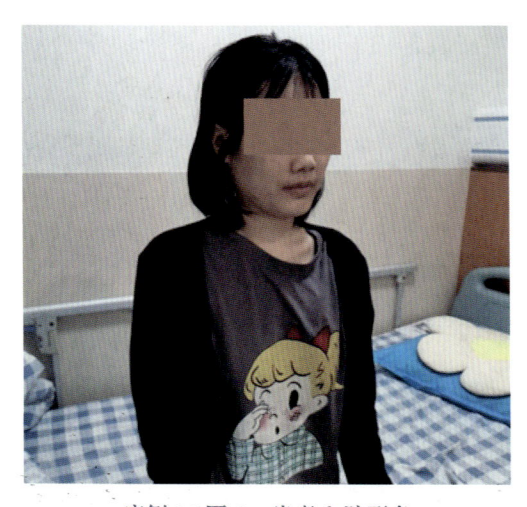

病例 34 图 3　患者入院形象

临床诊断：①视神经脊髓炎谱系疾病；②慢性浅表性胃炎；③反流性食管炎；④右侧上颌窦囊肿；⑤左侧下鼻甲肥大。

功能诊断：①吞咽功能障碍；②平衡功能障碍。

二、功能评估

1. 吞咽功能评定

（1）基础状态：端坐位，意识清醒，精神状态佳，颈部活动正常。

（2）呼吸功能：胸腹式呼吸，呼吸 20 次/分，最长呼气时间 2 秒。

（3）口颜面功能：唇及面颊部功能无异常，舌左侧轻度萎缩，舌上抬欠充分，后缩力量差。吞咽动作检查＜2 cm；吞咽时舌骨上肌群绵软无力。

（4）喉功能：最长发音时间2秒；声音沙哑；咳嗽清嗓力量不足；反复唾液吞咽试验1次/30秒。

（5）吞咽相关反射：咽反射减弱、呕吐反射减弱、咳嗽反射缺失。

（6）颈部听诊：吞咽音延长、吞咽食物后呼吸音粗。

（7）摄食评估：口腔少量残留、吞咽启动延迟、多次吞咽后吐出、咽部残留感、咳出痰中带有染色食物，FOIS分级1级。

（8）入院吞咽造影检查：患者端坐位，陪护喂食。进食3号（糊状）、2号（稀流质）、1号（液体），唇闭合、舌对食团的运送控制、咀嚼正常，口腔无残留。吞咽启动明显延迟，食团进入梨状窦才诱发吞咽，喉上抬欠充分，舌骨无明显前移，会厌反转没有超过水平位置。喉前庭闭合不充分，喉前庭入口有大量造影剂。舌根收缩差，舌根和咽后壁之间存在粗壮造影剂。咽收缩差，环咽肌完全不开放。采用低头、转头等代偿方式吞咽，环咽肌依然完全不开放（病例34视频1至病例34视频5）。

病例34视频1　进食3号性状表现

病例34视频2　正位表现

病例34视频3　低头吞咽

病例34视频4　左转头+低头吞咽

病例 34 视频 5　右转头

（9）喉镜吞咽功能检查：喉镜检查发现，咽腔分泌物较多，声带运动检查时发现患者左侧声带无运动，右侧声带活动欠充分。吞咽染色食物发现吞咽启动延迟，吞咽后，梨状隐窝大量残留、镜下间明显误吸，食物进入气道未见诱发咳嗽反射（见病例 34 视频 6 至病例 34 视频 8）。

病例 34 视频 6　咽腔分泌物多　　病例 34 视频 7　左侧声带活动受限

病例 34 视频 8　2 号 5 mL 吞咽效果

2. 护理评估　NRS-2002 评分 5 分（存在营养不良风险）；BMI：16.01（消瘦）；口腔清洁度评分 13 分（轻度缺陷）；EAT-10 评分 33 分（吞咽功能异常）；洼田饮食试验 5 级（异常）；焦虑抑郁评估：焦虑。

三、主要问题

评定结果：①医师。经过查体及相关实验室检查发现，患者存在有肺部感染和营养不良；②护理。经评定发现患者存在有吞咽障碍、清理呼吸道无效、口腔黏膜改变、营养不良及焦虑；③治疗师。患者口咽腔分泌物多、口腔感觉差，舌肌萎缩、舌欠灵活、舌后缩力量不足；吞咽启动能力差，喉上抬欠充分，舌骨无明显前移,气道保护功能障碍、咳嗽反射缺失、环咽肌完全不开放、吞咽呼吸欠协调。

四、干预措施

1. 康复医师临床治疗　①针对肺部感染治疗措施:a. 加强抗感染:三线抗生素＋抗真菌药;b. 辅助痰液排出:雾化吸入稀释痰液,规律支气管镜吸痰;②针对营养不良的干预措施:制订营养计划,每日总热量约 1400 kcal,蛋白质 45～50 g;自备食物＋肠内营养液,三主餐三辅餐(病例 34 表 1)。

病例 34 表 1　饮食计划单

时间	饮食计划
7:30	早餐:肠内营养液 250 mL＋水、药 50 mL＝300 mL
10:00	加餐:自备食物(牛奶、鸡蛋等)250 mL
12:00	午餐:肠内营养液 250 mL＋水、药 50 mL＝300 mL
15:00	加餐:自备食物(水果、牛奶等)250 mL＋水 50 mL＝300 mL
18:00	晚餐:肠内营养液 250 mL＋水、药 50 mL＝300 mL
20:30	加餐:自备食物(米粉、牛奶等)250 mL＋水 50 mL＝300 mL
21:30 以后	停止进食、水

2. 康复护理人员干预措施　①营养管理:间歇性口胃管进食,实施饮食计划单;②口腔护理:指导患者餐前、餐后、睡前清洁口腔;③体位排痰:遵医嘱给予雾化,体位排痰;④床边延续护理:防跌倒宣教,饮食指导及呼吸训练等;⑤心理护理:解除患者焦虑情绪,建立良好护患关系。

3. 康复治疗师治疗方案(P)

(1)治疗初期(2022 年 5 月 13 日—2022 年 6 月 14 日):治疗师主要解决吞咽启动慢、气道保护功能障碍、环咽肌不开放 3 个方面的问题。

问题一:吞咽启动慢的问题

我们通过改善口腔感觉和口腔运动能力来解决。在进行口腔感觉训练时,给予气脉冲刺激、改良震动棒刺激、舌咽部的感应电刺激、冰酸刺激等一系列感觉输入后,都要让患者进行一次吞咽动作,来完成吞咽功能的整合。

口咽腔感觉刺激方法如病例 34 图 4 至病例 34 图 7。

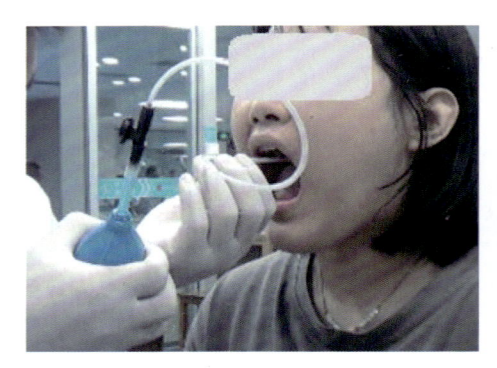

病例 34 图 4　气脉冲刺激训练

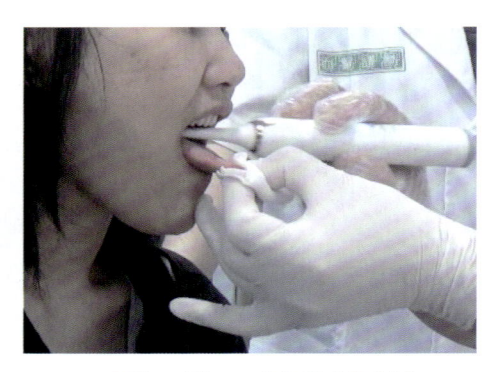

病例 34 图 5　改良震动棒刺激

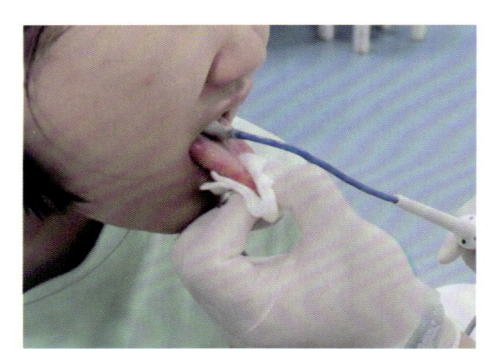

病例 34 图 6　感应电刺激

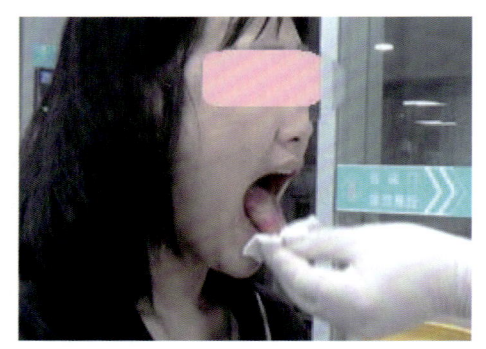

病例 34 图 7　冰酸刺激

口腔运动方面的训练，患者存在舌上抬和舌后缩力量不足的问题，我们针对性安排了这两个方面的训练（病例 34 图 8、病例 34 图 9）。

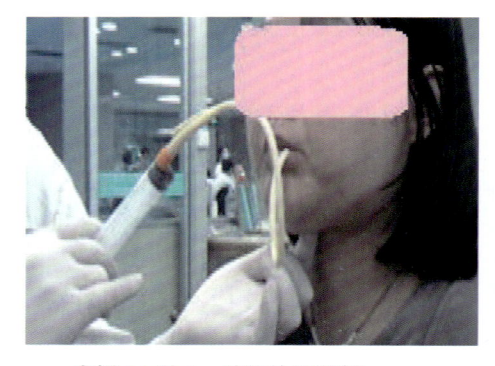

病例 34 图 8　舌压抗阻训练

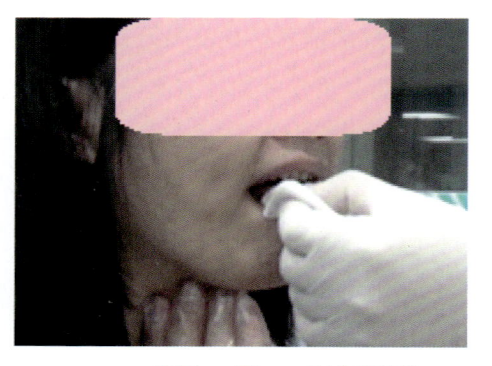

病例 34 图 9　舌后缩训练

问题二：气道保护功能障碍

气道保护功能障碍是我们要解决的主要问题。中国吞咽障碍评估与治疗专家共识（2017 版），气道保护训练方法有：声门上吞咽、超声门上吞咽和门德尔松吞咽训练。因患者声带运动受限，无法有效屏气，这些训练方法效果欠佳。我们结合喉的生理功能，设计了几个改善喉部肌肉运动能力的基础训练。一是发音训练，二是喉结构上抬前移的辅助训练，三是感应电刺激配合发音和气流的控制训练。

发音训练：加强喉内肌群运动能力，改善声带闭合效果（病例 34 视频 9）。

喉上抬前移辅助训练：加强会厌返转，改善喉口覆盖效果（病例 34 图 10）。

感应电刺激配合发音训练：加强左侧喉肌的运动能力，改善喉闭合能力（病例 34 图 11）。

病例 34 视频 9　发音训练

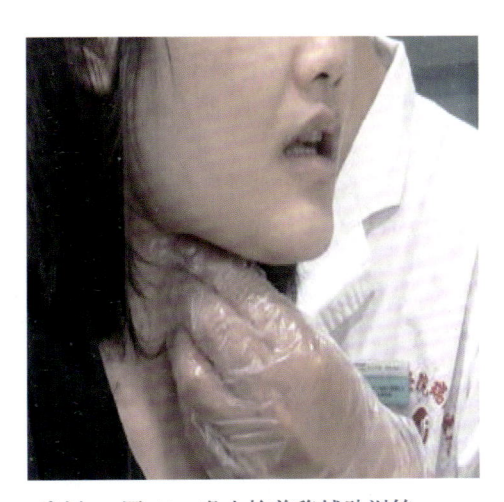

病例 34 图 10　喉上抬前移辅助训练 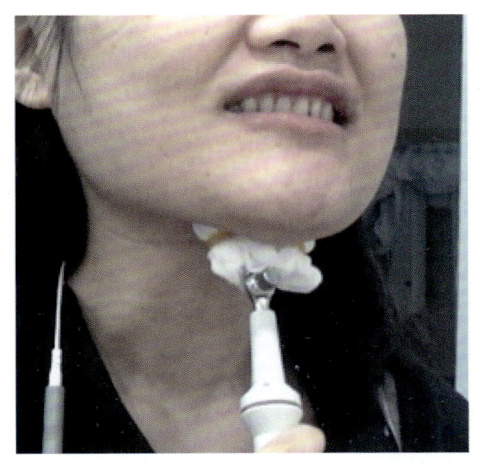　　　病例 34 图 11　感应电刺激配合发音训练

问题三：环咽肌完全不开放

解决思路是：①通过改善吞咽启动能力来抑制环咽肌的张力性收缩；②加强舌骨和喉结构上抬前移，来牵拉打开环咽肌。喉结构上抬前移是打开环咽肌的原动力；③给予经鼻主动球囊扩张，改善环咽肌开放的协调性。

舌骨上肌群抗阻训练：加强舌骨上肌群力量，改善环咽肌被牵拉打开的力量（病例 34 视频 10）。

病例 34 视频 10　舌骨上肌群抗阻训练

舌－舌骨－喉结构活动度训练：加强舌外肌群及咽上提肌力量，改善喉结构上抬前移的幅度（病例 34 图 12）。

经鼻主动球囊扩张：吞咽时，辅助打开环咽肌，改善环咽肌开放协调性（病例 34 图 13）。

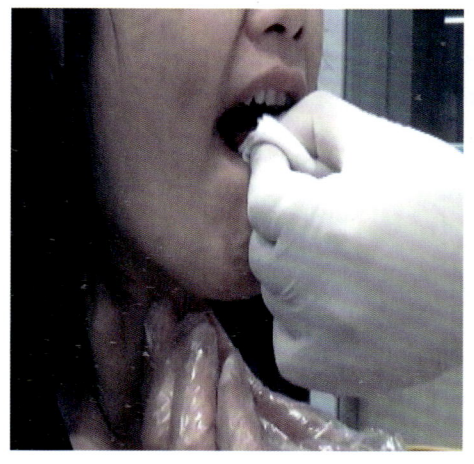

病例 34 图 12　舌－舌骨－喉结构活动度训练　　病例 34 图 13　经鼻主动球囊扩张

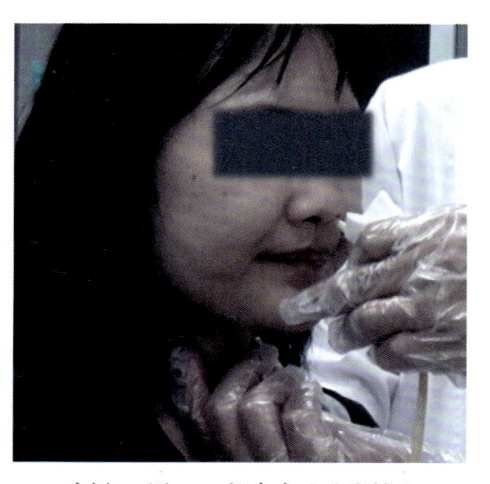

初期训练效果评估：经过 1 个月的训练后，我们给患者进行染色试验，通过

胃管回抽，从胃内回抽到绿染的食物（病例 34 图 14），这一点让我们看到了希望。随后，我们给患者进行吞咽造影检查，结果提示患者环咽肌能部分开放，误吸较前明显减少，在左转头并低头代偿方式下没有误吸的发生。

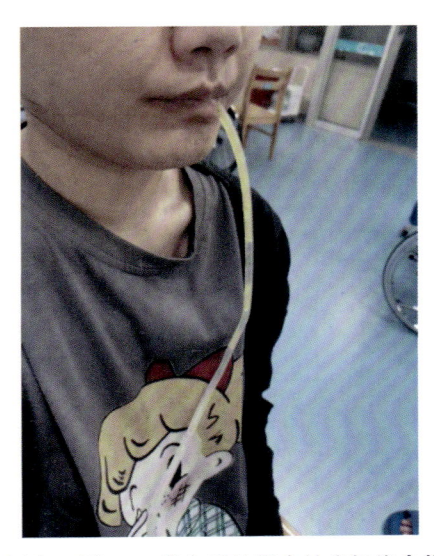

病例 34 图 14　进食后从胃内抽出绿染食物

（2）中期评估（2022 年 6 月 14 日）：吞咽造影检查：提示环咽肌部分开放，少量误吸，会厌谷及梨状隐窝残留（病例 34 视频 11）。左转头＋低头代偿吞咽未发现误吸，环咽肌开放良好（病例 34 视频 12）。中期评估客观资料，患者体重明显增加，营养指标明显改善（病例 34 表 2）。经过详细的中期评估，我们入院时制定的短期目标全部完成（病例 34 表 3）。

病例 34 视频 11　中期造影侧位片　　　病例 34 视频 12　中期造影左转头＋低头吞咽

病例 34 表 2　体重和营养指标明显改善

身高	160 cm
体重	45 kg
BMI	17.58
血红蛋白	134 g/L
血清白蛋白	33.9 g/L
血清前白蛋白	216.18 mg/L

病例 34 表 3　入院时制定的短期目标全部完成

短期目标 3～4 周	中期评估结果	完成情况
1. 控制肺部感染	肺部感染得到控制	完成
2. 保障营养摄入	营养摄入满足机体需要量	完成
3. 有效清除呼吸道分泌物	清理呼吸道有效，口腔清洁度正常	完成
4. 反复吞咽，吞咽试验 30 秒能正常吞 3～4 次	初评 1～2 次 /30 秒，再评 3～4 次 /30 秒	完成
5. 减少误吸，代偿方式下不发生误吸或仅少量误吸	误吸减少；左转头＋低头代偿无误吸	完成
6. 环咽肌能部分开放，染色试验能从胃管回抽染色食物	造影显示环咽肌已部分开放；能从胃管内抽出染色食物 FOIS 分级 3 级	完成

第二阶段干预措施（2022 年 6 月 15 日—2022 年 7 月 10 日）：针对第二阶段的治疗，我们进行初期总结及下阶段治疗目标和治疗方案讨论。治疗目标是恢复经口治疗性进食，经过上一阶段的训练，患者吞咽启动能力已经得到很大改善。第二阶段治疗师主要进行：气道保护训练、咽腔压力训练、环咽肌开放训练和咳嗽咳痰能力训练。初期的训练后，患者已经能够有效屏气。所以在这一阶段的气道保护训练方面，我们增加了声门上吞咽训练和门德尔松吞咽训练。具体治疗方案如病例 34 图 15。

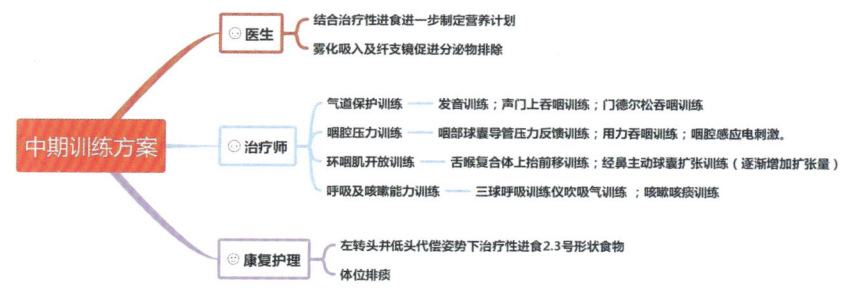

病例 34 图 15　中期训练方案

病情变化：①时间：经口治疗性进食后第 3 天；②症状：寒战，高热，咳嗽，咳白色黏痰，气喘；③辅助检查：白细胞升高，C 反应蛋白、降钙素原升高，血氧下降。CT 提示：两肺炎症较前加重（病例 34 视频 13）。纤维支气管镜提示：两肺炎性改变，未见明显绿染食物；④原因：患者两三天内私自多次进食白粥，且没有采用代偿姿势吞咽；⑤解决：三线抗生素加强抗感染，雾化吸入及纤维支气管镜促进分泌物排出；加强宣教。

病例 34 视频 13　病情变化后胸部 CT 显示

（3）后期的干预措施（2022 年 7 月 15 日—2022 年 8 月 10 日）：虽然这次病情变化对康复治疗的进程有一定的影响，但是患者可以多次经口大量进食，说明患者吞咽的有效性已经得到了很大的恢复，后期康复治疗的重点应该围绕吞咽的安全性展开。我们继续采用代偿方式给予经口治疗性进食，并严格遵循经口治疗性进食的原则，同时强化患者的气道保护能力并进行宣教和指导（病例 34 图 16）。

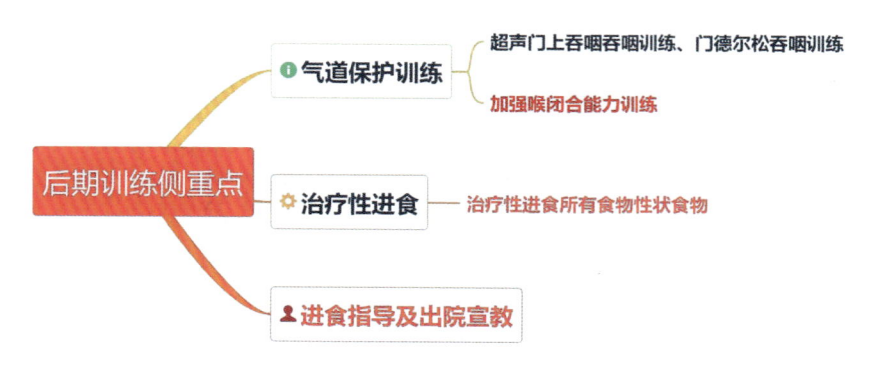

病例 34 图 16　后期训练侧重点

喉闭合能力加强训练：①思路：通过对气流的控制来加强喉闭合能力；②方法：患者深吸气后屏住呼吸，治疗师在胸腹部施加压力，患者用力屏气来对抗增加的压力，以加强喉闭合的能力（病例 34 视频 14）。

病例 34 视频 14　喉闭合能力加强训练

五、治疗结局

环咽肌开放良好；咽腔无明显残留；没有出现误吸（病例 34 视频 15）。肺部感染得到很好控制，较入院时及病情变化后的 CT 结果有明显好转（病例 34 视频 16）。患者进食见病例 34 视频 17 至病例 34 视频 20。

病例 34 视频 15　出院前造影检查　　　　病例 34 视频 16　出院前胸部 CT 显示

病例 34 视频 17　吃芒果　　　病例 34 视频 18　吃食纳佳　　　病例 34 视频 19　吃酸奶

病例 34 视频 20　吃西瓜

六、病例分析

该病例是一例以吞咽困难为主要功能障碍的视神经脊髓炎的患者，在视神经脊髓炎患者中比较罕见。患者较年轻，且已婚已育，子女尚年幼，如留下后遗症，不仅影响个人生活，且对整个家庭的生活质量有较大影响，康复期望值高，康复意愿强烈，治疗非常积极。

1. 成功的经验

（1）掌握与吞咽功能相关的肌肉、骨骼以及神经的解剖、生理功能，以及调控机制是吞咽功能障碍康复的基本要求。在此基础之上进一步加强对于导致患者吞咽功能障碍的原发病的认识，以及对各种影像学和专科评估的深入分析，能更加深入的挖掘患者的康复潜力、准确的评估患者存在的问题、精细化的指导患者的康复治疗，提高康复治疗的效果，缩短患者的康复时间。

（2）在康复治疗的过程中，医－技－护三方不应该各自为政，而要围绕患者的功能障碍，加强沟通，紧密合作，这样才能够充分发挥各自在疾病康复中的优势，达到更好的康复效果。

（3）康复治疗的过程不能完全程式化的进行，要针对患者的特点，制订个体化的康复治疗方案，还要根据康复治疗的反馈以及康复中出现的各种问题及时的调整康复治疗的重点。康复治疗的手段也不应该拘泥于固定的流程，可以在充分掌握康复治疗手段的基础上，针对患者的具体问题，对康复治疗的手法做出细微的调整甚至创新，这样往往能取得更好的治疗效果。

2. 反思　对患者以及家属的宣教还不够，沟通还不充分彻底，在进行治疗性进食时只同患者和家属沟通不能私自进食，但是未将私自进食的后果充分告知并强调，导致患者私自进食后出现病情变化。患者及家属只有充分的了解可能出现的后果和对治疗的影响之后，才能够真正的配合康复治疗，减少病情变化的发生，并保证康复治疗的效果。

七、病例点评

本病例展示的是一例少见的视神经脊髓炎患者延髓病变导致的吞咽障碍，且在治疗过程中一波三折。总结起来，有几个特点值得学习：一是根据患者声带麻痹、无法进行声门上吞咽等情况设计了几个改善喉部肌肉运动能力的气道保护训练；二是根据阶段性评估结果及时调整治疗方案，做到康复治疗追求个体化、避免程序化；三是加强与患者及其家属的沟通与宣教，将康复治疗计划，尤其是进食计划，安全有效地延续下去，巩固治疗效果。患者的成功不仅仅是医－护－治团队的功劳，更有患者及其家属的坚持和参与！

（病例提供者：金　欣　廖洪全　李江兰　陈晓锋　广西中医药大学附属瑞康医院）

（点评专家：吴　霜　贵州医科大学附属医院）

参考文献

[1] 窦祖林. 吞咽障碍评估与治疗（第2版）[M]. 北京：人民卫生出版社，2017.

[2] 窦祖林，万桂芳，王小红，等. 导尿管球囊扩张治疗环咽肌失弛缓症2例报告[J]. 中华物理医学与康复杂志，2006，28（03）：166-170.

[3] 李慧娟，安德连. 实用吞咽障碍康复护理手册[M]. 北京：电子工业出版社，2017.

[4] 中国吞咽障碍康复评估与治疗专家共识组. 中国吞咽障碍评估与治疗专家共识（2017年版）[J]. 中华物理医学与康复杂志，2018，40（01）：1-10.

[5] 胡德雪. 针对性健康教育在预防脑卒中患者误吸的应用价值[C]//. 第五届上海国际护理大会论文摘要汇编（上）.[出版者不详]，2022：15-16.

[6] 窦祖林，兰月，于帆，等. 吞咽造影数字化分析在脑干卒中后吞咽障碍患者疗效评估中的应用[J]. 中国康复医学杂志，2013，28（09）：799-805.

[7] 唐志明,温红梅,许自阳,等.喉镜吞咽功能评估指导气管切开合并吞咽障碍患者拔管的应用分析[J].中华物理医学与康复杂志,2020,42(10):886-889.
[8] 黄萍萍,古剑雄.手持棒式电极感应电刺激治疗脑卒中后吞咽障碍的研究进展[J].医学理论与实践,2019,32(10):1481-1482+1480.

第九节　颅底凹陷综合征吞咽障碍康复病例

病例 35　颅底凹陷综合征并单侧杓状软骨切除术后严重误吸患者的康复之路

一、病历摘要

患者男性，38 岁，于 2023 年 5 月 24 日转入我院。

主　诉：吞咽困难反复发热 3 个月余，气促 1 周。

现病史：患者于 2023 年 1 月 27 日夜间突发阵发性抽搐，呼吸暂停，外院头颅 MRI 提示：颅底凹陷症伴寰枕融合、小脑扁桃体下段疝入椎管（病例 35 图 1）。外院考虑睡眠呼吸暂停致脑缺氧及颅底凹陷症压迫颅神经，经呼吸机辅助治疗后患者症状未缓解，经喉镜检查发现患者双侧声带麻痹，遂于 2023 年 2 月 14 日行"气管切开＋内镜辅助支撑喉镜下行喉狭窄扩张术（右侧杓状软骨等离子消融切除术）"。术后患者留置气管切开套管、鼻胃管，2023 年 3 月 13 日拔除气管切开套管。2023 年 4 月 2 日行"小脑扁桃体部分切除＋环枕减压术＋颈－枕融合术"，患者鼻胃管始终无法拔除，存在吞咽困难，并有反复发热，持续低氧。患者及家属诉求：改善其吞咽功能及误吸情况。

既往史：睡眠呼吸暂停低通气综合征、高血压、支气管扩张、癫痫、窦性心动过速。

临床诊断：①吸入性肺炎；②呼吸衰竭；③颅底凹陷症术后；④右侧杓状软骨切除术后；⑤先天性寰枕畸形；⑥睡眠呼吸暂停；⑦双侧声带麻痹；⑧高血压 3 级（很高危组）；⑨继发性癫痫；⑩窦性心动过速；⑪支气管扩张症。

功能诊断：①吞咽障碍；②肺功能减退；③ADL 完全依赖。

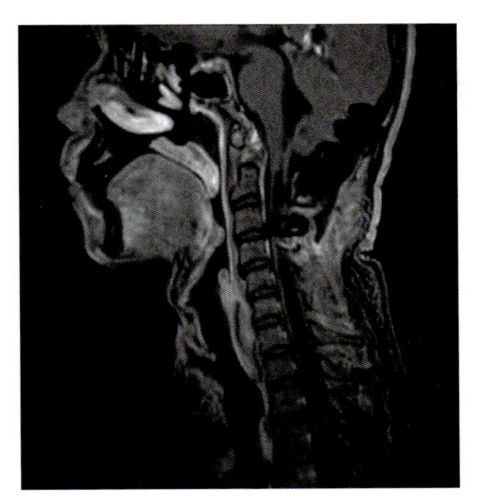

病例35 图1　颅底凹陷症影像学诊断

第一阶段　气管切开保命

二、功能评估

患者入住康复科当晚即出现气促、呼吸困难、血氧饱和度持续小于70%，呼吸频率大于30次/分，大汗淋漓，出现三凹征，经反复纤维支气管镜下吸痰后氧合仍然难以维持。

血气分析：二氧化碳分压50.1 mmHg，氧分压39.6 mmHg。

血常规：白细胞$11.59×10^9$/L，中性粒细胞比率85.4%。C反应蛋白51 mg/L。

吞咽功能检查：病情危重，严重误吸。喉镜检查示：切除杓状软骨后存在持续性渗漏和误吸，且双侧声带麻痹、咽腔感觉基本消失、咳嗽反射消失、气道廓清能力差，安全起见未进行进食评估（病例35视频1）。纤维支气管镜检查气道内大量的黄色浓痰（病例35图2）。

病例35视频1　右侧勺状软骨切除后大量隐性误吸

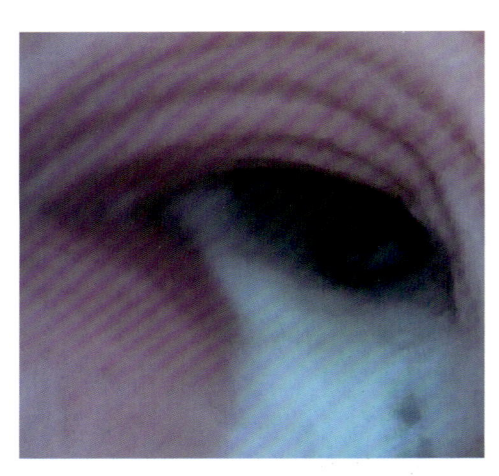

病例 35 图 2　气道内大量浓痰

三、主要问题

患者目前主要问题是严重的持续性隐性误吸,导致重度吸入性肺炎,低氧血症,同时误吸也导致患者进食量的减少,营养状况差,患者抵抗力、免疫功能等一般情况差,临床情况极其不稳定。吞咽康复本身非紧急处理要素。

四、干预措施

经全院多学科大会诊讨论,考虑患者持续低氧和严重肺部感染的原因是持续性的误吸,选择气管切开,使用带气囊及声门下吸引管的套管,减少误吸物进入肺是目前最为合适的办法,同时也便于气道管理、呼吸支持治疗。与家属沟通并取得家属同意后,选择手术室局部麻醉下行气管切开术。

第二阶段　针对吞咽功能和全身状况的康复

二、功能评估

1. 营养评估　体力耐力差,体重较生病前减少了 29 kg,BMI 19.6(既往 30.7)。长期留置胃管鼻饲进食,NRS-2002 评分 3 分,蛋白质 30 g/L,存在营养风险。

2. 护理评估　改良口腔卫生评估(MBOAS)评分 9 分,ADL 评分 55 分,跌倒评估量表(MORSE)评分 35 分,反复唾液吞咽试验不通过,饮水试验未做。

3. 吞咽功能评估

（1）临床评估：颈部活动范围正常；唇舌运动范围可，力量和耐力下降；口腔内部分泌物多，咀嚼耐力下降；自主清嗓能力减弱；咽反射、呕吐反射、咳嗽反射均缺失；吞咽动作小于2 cm，反复唾液吞咽试验3次/30秒；其余口颜面及喉功能检查均无明显异常。饮水试验5级。V-VST结果显示：患者进食2号食物3 mL、3号食物3 mL均存在明显安全性受损表现。

（2）喉镜吞咽功能检查（病例35视频2）：左侧构状软骨切除，双侧会厌谷、梨状窦、喉前庭存在重度分泌物，有自主吞咽动作，舌根后缩、咽壁活动、双侧声带内收及外展均减弱，轻触右侧构状软骨及会厌无反应，梨状窦分泌物分级4级，进食中稠度食物3 mL，双侧咽部少量残留，梨状窦残留分级2级，PAS分级8级。提示：存在严重的隐性误吸，咽期吞咽功能障碍，建议加强吞咽、心肺功能训练。

病例35视频2 喉镜吞咽功能检查

（3）吞咽造影检查（病例35视频3）：自然坐位进食高稠度钡餐（3 mL）、碘海醇2种食物，头部控制良好，口腔控制良好，运送良好，吞咽启动稍延迟，未见鼻腔反流。会厌谷双侧少量残留，梨状窦双侧少量残留，经多次反复、左转头、右转头吞咽可清除少量，进食碘海醇（3 mL）、高稠度钡餐（3 mL）可见严重隐性误吸，咳嗽反射缺失，PAS分级8级，经提示后可清除部分食物。进食过程中环咽肌偶有开放，开放部分。提示：①吞咽功能障碍（咽期）；②隐性误吸；③环咽肌开放不完全。食物进入食管较少，是否有环咽肌失弛缓？

病例35视频3　吞咽造影检查

4. 呼吸功能评估　患者气管切开状态（入院后做的气管切开），口水量大，可自行吐出，有痰，质稠，黄色，可部分自行咳出，弱功能咳嗽，SCSS 3分，呼吸形态正常，胸廓形状正常，呼吸频率19次/分，气囊抽空试验（可长时间耐受），可佩戴说话瓣膜30分钟/次，吸氧状态下，动脉血氧饱和度可维持在95%～99%。

5. 肺功能评估　胸腔活动明显下降，胸腔活动（用力呼吸情况下）上肺叶区：3 cm↓，中肺叶区：2 cm↓，下肺叶区：2.5 cm↓。主动咳嗽力量只有4级，客观肺功能指标全线下降，FVC 1.692 L↓，PEF 2.530 L/s↓，FEV_1 1.443 L↓，最大呼气压（MEP）43 cmH_2O↓，用力呼气流量（FEF）25[V25] 2.243 L/s↓，FEF50[V50] 1.915 L/s↓，最大呼气中段流量（MMEF）1.834 L/s↓，FEV_1/FVC 85.3%，提示限制性通气功能障碍。

6. 膈肌超声评估　膈肌移动度和膈肌收缩率下降，平静呼吸膈肌移动度：0.6 cm，用力呼吸膈肌移动度：2.32 cm。

7. 舌骨上肌群肌电图检查　发现患者的舌骨上肌群sEMG波幅下降，提示肌肉收缩轻微减弱，结论：患者舌骨上肌群的力量减弱（病例35图3）。

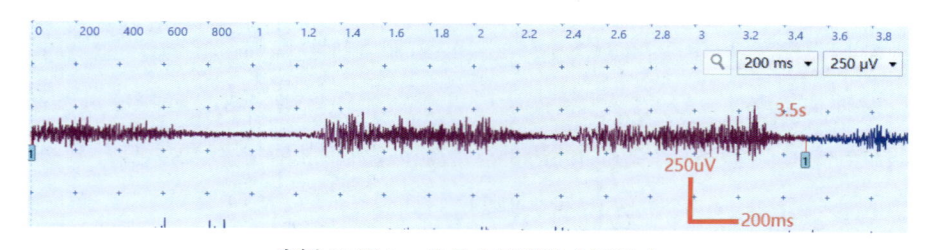

病例35图3　舌骨上肌群肌电图检查

8. 近红外脑功能成像检查　结果提示：患者双侧顶叶感觉区激活减弱（病例35图4）。

脑区激活图（空吞咽任务态与静息态差值）

正常人　　　　患者
LS1：左侧初级体感皮层；RS1：右侧初级体感皮层

病例 35 图 4　fNIRS 检查结果

9. 咽腔测压　结果显示：UES 松弛残余压增高，松弛持续时间缩短，右侧较左侧严重（病例 35 图 5）。

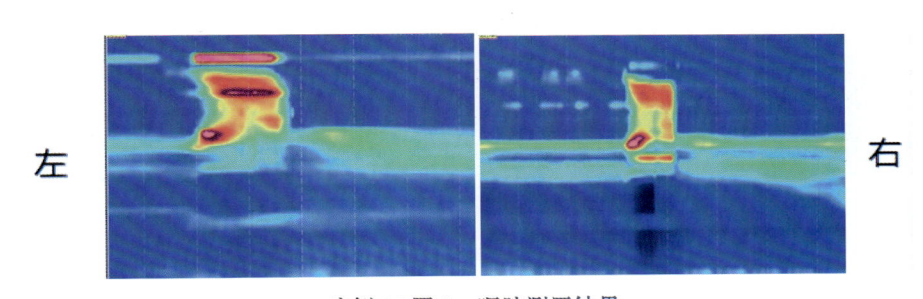

左　　　　　　　　　　　右

病例 35 图 5　咽腔测压结果

左：UES 静息压：40.3 mmHg；UES 残余压：35.6 mmHg ↑；松弛持续时间：420 ms ↓；右：UES 静息压：47.1 mmHg；UES 残余压：55.4 mmHg ↑；松弛持续时间：105 ms ↓。

三、主要问题

患者因为解剖结构改变、声带麻痹、咽腔感觉下降、咳嗽反射消失，导致患者持续隐性误吸，进而引发吸入性肺炎、低氧血症、营养不良、免疫力下降、体力耐力下降等问题。

1. 吞咽功能方面　患者有严重的隐性误吸和感觉功能减退。咽反射、呕吐反射、咳嗽反射缺失，吞咽启动稍延迟，咽缩肌无力，环咽肌不开放，咽部存在大量分泌物，清除能力弱。

2. 呼吸功能方面　中度混合型肺功能障碍，气管切开状态，咳嗽功能下降（弱功能咳嗽，SCSS 3 分），胸廓活动度下降，呼吸肌力量及耐力下降。

四、干预措施

1. 营养干预　因考虑其存在胃食管反流，营养支持时考虑更换为鼻空肠管，但因其结构改变，盲插鼻肠管并不顺利，容易插到气道，最终采用纤维支气管镜引导下将鼻肠管置入（病例 35 图 6、病例 35 图 7）。

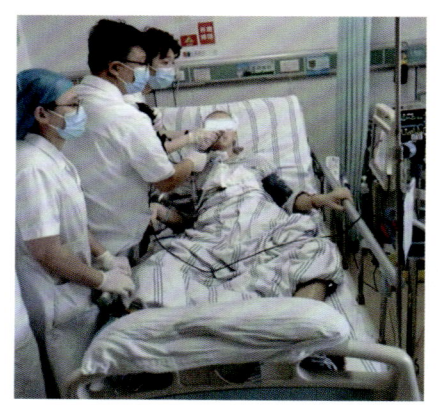

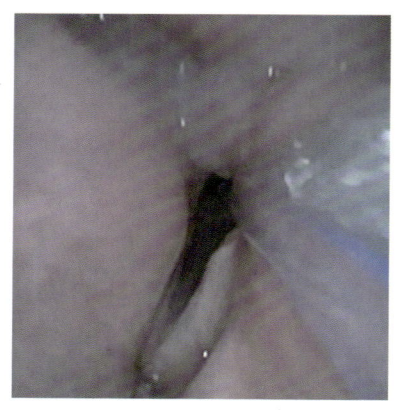

病例 35 图 6　纤维支气管镜引导下将鼻肠管置入　　病例 35 图 7　鼻肠管误插入气道

根据 2019 版吞咽障碍膳食营养管理中国专家共识，每公斤体重 35 个大卡的热卡标准，给予了精准的营养补给措施（病例 35 表 1）。每天总热量 1850 kcal，补水量 1800 mL。

病例 35 表 1　患者每日进食营养管理表

时间	种类+量	调拌水量（mL）	药水+冲管水（mL）	餐总量（mL）	进食方式
07：00	温水	200	50	200	管饲
07：30	能全素 8 勺	250	50	200	管饲
10：00	佳膳 9 勺	200	50	250	管饲
12：00	能全素 8 勺	250	50	200	管饲

第六章 特殊类型吞咽障碍康复病例

续表

时间	种类+量	调拌水量(mL)	药水+冲管水(mL)	餐总量(mL)	进食方式
14:00	佳膳9勺	200	50	250	管饲
18:00	能全素8勺	250	50	200	管饲
21:00	床头抬高30°，夜间经鼻胃管用营养泵滴注能全力500 mL				

能量算法：体重算法＝实际体重＋0.25×（理想体重－实际体重）。

即：51.5＋0.25×（162－105－51.5）＝52.875 kg，能量：52.875×35≈1850 kcal/d。

2. 体力训练　患者体力耐力虚弱，常规体力耐力训练氧合难以维持，于是让患者在严密心电监测支持保护下佩戴有创呼吸机进行体力耐力训练。

运动处方：呼吸机下进行功率自行车及VR训练，中低强度，靶心率109～127 bmp，20～30分钟/次，2次/日（病例35图8、病例35图9）。

有创呼吸机相关参数：部分通气支持（PVS）模式，氧浓度40%，呼末正压4 cmH$_2$O，支持压力5 cmH$_2$O，流速触发2.0 L/min。

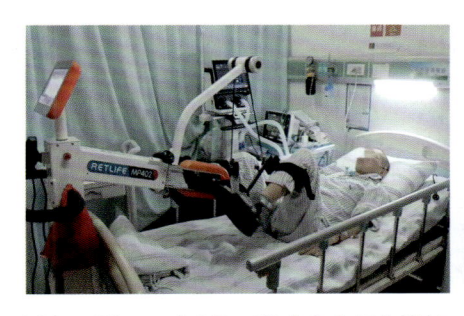

病例35图8　呼吸机下行功率自行车训练 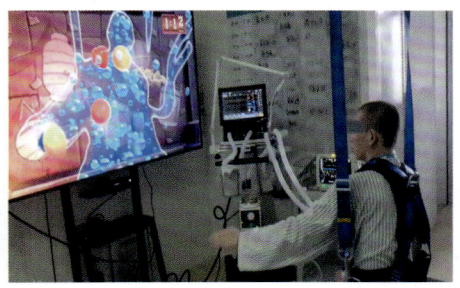　　病例35图9　有创呼吸机下行VR训练

3. 心肺功能康复　呼吸功能治疗包括①呼吸力量及协调性训练：佩戴吞咽说话瓣膜，在治疗师指令引导及呼吸监测反馈辅助下完成腹式呼吸训练，改善呼吸功能及呼吸控制能力（病例35图10）；②气道廓清：应用主动呼吸循环技术以及振荡呼气正压技术，通过呼气时的气流振动，以更高的压力和频率来调动患者近端气道的痰液及分泌物，尽可能减少分泌物的误吸；③咳嗽功能训练：帮助患者

建立正确的咳嗽模式,在能耐受的情况下完成功能性咳嗽;④使用机械性吸-呼技术(mechanical inspiration expiration,MIE)提高患者的咳嗽能力,同时帮助清除气道内的分泌物(病例35图11);⑤在能耐受的情况下佩戴呼吸机进行日常生活活动训练,增加患者的潮气量,降低肺部感染加重的风险。

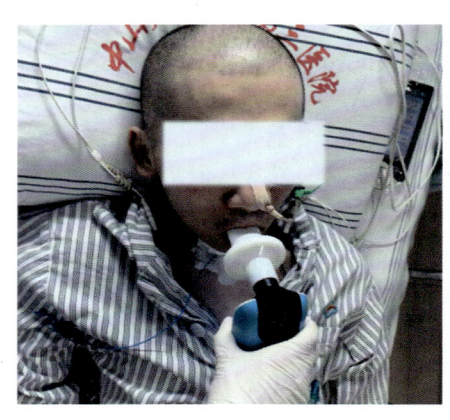

病例35图10　赛克训练 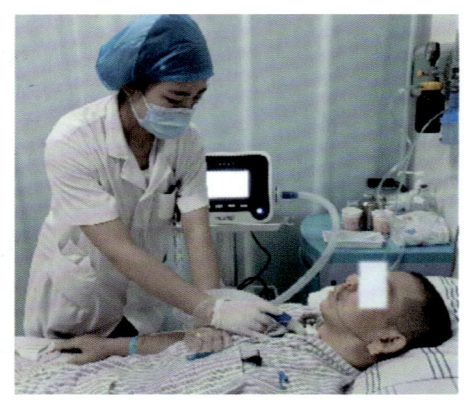　　　　病例35图11　MIE

4. 吞咽功能治疗　①口腔运动:9点位舌压电子生物反馈训练结合口腔感应电刺激技术增强肌肉收缩,促进舌运动功能;应用舌制动吞咽训练,增强咽缩肌收缩功能;佩戴说话瓣膜后,应用主动发"一"音训练,促进声带活动;②咽腔感觉:应用DPNS技术、神经肌肉电刺激及颈部经皮迷走神经电刺激技术改善咽部感觉,增强咽反射,促进吞咽启动;③环咽肌开放:应用带通道的喉内镜下导管球囊扩张术结合神经肌肉电刺激帮助患者建立正确的吞咽模式,促进环咽肌的正常开放;④气道保护训练:应用声门上吞咽法、超声门上吞咽法及门德尔松吞咽训练加强患者吞咽过程中的气道保护能力,减少吞咽过程中误吸的发生,同时结合vitalstim肌电生物反馈疗法从视觉、听觉等多方面的感觉输入提高治疗效果。

5. 采取创新方案—咽腔内外,中枢外周三位一体改善感觉功能,fNIRS证实三位一体治疗更有利于脑区激活(病例35图12)。

(1)颈部经皮迷走神经电刺激促进感觉恢复:将灰色连接器置于与喉脊中心水平线和胸锁乳突肌相交的位置,白色连接器置于下颌角和灰色连接器之间的直线上位置,由于患者咽部感觉缺失,则调整治疗强度为2.5~3.0 mA,总时间为30分钟,1次/日。

第六章 特殊类型吞咽障碍康复病例

（2）rTMS激活脑部感觉区域：刺激顶叶，强度45%，阈值：90%，刺激时间1秒，间歇时间3秒，总时间10分钟，1次/日。

（3）经气管切开套管声门给氧咽部感觉功能刺激：调整氧流量为3L/min，总时间为30分钟，1次/日。

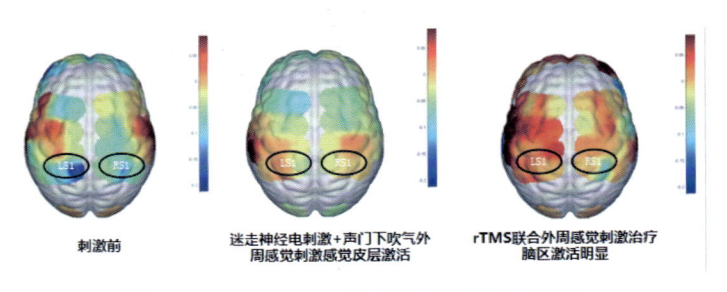

病例35 图12 fNIRS检查刺激前后对比结果

左：刺激前；中：迷走神经电刺激＋声门下吹气外周感觉刺激感觉皮层激活；右：rTMS联合外周感觉刺激治疗脑区激活明显。

6. 为明确患者是否存在环咽肌失迟缓的问题，同时评估治疗效果，并做好下一阶段的治疗计划，采取喉镜引导下分双侧环咽肌导管球囊扩张，喉镜引导下分左右两侧行环咽肌球囊扩张注水2～3.5mL，主动扩张，每侧4～5个/次，1次/日（病例35 图13、病例35 图14）。

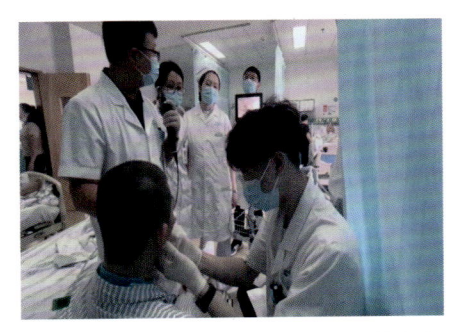

病例35 图13 喉镜下导管球囊扩张术

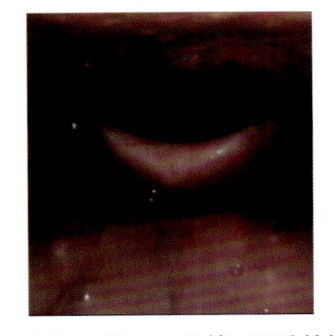

病例35 图14 喉镜下咽腔结构

7. 明确患者存在环咽肌失迟缓的问题后，经导管球囊扩张术后效果不明显，为进一步降低环咽肌压力，随后采取超声＋肌电＋导管球囊精准定位引导下环咽肌肉毒毒素注射A型肉毒毒素（保妥适）50U（病例35 图15）。

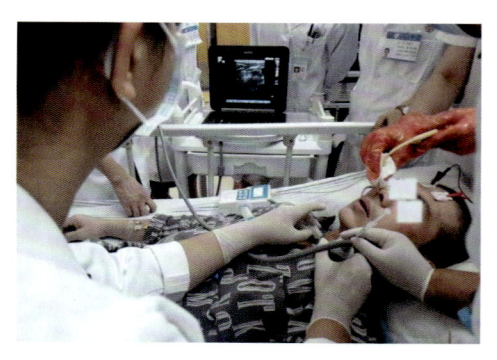

病例35 图15　超声肌电球囊引导下环咽肌肉毒毒素注射

五、治疗结局

经超声＋肌电＋导管球囊精准定位引导下环咽肌肉毒毒素注射后复查，患者UES左侧静息压降低，右侧静息压恢复正常，双侧松弛残余压恢复正常，松弛持续时间缩短（较前改善）（病例35 图16）。

病例35 图16　肉毒毒素注射后咽腔测压结果

左：UES静息压：21.1 mmHg↓；UES残余压：10.4 mmHg；松弛持续时间：374 ms↓；右：UES静息压：34.5 mmHg；UES残余压：72.7 mmHg；松弛持续时间：116 ms↓。

患者治疗期间评估结果汇总及吞咽造影数字化分析结果见病例35 表2、病例35 表3。咽部分泌物明显减少，胸部CT（病例35 图17）和纤维支气管镜（病例35 图18、病例35 图19）提示肺部感染显著好转，治疗后患者进入食管量增加，误吸较前略减少，体力耐力训练较前明显好转，体重增加3 kg，患者可自行步行上下楼梯等（病例35 图20、病例35 图21），为拔除气管切开套管及胃管创造有利条件。

第六章 特殊类型吞咽障碍康复病例

病例 35 表 2 患者治疗期间评估结果汇总

	入院 2 周	入院 6 周	出院
口颜面部功能	唇功能：流涎 a 级，唇拢 b 级，缩唇 b 级，闭唇鼓腮 b 级	唇功能：流涎 a 级，唇拢 b 级，缩唇 b 级，闭唇鼓腮 b 级	唇功能：流涎 a 级，唇拢 b 级，缩唇 b 级，闭唇鼓腮 b 级
呼吸功能	气管切开情况：无	气管切开情况：有 最长呼气时间：5 秒	气管切开情况：有 最长呼吸时间：12 秒
喉功能	MPT：5 秒 音质：嘶哑 自主咳嗽功能：减弱 自主清嗓功能：减弱	MPT：2 秒 音质：嘶哑（堵管下） 自主咳嗽功能：减弱 自主清嗓功能：减弱	MPT：2 秒 音质：嘶哑（堵管下） 自主咳嗽功能：减弱 自主清嗓功能：减弱
相关反射	咽反射：减弱 呕吐反射：减弱 咳嗽反射：缺失	咽反射：缺失 呕吐反射：缺失 咳嗽反射：缺失	咽反射：缺失 呕吐反射：缺失 咳嗽反射：缺失
吞咽功能检查	吞咽动作：2 cm PSST：3 次	吞咽动作：小于 2 cm PSST：2 次	吞咽动作：小于 2 cm PSST：2 次
直接摄食评估	FOIS 分级 1 级	FOIS 分级 1 级	FOIS 分级 1 级

病例 35 表 3 吞咽造影数字化分析结果

数字化造影结果分析	入院 2 周	入院 6 周	出院
口腔运送时间	801 ms	934 ms	834 ms
舌骨向前位移	6.56 mm	5.34 mm	6.89 mm
舌骨向上位移	18.06 mm	18.85 mm	16.96 ms
UES 开放幅度	3.09 mm	3.19 mm	6.53 mm
UES 开放持续时间	267 ms	267 ms	267 ms

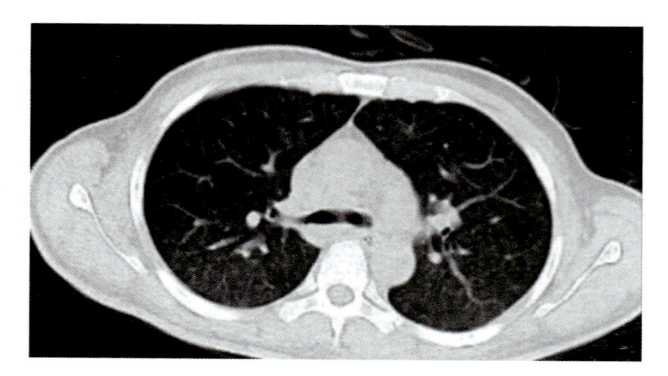

病例35 图17　治疗后胸部CT

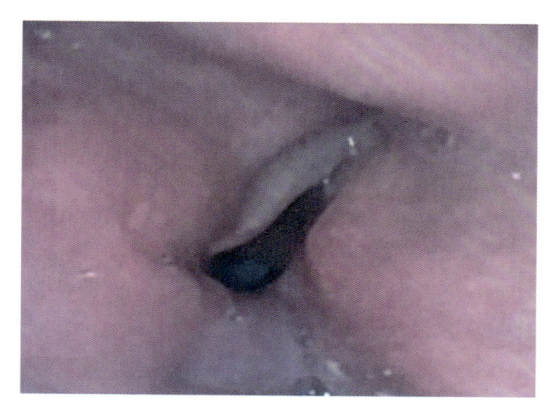

病例35 图18　治疗后喉镜下咽部分泌物情况

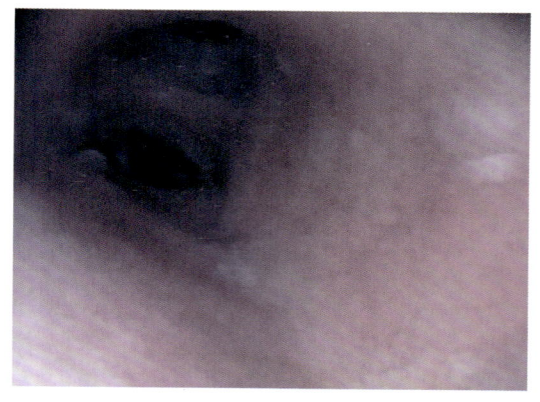

病例35 图19　治疗后纤维支气管镜下气道分泌物情况

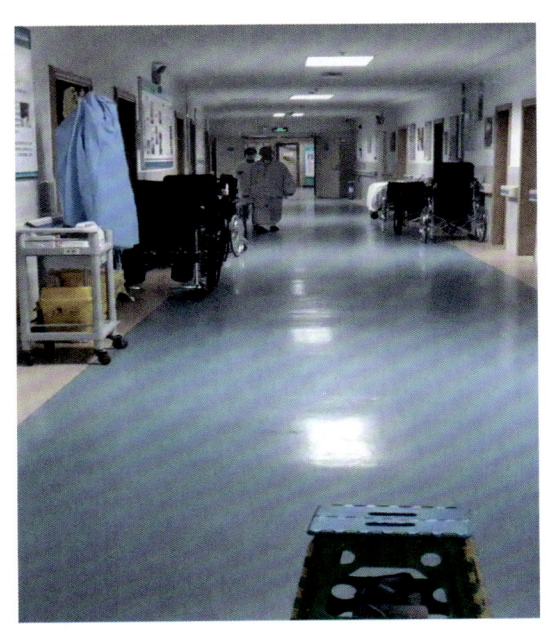

第六章 特殊类型吞咽障碍康复病例

病例 35 图 20　治疗后患者脱氧辅助下行走

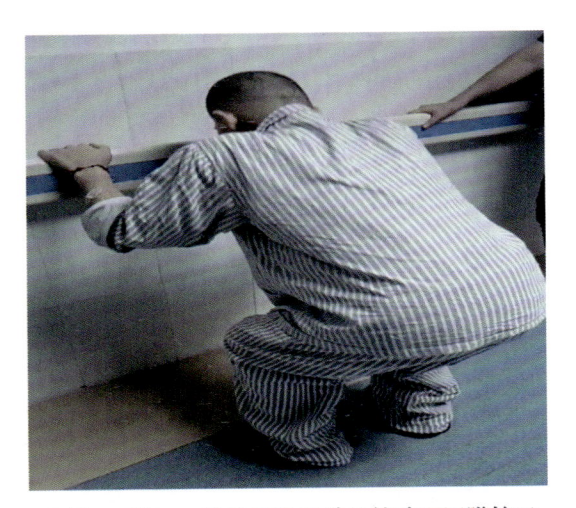

病例 35 图 21　治疗后患者进行辅助下深蹲练习

六、病例分析

该病例因严重误吸入院，后持续低氧，生命垂危，氧和难以维持，经临床抗感染、反复纤维支气管镜吸痰、肺泡灌洗等治疗后症状未明显改善，究其根本原因，系因其切除杓状软骨后存在结构缺陷、持续性渗漏和误吸，且双侧声带麻痹、咽腔感觉基本消失、咳嗽反射消失、气道廓清能力差。为解决其误吸及吸入性肺炎，我科组织全院多学科会诊讨论分析是否气管切开，采用带气囊及声门下吸引管的套管，阻挡和吸引误吸物，防止误吸物进一步流入肺内，同时气管切开便于气道管理，相对气管切开不能发声、声门下压力缺失等并发症而言，入院后的最初阶段气管切开保命更为重要，权衡利弊，进行了行气管切开术。

留置气管切开套管后，患者病情平稳，肺部感染较前控制，遂同步开展上述营养、呼吸、心肺、体力耐力等康复训练。经一阶段训练后，患者吸入性肺炎及整体状况均改善，但是其吞咽功能仍未见明显好转。我们尝试进行诊断性治疗，进行环咽肌球囊扩张明确其环咽肌功能，但盲插导管球囊并不顺利，一方面是插不进去，另一方面是容易插到气道。我们采取了纤维支气管镜引导下行导管球囊扩张术，精准插入到左侧。2周后复查造影提示误吸略有好转,但依然大量误吸（病例35图22），环咽肌扩张效果是否欠佳？是否还有更好的治疗方案？

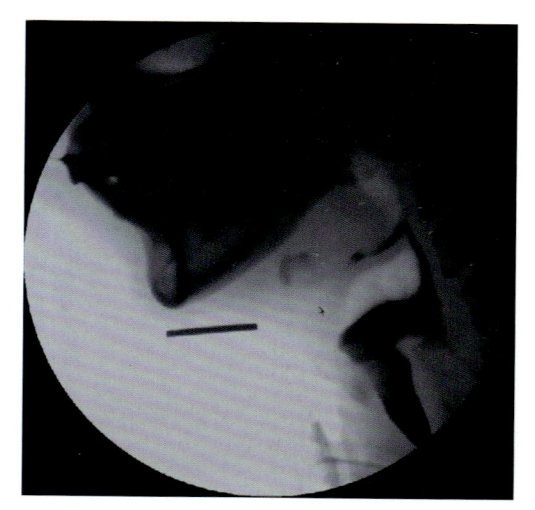

病例 35 图 22　治疗后吞咽造影检查结果

经过讨论，我们决定将其从梅州分院护送至广州总院进行咽腔测压，结果证实：UES松弛残余压增高，松弛持续时间缩短，右侧较左侧严重。于是，我们采取了超声＋肌电＋导管球囊精准定位引导下环咽肌肉毒毒素注射保妥适50 U。注射后复查，患者 UES 左侧静息压降低，右侧静息压恢复正常，双侧松弛残余压恢复正常，松弛持续时间缩短（较前改善）。

整体治疗思路：首先是保障气道的安全，在出现严重误吸的情况下及时行气管切开，防止大量误吸物进一步进入肺部。然后是以营养支持为基础，持续稳步改善患者体力耐力，控制其吸入性肺炎，提升全身状况。同时增强咽部感觉输入，增强咳嗽功能，提高气道保护能力，改善食管入口的环咽肌功能，提升咽部的压力，改善吞咽功能，医－技－护团队协同合作。

七、病例点评

本病例展示了一位颅底凹陷综合征并单侧杓状软骨切除术后严重误吸患者的复杂康复过程。患者因颅底凹陷症及杓状软骨切除术后的解剖结构改变和神经损伤，导致严重的吞咽障碍和误吸，进而引发吸入性肺炎和呼吸衰竭。治疗团队通过多学科协作，采取了全面的评估和综合治疗措施，最终改善了患者的吞咽功能，降低了误吸风险，提高了患者的生活质量。治疗团队通过详细的临床评估、营养评估、吞咽功能评估、呼吸功能评估等，全面了解患者的功能障碍情况，为制订个性化的治疗方案提供了依据。应用创新治疗技术，如超声＋肌电＋导管球囊精准定位引导下环咽肌肉毒素注射、纤维支气管镜引导下鼻肠管置入、喉镜引导下环咽肌球囊扩张等，有效改善了患者的吞咽功能和呼吸功能。除了针对吞咽功能和呼吸功能的康复治疗外，还全面注重患者的营养支持、体力训练、心理支持等方面的管理，确保患者的全面康复。本病例的成功治疗充分展示了多学科协作和精准评估在治疗复杂吞咽障碍患者中的重要性。治疗团队通过全面的评估和个性化的治疗方案，有效改善了患者的吞咽功能和呼吸功能，提高了患者的生活质量。建议未来在治疗类似患者时，继续加强多学科协作，不断探索和创新治疗技术，为患者提供更加全面、个性化的康复治疗服务。同时，也建议加强患者和家属的康复教育，提高他们对吞咽障碍的认识和自我管理能力，促进患者的长期康复。

（病例提供者：祝　晶　杨子霖　李莉雅

中山大学附属第三医院粤东医院）

（点评专家：代　欣　首都医科大学附属北京康复医院）

参考文献

[1] 窦祖林，孙建琴．吞咽障碍膳食营养管理中国专家共识（2019 版）．中华物理医学与康复杂志，2019，（12）：881-888.

[2] 中国吞咽障碍康复评估与治疗专家共识组．中国吞咽障碍评估与治疗专家共识（2017 版）：第二部分　治疗与康复管理篇[J]．中华物理医学与康复杂志，2018，40（1）：1-10.

[3] 唐志明，温红梅，许自阳，等．喉镜吞咽功能评估指导气管切开合并吞咽障碍患者拔管的应用分析[J]．中华物理医学与康复杂志，2020，42（10）：886-889.

[4] 李胜利．语言治疗学[M]．北京：人民卫生出版社，2013.

[5] 窦祖林．吞咽障碍评估与治疗[M]．北京：人民卫生出版社，2017.

[6] 温红梅，曾佩珊，唐志明，等．肉毒毒素注射治疗神经源性环咽肌功能障碍的前瞻性临床研究[J]．中国康复医学杂志，2020，35（3）：6.

[7] 温红梅，万桂芳，唐志明，等．超声、球囊联合肌电引导注射肉毒毒素治疗脑卒中后环咽肌失弛缓：1 例报告[J]．中国康复医学杂志，2019，34（9）：4.

[8] 卫小梅，窦祖林．经颅磁刺激在吞咽障碍中的研究及其应用[C]// 吞咽障碍论坛．2009.